全国高等医药院校规划教材

预防医学与卫生检验学实验方法与技能

主　编　王素华　王　丽
副主编　孟佩俊　包　艳　高艳荣
编　委（按姓氏笔画排序）

于敬达（包头医学院）	马淑一（包头医学院）
戈　娜（包头医学院）	王　丽（包头医学院）
王　娜（包头医学院）	王占黎（包头医学院）
王素华（包头医学院）	包　艳（包头医学院）
白　钢（包头医学院）	刘永华（包头医学院）
刘春芳（包头医学院）	刘洪元（包头医学院）
曲　琳（内蒙古疾病预防控制中心）	阴海静（包头医学院）
余艳琴（包头医学院）	李淑荣（包头医学院）
张丽萍（包头医学院）	张艾华（包头医学院）
张凌燕（包头医学院）	张利霞（包头医学院）
和彦苓（包头医学院）	孟佩俊（包头医学院）
郝金奇（包头医学院）	宫雪鸿（包头医学院）
侯瑞丽（包头医学院）	夏雅娟（内蒙古地方病防治中心）
席海灵（包头医学院）	贾玉巧（包头医学院）
高　冰（包头医学院）	高红萍（包头医学院）
高艳荣（包头医学院）	梁青青（包头医学院）
黄丽华（包头医学院）	程世华（包头医学院）
靳　敏（包头医学院）	

秘　书　侯瑞丽（包头医学院）

科学出版社
北京

·版权所有　侵权必究·

举报电话：010-64030229；010-64034315；13501151303（打假办）

内 容 简 介

本书紧紧围绕如何激发学生的学习兴趣、如何提高学生学习能力、分析和解决问题能力、实际工作能力、沟通协作能力和创新能力等培养目标，主动适应国家战略和地方经济社会发展的需求。全书共十三章，包括预防医学与卫生检验学实验基本知识与技术、毒理学实验技术、空气理化检验、水质理化检验、食品理化检验、生物材料检验、卫生微生物检测、数据资料的统计分析、疾病控制与监测、案例分析、现场调查与评价、地方病及地方"特色病"检测技术和综合性、设计性实验。

本书适用于预防医学、卫生检验与检疫、医学检验等相关专业的本科生使用，也适用于公共卫生与预防医学硕士研究生、公共卫生专业学位硕士（MPH），还可供疾病预防控制中心、卫生监督局（所）、食品药品工商监督管理局及基层公共卫生与预防医学工作者参考。

图书在版编目（CIP）数据

预防医学与卫生检验学实验方法与技能 / 王素华，王丽主编.—北京：科学出版社，2016.3
全国高等医药院校规划教材
ISBN 978-7-03-047774-3

Ⅰ. ①预… Ⅱ. ①王… ②王… Ⅲ. ①预防医学–实验–医学院校–教材 ②卫生检验–实验–医学院校–教材　Ⅳ. ①R1-33

中国版本图书馆 CIP 数据核字（2016）第 052967 号

责任编辑：王　颖 / 责任校对：张凤琴
责任印制：徐晓晨 / 封面设计：陈　敬

版权所有，违者必究。未经本社许可，数字图书馆不得使用

科学出版社 出版
北京东黄城根北街 16 号
邮政编码：100717
http://www.sciencep.com

北京凌奇印刷有限责任公司 印刷
科学出版社发行　各地新华书店经销

*

2016 年 3 月第 一 版　　开本：787×1092　1/16
2021 年 1 月第三次印刷　　印张：25 1/2
字数：593 000
定价：98.00 元
（如有印装质量问题，我社负责调换）

前　言

21 世纪被称为"生命科学的世纪"。医学是生命科学的重要组成部分，作为现代医学一个重要分支的公共卫生在生命科学中发挥着越来越大的作用。预防医学与卫生检验学是公共卫生领域非常重要的学科和主体专业体系，它们与社会经济发展密切相关，实践性和应用性很强。培养专业基础知识扎实、技术过硬、现场分析和处置能力娴熟、具有创新能力的预防医学和卫生检验学高级复合型人才具有重要意义。

包头医学院公共卫生学院 2012 年获得教育部"地方高校第一批本科专业综合改革试点"，根据《教育部财政部关于"十二五"期间实施"高等学校本科教学质量与教学改革工程"的意见》（教高【2011】6 号）精神和教育部高等教育司《关于启动实施"本科教学工程专业综合改革试点"项目工作的通知》（教高司函【2011】226 号）的相关要求，在内蒙古自治区实验教学示范中心的基础上，为将实验教学中心建设成为国家级实验教学示范中心，多年来大力进行"预防医学和卫生检验学实验教学改革和专业人才培养模式研究"，主动适应国家战略和地方经济社会发展需求，优化专业结构，加强专业内涵建设，创新人才培养模式，通过加强预防医学和卫生检验学专业教学团队、整合课程与教学资源、优化教学与管理方式等环节的建设，极大地提升了人才培养水平，形成了"六大模块"（专业基本操作技能培训模块、现场调查与评价方法研究模块、数据资料统计分析模块、专业基础课实验模块、专业课实验模块、地方病拓展与创新能力培养模块）和"四个层次"（验证性实验、综合性实验、设计性实验、创新性实验）的实验教学体系。

本教材不仅坚持"三基"（基本理论、基本知识、基本技能）、"五性"（思想性、科学性、先进性、启发性、适用性）和"三特定"（特定目标、特定对象、特定限制）的原则，而且紧紧围绕如何激发学生的学习兴趣，如何达到提高学生学习能力、分析和解决问题能力、实际工作能力、沟通协作能力和创新能力等培养目标，将"四特性"渗透在教材中，即通过走访各地疾病预防控制中心等教学基地，理论联系实际增强实用性；在内容上推陈出新，将现代分析技术应用到检测方法中突出前沿性；采用国家标准或相关标准增加权威性；难易结合，循序渐进赋予自学性。全书共十三章，包括：预防医学与卫生检验检疫学实验基本知识与技术；毒理学实验技术；空气理化检验；水质理化检验；食品理化检验；生物材料检验；卫生微生物检测；数据资料的统计分析；疾病控制与监测；案例分析；现场调查与评价；地方病及地方"特色病"检测技术；综合性、设计性实验。

本教材力求结构简单，语言简练；内容详实，便于操作；概念明确，通俗易懂。编写过程中得到了科学出版社、学校教务处、内蒙古疾病预防控制中心、内蒙古地方病防治中心等实践教学基地以及公共卫生学院全体教职员工的大力支持和所有编者的辛勤付出，在此一并致以诚挚的感谢。

由于时间仓促、编者能力和水平有限，难免出现疏漏和错误之处，恳请使用本教材的广大师生和同仁批评指正。

王素华　王　丽
2015 年 8 月

目　录

第一章　预防医学与卫生检验学实验基本知识与技术 1
　　第一节　实验室规则及安全知识 1
　　第二节　实验数据的记录、处理和实验报告的撰写 12
　　第三节　常用基本操作技术 14
　　第四节　常用分析仪器的性能检定及分析条件的选择 24
　　　实验一　可见分光光度计主要性能检定 24
　　　实验二　邻菲啰啉分光光度法测定微量铁实验条件的选择及水中铁含量的测定 27
　　　实验三　荧光分光光度计主要性能指标的检定 29
　　　实验四　原子吸收分光光度计性能检定 32
　　　实验五　原子吸收分光光度法分析条件的选择 35
　　　实验六　pH 玻璃电极性能检查及溶液 pH 的测定 37
　　　实验七　气相色谱仪的性能检定 38
　　　实验八　气相色谱法分离条件的选择 40
　　　实验九　高效液相色谱仪的性能检定 41
第二章　毒理学实验技术 47
　　实验一　实验动物的准备及基本操作技术 47
　　实验二　敌鼠钠对小鼠的亚慢性毒性实验 50
　　实验三　小鼠骨髓嗜多染红细胞微核实验 51
　　实验四　小鼠骨髓细胞染色体畸变实验 52
　　实验五　小鼠精子畸形实验 54
　　实验六　单细胞凝胶电泳实验 55
第三章　空气理化检验 58
　　实验一　生产环境中气象参数的测定及流量计的校准 58
　　实验二　重量法测定环境空气中可吸入颗粒物 64
　　实验三　盐酸萘乙二胺比色法测定空气中氮氧化物 66
　　实验四　盐酸副玫瑰苯胺分光光度法测定空气中二氧化硫 68
　　实验五　空气中锰及其化合物的测定 71
　　实验六　变色酸分光光度法测定空气中甲醛 73
　　实验七　生产环境空气中粉尘浓度、分散度和游离二氧化硅的测定 75
第四章　水质理化检验 81
　　实验一　水中氨氮、亚硝酸盐氮和硝酸盐氮的测定 81
　　实验二　水中溶解氧和化学需氧量的测定 86
　　实验三　亚甲蓝分光光度法测定水中阴离子表面活性剂 89
　　实验四　饮用水氯化消毒法 91
　　实验五　饮用水水质快速检验 93
　　实验六　二乙酰一肟-安替比林光度法测定游泳池水中尿素 95
　　实验七　冷原子吸收法测定水中汞 96
　　实验八　离子色谱法测定生活饮用水中常见的七种阴离子 98

  实验九 双波长分光光度法测水中硝酸盐含量……………………………………………100
  实验十 电导池常数及水纯度的测定……………………………………………………102
  实验十一 亚甲蓝分光光度法测定水中的硫化物…………………………………………103

第五章 食品理化检验……………………………………………………………………………105
  实验一 可见分光光度法测定食品中亚硝酸盐含量……………………………………105
  实验二 酒石酸亚铁分光光度法测定茶叶中茶多酚含量…………………………………107
  实验三 氢化物发生-原子荧光光度法测定食品中总砷和总汞的含量……………………108
  实验四 纸色谱法测定饮料中人工合成色素………………………………………………110
  实验五 气相色谱法测定食品中有机氯农药残留量………………………………………112
  实验六 气相色谱外标法测定蒸馏酒和配制酒中甲醇和乙酸乙酯的含量………………114
  实验七 高效液相色谱法测定饮料中山梨酸、苯甲酸和糖精钠的含量…………………116
  实验八 化学性食物中毒的快速检验…………………………………………………………117
  实验九 食品中营养成分分析…………………………………………………………………123

第六章 生物材料检验……………………………………………………………………………141
  实验一 苦味酸分光光度法测定尿中肌酐的含量………………………………………141
  实验二 火焰原子吸收光谱法测定发中铜铁锌的含量……………………………………142
  实验三 火焰原子吸收光谱法测定血清中钙镁的含量……………………………………144
  实验四 流动注射氢化物发生原子吸收光谱法测定血清中硒的含量…………………145
  实验五 石墨炉原子吸收光谱法测定全血中铅的含量……………………………………147
  实验六 火焰原子吸收分光光度法测定尿中锰的含量……………………………………148
  实验七 尿中铅的测定…………………………………………………………………………149
  实验八 氟离子选择性电极法测定尿中氟化物的含量……………………………………154
  实验九 尿中维生素 B_2 的测定………………………………………………………………156
  实验十 高效液相色谱法测定尿中马尿酸和甲基马尿酸的含量…………………………159
  实验十一 三氯化铁分光光度法测定全血胆碱酯酶的活性……………………………160
  实验十二 顶空气相色谱法测定血中乙醇的含量……………………………………………162
  实验十三 放射免疫分析法测定血清中睾酮的含量…………………………………………164
  实验十四 黄嘌呤氧化酶法测定小牛血清中 T-SOD 的活力……………………………165

第七章 卫生微生物检测……………………………………………………………………………167
  实验一 细菌涂片的制备和革兰染色………………………………………………………167
  实验二 培养基制备技术………………………………………………………………………168
  实验三 空气中细菌的检测与消毒剂消毒效果评价……………………………………171
  实验四 水中大肠菌群的测定………………………………………………………………173
  实验五 肉中沙门菌的检测…………………………………………………………………180
  实验六 奶粉中金黄色葡萄球菌的检测……………………………………………………182
  实验七 变质食品中蜡样芽胞杆菌的检测……………………………………………………184
  实验八 化妆品中铜绿假单胞菌的检测……………………………………………………187
  实验九 物体表面乙型肝炎表面抗原的检测…………………………………………………189
  实验十 粮食中真菌的检测……………………………………………………………………191

第八章 数据资料的统计分析（SPSS 统计软件在医学中的应用）…………………………194
  实验一 数据库的建立、导入与导出和数据文件的整理……………………………194
  实验二 统计描述……………………………………………………………………………204
  实验三 均数比较过程…………………………………………………………………………214

实验四　方差分析 ……………………………………………………………… 220
  实验五　卡方检验 ……………………………………………………………… 227
  实验六　基于秩次的非参数检验 ……………………………………………… 239
  实验七　相关与回归 …………………………………………………………… 248
  实验八　多重线性回归 ………………………………………………………… 254
  实验九　二分类 Logistic 回归分析 …………………………………………… 260

第九章　疾病控制与监测 ………………………………………………………… 265
  实验一　疾病的分布 …………………………………………………………… 265
  实验二　现况研究 ……………………………………………………………… 272
  实验三　筛查及诊断试验的评价 ……………………………………………… 274
  实验四　病例对照研究 ………………………………………………………… 276
  实验五　队列研究 ……………………………………………………………… 281
  实验六　实验流行病学 ………………………………………………………… 283
  实验七　病因不明疾病的调查 ………………………………………………… 287
  实验八　流行病学资料分析评价 ……………………………………………… 291

第十章　案例分析 ………………………………………………………………… 294
  实验一　尘肺 X 线胸片阅读 …………………………………………………… 294
  实验二　职业卫生调查及案例分析 …………………………………………… 297
  实验三　环境流行病学调查资料分析——环境砷污染对居民健康影响的调查研究 … 301
  实验四　食物中毒调查处理与案例分析 ……………………………………… 305
  实验五　食品安全监督管理案例讨论 ………………………………………… 308
  实验六　蛋白质功效比值实验设计 …………………………………………… 309
  实验七　营养性疾病案例讨论 ………………………………………………… 311

第十一章　现场调查与评价 ……………………………………………………… 314
  实验一　现场调查设计方法 …………………………………………………… 314
  实验二　传染病爆发调查 ……………………………………………………… 318
  实验三　儿童生长发育测量 …………………………………………………… 320
  实验四　骨龄评价 ……………………………………………………………… 326
  实验五　心理行为测量与评价 ………………………………………………… 329
  实验六　学习疲劳测定方法 …………………………………………………… 335
  实验七　膳食调查与评价 ……………………………………………………… 338
  实验八　慢性病（高血压）饮食治疗食谱设计 ……………………………… 341
  实验九　高校学生食堂 HACCP 设计 ………………………………………… 345
  实验十　突发公共卫生事件的现场处置 ……………………………………… 347

第十二章　地方病及地方"特色病"检测技术 …………………………………… 353
  第一节　砷及砷化物的检测分析技术 ………………………………………… 353
  第二节　布氏菌病的调查与防治技术 ………………………………………… 357

第十三章　综合性、设计性实验 ………………………………………………… 366
  实验一　健康教育与健康促进项目计划设计 ………………………………… 366
  实验二　教室环境的卫生调查与评价 ………………………………………… 368
  实验三　社区健康教育项目材料制作及干预和评价的案例分析 …………… 371
  实验四　糖尿病患者营养与膳食指导 ………………………………………… 374
  实验五　小鼠经口急性毒性试验 ……………………………………………… 376

实验六　化学物毒理学安全性评价 ……………………………………………………………… 379
实验七　鼠疫疫情监测 ……………………………………………………………………………… 380
实验八　肠球菌庆大霉素高水平耐药基因检测 ………………………………………………… 383
实验九　职业性噪声聋的听力测定 ……………………………………………………………… 385
实验十　预防肥胖营养教育 ……………………………………………………………………… 386
实验十一　儿童少年生长发育资料的综合分析 ………………………………………………… 387
实验十二　空气卫生监测与评价（点污染源对城市大气质量影响调查） …………………… 392
实验十三　地表水污染的调查与评价 …………………………………………………………… 395

参考文献 ………………………………………………………………………………………………… 398

第一章 预防医学与卫生检验学实验基本知识与技术

【能力培养目标】 本章知识性丰富、实践性和应用性很强。通过本章学习，不仅使预防医学与卫生检验检疫学专业学生巩固、复习并深入学习必备的基本实践技能，而且为后期的专业实验训练奠定坚实的基础。本章"常用分析仪器的性能鉴定和分析条件的选择"相关实验内容丰富、实践技能要求较高，大部分实验内容依据国家标准撰写完成，这部分的渗透不仅使学生能了解预防医学和卫生检验检疫专业用到的主要精密仪器设备，而且仪器本身的发展、性能的提高，以及国标方法的完善都会对学生创新能力培养提供极大的舞台。

第一节 实验室规则及安全知识

一、实验室一般安全规则

实验室是实验教学、检测检验和科学研究的主要场所，实验室安全是一切实验室工作正常进行的基本保障。实验室事故的发生起因于实验室管理不善、措施不力、操作不当或安全意识不够等。因此，全面系统地掌握实验室安全基本知识，提高安全意识、防患于未然，不仅能确保实验室工作正常进行、避免实验室事故发生、防止人员伤亡和财产损失，而且也是实验室工作者遵守实验操作技术规范、确保分析结果准确可靠的基本前提。

（一）实验室用水安全

实验室用水安全是实验室最基本的安全保障，严防"跑、冒、滴、漏"等现象发生，具体需注意以下几点。

（1）经常关注水龙头、上下水管开关处或各种连接处是否有失灵、松脱或漏水等现象发生，如有应及时修理。

（2）下水道排水不畅时，应及时疏通。

（3）冷却循环水使用的输水管必须使用橡胶管，不得使用乳胶管；上水管与水龙头的连接处及上水管、下水管与仪器或冷凝管的连接处须用管箍夹紧；下水管必须插入水池的下水管中。

（4）纯净水制备应严格按照仪器"操作规程"进行操作，取水完毕后应注意及时关闭取水开关，防止溢流。

（5）我国北方地区实验室冬季多采用水暖取暖，因此应每年检修并经常检查暖气片或暖气管道，以防漏水造成不必要的损失。

（二）实验室用电安全

实验室用电安全主要指在用电过程中应切实保障实验人员的人身安全和实验室仪器设备安全。实验室中经常使用各种仪器仪表，若用电不当，容易引发触电或产生大量静电，从而造成仪器设备损坏，甚至引发火灾。

1. 触电的预防 触电（get an electric shock）是指人体接触带电体时，电流以很快的速度通过人体的过程。实验室应加强安全用电教育，掌握用电基本常识，可有效预防触电。常用预防触电的方法有：①不用潮湿的手接触电器、灯头或插头等；②所有电源的裸露部分都应有绝缘装置，电器外壳应接地、接零；③已损坏的接头、插头、插座或绝缘不良的电线应及时更换；④大型仪器设备应安装接地或漏电保护装置，小型电器设备采用安全电压；⑤维修或安装电器设备时，首先应切断电源；⑥如遇人触电，应首先切断电源，然后进行处理。

2. 静电的消除 静电（static electricity）是一种处于静止状态的电荷，是由不同物体间接触后分离、相互摩擦或感应而产生的。如果静电得不到有效控制，就可能危及大型精密仪器的安全，造成器件损坏或故障；静电放电的火花还可能引起易燃混合气体的燃烧爆炸，从而导致人员伤亡和财产损失，酿成事故。因此，实验室应制定有效的静电防护措施，在有汽油、苯、氢气等易燃物质的场所，要特别注意防止静电危害。减少静电的产生、设法导走或防止静电放电是实验室防止静电危害的主要途径。具体可采取以下几方面措施：①防静电区内应采用导电性地面，不要使用塑料地板、地毯或其他绝缘性好的地面材料，可以铺设防静电地板；②在易燃易爆场所，应穿戴导电纤维或防静电合成纤维制成的防静电工作服、防静电鞋和防静电手套，不要穿化纤类织物、胶鞋及绝缘鞋底的鞋；③高压带电体应有屏蔽措施，以防人体感应产生静电；④进入实验室前，应徒手接触金属接地棒，以消除人体从外界带来的静电；坐着工作的场合，必要时可戴接地腕带；⑤适度增加室内环境湿度，保持环境空气中的相对湿度在65%以上，便于静电逸散；⑥必要时，可使用抗静电添加剂、静电中和器（也称静电消除器）来消除静电危险。

另外，实验室应了解电起火和用电不当造成仪器设备损坏的原因，积极采取相应的预防措施，确保用电安全。

（三）实验室用气安全

实验室用气主要涉及压缩气体和高压蒸汽。

1. 压缩气体 实验室常用的压缩气体有氧气、氢气、氮气等，一般通过高压气体钢瓶获得，气体钢瓶具有种类齐全、压力稳定、纯度较高、使用方便等优点。由于钢瓶属于高压容器，在移动、搬动过程中受到震动、撞击及受热时，会增加其爆炸的风险；此外容器内往往充装有易燃、易爆、有毒气体等。因此，使用者在使用过程中必须严格遵守安全操作规程，并注意与之隔离或采取相应的报警和防护装置，避免事故发生。

（1）高压钢瓶内装气体分类：按钢瓶内充装气体临界温度及物理性质的不同，可将钢瓶内装气体分为3种。①压缩气体：临界温度<10℃，且经高压压缩仍处于气态的气体称为压缩气体，如氧、氮、氢等。②液化气体：临界温度≥10℃，经高压压缩转为液态并与其蒸汽处于平衡状态者称为液化气体。临界温度在10～70℃者称为高压液化气体，如二氧化碳、氧化亚氮；临界温度高于70℃，且在60℃时饱和蒸气压大于0.1MPa的气体称为低压液化气体，如氨、氯、硫化氢等。③溶解气体：有些气体单纯加高压压缩可发生分解，且有爆炸等危险，必须在加高压的同时，将其溶解于适当的溶剂中，并由多孔性固体物吸附，在15℃以下压力达0.2MPa以上，该类气体称为溶解气体（或称气体溶液），如乙炔等。

此外按钢瓶内充装气体的化学性质不同分为：①可燃气体，如氢、乙炔、丙烷、石油气等；②助燃气体，如氧、氧化亚氮等；③不燃气体，如氮、二氧化碳等；④惰性气体，如氮、氖、氩等；⑤剧毒气体，如氟、氯等。

（2）高压钢瓶的标记：各种气体钢瓶的瓶身按规定均应有明确和规范的标记，标记的内容如下。①颜色标记：瓶身必须按规定漆上相应的标志色漆，并用规定颜色的色漆写上气瓶内容物的中文名称，画出横条标志（表1-1）。颜色标记有助于识别气瓶的种类，避免使用时发生混淆而导致安全事故。②钢印标记：每个气瓶肩部都有钢印标记，包括制造钢印标志和检验钢印标志。标明制造厂商、气瓶编号、设计压力及其他技术参数、制造年月、检验单位及检验日期等信息。气瓶必须定期做抗压试验，并由检验单位打上钢印。

表1-1 常见高压气体钢瓶的标记

钢瓶名称	瓶身颜色	字样	标字颜色	横条颜色
氮气瓶	黑	氮	黄	棕
氧气瓶	天蓝	氧	黑	
氢气瓶	深绿	氢	红	红
压缩空气瓶	黑	压缩空气	白	
二氧化碳瓶	黑	二氧化碳	黄	黄
氦气瓶	棕	氦	白	
氩气瓶	灰	纯氩	绿	
氯气瓶	草绿	氯	白	白
氨气瓶	黄	氨	黑	
乙炔气瓶	白	乙炔	红	

（3）高压钢瓶的安全使用：使用高压钢瓶时应注意以下几方面。①实验室室内存放的气体钢瓶不宜过多，气瓶应可靠地固定在支架上或用铁链锁紧以避免倾倒，钢瓶须做好标识分类分处存放，严禁可燃性气体瓶和助燃性气体瓶混放。②储气的钢瓶不得放在烈日下曝晒或靠近热源，以免引起钢瓶爆炸。氧气瓶、可燃气体钢瓶严禁靠近明火，与明火距离应不小于10m，不能达到时，应采取可靠的隔热防护措施，距离不得小于5m；采暖期间，气瓶与暖气片距离不小于1m。③搬运及存放压缩气体钢瓶时，一定要将钢瓶上的安全帽旋紧，运输时不得将手扶在气门上，以防气门被打开；不得摔掷、敲击、滚滑或剧烈震动瓶身。④使用时为了降低压力并保持压力平稳，必须装置减压阀，各种气体钢瓶的减压阀不能混用。⑤开启高压气瓶时，操作者应站在气瓶出口的侧面，缓慢操作，以免气流过急冲出，发生危险；使用完毕后，应首先关闭气瓶开关阀，放尽减压阀进出口的气体后，再将减压阀调节螺杆松开。⑥氧气瓶及其专用工具严禁与油类接触，操作人员也绝对不能穿戴沾有各种油脂或油污的工作服和手套，以免引起燃烧或爆炸。⑦瓶内气体不得全部用尽，剩余残压一般要在0.05MPa以上，可燃气体剩余残压应在0.2~0.3MPa或更高的气压（如氢气剩余不应低于2.0MPa），否则将导致空气或其他气体进入钢瓶，再次充气时将影响气体的纯度，甚至发生危险。⑧各种钢瓶必须定期进行技术检验，充装一般气体的钢瓶，每3年检验1次，对于充装腐蚀性气体的钢瓶每2年检验1次。在使用过程中，如发现有严重腐蚀或损伤，应提前进行检验。

2. 高压蒸汽 即高温高压下产生的饱和压力蒸汽，常用来对物品进行消毒灭菌，一般由高压蒸汽灭菌器产生。在使用灭菌器时，必须严格遵守操作规程，否则容易发生烫伤、爆炸等意外事故。实验室中常用的高压蒸汽灭菌器有重力置换式高压蒸汽灭菌器、燃料加热压力锅式高压灭菌器和预真空高压蒸汽灭菌器。

无论哪种类型的高压蒸汽灭菌器，使用时都应注意以下几个方面：①每次灭菌前，应检查灭菌器是否处于良好的工作状态、安全阀性能是否良好、水位是否符合要求等。②在灭菌器内摆放灭菌物品时，不宜过多过挤，应保证安全阀出气孔畅通放气，严禁堵塞。③不能使用高压蒸汽灭菌器消毒可燃物质、易燃易爆物质、氧化性物质和含碱金属成分的物质，否则会导致爆炸、腐蚀内胆和内部管道、破坏垫圈等。④含有盐分的液体漏出或溢出时，一定要及时擦干，密封圈一定要彻底擦干净，否则会腐蚀容器和管道。⑤灭菌完毕后，减压不要过快过猛，以免引起激烈的减压沸腾，使容器中的液体四溢。在打开盖子前，应确认压力已归于"零"位。⑥绝对不允许擅自改造高压蒸汽灭菌器。⑦不要在爆炸性气体或易燃液体附近使用此类设备。

⑧除蒸馏水外,不要向容器内加入任何液体。⑨移动此类设备时,应将盖子锁上;移动盖子时,不要拉盖子的手柄,否则盖子会变形,难以盖严,影响使用。

(四)实验室生物安全

常规实验室生物安全一般指实验工作中不可避免地要接触或使用到病原微生物,由于防护不当而引起病原体对实验室工作人员、环境造成一定的潜在危害,甚至引起疾病的流行,从而危及公众健康和生命安全。因此,加强实验室生物安全防护和管理是实验室工作的重要内容之一。

1. 生物因子 指微生物和生物活性物质。生物因子危害程度决定着实验室应采取何种安全防护措施。WHO 将生物因子危害等级由低至高分为 Ⅰ~Ⅳ 级,分级主要依据生物因子对个体和群体的危害程度,包括生物因子的传染性、致病性、预防与治疗的有效性等。我国《病原微生物实验室生物安全管理条例》将病原微生物分为四类,与 WHO 分级排序相反,即危害程度由高至低分为一至四类。危害性Ⅲ级和Ⅳ级的病原微生物统称为高致病性病原微生物。

WHO 生物因子危害程度分级如下。

(1)生物因子危害性Ⅰ级:不会导致健康工作者和动物致病的细菌、真菌、病毒和寄生虫等生物因子,即对个体危害和群体危害处于较低水平。

(2)生物因子危害性Ⅱ级:病原体能引起人或动物发病,但一般情况下对实验室工作人员、社区人群、家畜或环境不会引起严重危害。具备有效治疗和预防措施,并且传播风险有限。对个体具有中等危险性,对群体危害有限。此类细菌有:龟分枝杆菌、伤寒沙门菌、金黄色葡萄球菌、鼠伤寒沙门菌等;此类病毒有:腺病毒伴随病毒、冠状病毒、EB 病毒、各种肝炎病毒、流行性感冒病毒、麻疹病毒、轮状病毒等。

(3)生物因子危害性Ⅲ级:能引起人或动物严重疾病,但通常不能因偶然接触而在个体间传播,对病原体具有有效的预防和治疗方法。对个体危害性高,但对群体危害低。此类细菌有:炭疽芽孢杆菌、布氏菌、结核分枝杆菌等;此类病毒有:疯牛病毒、人克-雅病毒、SARS 冠状病毒、脊髓灰质炎病毒等。

(4)生物因子危害性Ⅳ级:很容易引起人或动物的严重疾病,病原体在人与人、人与动物,或动物与动物之间很容易发生直接、间接或因偶然接触的传播。无有效的疫苗预防和治疗方法,对个体和群体均具有很高的危害性。此类细菌有:粗球孢子菌、夹膜组织胞质菌、杜波组织胞质菌等;此类病毒有:天花病毒、黄热病毒、克里米亚刚果出血热病毒、埃博拉病毒、马尔堡病毒等。

2. 实验室生物安全防护 实验室生物安全防护措施对应于病原微生物危害程度分级。对于操作危险程度Ⅰ~Ⅳ级微生物的实验室,都要求具有相应的生物安全防护等级(biosafety level,BSL),即 BSL-1、BSL-2、BSL-3 和 BSL-4 实验室生物安全防护,动物实验室也具有相应生物安全防护水平(animal biosafety level,ABSL),即 ABSL-1、ABSL-2、ABSL-3 和 ABSL-4 级。

操作危险度Ⅰ级的生物因子应在具有一级生物安全防护水平的实验室进行。以公共卫生、临床或医院为基础的诊断和实验室必须具有二级或二级以上生物安全防护水平。

此外,实验室在接收标本时可能存在标本信息不完善的情况,使实验室工作人员可能接触比预期更高危险度的微生物,在实验室生物安全防护时应充分注意这种可能性。

二、化学试剂及其使用规则

化学试剂是实验室品种最多、经常性消耗的物质。试剂的选择与用量是否适当,将直接影响实验结果。实验室工作人员不可避免地会使用或接触化学试剂,且大多数化学试剂具有一定的毒性及潜在危险性,因此,应加强实验室化学试剂的安全管理,确保人身财产安全。

（一）化学试剂的分类和规格

化学试剂种类繁多，世界各国对化学试剂的分类和分级标准不尽相同。有的按"用途-化学组成"分类，如无机试剂、有机试剂和生化试剂等；有的按"用途-学科"分类，如通用试剂、分析试剂、标准试剂和临床化学试剂等；也有的按纯度或储存方式分类。国际纯粹与应用化学联合会（IUPAC）对化学标准物质的分级有 A 级、B 级、C 级、D 级和 E 级，见表 1-2。我国习惯将相当于 IUPAC C 级和 D 级的试剂称为标准试剂，E 级为一般试剂。我国化学试剂的产品标准有国家标准（GB）、专业行业标准（ZB）和企业标准（QB）三级。

表1-2　IUPAC对化学标准物质的分级

级别	规定
A	相对原子质量标准
B	与 A 级最接近的基准物质
C	含量为 100%±0.02% 的标准试剂
D	含量为 100%±0.05% 的标准试剂
E	以 C 级或 D 级试剂为标准进行对比测定所得的纯度或相当于这种试剂的纯度，比 D 级的纯度低

根据国家标准及部颁标准，化学试剂按纯度一般分为四个等级，即优级纯、分析纯、化学纯和实验纯试剂，见表 1-3。并非每种试剂均有四种纯度的产品，不同试剂的指标也不尽相同，这主要取决于其生产工艺。

表1-3　试剂的分级和使用范围

等级	名称	英文名称	符号	标签颜色	使用范围
一级	优级纯	guaranteed reagent	GR	绿色	纯度高（≥99.8%），适用于重要精确分析和科研，有的可作为基准物质
二级	分析纯	analytical reagent	AR	红色	纯度次于一级（≥99.7%），适用于一般研究工作和重要分析
三级	化学纯	chemical pure	CP	蓝色	纯度次于二级（≥99.5%），适用于一般分析工作
四级	实验纯	laboratorial reagent	LR	黄色	纯度较低，只适用于一般化学实验

（二）化学试剂的选用

化学试剂的选用应遵循"在能满足实验要求的前提下，试剂级别就低不就高"的原则。化学试剂的纯度越高，价格越贵，高纯试剂和基准试剂的价格比一般试剂高数倍甚至数十倍。在实际工作中选用试剂纯度应与分析目的、分析方法和检测对象的含量相适应，做到科学合理地使用化学试剂，不能盲目地追求高纯度试剂，以免造成不必要的浪费，也不能随意降低规格而影响分析结果的准确度。

（三）化学试剂的安全管理

化学试剂种类繁多、性质不同，在存放过程中容易受到环境等因素的影响，储存不当易受到污染或发生变质，进而导致实验失败，甚至引发实验事故，造成人力、财产损失。化学试剂应根据试剂的毒性、易燃性、腐蚀性和潮解性等不同特点，以不同方式妥善管理。

1. 一般化学试剂的管理

（1）分类存放试剂：无机试剂可按酸、碱、盐、氧化物和单质等分类；有机试剂一般按官能团排列，如烃、醇、酸和酯类等；指示剂可按用途分类，如酸碱指示剂、氧化还原指示剂和金属指示剂等；专用有机试剂可按测定对象分类。试剂柜和试剂均应保存在通风、阴凉、干燥处，避免阳光直射，远离热源、火源，要求避光的试剂应装于棕色瓶中或用黑纸或黑布包好并存于暗柜中。

（2）选择适当的容器存放试剂：容易腐蚀玻璃而影响试剂纯度的试剂（如氟化物等）应保存在塑料瓶中；见光会逐步分解的试剂（如硝酸银、高锰酸钾等）、与空气接触易被氧化的试剂（如氯化亚锡、硫酸亚铁等）及易挥发的试剂（如溴水、氨水等）应放在棕色玻璃瓶内，置冷暗处存放；吸水性强的试剂（无水碳酸盐、氢氧化钠等）应严格密封；过氧化氢虽然是见光易分解物质，但不能存放在棕色玻璃瓶中，因为棕色玻璃瓶中的重金属氧化物成分对过氧化氢有催化分解作用，因此过氧化氢需要存放在不透明的塑料瓶中；强碱性试剂（如氢氧化钠、氢氧化钾等）应存放在带有橡胶塞的试剂瓶中。

（3）注意化学试剂的存放期限：一些试剂在存放过程中会慢慢变质，甚至形成危害。盛放试剂的试剂瓶都应贴上标签，并写明试剂的名称、纯度、浓度和配制日期，标签外应涂蜡或用透明胶带等保护。要定期检查试剂和溶液，变质或受沾污的试剂要及时清理，标签脱落要及时更换，脱落标签的试剂在未查明之前不可使用。

2. 危险性化学试剂的管理 危险性化学试剂是指易燃、易爆、有毒、有腐蚀性，对人员、设备、环境等易造成损害的化学试剂。对此类试剂应加强安全管理。

（1）有毒化学试剂：是指少量进入人体，就能导致局部或整体生理功能障碍，甚至造成死亡的化学试剂，如氰化钾、三氧化二砷、氰化钠等。按其毒性不同，可分为剧毒、高毒、中毒、低毒、微毒五个等级。此类化学试剂应存放于专门的保管柜中，置阴凉、干燥、通风处，并注意与易燃、易爆、酸类、氧化性试剂等分开储存。我国2011年修订的《危险化学品安全管理条例》规定，对剧毒化学试剂实行双人收发、双人保管制度。实验过程中如需使用剧毒化学试剂，应按实验室有关规定办理领用手续。

（2）腐蚀性化学试剂：是指能通过腐蚀作用导致人体和其他物品受到破坏，甚至引起燃烧、爆炸或人员伤亡的试剂，如氨水、盐酸、发烟硝酸、发烟硫酸等。此类化学试剂储存温度应<30℃，放置于耐腐蚀材料（如耐酸水泥或陶瓷）制成的料架上，存放于阴凉、干燥、通风处，酸性与碱性腐蚀试剂、有机与无机腐蚀试剂应分开存放。另外，需与氧化剂、易燃易爆试剂分开储存，还应根据不同化学试剂的性质，分别采用相应的避光、防潮、防冻、防热等措施。

（3）强氧化性化学试剂：是指过氧化物、有强氧化能力的含氧酸及其盐，如过氧化氢、高氯酸、高锰酸及其盐等。此类化学试剂应存放于阴凉、干燥、通风处，室温<30℃，应与木屑、炭粉、硫化物等可燃、易燃物或还原剂分开存放。有条件时，氧化剂应分区或分库存放。

（4）易燃易爆试剂：这类试剂具有易于燃烧和爆炸的特性，如乙醚、有机硼化物和有机锂化物、乙炔及乙炔的重金属化物等。此类化学试剂应放置于通风良好、阴凉干燥的通风柜中，并在柜上显著位置贴上"易燃"字样的警示标志。室温<30℃，隔绝火、热、电源，做好防雨、防水工作，并根据储存危险物品的种类配备相应的灭火和自动报警装置。在大量使用这类化学试剂的实验室，所用电器一定要采用防爆电器，现场一定要保持通风良好，绝对不能有明火。

（5）需低温存放试剂：此类化学试剂需低温存放时（存放温度<10℃）才不致变质、聚合或发生其他事故。如过氧化氢、氨水、苯乙烯、丙烯腈、甲醛及其他可聚合的单体等。

（四）化学试剂的使用规则

为保证化学试剂的质量和使用安全，在使用时要注意以下几方面。

1. 熟知常用试剂的理化性质 如熔点、沸点、纯度，试剂的溶解性、挥发性、毒性及其他重要理化性质。

2. 保护好试剂瓶标签　如标签脱落,应照原样贴牢;分装或配制试剂后,应立即贴上标签;没有标签的试剂,在未查明前不可使用,必须经鉴定确证后方可使用。

3. 取用试剂基本注意事项　瓶塞不能随意放置,应盖里朝上置于干净处。取用后应立即盖好,以防试剂被其他物质沾污或发生变质;要使用清洁干燥的小勺和量器;取用强碱试剂后的小勺,应立即洗净以免被腐蚀;试剂的浓度及用量应按要求使用,过浓或过多不仅造成浪费,而且还可能产生副反应,甚至得不到正确的结果;取出的试剂不可倒回原瓶;打开易挥发的试剂瓶塞时,瓶口不能对着脸部;取用能释放有毒、有味气体的试剂后,应用蜡封口。

4. 取用有毒试剂注意事项　使用有毒化学试剂时,要严格遵守操作规程,避免发生意外。必须在通风橱中完成,并采取必要的防护措施。实验结束后,要及时洗手、洗脸、洗澡、更换工作服,同时要保持实验室环境卫生。反应剩余物只能倾倒在指定的废物缸中,由专管人员进行处理。

5. 取用腐蚀性或刺激性试剂注意事项　取用腐蚀或刺激性化学试剂(如强酸、强碱、氨水、冰醋酸等)时,尽可能带上橡胶手套和防护眼镜,禁止裸手拿取。倾倒时,切勿正面俯视。

6. 取用易燃易爆试剂注意事项　使用易燃易爆化学试剂时,实验人员应采取必要的防护措施,最好戴上防护眼镜,实验过程应在通风橱中进行。使用过程中禁止震动、撞击,如有试剂散落,应及时清理。

三、实验室用水的规格、制备及检验方法

水是实验室常用的物质,配制溶液、洗涤仪器或冷却循环等都需要水。实验用水的纯度直接影响实验结果的准确性和仪器的使用寿命。天然水和自来水中含有各种无机离子、有机物、颗粒物和微生物等杂质,对于有特殊要求的实验用水,必须经纯化后才能使用。在实际工作中,应根据分析任务和实验要求合理选择适当规格的实验用水。

(一)实验室用水的规格

根据我国《分析实验室用水规格和试验方法》(GB/T 6682-2008)规定,实验室用水纯度分为一级水、二级水和三级水三个级别,见表1-4。

表1-4　实验室用水的规格

指标名称	一级	二级	三级
pH 范围 (25℃)	—	—	5.0~7.5
电导率 (25℃) / (mS/m)	≤0.01	≤0.10	≤0.50
可氧化物质 (以 O 计) / (mg/L)	—	≤0.08	≤0.4
吸光度 (254nm, 1cm 光程)	≤0.001	≤0.01	—
蒸发残渣 (105±2℃) / (mg/L)	—	≤1.0	≤2.0
可溶性硅 (以 SiO_2 计) / (mg/L)	≤0.01	≤0.02	—

注:①由于在一级水、二级水的纯度下,难以测定其真实的 pH,因此,对一级水、二级水的 pH 范围不做规定。②由于在一级水的纯度下,难以测定可氧化物质和蒸发残渣,对其限量不做规定;可用其他条件和制备方法来保证一级水的质量。③在实际应用时,人们往往习惯于用电阻率衡量水的纯度,若以电阻率表示,一、二、三级水的电阻率分别大于或等于10MW·cm、1MW·cm、0.2MW·cm。

(二)实验用水的选用和制备方法

《分析实验室用水规格和试验方法》(GB/T 6682-2008)中规定,制备分析实验用水的原

料水应当是饮用水或其他比较纯净的水。如有污染,则必须进行预处理,如过滤等。一级水用于有严格要求的分析试验,如高效液相色谱分析用水。一级水可用二级水经过石英设备蒸馏或交换混床处理后,再经 0.2μm 微孔滤膜过滤来制取。二级水用于无机衡量分析等试验,如原子吸收光谱分析用水。二级水可用多次蒸馏、反渗透或离子交换等方法制取。三级水用于一般化学分析试验。三级水是实验室最普通的实验用水,过去多采用蒸馏方法制备,故称为蒸馏水。目前,为节能和减少污染,大多改用离子交换或电渗析等方法制取。实验用水的常用制备方法有:蒸馏法、离子交换法、电渗析、反渗透法和电去离子技术等。

(三)实验用水的检验方法

实验室用水的主要检验指标有 pH、电导率、可氧化物质、吸光度、蒸发残渣及可溶性硅,各项检验必须在洁净环境中进行,并采用适当措施,避免试样的沾污。水样均按精确至 0.1ml 量取,所用溶液以"%"表示的均为质量分数。试验中均使用分析纯试剂和相应级别的水。具体参见《分析实验室用水规格和试验方法》(GB/T 6682-2008)。

(四)实验用水的储存

实验用水储存过程中,影响水质的主要因素有空气、容器和管路。

纯水一经放置,特别是与空气接触后,容易吸收空气中的二氧化碳等气体及其他杂质使其电导率迅速上升,水的纯度越高,影响越显著。因此,纯水瓶应随时加盖,纯水瓶附近不要存放浓盐酸、氨水等易挥发试剂。

用玻璃容器存放纯水,可溶出某些金属及硅酸盐;聚乙烯容器溶出无机物较少,但有机物比玻璃容器多。普通蒸馏水可保存在玻璃容器中,去离子水通常保存在聚乙烯塑料容器中;用于痕量分析的高纯水(电阻率≥18.2MW·cm)应现用现制备,临时保存在石英容器中。

纯水导出管在瓶内部分可用玻璃管。瓶外导管可用聚乙烯管,在最下端接一段胶管以便配用弹簧夹。

四、实验室废弃物的收集与处理

实验过程中会产生许多实验废弃物,尽管数量少,但种类繁杂,且大多具有易燃、腐蚀、毒害和反应性,某些剧毒品甚至具有致癌、致畸和致突变作用。若随意丢弃到环境中,不仅会造成环境污染,甚至会造成人员伤害,且与我国可持续发展战略理念相悖,所以加强实验室废弃物的收集与处理管理至关重要。

(一)实验室常见废弃物及其分类

1. 废气 指实验过程中产生的有毒气体,如硫化物、氰化物、磷化物和碳化物等,此外,浓盐酸、氨水等无机液体试剂和乙醚、氯仿等有机试剂的挥发物也是废气。

2. 废液 实验室产生的废液一般包括废水和化学性实验废液,一般废水主要来源于清洗器皿和实验室用水;化学性实验废液主要有样品分析液、失效的药液等,如各种酸碱性废液、重金属废液、含氟废液、含氰废液、含有机物及细菌毒素的废液等。

3. 废渣 指实验过程中产生的固体废弃物,如残余试样、反应沉淀废弃物、失效物质等。此外还包括放射性废弃物、实验器械和生物废弃物等。放射性废弃物指放射性物质浓度或活度高于国家清洁解控水平的废弃物;实验器械废弃物如报废的实验仪器、电脑、冰柜等,以及常用的易消耗或易破损用品,如玻璃器皿、手套、滤纸、移液枪头、离心管等;生物废弃物如动植物的组织、器官、微生物(细菌、真菌和病毒等)及其培养基等。

(二)实验室废弃物的收集

实验室废弃物的收集一般有以下几种。

1. 分类收集法 按废弃物的性质和状态不同,分门别类收集。
2. 按量收集法 根据实验过程中排出的废弃物量的多少或浓度高低予以收集。
3. 相似归类收集法 将性质或处理方式、方法等相似的废弃物应收集在一起。
4. 单独收集法 危险废弃物应予以单独收集处理。

(三)实验室废弃物的处理

如果废弃物已相当稀少而又安全时,可直接排放到大气或排水沟中,否则,应尽量浓缩废液,使其体积变小,放在安全处隔离储存;利用蒸馏、过滤、吸附等方法,将危险物分离,而只弃去安全部分;无论液体或固体,凡能安全燃烧的则燃烧,但数量不宜太大,燃烧时切勿残留在害气体或烧余物,如不能焚烧时,要选择安全场所填埋,不能裸露在地面上。

一般有毒气体可通过通风橱或通风管道,经空气稀释后排出,大量的有毒气体必须通过与氧充分燃烧或吸附处理后才能排放。

废液应根据其化学特性选择合适的容器和存放地点,通过密闭容器存放,不可混合储存,标明废物种类,储存时间,定期处理。

1. 废气的处理 所有产生废气的实验必须备有吸收或处理装置。如二氧化硫、三氧化硫、二氧化氮、氯气、硫化氢和氟化氢等可用导管通入碱液中使其大部分吸收后排出;在反应、加热、蒸馏中,不能冷凝的气体,排入通风橱之前,要进行吸收或其他处理,以免污染空气。

2. 废液的处理 实验室废液可分别收集进行处理,常见的处理方法如下。

(1)无机酸类:将废酸慢慢倒入过量的含碳酸钠或氢氧化钙的水溶液中或用废碱互相中和,中和后用大量水冲洗。

(2)氢氧化钠、氨水:用 6mol/L 盐酸水溶液中和,用大量水冲洗。

(3)含氰废液:加入氢氧化钠使 pH 在 10 以上,加入过量的高锰酸钾(3%)溶液,使 CN^- 氧化分解。如含量高,可加入过量的次氯酸钙和氢氧化钠溶液。

(4)普通简单的废液:如石油醚、乙酸乙酯、二氯甲烷等可直接倒入废液桶中,废液桶尽量不要密封,置于通风橱中,且不能装太满(一般为容量的3/4)。

(5)有特殊刺激性气味的液体:应倒入一个废液桶内立即封盖,统一处理。

3. 废渣的处理 固体废弃物的处理一般遵循以下原则。

(1)黏附有有害物质的滤纸、包药纸、棉纸、废活性炭及塑料容器等物质,不要随意丢入垃圾箱内,要分类收集。

(2)废弃不用的药品可交还仓库保存或用合适的方法处理掉。

(3)废弃玻璃物品单独放入纸箱内;废弃注射器针头统一放入专用容器内,注射管放入垃圾箱内。

(4)干燥剂和硅胶可用垃圾袋装好后放入带盖的垃圾桶内;其他废弃的固体药品包装好后集中于纸箱内,由专业回收公司处理(剧毒、易爆危险品要先预处理)。

五、化学实验室意外事故的应急处理

(一)化学药品中毒的应急处理

化学药品中毒,要根据化学药品的毒性特点及中毒程度采取相应措施,并及时送医院治疗。

1. 吸入时的处理方法 应先将中毒者转移到室外,解开衣领和纽扣,让患者进行深呼吸,必要时进行人工呼吸。待呼吸好转后，立即送医院治疗。

2. 吞食药品时的处理方法　①为了降低胃液中药品的浓度，延缓毒物被人体吸收的速度并保护胃黏膜，可饮食下列食物：如牛奶、打溶的鸡蛋、面粉、淀粉、土豆泥的悬浮液及水等。也可在 500ml 的蒸馏水中，加入 50g 活性炭。用前再加 400ml 蒸馏水，并把它充分摇动润湿，然后给患者分次少量吞服。一般 10～15g 活性炭可吸收 1g 毒物。②催吐。用手指或匙子的柄摩擦患者的喉头或舌根，使其呕吐。若用上述方法还不能催吐时，可在半杯水（约 200ml）中，加入 15ml 吐根糖浆（催吐剂之一），或在 80ml 热水中溶解一茶匙食盐饮服。但吞食酸、碱之类腐蚀性药品或烃类液体时，由于易形成胃穿孔，或胃中的食物一旦吐出易进入气管造成危险，因而不要进行催吐。③吞服解毒剂（2 份活性炭、1 份氧化镁和 1 份丹宁酸的混合物）。用时可取 2～3 茶匙此药剂，加入一酒杯水（约 400ml），调成糊状物吞服。

3. 药品溅入口内　应立即吐出并用大量清水漱口。

（二）化学药品灼伤的应急处理

化学药品灼伤时，要根据药品性质及灼伤程度采取相应措施。

1. 若试剂进入眼中　切不可用手揉眼，应先用抹布擦去溅在眼外的试剂，再用水冲洗。若是碱性试剂，需再用饱和硼酸溶液或 1%乙酸溶液冲洗；若是酸性试剂，需先用碳酸氢钠稀溶液冲洗，再滴入少许蓖麻油。若一时找不到上述溶液而情况危急时，可用大量蒸馏水或自来水冲洗，再送医院治疗。

2. 当皮肤被强酸灼伤时　首先应用大量水冲洗 10～15min，以防止灼伤面积进一步扩大，再用饱和碳酸氢钠溶液或肥皂液进行洗涤。但是，当皮肤被草酸灼伤时，不宜使用饱和碳酸氢钠溶液进行中和，这是因为碳酸氢钠碱性较强，会产生刺激。应当使用镁盐或钙盐进行中和。

3. 当皮肤被强碱灼伤时　尽快用水冲洗至皮肤不滑为止。再用稀乙酸或柠檬汁等进行中和。但当皮肤被生石灰灼伤时，则应先用油脂类的物质除去生石灰，再用水进行冲洗。

4. 当皮肤被液溴灼伤时　应立即用 2%硫代硫酸钠溶液冲洗至伤处呈白色；或先用乙醇冲洗，再涂上甘油。眼睛受到溴蒸气刺激不能睁开时，可对着盛乙醇的瓶内注视片刻。

5. 当皮肤被酚类化合物灼伤时　应先用乙醇洗涤，再涂上甘油。

（三）起火与爆炸的应急处理

实验室起火或爆炸时，要立即切断电源，打开窗户，熄灭火源，移开尚未燃烧的可燃物，防止火势蔓延，根据起火或爆炸原因及火势采取不同方法灭火并及时报告或报警。

1. 灭火措施

（1）火势不大：地面或实验台面着火，若火势不大，可用湿抹布或砂土扑灭；反应器内着火，可用灭火毯或湿抹布盖住瓶口灭火；有机溶剂和油脂类物质着火，火势小时，可用湿抹布或砂土扑灭，或撒上干燥的碳酸氢钠粉末灭火。

（2）火势较大：必须用灭火器灭火。泡沫灭火器生成二氧化碳和泡沫，使燃烧物与空气隔绝，灭火效果好，但不适合电器设备灭火，以免触电；二氧化碳灭火器及干粉灭火器使用时不损坏仪器，不留残渣，适合电器设备灭火；四氯化碳灭火器适合带电物体灭火，但四氯化碳蒸气有毒，应在空气流通的情况下使用；当钾、钠或锂着火时，不能用水及泡沫、二氧化碳和四氯化碳灭火器灭火，可用石墨粉扑灭。

（3）火势太大：应及时拨打 119 报警求救，同时做好人员疏散工作。

（4）衣服着火：切勿奔跑，应迅速脱衣，用水浇灭；若火势过猛，应就地卧倒打滚灭火。

2. 烧伤的应急处理　应根据烧伤的程度，采取不同的方法进行救治。我国按"三度四级法"

对烧伤的深度进行分级。①Ⅰ度烧伤：伤及表皮层；临床见局部红斑，无水疱，烧灼性疼痛；1周内愈合。②浅Ⅱ度烧伤：伤及真皮浅层，部分生发层健在。有水疱，水疱基底潮红，剧痛，2周内愈合，愈合后无瘢痕，可有色素沉着或脱失。③深Ⅱ度烧伤：伤及真皮深层，皮肤附件健在。临床见有水疱，水疱基底红白相间，痛觉迟钝，3～4周愈合，愈合后有瘢痕。④Ⅲ度烧伤特点：伤及全层皮肤，甚至皮下组织、肌肉、骨骼。无水疱，焦痂，有树枝状栓塞血管，无痛，不能自愈。

烧伤现场急救的基本原则：

（1）迅速脱离致伤源：迅速脱去着火的衣服或采用水浇灌或卧倒打滚等方法熄灭火焰。切忌奔跑喊叫，以防增加头面部、呼吸道损伤。

（2）立即冷疗：冷疗是用冷水冲洗、浸泡或湿敷。为了防止发生疼痛和损伤细胞，烧伤后应迅速采用冷疗的方法，在6h内有较好的效果。冷却水的温度应控制在10～15℃为宜，冷却时间为0.5～2h。对于不便洗涤的脸及躯干等部位，可用自来水润湿2～3条毛巾，包上冰片，把它敷在烧伤面上，并经常移动毛巾，以防同一部位过冷。若患者口腔疼痛，可口含冰块。

（3）保护创面：现场烧伤创面无需特殊处理。尽可能保留水疱皮完整性，不要撕去腐皮，同时只要用干净的被单进行简单的包扎即可。创面忌涂有颜色药物及其他物质，如甲紫、红汞、酱油等，也不要涂膏剂如牙膏等，以免影响对创面深度的判断和处理。

（4）镇静止痛：尽量减少镇静止痛药物应用，如遇到疼痛敏感伤者可皮下注射哌替啶、异丙嗪等药物；若伤者持续躁动不安，应考虑是否有休克现象，切不可盲目使用镇静剂。

（5）液体治疗：烧伤面积当达到一定程度，患者可能发生休克。若伤者出现犯渴要水的早期休克症状，可少量饮用淡盐水，一般一次口服不宜超过50ml。不要让伤者大量饮用白开水或糖水，以防胃扩张或脑水肿。深度休克需静脉补液。静脉输液以等渗盐水、平衡液为主的晶体，依据条件可补加低分子右旋糖酐、血浆等胶体，通常晶体与胶体以1∶1或2∶1为宜。同时可适量补充一些5%～10%葡萄糖液，忌单独大量输注葡萄糖液，尤其是病情严重需长距离转送的患者。

（6）转送治疗：原则上就近急救，若遇危重患者，当地无条件救治，需及时转送至条件好的医院。转送过程中需要注意以下几方面：①保证输液，减少休克发生的可能性；②保持呼吸道通畅，伴有吸入性损伤者，轻度需抬高头部，中度需气管插管，重度需气管切开；③留置导尿管，观察尿量；④注意创面简单包扎；⑤注意复合伤的初步处理；⑥注意患者保暖；⑦运输途中要尽量减少颠簸，减少休克发生可能性。

（四）烫伤的应急处理

烫伤时，如伤势较轻，涂上苦味酸或烫伤软膏即可；如伤势较重，不能涂烫伤软膏等油脂类药物，可撒上纯净的碳酸氢钠粉末，并立即送医院治疗。

（五）玻璃割伤的应急处理

化学实验室中最常见的外伤是由玻璃仪器或玻璃管破碎引起。作为紧急处理，首先应止血，以防大量流血引起休克，原则上可直接压迫损伤部位进行止血。即使损伤动脉，也可用手指或纱布直接压迫损伤部位即可止血。由玻璃片或玻璃管造成的外伤，首先必须检查伤口内有无玻璃碎片，以防压迫止血时将碎玻璃片压深。若有碎片，应先用镊子将玻璃碎片取出，再用消毒棉花和硼酸溶液或过氧化氢溶液洗净伤口，然后涂上红汞或碘酒（两者不能同时使用）并包扎好。若伤口太深，流血不止，可在伤口上方约10cm处用纱布扎紧，压迫止血,并立即送医院治疗。

(孟佩俊)

第二节 实验数据的记录、处理和实验报告的撰写

一、实验数据的记录

(一)基本要求

(1)实验者应准备专门的、预先编有页码的实验记录本记录实验数据。记录实验数据时,应认真并准确及时地记录各种测量数据及实验过程中所发生的重要实验现象。切忌夹杂主观因素,绝不能拼凑或伪造数据,绝不能将文字或数据记录在单页纸、小纸片上,或随意记录在其他任何地方。

(2)实验开始前,应首先记录实验名称、实验日期、实验室气候条件(包括温度、湿度和天气状况等)、仪器型号、测试条件及同组人员姓名等。

(3)进行记录时,对文字记录应简明扼要,条理清楚,表达准确;对数据记录,可采用直观、清楚的表格形式,书写时应整齐统一,数据位数应符合有效数字规定。

(4)实验过程中的每一个数据都是测量结果,重复测量时,即使得到的数据完全相同,也应记录下来。

(5)在实验过程中,如发现测错数据、读错数据或计算错误而需要改动时,可将该数据用线划去,在其上方书写正确的数据,并由更改人在数据旁签字。

(6)实验完毕后,将完整的实验数据记录交给实验指导教师检查并签字。

(二)数据记录

记录实验数据时,为保证记录的测量值准确且有实际意义,应根据所用仪器的精密度和准确度正确保留有效数字位数。有效数字的保留原则是:在记录测量数据时,应保留一位欠准数(即末位有±1的误差),其余均为准确值,即应记录至仪器最小分度值的下一位,不能随意增加或减少数据的有效数字位数。

二、实验数据的处理和结果表达

(一)实验数据的处理

实验数据的处理是将测量的数据经科学的数学运算,推断出某量值的真值或导出某些具有规律性结论的整个过程。

1. 有效数字修约 在各步实验中所测得的数据,由于测量的准确程度不同,有效数字位数也存在差异,因此对有效数字位数较多(即误差较小)的测量值,应将多余的数字舍弃,使得实验数据中只保留一位可疑数字,该过程称为有效数字修约。

2. 数据处理 当得到一组平行测量数据 x_1、x_2、$\cdots x_n$ 后,应当先进行可疑数据的取舍、精密度考察及系统误差校正后再将测量数据的平均值用于分析结果计算。

(1)可疑数据的取舍:可疑数据不可随意取舍,首先应剔除由于实验技术失误、实验条件改变及系统误差引起的与其他测量数据相差甚远的数据;对于一些对精密度影响较大而又原因

不明的可疑数据,则不能轻易保留或舍弃,应通过 Q 检验或 Grubbs 检验法对其进行统计学检验来决定是否取舍。

(2)精密度考察:常用绝对偏差、平均偏差、相对平均偏差、标准偏差和相对标准偏差来衡量测量结果的精密度。若精密度不符合分析要求,说明测定中存在较大的偶然误差,应适当增加平行测定的次数后再做考察,直到精密度达到要求为止。

(3)系统误差校正:通过进行对照实验、空白实验及校准仪器等,校正测量中的系统误差。若条件允许最好进行 t 检验(如用实验数据均值 $\bar{x}$ 与标准值 μ 进行比较),以确定方法是否存在系统误差。

(二)实验结果的表达

1. 实验数据的表达 取得实验数据后,应进行整理、归纳,并以简明、清晰、准确的方式进行表达,通常可用列表法、图示法和数学公式表达法显示实验数据间的相互关系、变化趋势等相关信息,清楚地反映出各变量之间的定量关系,以便进一步分析实验现象,得出规律性结论。

(1)列表法:是以表格形式表示数据,具有直观明了的特点,可在同一表格内同时表示几个变量间的变化情况,便于分析比较。

制表时须注意:每一表格应有表号及完整而简明的表题。在表题不足以说明表中数据含义时,可在表格下方附加说明,如有关实验条件、数据来源等。将一组数据中的自变量和因变量按一定形式列表。自变量的数值常取整数或其他适当的值,其间距最好均匀,按递增或递减的顺序排列。表格的行首或列首应标明名称和单位。名称及单位尽量用符号表示,并采用斜线制,如 V/ml,p/MPa,T/K 等。同一列数据的小数点应上下对齐,以便相互比较;数值为零时应记作"0",数值空缺时应记一横线"—";若某一数据需要特殊说明时,可在数据的上标位置做一标记,如"*",并在表格下方附加说明,如该数据的处理方法或计算公式等。

(2)图示法:是将实验数据按自变量与因变量的对应关系绘成图形,从而更加简明、直观地将变量间的变化规律显示出来,如数据中的极值点、转折点、周期性、变化率及其他特性等,便于分析研究。

作图时须注意:作图时多采用直角坐标纸;若变量间关系为非线性的,可选用半对数或对数坐标纸将其变为线性关系;有时还可采用特殊规格的坐标纸。

一般 x 轴代表自变量(如浓度、体积、波长等),y 轴代表因变量(仪器响应值,如电位、电流、吸收度、透光率等)。坐标轴应标明名称和单位,尽量用符号表示,并采用斜线制。在图的下方应标明图号、图题及必要的图注。

作直线时,可将测量值绘于坐标系中形成系列数据点,按照点的分布情况作一直线。直线不必通过全部点,但应通过尽可能多的点,不能通过的点应均匀分布在线的两侧邻近,使所描绘的直线能近似表示出测量的平均变化情况,其斜率尽可能与横轴的夹角接近 45°。

作曲线时,在曲线的极大、极小或转折处应多取一些点,并用铅笔或曲线板将各数据点连接成光滑均匀的曲线。若发现个别数据点远离曲线,但又不能判断被测物理量在此区域有何变化时,应进行重复实验以判断该点是否代表变量间的某些规律性,否则应当舍弃。若需在一张图上绘制多条曲线,各组数据点应选用不同符号,或采用不同颜色的线条,以便区别比较。需要标注时,应用简明的阿拉伯数字或字母标注,并在图下方注明各标注的含义。

数学方程式法是将实验中变量间的关系用数学方程式来表示的方法。在预防医学实验中最常用的是回归方程法，即通过对两变量各数据进行回归分析，求出回归方程，再由此方程求出待测组分的量（或浓度）。

2. 实验结果的表达　在计算实验结果时，每个测量值的误差都要传递到分析结果中。因此，在表达实验结果时，应根据测量仪器的精度和计算过程的误差传递规律，正确地表达分析结果，必要时还要表达其置信区间。

三、实验报告的撰写

实验完毕，应用专门的实验报告本及时写出实验报告。实验报告一般包括以下内容：

1. 实验编号及实验名称　实验名称要能简明扼要地反映实验内容和所采用的实验方法。

2. 实验目的　要能反映实验的主要观察指标、实验对象、实验技术及需要解决的问题与注意事项等内容。

3. 实验原理　可用简要的文字或化学反应式说明，对有特殊仪器的实验装置，应画出实验装置图。

4. 仪器和试剂　列出本实验中所使用的主要仪器的名称、型号、主要技术参数和所需试剂的纯度和配制方法。

5. 实验步骤　简明扼要地写出实验操作步骤。

6. 实验数据及其处理　将实验过程所观察到的现象和指标按实验结果的处理要求如实准确的记录，可用文字、表格、图形等形式将数据表示出来。根据实验要求及计算公式计算出分析结果并进行有关数据的误差处理。

7. 结果与讨论　对实验进行总结，得出合理的结论并进行分析和讨论，如对实验中的现象和产生的误差进行讨论和分析，对实验结果评价、实验方法评价及改进意见与建议，分析实验结果的公共卫生意义。

（张凌燕）

第三节　常用基本操作技术

一、玻璃器皿的洗涤

（一）常用洗涤方法

1. 一般玻璃器皿洗涤法　一般玻璃器皿如试剂瓶、锥形瓶、烧杯、量筒、试管、离心管等经自来水冲刷去尘后，用毛刷蘸去污粉、合成洗涤剂或肥皂对器皿内、外表面直接刷洗，尤其应注意容器的磨砂部分和器皿口边缘处，边用水冲边刷洗至无肥皂液，然后用自来水充分冲洗，再用蒸馏水冲洗内壁 2~3 次。用自来水、蒸馏水冲洗器皿时，应坚持少量多次原则，将水顺壁振荡冲洗，倒净后再进行下一次冲洗。

2. 不便刷洗的玻璃器皿洗涤法　具有精确刻度的器皿如容量瓶、刻度比色管、刻度吸管、移液管或滴定管等，为了保证容量的准确性，不宜用毛刷刷洗，可根据污垢的性质配制不同的洗涤液浸泡，再用自来水和蒸馏水冲洗干净。

3. 洗液洗涤法　常用有酸洗液、碱洗液、有机溶剂洗液等。铬酸洗液具有强酸性和强氧化性，对各类污渍都有较好的去污能力。酸洗液适于洗涤附着在容器上的金属、铅的盐类和荧光物质。碱洗液适于洗涤油脂和有机物。有机溶剂适于洗涤聚合体、油脂和其他有机物。在洗涤过程中可根据污垢性质选择合适的洗液洗涤。

无论用上述哪种方法洗涤器皿，洗涤后均须用自来水将洗涤液彻底冲洗干净，再用蒸馏水或去离子水冲洗2~3次。

（二）常用洗涤仪器

1. 超声波清洗器 是一种新型的清洗工具，在实验室应用广泛。目前市场上供应的超声波清洗器种类较多，容量大小为0.6~20L不等，可带有定时和功率强弱选择等功能，使用方便。

当用超声波清洗器洗涤玻璃器皿时，应先用自来水初步清洗，然后浸没在超声波清洗液内清洗。玻璃器皿内应充盈洗涤液体，避免局部"干超"而导致器皿破裂。

2. 自动洗瓶机 是利用循环水流冲击、蒸汽熏蒸、高温热水冲洗、纯水清洗、干燥等工序，通过程序化控制进行洗涤。自动洗瓶机一般为内外不锈钢结构，分移动式、立式及柜式，具有多种支架设计，可以满足不同规格器皿的洗涤，同时配备透明窗和内部照明装置，便于随时观察洗涤过程。

（三）玻璃器皿的干燥

多数实验要求使用的玻璃器皿必须干燥。根据器皿类型和使用要求不同，常用的玻璃器皿干燥方法有晾干、吹干、烘干、烤干、有机溶剂干燥和用气流烘干器干燥等。

1. 晾干 适用于不急用或不宜加热的玻璃器皿。将洗净的玻璃器皿倒置或平放在滤纸、干净架子或专用橱内，自然滴水、晾干。

2. 吹干 适用于要求快速干燥的玻璃器皿。按需要用吹风机按热风—冷风顺序吹干。

3. 烘干 适用于需将所沾水分排去的玻璃器皿，但不得用于量器类。将洗净的玻璃器皿置于烘箱内于105~120℃烘1h，烘厚壁玻璃器皿和实心玻璃塞时应缓慢升温。

4. 烤干 适用于亟待使用的试管、烧杯、蒸发皿等。将试管倾斜，管口朝下，用火焰从尾部逐渐向口部烘烤，见不到水珠后，将管口向上赶尽水气。烧杯、蒸发皿等可置于石棉网上用小火烤干。

5. 有机溶剂干燥 适用于需快速干燥但不宜加热的器皿。在洗净的玻璃器皿中加入易溶于水、易挥发的有机溶剂，将容器倾斜转动，器壁上的水与有机溶剂混合，倾出，然后将残余有机溶剂挥干。必要时可向容器内吹风，加快有机溶剂挥发。

6. 气流烘干器干燥 气流烘干器有加热和吹干双重作用，干燥快速、无水渍、使用方便。试管、量筒等适合用气流烘干器干燥。

（张凌燕）

二、容量器皿的使用

（一）玻璃量器

实验室常用玻璃量器包括滴定管、分度吸量管、单标线吸量管、单标线容量瓶、量筒和量杯。玻璃量器按其型式分为量入式和量出式两种。玻璃量器按其准确度不同分为A级和B级，其中量筒和量杯不分级。玻璃量器具体分类规格见表1-5。

表1-5 玻璃量器的分类、型式、准确度等级及标称容量

玻璃量器分类		型式	准确度等级	标称容量/ml
滴定管	无塞、具塞、三通活塞自动定零位滴定管	量出	A级、B级	5, 10, 25, 50, 100
	坐式、夹式滴定管	量出	A级、B级	1, 2, 5, 10
分度吸量管	流出式	量出	A级、B级	1, 2, 5, 10, 25, 50
	吹出式	量出	A级、B级	0.1, 0.2, 0.25, 0.5, 1, 2, 5, 10
单标线吸量管		量出	A级、B级	1, 2, 5, 10, 15, 20, 25, 50, 100
单标线容量瓶		量入	A级、B级	1, 2, 5, 10, 25, 50, 100, 200, 250, 500, 1000, 2000
量筒	具塞	量出	—	5, 10, 25, 50, 100, 200, 250, 500, 1000, 2000
	不具塞	量入	—	
量杯		量出	—	5, 10, 25, 50, 100, 200, 250, 500, 1000, 2000

1. 滴定管 是滴定时可以准确测量滴定剂消耗体积的玻璃量器。它是一根具有精密刻度，内径均匀且带活塞（或乳胶管加玻璃球）的细长玻璃管，可连续或间断地根据需要滴加不同体积的液体，并可以准确读出所滴加液体的体积。

根据长度和容积的不同，滴定管可分为常量滴定管、半微量滴定管和微量滴定管；也可按滴定剂的酸碱性不同，分为酸式滴定管和碱式滴定管。酸式滴定管又称具塞滴定管，其下端有玻璃旋塞开关，用来装酸性溶液与氧化性溶液及盐类溶液，不能装氢氧化钠溶液等碱性溶液。碱式滴定管又称无塞滴定管，其下端有一根橡皮管，中间有一个玻璃珠，用来控制溶液的流速，可装碱性溶液与无氧化性溶液，凡可与橡皮管起作用的溶液均不可装入碱式滴定管中，如高锰酸钾、重铬酸钾和碘溶液等。由于耐碱的聚四氟乙烯活塞的使用，酸式滴定管克服了碱腐蚀的缺点，可以做到酸碱溶液通用。所以，酸式滴定管比碱性滴定管适用范围更广。

（1）基本操作步骤

1）滴定前准备：①检查试漏：滴定管洗净后，先检查旋塞转动是否灵活，是否漏水。②滴定管的洗涤：先用洗液浸泡，再用自来水冲洗，最后用蒸馏水冲洗3遍，放置于滴定管架上，自然晾干。洗涤时注意不要损伤内壁。③润洗：用滴定液润洗滴定管3次，每次10~15min，润洗液弃去。④装液排空气：将滴定液注入至零线以上，检查活塞周围是否有气泡。若有气泡，缓慢旋转旋塞放液以排除气泡。⑤标定零点：缓慢转动旋塞，将滴定液液面降至零点，旋紧旋塞。⑥固定滴定管：将滴定管垂直地夹在滴定管夹上，调节高度以便后续滴定；距离滴定管下端1cm处放置接收锥形瓶，瓶底放张白纸以便判断滴定终点。

2）滴定：①滴定操作：右手三指拿住锥形瓶瓶颈，滴定管下端深入瓶口约1cm。微动右手腕关节摇动锥形瓶，边滴边摇，使锥形瓶中溶液混合均匀。摇动锥形瓶的规范方式：右手执锥形瓶颈部，手腕用力使瓶底沿顺时针方向画圆。要求锥形瓶内溶液均匀旋转，形成漩涡以免溶液跳动，防止液体外溅。另外，滴定管下端与锥形瓶的内壁避免接触。②液体流速控制：液体流速应由快到慢。起初可以"连滴成线"，待锥形瓶中指示剂颜色微变后应逐滴滴下，等快到指示剂颜色突变终点时则需半滴半滴的加入。半滴的加入方法：小心放下半滴滴定液悬于管口，用锥形瓶内壁靠下，然后摇动锥形瓶片刻，观察锥形瓶中指示剂颜色的变化。③终点操作：当到滴定终点时，应立刻果断关闭旋塞停止滴定。取下滴定管，右手执上部，左手持下部，使滴定管保持垂直。目光与液面平齐，读数记录。

3）滴定结束：先弃去滴定管内剩余滴定液，再清洗滴定管，然后将洗净的滴定管夹在滴定管架上备用。

（2）注意事项

1）左手控制旋塞：拇指在前，食指、中指在后，无名指和小指弯曲在滴定管和旋塞下方之间的直角中。转动旋塞时，手指弯曲，手掌要空。

2）滴定时：左手不允许离开活塞，放任溶液自己流下。目光应集中在锥形瓶内的颜色变化，不要去注视刻度变化，而忽略锥形瓶中反应的进行。

3）一般每个样品要平行滴定3次，每次均从零线开始滴定。滴定结果应记录在实验记录表格上。

4）使用碱式滴定管注意事项：①用力方向要平，以避免玻璃珠上下移动；②不要捏到玻璃珠下侧部分，否则有可能使空气进入管尖形成气泡；③挤压胶管过程中不可过分用力，以避免溶液流出过快。

2. 吸量管 分为分度吸量管和单标线吸量管。单标线吸量管常被称为移液管，它中部有一膨大部分（称为球部），球部的上部和下部均为较细窄的管径，管颈上部刻有标线，球部标有它的容积和标定时的温度。用于移取整数体积液体。分度吸量管俗称刻度吸管，是带有分刻度线、内径均匀、细长玻璃管，有流出式和吹出式两种类型。一般用于移取非整数的小体积溶液。具体分类规格见表1-7。

（1）基本操作步骤

1）洗涤：使用前吸量管需洗涤干净。方法与洗涤滴定管一样，先用洗液浸泡，再用自来水冲洗，最后用蒸馏水冲洗3遍，放置于吸量管架上，自然晾干，待用。

2）润洗：为保证移取的液体体积准确及其浓度保持不变，需用被移溶液润洗3次。

3）吸取溶液：①吸取溶液：用右手拿住吸量管刻度上方，插入溶液中。左手将尖端对准吸量管顶端开口，慢慢放开已挤压的吸耳球，将溶液吸入管中。眼睛注视上升的液面位置，吸量管应随容器中液面下降而降低。当液面上升至零线以上，立即用右手食指按压管口。②标定零点：左手拿起被移溶液容器且倾斜容器，使吸量管下端靠在被移溶液容器内壁，并保持吸量管垂直。轻轻放松示指，使吸量管液面降至零点或所需体积标线，立刻用食指压紧管口。

4）转移溶液：将吸量管下端放入接收瓶中且略倾斜接收瓶。吸量管下端应紧靠瓶内壁，而且吸量管应保持垂直。松开食指，使液体沿接收瓶内壁自然流下。待液体全部流出后停留片刻，取出吸量管。

（2）注意事项

1）吸量管在实验中应与被移取溶液一一对应，避免交叉污染。

2）由于生产工艺不同，吸量管的零点位置不同，有的在管上端，有的在管下端，吸液及读数时须注意。

3）吸量管插入液面时，管下端不要伸入太多，以免吸量管外壁黏附溶液过多；也不要伸入太少，以免液面下降后吸量管空吸进入空气。

4）完成移液后，吸量管管口剩余液体一般不需吹出，因为校正时未将这部分体积计算在内。但若吸量管外壁若标记"吹"或"Blow out"时，应吹出剩余液体。

5）吸量管使用完后，应洗净放置于吸量管架上，自然晾干，待用。

3. 容量瓶 即单标线容量瓶，是一种细颈梨形平底玻璃仪器。带有磨口玻璃塞，颈上有标线，主要用于配制准确浓度的溶液或定量稀释溶液的量入式玻璃量器。

（1）基本操作步骤

1）检漏：加水至标线附近，盖好瓶塞后，左手用食指按住塞子，其余手指拿住瓶颈标线以上部分，右手指尖托住瓶底，将瓶倒立2min，如不漏水，将瓶直立，转动瓶塞180º，再倒立2min，如不漏水，先用洗液浸泡，再用自来水冲洗，最后用蒸馏水冲洗3遍，备用。

2）溶液的配制：①称量溶解：将准确称量的待溶固体置于小烧杯中，加水溶解，然后将溶液定量转入容量瓶中。②转移溶样：定量转移溶液时，左手拿玻璃棒，右手拿烧杯，使烧杯嘴紧靠玻璃棒。玻璃棒的下端靠在瓶颈内壁上，使溶液沿玻璃棒和内壁流入容量瓶。烧杯中溶液流完后，将烧杯沿玻璃棒向上提，并逐渐竖直烧杯，将玻璃棒放回烧杯。用蒸馏水冲洗玻璃棒和烧杯壁数次，将洗液用如上方法定量转入容量瓶中。③定容：沿容量瓶内壁缓慢加入蒸馏水。当蒸馏水加至容量瓶鼓肚的 3/4 处时，盖上瓶塞后，用右手食指和中指夹住瓶塞，左手托底将容量瓶拿起，按同一方向轻轻摇转，使溶液初步混合均匀（注意不能倒转）。继续加蒸馏水至距标线约 1cm 处，等待 1~2min，使附在瓶颈内壁的溶液流下后，再用滴管滴加蒸馏水至弯液面下缘与标线相切。④混合均匀：定容后，盖上瓶塞，将容量瓶上下颠倒 2~3 次，使瓶内溶液均匀混合。

3）定量稀释溶液：用吸量管移取一定体积的溶液于容量瓶中后，加蒸馏水至距标线约 1cm 处，等待 1~2min，使附在瓶颈内壁的溶液流下。然后用滴管滴加水至蒸馏水弯液面下缘与标线相切。最后，盖上瓶塞，将容量瓶上下颠倒 2~3 次，使瓶内溶液均匀混合。

（2）注意事项

1）若溶解过程中释放热量使溶液温度升高，溶液应先冷却至室温，然后再定容。

2）容量瓶不能放在烘箱中干燥或在电炉上直接加热。

3）若混合均匀后液面下降，为正常现象，不要补加蒸馏水。若移液或混匀的过程中溶液洒落或渗漏至瓶外，不论多少，须重新配制溶液。

4）使用中，玻璃塞不应放在桌面上，以免沾污。操作时可用一手的食指和中指夹瓶塞的扁头，当操作结束后随手将瓶塞盖上，也可用橡皮筋或细绳将瓶塞系在瓶颈上，以防错拿瓶塞影响密封效果。

5）容量瓶不宜长时间保存配制好的溶液。如果需要长时间保存，应将配制好的溶液转移到试剂瓶中。

6）长期不使用时，应将瓶塞磨口处擦干并在瓶塞和磨口处垫一小纸片，以防再用时瓶塞不易打开。

（二）移液器

随着社会对微量和痕量物质检测的需要及现代仪器灵敏度的不断提高，对理化分析实验室的配液准确度提出了更高的要求，所以，移液器不仅仅用于生化分析及医学检验中的取样和加液，而且在现代理化实验室中的应用也日益普遍。

移液器俗称移液枪，为量出式量器。分定量移液器和可调式移液器两大类，按其型式分为单道型和多道型。按活塞位置不同又可分为内置活塞移液器和外置活塞移液器。其结构由显示窗、容量调节部件、活塞、活塞套、吸引管和吸液嘴等部分组成。移液器的工作原理是活塞通过弹簧的伸缩运动来实现吸液和放液。在活塞推动下，排出部分空气，利用大气压吸入液体，再由活塞推动空气排出液体。

1. 基本操作步骤

（1）设定移液体积：从大体积调节至小体积时，为正常调节方法，逆时针旋转刻度即可。从小体积调节至大体积时，可先顺时针调至超过设定体积的刻度，再回调至设定体积，可保证最佳的精确度。

（2）装配移液器吸头：对于单道移液器，将移液器下端垂直插入吸头，左右微微转动，上紧即可；多道移液器装配吸头时，将移液器的第一道对准第一个吸头，倾斜插入，前后稍许摇动上紧，吸头插入后略超过 O 型环即可。

（3）吸液和放液：移液之前，要保证移液器、枪头和液体处于相同温度。

吸取液体时，四指并拢握住移液器上部，用拇指向下按到第一档，再将吸头垂直浸入液面

2~3mm，缓慢平稳松开按钮，吸上液体，并停留1~2s（黏性大的溶液可加长停留时间），将吸头沿器壁滑出容器。

排出液体时，将吸液嘴贴到容器内壁并保持20°~40°倾斜，缓慢平稳地把按钮压到第一档，停1~2s（黏性大的液体要加长停留时间）后，继续按压到第二档，排出残余液体。松开按钮，然后将吸液嘴沿着内壁向上移开。

（4）更换吸头：按吸头弹射器除去吸头，吸取不同样本液体时必须更换吸头。

2. 注意事项

1）预润湿吸液：黏稠液体可以通过吸头预润湿的方式来达到精确移液。先吸入样液，打出，吸头内壁会吸附一层液体，使表面吸附达到饱和。然后再吸入样液，确保打出液体的体积精确。

2）正向吸液与反向吸液：正向吸液是指正常的吸液方式，操作时吸液可将按钮按到第一档吸液，释放按钮。放液时先按下第一档，打出大部分液体，再按下第二档，将余液排出。反向吸液是指吸液时将按钮直接按到第二档再释放，这样会多吸入一些液体，打出液体时只要按到第一档即可。多吸入的液体可以补偿吸头内部的表面吸附，反向吸液一般与预润湿吸液方式结合使用，适用于黏稠液体和易挥发液体。

3）装配移液器吸头：用移液器反复撞击吸头来上紧的方法是非常不可取的，长期这样操作，会导致移液器中的零部件因强烈撞击而松散，甚至会导致调节刻度的旋钮卡住。

4）量程的选择：勿用大量程的移液器移取小体积的液体，移液体积需保证在移液器所提供的量程范围之内才符合准确度和精确度的要求。

5）吸液速度和放液速度：为保证吸液体积准确，吸液速度和放液速度应缓慢。

6）移液器的放置：吸头内含有未打出的液体时，应将移液器垂直挂在移液器支架上，防止液体倒流，腐蚀吸液器内部零件；吸取具有强挥发性的液体后，应该在移液结束后立刻拆开移液器，让液体蒸汽挥发。建议使用外置活塞式移液器。

（靳 敏）

三、分析天平的使用

称量是理化实验中必须具备的基本操作技能，分析天平是用于准确称量的精密仪器。为得到准确的称量结果，通常要求在专用天平室中进行称量。实验室常用的分析天平有电光天平、单盘电光天平、电子天平及阻尼天平等，其中最常用的是电子天平。万分之一分析天平能精确称量至0.0001g，最大载荷为100~200g。十万分之一分析天平能精确称量至0.00001g，最大载荷为20g。

使用分析天平进行称量操作前应先了解分析天平的操作规程和称量方法。

（一）分析天平的操作规程

分析天平使用的基本操作规程包括：①分析天平的安装平台应稳定、平坦，避免震动；避免阳光直射和受热，避免在湿度大的环境工作；避免在空气直接流通的通道上工作。②严格按照仪器说明书安装分析天平。③称量前先检查分析天平框罩内外是否清洁，必要时可用专用软毛刷进行清扫。④检查天平是否水平，如不水平，先进行调平。⑤分析天平的前门不得随意打开，它主要供装卸、调节和维修用；称量过程中取放物体和加减砝码只能开关天平两边侧门，动作要轻缓。⑥不得超载称量。⑦读数时必须关好侧门。⑧及时记录称量结果。⑨称量完毕，天平复位后，应清洁框罩内外，切断天平电源，盖上防尘罩，填写使用记录。

（二）电子天平称量的一般程序

电子天平是根据磁力补偿原理制造的，是目前实验室最为常用的一类天平。其特点是可自动调零、自动校准、扣除皮重、数字显示等，同时其质量轻，体积小，操作简便，称量速度快。用电子天平称量的基本程序为：①检查水平：观察水平仪内空气泡是否偏移，如偏移，调整地脚螺旋高度，使空气泡位于水平仪中心，达到水平状态。②打开两边侧门5~10min，使天平内外的湿度、温度平衡，避免因天平罩内外湿度、温度的差异引起示值变动，关好侧门。③检查天平盘上是否清洁。如有灰尘应用软毛刷扫净。④接通电源，预热30min。⑤按一下开/关键，显示屏显示"0.0000g"（万分之一天平）。⑥校准：按校正键，天平显示所需校正砝码质量（如100g），将100g标准砝码放在秤盘上，等待一段时间，直至显示100.0g，取下标准砝码，应显示"0.0000g"，若不为零，则需清零后重复以上校准操作，零点显示（0.0000g）稳定后即可进行称量。⑦称量：根据需要可以使用去皮键以消去不必记录的数值（如承载瓶的质量等）。根据实验要求，选用合适的称量方法进行称量，记下数据。⑧关机：称量完毕后，将被称物从天平中取出，关好天平门，天平自动回零。如在短时间内使用，不应切断电源，应将开/关键关至待机状态，使天平保持保温状态，可延长天平的使用寿命。长时间不用时应关闭电源，盖好防尘罩，做好使用记录。

（三）称量方法

用分析天平称取试样的常用方法有：直接称量法、减量法和增量法，下面以电子天平为例介绍几种常用的称量方法。

（1）直接称量法：若所称试样在空气中没有吸湿性且化学性质稳定，一般采用直接称量法。先用天平准确称量洁净且干燥的称量皿或硫酸纸的质量，点击去皮，然后用药匙或镊子取适量干燥好的固体试样于上述称量皿或硫酸纸上，读取天平显示屏结果，即为试样质量，称量完毕后将试样全部转移到接收容器中。

（2）减量法：若所称试样较易吸湿、氧化和挥发，且试样状态为颗粒状、粉状或液态样品，一般用减量法称量。取适量待称试样于一洁净且干燥的称量瓶内，在天平上准确称量其质量后，转移出所需量的样品置于接收容器中，再次准确称量称量瓶和剩余试样的质量，两次读数之差，即为转移出的试样的质量。

（3）增量法：也称固定量称量法。若所称试样为不易吸湿、不与空气中各种组分发生作用和性质稳定的粉末状物质，一般用增量法称量。理化实验中，常需要配制指定浓度的标准溶液，这就需要用指定质量称样法来称取基准物质。

（梁青青）

四、常用溶液的配制

准确规范的配制实验室常用溶液是预防医学专业和卫生检验检疫专业学生及实验室工作人员实验操作的基本功，不同实验溶液的配制都有严格的操作要求，必须正确掌握常用溶液的配制方法。

1. 常用指示液的配制

（1）二甲基磺-亚甲蓝混合指示液：称取二甲基磺与亚甲蓝各15mg，加100ml三氯化碳，振摇使其溶解（必要时稍微加热），过滤。

（2）二甲酚橙指示液：称取二甲酚橙0.2g，加100ml水使其溶解。

（3）儿茶酚紫指示液：称取儿茶酚紫0.1g，加100ml水使其溶解。变色范围pH 6.0~7.0~

9.0（黄—紫—紫红）。

（4）中性红指示液：称取中性红 0.5g，加 100ml 水使其溶解，过滤。变色范围 pH 6.8~8.0（红—黄）。

（5）孔雀绿指示液：称取孔雀绿 0.3g，加 100ml 冰乙酸使其溶解。变色范围 pH 0.0~2.0（黄—绿），pH 11.0~13.5（绿—无色）。

（6）石蕊指示液：称取石蕊粉末 10g，加 40ml 乙醇，回流煮沸约 1h，静置分层，倾去上层清液，再用同一方法处理 2 次，每次用 30ml 乙醇，残渣用 10ml 水洗涤，倾去洗液，再加 50ml 水煮沸，放冷，过滤。变色范围 pH 4.5~8.0（红—蓝）。

（7）甲基红指示液：称取甲基红 0.1g，加入 0.05mol/L 氢氧化钠溶液 7.4ml 使其溶解，再加水稀释定容至 200ml。变色范围 pH 4.2~6.3（红—黄）。

（8）甲基红-亚甲蓝混合指示液：量取 0.1%甲基红的乙醇溶液 20ml，加入 0.2%亚甲蓝溶液 8ml，摇匀。

（9）甲基红-溴甲酚绿混合指示液：量取 0.1%甲基红的乙醇溶液 20ml，加入 0.2%溴甲酚绿的乙醇溶液 30ml，摇匀。

（10）甲基橙指示液：称取甲基橙 0.1g，加 100ml 水使其溶解。变色范围 pH 3.2~4.4（红—黄）。

（11）甲基红-亚甲蓝混合指示液：量取甲基橙指示液 20ml，加入 0.2%亚甲蓝溶液 8ml，摇匀。

（12）甲酚红指示液：称取甲酚红 0.1g，加 0.05mol/L 氢氧化钠溶液 5.3ml 使其溶解，再加水稀释定容至 100ml。变色范围 pH 7.2~8.8（黄—红）。

（13）甲酚红-麝香草酚蓝混合指示液：量取甲酚红指示液与 0.1%麝香草酚蓝溶液，按 1:3 体积比混匀。

（14）刚果红指示液：称取刚果红 0.5g，加 10%乙醇溶液 100ml 使其溶解。变色范围 pH 3.0~5.0（蓝—红）。

（15）邻二氮菲指示液：称取硫酸亚铁 0.5g，加 100ml 水使其溶解，加 2 滴硫酸，再加入邻二氮菲 0.5g，摇匀。临用现配。

（16）间甲酚紫指示液：称取间甲酚紫 0.1g，加如 0.01mol/L 氢氧化钠溶液 10ml 使其溶解，再加水稀释定容至 100ml。变色范围 pH 7.5~9.2（黄—紫）。

（17）荧光黄指示液：称取荧光黄 0.1g，加 100ml 乙醇使其溶解。

（18）耐尔蓝指示液：称取耐尔蓝 1g，加 100ml 冰乙酸使其溶解。变色范围 pH 10.1~11.1（蓝—红）。

（19）钙黄绿素指示剂：称取钙黄绿素 0.1g，加入 10g 氯化钾，研磨均匀。

（20）钙紫红素指示剂：称取钙紫红素 0.1g，加入 10g 无水硫酸钠，研磨均匀。

（21）亮绿指示液：称取亮绿 0.5g，加 100ml 冰乙酸使其溶解。变色范围 pH 8.5~9.8（黄—绿）。

（22）结晶紫指示液：称取结晶紫 0.5g，加 100ml 冰乙酸使其溶解。

（23）萘酚苯甲醇指示液：称取 α 萘酚苯甲醇 0.5g，加 100ml 冰乙酸使其溶解。变色范围 pH 8.5~9.8（黄—绿）。

（24）酚酞指示液：称取酚酞 0.1g，加 100ml 乙醇使其溶解。变色范围 pH 8.3~10.0（无色—红）。

（25）酚磺酞指示液：称取酚磺酞 0.1g，加入 0.05mol/L 氢氧化钠溶液 5.7ml 使其溶解，再加水稀释定容至 200ml。变色范围 pH 6.8~8.4（黄—红）。

（26）铬黑 T 指示剂：称取铬黑 T 0.1g，加 10g 氯化钠，研磨均匀。

（27）铬酸钾指示液：称取铬酸钾 10g，加 100ml 水使其溶解。

（28）偶氮紫指示液：称取偶氮紫 0.1g，加 100ml 二甲基甲酰胺使其溶解。

（29）淀粉指示液：称取可溶性淀粉 0.5g，加 5ml 水搅匀后，缓缓倾入 100ml 沸水中，边加边搅拌，继续煮沸约 2min，放冷，倾取上层清液。临用现配。

（30）硫酸铁铵指示液：称取硫酸铁铵 8g，加 100ml 水使其溶解。

（31）碘化钾淀粉指示液：称取碘化钾 0.2g，加 100ml 现配的淀粉指示液使其溶解。

（32）溴甲酚紫指示液：称取溴甲酚紫 0.1g，加入 0.02mol/L 氢氧化钠溶液 20ml 使其溶解，再加水稀释定容至 100ml。变色范围 pH 5.2～6.8（黄—紫）。

（33）溴甲酚绿指示液：称取溴甲酚绿 0.1g，加入 0.05mol/L 氢氧化钠溶液 2.8ml 使其溶解，再加水稀释定容至 200ml。变色范围 pH 3.6～5.2（黄—蓝）。

（34）溴酚蓝指示液：称取溴酚蓝 0.1g，加入 0.05mol/L 氢氧化钠溶液 3.0ml 使其溶解，再加水稀释定容至 200ml。变色范围 pH 2.8～4.6（黄—蓝绿）。

（35）溴麝香草酚蓝指示液：称取溴麝香草酚蓝 0.1g，加入 0.05mol/L 氢氧化钠溶液 3.2ml 使其溶解，再加水稀释定容至 200ml。变色范围 pH 6.0～7.6（黄—蓝）。

（36）麝香草酚酞指示液：称取麝香草酚酞 0.1g，加 100ml 乙醇使其溶解。变色范围 pH 9.3～10.5g（无色—蓝）。

（37）麝香草酚蓝指示液：取麝香草酚蓝 0.1g，加 0.05mol/L 氢氧化钠 4.3ml 使其溶解，再加水稀释定容至 200ml。变色范围 pH 1.2～2.8（红-黄）；pH 8.0～9.6（黄—紫蓝）。

（38）碱性铜试剂：称取无水碳酸钠 40g，用 100ml 蒸馏水溶解后，加入 7.5g 酒石酸（若不易溶解可稍加热，冷却），再移入 1000ml 容量瓶中。另取 4.5g 纯结晶硫酸铜溶于 200ml 蒸馏水中，溶后再将此溶液倾入上述容量瓶内，加蒸馏水至 1000ml 刻度，放置备用。

2. 金属和非金属标准溶液的配制　常用金属和非金属标准溶液的配制方法见表1-6。

表1-6　常用金属和非金属标准溶液的配制

名称	配制方法
As	称取于硫酸干燥器中干燥至恒重的三氧化二砷（As_2O_3）0.1320g，溶于 1.2ml 10%氢氧化钠溶液后，移入 1000ml 容量瓶中，用水稀释至刻度，混匀。As 浓度为 0.1000mg/ml
Ca	称取 105～110℃干燥至恒重的碳酸钙（$CaCO_3$）0.2498g，溶于 1.0ml 盐酸和 10.0ml 水的混合液中，移入 1000ml 容量瓶中，用水稀释至刻度，混匀。Ca 浓度为 0.1000mg/ml
Cd	称取氯化镉（$CdCl_2 \cdot 2.5H_2O$）0.2031g，溶于少量水后，移入 1000ml 容量瓶中，用水稀释至刻度，混匀。Cd 浓度为 0.1000mg/ml
Cu	称取硫酸铜（$CuSO_4 \cdot 5H_2O$）0.3930g，溶于少量水后，移入 1000ml 容量瓶中，稀释至刻度，混匀。Cu 浓度为 0.1000mg/ml
F	称取氟化钠（NaF）0.2210g，溶于少量水后，移入 1000ml 容量瓶中，用水稀释至刻度，混匀。F 浓度为 0.1000mg/ml
Fe	称取硫酸铁铵[$NH_4Fe(SO_4)_2 \cdot 12H_2O$]0.8634g，溶于少量水后，移入 1000ml 容量瓶中，稀释至刻度，混匀。Fe 浓度为 0.1000mg/ml
Hg	称取氯化汞（$HgCl_2$）0.1353g，溶于少量水后，移入 1000ml 容量瓶中，用水稀释至刻度，混匀。Hg 浓度为 0.1000mg/ml
Mg	称取于 800℃烧灼至恒重的氧化镁（MgO）0.1658g，溶于 30ml 1.0mol/ml 盐酸后，移入 1000ml 容量瓶中，用水稀释至刻度，摇匀。Mg 浓度为 0.1000mg/ml
Mn	称取于 400～500℃灼烧至恒重的无水硫酸锰（$MnSO_4$）0.2748g，溶于少量水后，移入 1000ml 容量瓶中，用水稀释至刻度，混匀。Mn 浓度为 0.1000mg/ml
Pb	称取硝酸铅[$Pb(NO_3)_2$]0.1598g，用适量水溶解，滴加 2～3 滴硝酸，移入 1000ml 容量瓶中，用水稀释至刻度，混匀。Pb 浓度为 0.1000mg/ml
Se	称取二氧化硒（SeO_2）0.1405g，溶于少量水后，移入 1000ml 容量瓶中用水稀释至刻度，混匀。Se 浓度为 0.1000mg/ml
Zn	称取已在 900℃灼烧至恒重的氧化锌（ZnO）0.1245g，溶于 20ml 1.0mol/L 硫酸中，移入 1000ml 容量瓶中，用水稀释至刻度，混匀。Zn 浓度为 0.1000mg/ml

3. 缓冲溶液的配制 常用缓冲溶液的配制方法见表1-7。

表1-7 常用缓冲溶液的配制

名称	pH 及配制方法
乙酸-乙酸钠缓冲溶液	pH 3.6：称取无水乙酸钠 5.1g，加冰乙酸 20.0ml，用水稀释至 250ml
	pH 3.7：称取无水乙酸钠 20.0g，加 300ml 水溶解，加溴酚蓝指示液 1ml 及冰乙酸 60～80ml，至溶液从蓝色转变为纯绿色，用水稀释至 1000ml
	pH 3.8：取 2.0mol/L 乙酸钠溶液 13.0ml 和 2.0mol/L 乙酸溶液 87.0ml，加每 1ml 含铜 1mg 的硫酸铜溶液 0.5ml，用水稀释至 1000ml
	pH 4.5：称取乙酸钠 18.0g，加冰乙酸 9.8ml，再用水稀释至 1000ml
	pH 4.6：称取乙酸钠 5.4g，加 50ml 水溶解后，用冰乙酸调节 pH 至 4.6，再用水稀释至 100ml
	pH 6.0：称取乙酸钠 54.6g，加 1.0mol/L 乙酸溶液 20.0ml 溶解，用水稀释至 500ml
磷酸盐缓冲溶液	pH 2.0：甲液：取磷酸 16.60ml，加水稀释至 1000ml，混匀。乙液：取磷酸氢二钠 71.63g，加水溶解并稀释至 1000ml。取甲液 72.5ml 与乙液 27.5ml 混合
	pH 2.5：称取磷酸二氢钾 100.0g，加 800ml 水，用盐酸调节 pH 至 2.5，用水稀释至 1000ml
	pH 5.0：取 0.2mol/L 磷酸二氢钠溶液一定体积，用氢氧化钠溶液调节 pH 至 5.0
	pH 5.8：称取磷酸二氢钾 8.34g 与磷酸氢二钾 0.87g，加水使溶解，并用水稀释至 1000ml
	pH 6.5：称取磷酸二氢钾 0.68g，加 0.1mol/L 氢氧化钠溶液 15.2ml，再用水稀释至 100ml
	pH 6.6：称取磷酸二氢钠 1.74g、磷酸氢二钠 2.70g 与氯化钠 1.7g，再用水溶解并稀释至 400ml
	pH 6.8：取 0.2mol/L 磷酸二氢钾溶液 250.0ml，加 0.2mol/L 氢氧化钠溶液 118.0ml，用水稀释至 1000ml
	pH 7.0：称取磷酸二氢钾 0.68g，加 0.1mol/L 氢氧化钠溶液 29.1ml，加水稀释至 100ml
	pH 7.2：取 0.2mol/L 磷酸二氢钾溶液 50.0ml 和 0.2mol/L 氢氧化钠溶液 35.0ml，用新沸过的冷水稀释至 200ml
	pH 7.3：称取磷酸氢二钠 1.9734g 与磷酸二氢钾 0.2245g，加水溶解并稀释至 1000ml，调节 pH 至 7.3
	pH 7.4：称取磷酸二氢钾 1.36g，加 0.1mol/L 氢氧化钠溶液 79.0ml，用水稀释至 200ml
	pH 7.6：称取磷酸二氢钾 27.22g，加水溶解并稀释至 1000ml，取 50.0ml，加 0.2mol/L 氢氧化钠溶液 42.4ml，再用水稀释至 200ml
	pH 7.8：甲液：称取磷酸氢二钠 35.9g，加水溶解并稀释至 500ml。乙液：称取磷酸二氢钠 2.76g，加水溶解并稀释至 100ml。取甲液 91.5ml 和乙液 8.5ml 混合
	pH 7.8～8.0：称取磷酸氢二钾 5.59g 与磷酸二氢钾 0.41g，加水溶解并稀释至 1000ml
氨-氯化铵缓冲溶液	pH 8.0：称取氯化铵 1.07g，加适量水溶解并稀释至 100ml，再用稀氨溶液调节 pH 至 8.0
	pH 10.0：称取氯化铵 5.40g，加 20ml 水溶解，加浓氨溶液 35.0ml，再用水稀释至 100ml

4. 洗涤液的配制 常用洗涤液的配制方法见表1-8。

表1-8 常用洗涤液的配制

名称	配制方法
铬酸洗液	称取 100g 重铬酸钾，溶于 25ml 水中，缓慢加入工业浓硫酸 250ml，边加边搅拌，冷却后装入试剂瓶中备用。用于玻璃器皿的洗涤。硫酸不可加得太快，防止因剧烈放热而发生意外。储存洗液应随时盖好器皿盖，防止吸收空气中水分而逐渐析出三氧化铬，降低洗涤能力。新配制的洗液呈暗红色，氧化能力很强。经长期使用或吸收过多水分会变成墨绿色，表明洗液失效，不宜再用
酸洗液	常用的酸洗液有 1∶1 硫酸、1∶1 盐酸和 1∶1 硝酸（或 10%）溶液。根据所需用量，量取一定体积的水放入烧杯中，再量取等体积的酸，缓慢倒入水中即可
氢氧化钠-乙醇洗液	称取 120g 氢氧化钠溶解于 100ml 水中，再用 95% 的乙醇稀释至 1L，混匀。用于清除容器内壁污垢，对玻璃器皿具有较强的侵蚀性
乙醇与浓硝酸混合液	用于滴定管的洗涤。加入 3ml 乙醇在滴定管中，然后沿管壁缓慢加入 4ml 浓硝酸，静置即发生激烈反应，反应停止后再用水冲洗干净
5%草酸溶液	称取 5g 草酸，溶解于 100ml 水中

（梁青青　李淑荣）

第四节 常用分析仪器的性能检定及分析条件的选择

实验一 可见分光光度计主要性能检定

【实验目的】 掌握可见分光光度计主要性能的检定方法和仪器的使用方法;熟悉可见分光光度计的主要性能和技术指标;了解可见分光光度计的基本结构和工作原理。

【实验原理】 可见分光光度计是根据物质的分子对可见光谱区电磁辐射的吸收光谱特征和吸收程度进行定性和定量分析的仪器,其测量原理是朗伯-比尔定律,数学表达式为式(1-1)。

$$A = \lg \frac{I_0}{I_t} = -\lg T = \varepsilon \cdot b \cdot c \tag{1-1}$$

式中:A 为物质的吸光度;I_0 为入射平行单色光的强度;I_t 为透射平行单色光的强度;T 为透光度;ε 为物质的摩尔吸光系数,L/(cm·mol);b 为溶液层的厚度,cm;c 为溶液中物质的浓度,mol/L。

为了确保分析的灵敏度和准确度,需对仪器进行定期检定,检定周期一般为一年。根据可见分光光度计检定规程(JJG 178-1996)规定,对光栅型和棱镜型仪器检定的主要项目和技术指标见表1-9。

表1-9 可见分光光度计检定项目和技术指标

检定项目		技术指标	
		棱镜型	光栅型
稳定度(%)	零点(3min)	≤±0.5	
	光电流(3min)	≤±1.5	
	电压变动	≤±1.5	
波长准确度(nm)	360~500	≤±3.0	≤±3.0
	500~600	≤±5.0	
	600~700	≤±6.0	
	700~800	≤±8.0	
	800~1000	≤±10.0	
波长重复性(nm)		≤相应波长准确度绝对值的一半	
线性误差(%)		≤±6(吸光度为0.1~0.3)	
		≤±3(吸光度为0.3~0.6)	
		≤±4(吸光度为0.6~0.8)	
透光度准确度(%)		≤±2.5	
透光度重复性(%)		≤0.5	
杂散辐射率(%)		≤4.0(420nm)	≤2.0(360nm)
比色皿配套性(%)		≤±0.5(440nm和700nm)	
绝缘电阻(MΩ)		≥5	

【仪器与试剂】

1. 仪器与器皿 可见分光光度计,附相同光径的玻璃比色皿一套;调压变压器,规格为500VA,输出0~250V可变;镨钕玻璃滤光片,具有2nm、4nm、6nm带宽下测得的吸收峰波长标准值;500V兆欧表;截止型滤光片,半高波长分别为470nm和400nm,截止波长分别不小于 430nm 与 365nm，截止区吸光度不小于 3，透光区平均透光度不低于 80%；可见光区光谱中性滤光片，透光度标称值为 10%、20%、30%（或 40%）；分析天平；容量瓶；烧杯等。

2. 试剂 重铬酸钾溶液：称取 0.2829g 重铬酸钾（$K_2Cr_2O_7$），用 0.05mol/L 硫酸溶液溶解并稀释至 100ml，此液铬浓度为 1.00×10^3mg/L；硫酸铜溶液：称取 3.9290g 硫酸铜（$CuSO_4\cdot5H_2O$），用 0.05mol/L 硫酸溶液溶解并稀释至 100ml，此液铜浓度为 1.00×10^4mg/L；氯化钴溶液：称取 4.0373g 氯化钴（$CoCl_2\cdot6H_2O$），用 0.10mol/L 盐酸溶液溶解并稀释至 100ml，此液钴浓度为 1.00×10^4mg/L；亚硝酸钠溶液：称取经干燥至恒重的亚硝酸钠 5.00g，用蒸馏水溶解后，稀释至 100ml，此液亚硝酸钠浓度为 50.0g/L。硫酸、盐酸、亚硝酸钠、重铬酸钾、硫酸铜和氯化钴均为分析纯，实验用水为蒸馏水。

【实验步骤】

1. 外观与初步检查

（1）仪器应有以下标志：仪器名称、型号、制造厂名、出厂编号与出厂时间、工作电源电压和频率等。

（2）仪器应能平稳置于工作台上，各紧固件均应紧固良好，各调节器、按键和开关均能正常工作。电缆线的接插件均应紧密配合，接触良好。

（3）仪器各标志与指示应清晰无误，刻线与数字应完整。

（4）样品室应密封良好，无漏光现象；样品架应推拉自如，正确定位。

（5）仪器在工作状态时，光源发光应稳定无闪烁现象；当波长置于 580nm 时，样品室内应能看到正常的黄色光斑。

（6）在仪器光谱范围的两端，光量调节系统应能使透光度超过 100%。

（7）比色皿的透光面应光洁，无划痕和斑点，任一面不得有裂纹。

2. 稳定度检定

（1）零点：仪器在光电检测器不受光的条件下，用零点调节器将透光度调至零点，观察 3min，读取透光度示值的最大漂移量，即为零点稳定度。

（2）光电流：仪器波长分别置于光谱范围两端往中间靠 10nm，调整零点后，打开光门，使光电检测器受光，照射 5min。用光量调节器将仪器透光度调为 95%（数显仪器 100%），观察 3min，读取透光度示值的最大漂移量，即为光电流稳定度。

（3）电压变动：仪器波长置于 650nm，将调压变压器接入外电源与仪器之间，用调压变压器输入 220V 电压，调节仪器透光度示值为 95%（数显仪器 100%）处，然后将电压降至 198V，记录仪器透光度示值的变化；再用调压变压器把电压调至 220V，将仪器透光度仍调至 95%（数显仪器 100%），然后将电压升至 242V，记录仪器透光度示值的变化，即为电压变动稳定度。

3. 波长准确度与波长重复性检定 镨钕玻璃滤光片吸收峰的参考波长值如表 1-10 所示。

表1-10　镨钕玻璃滤光片吸收峰参考波长值（nm）

光谱带宽	参考波长值						
2	431.3	513.7	529.8	572.9	585.8	739.4	807.7
5	431.8	513.7	530.1	574.2	585.7	740.0	807.4
8	432.1	513.9	529.6	574.9	585.8	740.4	807.0

将镨钕玻璃滤光片置于样品室内的适当位置，按均匀分布原则，选择 3~5 个吸收峰参考波长，逐一做连续 3 次测量（从一个波长方向），记录吸收峰波长测量值。波长准确度和波长重复性分别按式（1-2）和（1-3）计算。

$$\Delta_\lambda = \frac{1}{3}\sum_{i=1}^{3}\lambda_i - \lambda_r \tag{1-2}$$

$$\delta_\lambda = \max\left|\lambda_i - \frac{1}{3}\sum_{i=1}^{3}\lambda_i\right| \tag{1-3}$$

式中：Δ_λ 为波长准确度，nm；δ_λ 为波长重复性，nm；λ_i 为波长测量值，nm；λ_r 为波长标准值，nm。

4. 线性误差检定 按表 1-11 配制重铬酸钾、氯化钴和硫酸铜标准溶液。

表1-11 标准溶液的浓度及测定波长

溶液名称	溶液浓度（×10³mg/L）			测定波长（nm）	备注
重铬酸钾	0.0300	0.0900	0.150	440	浓度以铬计
氯化钴	2.00	6.00	10.00	510	浓度以钴计
硫酸铜	2.00	6.00	10.00	690	浓度以铜计

注：重铬酸钾和硫酸铜溶液用 0.05mol/L 硫酸稀释，氯化钴溶液用 0.10mol/L 盐酸稀释。

以蒸馏水为参比，用 1cm 比色皿，分别测量以上溶液的吸光度，每一浓度溶液必须重复测定 3 次，取其平均值。用同一种溶液 3 种浓度 c_1、c_2、c_3 时测得的吸光度 A_1、A_2、A_3，按式（1-4）计算理想直线的斜率 K 值。

$$K = \frac{A_1 + A_2 + A_3}{c_1 + c_2 + c_3} \tag{1-4}$$

同一种溶液 3 种浓度 c_1、c_2、c_3，在理想直线上的吸光度值 A'_1、A'_2 和 A'_3 按式（1-5）计算。

$$A'_n = Kc_n \tag{1-5}$$

式中：n 表示 1、2 或 3。

同一种溶液 3 种浓度 c_1、c_2、c_3 时测得的吸光度 A_1、A_2、A_3 的线性误差按式（1-6）计算。

$$A_n \text{的线性误差} = \frac{A_n - A'_n}{A'_n} \times 100\% \tag{1-6}$$

式中：n 表示 1、2 或 3。

5. 透光度准确度与透光度重复性检定 用透光度标称值分别约为 10%、20%、30%（或 40%）的光谱中性滤光片，分别在 440nm、546nm 和 635nm 波长处，以空气为参比，分别测量各滤光片的透光度，连续测量 3 次（每次测量前对零点与 100%进行校正）。透光度的准确度和重复性分别按式（1-7）和（1-8）计算。

$$\Delta_T = \frac{1}{3}\sum_{i=1}^{3}T_i - T_r \tag{1-7}$$

$$\delta_T = \max\left|T_i - \frac{1}{3}\sum_{i=1}^{3}T_i\right| \tag{1-8}$$

式中：Δ_T 为透光度准确度；δ_T 为透光度重复性；T_i 为每一滤光片第 i 次透光度测量值；T_r 为每一滤光片在相应波长下的透光度标准值。

6. 杂散辐射率 棱镜式仪器在波长 420nm，空气为参比，用半高波长为 470nm 的截止型滤光片，测量其透光度值，即为仪器在相应波长处的杂散辐射率。光栅型仪器在波长 360nm，用半高波长 400nm 的截止型滤光片，以空气为参比，或用 50g/L 的亚硝酸钠溶液，以蒸馏水为参比，测量其透光度值，即为仪器在相应波长处的杂散辐射率。

7. 比色皿的配套性检定 在仪器其他项目检定合格后，将波长置于 440nm，在仪器所附的同一光径比色皿中分别加入铬浓度为 30.0mg/L 的重铬酸钾溶液,将其中一个比色皿的透光度调为 95%(数显仪器 100%),测量其他各比色皿的透光度值;在仪器波长 700nm,同一光径比色皿中分别加入蒸馏水,按上述操作分别测量各比色皿的透光度值。凡透光度值之差不大于 ±0.5%的比色皿可以配成一套使用。

8. 绝缘性的检定 仪器非工作状态时,用 500V 兆欧表测量电源线与仪器外壳之间的电阻,即为绝缘电阻。

【注意事项】
(1)放置仪器的工作台应平稳,周围无强电磁场,无强气流及腐蚀性气体,检定时不得有强光照射。仪器工作环境温度为 10～35℃,相对湿度小于 85%。
(2)不同型号的仪器其技术指标要求会有一定差别。
(3)检定波长准确度时,在镨钕玻璃滤光片吸收峰参考波长附近 10nm 范围内,间隔 2nm 测定一次,远离吸收峰波长处,间隔 5nm 或 10nm 测定一次。

【思考题】
(1)检查分光光度计的上述性能,有何实际意义?
(2)配套使用的同一光径的比色皿,其透光度差异对测定结果有何影响?

(和彦苓)

实验二 邻菲啰啉分光光度法测定微量铁实验条件的选择及水中铁含量的测定

【实验目的】 掌握邻菲啰啉分光光度法测定微量铁的原理和实验条件的选择方法;熟悉测定微量铁的方法和可见分光光度计的使用方法;了解可见分光光度计的结构和工作原理。

【实验原理】 在 pH 为 3～9 的溶液中,邻菲啰啉与 Fe^{2+} 可生成稳定的橙红色配合物,配合反应为:

$$Fe^{2+} + 3 \text{(phen)} \longrightarrow [Fe(\text{phen})_3]^{2+}$$

在一定浓度范围内,吸光度与溶液中 Fe^{2+} 浓度符合朗伯-比尔定律。Fe^{3+} 也可与邻菲啰啉发生反应生成淡蓝色配合物,如果样品中含有 Fe^{3+},须预先用盐酸羟胺将其还原为 Fe^{2+},然后进行显色和测定,此时测定的是总铁含量。

由于显色反应通常会受到多种因素的影响,如显色剂的用量、溶液的酸度、显色时间、显色温度及其干扰离子的消除方法等。因此,为了获得高的测定灵敏度和准确度,必须对影响显色反应的各种因素进行条件实验,选择最佳实验条件。

【仪器与试剂】
1. 仪器与器皿 可见分光光度计;1cm 比色皿;酸度计。1ml、2ml、5ml 刻度吸管;25ml 比色管;500ml、1000ml 容量瓶;250ml、500ml 试剂瓶;100ml 量筒;100ml 烧杯等。
2. 试剂 铁标准储备液(100.0μg/ml):准确称取 0.4318g 硫酸铁铵[$NH_4Fe(SO_4)_2 \cdot 12H_2O$] 于 100ml 烧杯中,加入 20ml 浓盐酸及 40ml 水,溶解后转移至 500ml 容量瓶中,加水稀释至刻

度。铁标准应用液（10.0μg/ml）：移取 100.0ml 铁标准储备液于 1000ml 容量瓶中，加水稀释至刻度。盐酸羟胺（$NH_2OH \cdot HCl$）水溶液（10%）：临用新配，2 周内有效。邻菲啰啉溶液（0.1%）：称取 0.25g 邻菲啰啉于烧杯中，加入少量无水乙醇溶解，再用水稀释至 250ml，储于棕色瓶中，避光保存。乙酸钠溶液（1.0mol/L）：称取 41.0g 乙酸钠，用 500ml 水溶解。氢氧化钠溶液（0.10mol/L）：称取 1.0g 氢氧化钠，用 250ml 水溶解。实验所用试剂均为分析纯，实验用水为去离子水或石英亚沸蒸馏水。

【实验步骤】

1. 吸收光谱曲线的绘制　吸取 5.00ml 铁标准应用液于 25ml 比色管中，加入 1.0ml 盐酸羟胺溶液，摇匀后放置 2min，再加入 5.0ml 乙酸钠溶液和 2.0ml 邻菲啰啉溶液，用水稀释至刻度，摇匀，放置 10min。另取一支 25ml 比色管，用 5.0ml 水代替铁标准应用液，其余操作同上，配制成试剂空白溶液。用 1cm 吸收池，以试剂空白溶液为参比，在不同波长下测量相应的吸光度（440～500nm 和 520～580nm，每间隔 20nm 测定一次吸光度；500～520nm，每间隔 2nm 测定一次吸光度）。然后以波长为横坐标，吸光度值为纵坐标，绘制吸收光谱曲线。最大吸收波长 λ_{max} 为该方法的最佳测定波长。

2. 显色时间的影响　吸取 5.00ml 铁标准应用液于 25ml 比色管中，加入 1.0ml 盐酸羟胺溶液，摇匀后放置 2min，再加入 5.0ml 乙酸钠溶液和 2.0ml 邻菲啰啉溶液，用水稀释至刻度，摇匀。在选定的波长下，用 1cm 吸收池，以试剂空白溶液为参比，在不同放置时间测量相应的吸光度值（从加入显色剂开始计时，时间分别为 2min、5min、10min、20min、30min、1h、2h 和 3h）。以时间为横坐标，吸光度为纵坐标，绘制 A-t 关系曲线。在 A-t 曲线中，从达到最大吸光度值到最大吸光度值开始降低的时间，为该显色反应的稳定时间。

3. 显色剂用量的影响　取 7 支 25ml 比色管，各加入 5.00ml 铁标准应用液和 1.0ml 盐酸羟胺溶液，摇匀后放置 2min，再加入 5.0ml 乙酸钠溶液，之后分别加入 0.20ml、0.30ml、0.40ml、0.50ml、1.00ml、2.00ml、3.00ml 邻菲啰啉溶液，用水稀释至刻度，摇匀，放置 10min。在选定的波长下，用 1cm 吸收池，以试剂空白溶液为参比，测量各溶液的吸光度。然后以邻菲啰啉溶液的体积为横坐标，吸光度值为纵坐标，绘制 A-V 关系曲线。在 A-V 曲线中，最大吸光度值对应的体积为邻菲啰啉溶液的最佳显色剂用量。

4. 溶液 pH 的影响　取 7 支 25ml 比色管，各加入 5.00ml 铁标准应用液和 1.0ml 盐酸羟胺溶液，摇匀后放置 2min，再分别加入 0.0、2.5ml、5.0ml、7.5ml、10.0ml、15.0ml、20.0ml 氢氧化钠溶液，之后各加入 2.0ml 邻菲啰啉溶液，用水稀释至刻度，摇匀，放置 10min。在选定的波长下，用 1cm 吸收池，以不含铁离子的相应试剂空白溶液为参比，测量各溶液的吸光度，并用酸度计分别测量各溶液的 pH。以溶液的 pH 为横坐标，相应的吸光度为纵坐标，绘制 A-pH 关系曲线。在 A-pH 曲线中，最大吸光度值对应的 pH 为最佳显色 pH 范围。

5. 标准曲线的绘制　分别吸取铁标准应用液 0.00、1.00ml、2.00ml、3.00ml、4.00ml、5.00ml 于 6 支 25ml 比色管，各加入 1.0ml 盐酸羟胺溶液，摇匀后放置 2min，各加入 5.0ml 乙酸钠溶液和 2.0ml 邻菲啰啉溶液，用水稀释至刻度，摇匀，放置 10min。在选定的波长下，用 1cm 吸收池，以试剂空白溶液为参比，测量各溶液的吸光度。以铁标准系列溶液的浓度为横坐标，相应的吸光度为纵坐标，绘制标准曲线。

6. 水中铁含量的测定　取一定体积的水样于 25ml 比色管中，按标准曲线绘制的步骤操作，测定溶液的吸光度值，并从标准曲线查出对应的铁浓度。

7. 结果计算　按式（1-9）计算水样中铁含量。

$$c = \frac{c_x \times 25.00}{V_x} \tag{1-9}$$

式中：c 为水样中铁含量，μg/ml；c_x 为从标准曲线查出的样品溶液中铁浓度，μg/ml；V_x 为所取水样体积，ml。

【注意事项】
（1）实验过程中要注意加入各种试剂的顺序。
（2）条件试验"显色时间的影响"用时较长，此项实验可穿插在其他实验中进行。

【思考题】
（1）条件试验中是否可用去离子水作为参比溶液？
（2）本实验中哪些试剂加入的体积要求非常准确，而哪些试剂则可不必，为什么？

（张凌燕）

实验三　荧光分光光度计主要性能指标的检定

【实验目的】 掌握荧光分光光度计主要性能的检定方法和仪器的使用方法；熟悉荧光分光光度计性能检定的技术指标；了解荧光分光光度计的基本结构和工作原理。

【实验原理】 某些物质吸收适当波长的激发光后可发射出荧光。荧光强度与该物质的浓度有式（1-10）之关系。

$$F = k\varphi I_0(1 - e^{-2.303abc}) \quad (1\text{-}10)$$

式中：F 为荧光强度；k 为仪器常数；φ 为荧光效率；I_0 为激发光强度；a 为荧光物质的吸光系数；b 为液层的厚度；c 为荧光物质的浓度。

对于给定物质，当其他实验条件确定的情况下，溶液的浓度较低（$abc<0.05$）时，荧光强度与荧光物质的浓度有式（1-11）的简单关系。

$$F = Kc \quad (1\text{-}11)$$

式中：K 为与实验条件有关的比例系数。

荧光分光光度计就是根据上述原理，对可发射荧光的物质进行定性、定量测量的分析仪器。

荧光分光光度计主要由光源系统、激发单色器系统、样品室、发射单色器系统、检测系统和数据处理系统组成。仪器的单色器可分为两类：A类是色散型单色器；B类是滤光片单色器。目前，实验室仪器以色散型单色器最为常见，所以这里以色散型单色器仪器的性能指标检定方法为主。

根据荧光分光光度计检定规程（JJG 537-2006），主要技术要求见表1-12。

表1-12　荧光分光光度计技术性能指标

检定项目	技术指标	
	A类单色器	B类单色器
波长准确度	≤±2.0nm	—
波长重复性	≤1.0nm	—
检出限（硫酸奎宁溶液）	1×10^{-10}g/ml	1×10^{-8}g/ml
测量线性	$\gamma \geqslant 0.995$	$\gamma \geqslant 0.995$
荧光峰强度重复性	≤±1.5%	≤±1.5%
稳定度（零线漂移）	≤±0.5%	≤±0.5%
稳定度（示值上限）	≤±1.5%	≤±1.5%
荧光池成套性	≤±误差0.5%	≤±误差0.5%

注：①B类单色器配置的玻璃滤光片、干涉滤光片标称值误差应符合：玻璃滤光片标称值为±10nm，干涉滤光片标称值为±5nm；②对于指针式直读电表仪器，若配套指示仪表准确度低于0.5级，测量线性可不检定；③稳定度测定数据时间是10min。

【仪器与试剂】

1. 仪器与器皿 荧光分光光度计；石英荧光池；秒表；25ml、100ml、1000ml 容量瓶；1ml、2ml、5ml 刻度吸管。

2. 试剂 0.05mol/L 的硫酸：取 2.7ml 浓硫酸，加水定容至 1000ml，混匀。1.00mg/ml 硫酸奎宁储备液：将硫酸奎宁固体试剂在干燥器中放置 24h 以上；称取 100.0mg 的硫酸奎宁，用适量 0.05mol/L 硫酸溶液溶解后，加 0.05mol/L 硫酸溶液定容至 100ml，摇匀备用。10.0g/ml 硫酸奎宁应用液：取 1.00mg/ml 硫酸奎宁储备液 1.00ml 于 100ml 容量瓶中，用 0.05mol/L 硫酸稀释定容，摇匀。1.00×10^{-7}g/ml 硫酸奎宁溶液：取 10.0g/ml 硫酸奎宁应用液 1.00ml 于 100ml 容量瓶中，用 0.05mol/L 硫酸稀释定容，摇匀。1.00×10^{-9}g/ml 硫酸奎宁溶液：取 1.00×10^{-7}g/ml 硫酸奎宁溶液 1.00ml 于 100ml 容量瓶中，用 0.05mol/L 硫酸稀释定容，摇匀。1.0×10^{-4}g/ml 萘-甲醇溶液：购自国家标准物质中心。本实验所用试剂均为分析纯，实验用水均为纯水或去离子水（电阻率≥1MΩ·cm）。

【实验步骤】

1. 外观与初步检查

（1）仪器应有下列标志：仪器名称、型号、生产厂名、出厂时间和仪器编号。

（2）仪器应平稳地置于工作台上。各紧固件均应紧固良好；各调节旋钮、按键和开关均能正常工作，无松动现象。电缆线的插接件均应紧密配合，接触良好。外观不应有妨碍正常工作的机械损伤。

（3）带数据处理系统仪器，开机自检程序应顺利通过。

（4）指针式或数显仪器的波长度盘、狭缝带宽刻度、指示仪表度盘的刻线、刻字应粗细均匀清晰。数显仪器的数字显示不应断线和缺线。

2. 技术性能指标检定 检定前仪器应预热 20min。配置滤光片的仪器，必须安装好滤光片，更换滤光片应切断电源。

（1）波长准确度与波长重复性（B 类仪器不进行此项检定）：将盛有 1×10^{-4}g/ml 萘-甲醇溶液的荧光池放入样品室，设定仪器响应时间设置为"快"，扫描速度为"中"或采用手动方式，使用实际可行的狭缝宽度 1～3nm。

1）激发单色器波长示值误差与波长重复性检定：设定发射波长为 331nm，扫描激发波长范围为 240～350nm，在所得激发光谱上寻找 290nm 处光谱峰，确定其峰值位置，连续测量 3 次。按式（1-12）和（1-13）计算激发单色器波长的示值误差和重复性。

$$\Delta_\lambda = \frac{1}{3}\sum_{i=1}^{3}\lambda_i - \lambda_r \tag{1-12}$$

$$\delta_\lambda = \max\left|\lambda_i - \frac{1}{3}\sum_{i=1}^{3}\lambda_i\right| \tag{1-13}$$

式中：λ_i 为波长测量值，nm；λ_r 为参考波长值，nm（萘-甲醇参考激发波长值为 290nm，发射波长为 331nm）；$\Delta\lambda$ 为波长示值误差，nm；δ_λ 为波长重复性，nm。

2）发射单色器波长示值误差与波长重复性检定：设定激发波长为 290nm，扫描发射波长范围为 240～400nm，在所得发射光谱上寻找 331nm 的光谱峰，确定其峰值位置，连续测量 3 次。按式（1-12）和（1-13）计算发射单色器波长的示值误差和重复性。

波长的准确度和重复性还可依据仪器说明书的方法——氙灯亮线法进行。

（2）检出限：选择适当的狭缝宽度，根据硫酸奎宁参考激发波长为 360nm，发射波长为 450nm 左右，用 0.05mol/L 硫酸溶液作空白溶液，绘制硫酸奎宁（A 类单色器选用硫酸奎宁浓度为 1.00×10^{-9}g/ml，B 类单色器选用硫酸奎宁浓度为 1.00×10^{-7}g/ml）的激发光谱和发射光谱，

确定最大激发波长 λ_{ex} 和最大发射波长 λ_{em}。设定激发波长和发射波长或选择滤光片,分别对空白溶液和标准样品溶液连续交替 11 次测量。

由式(1-14)计算每次测量的荧光强度。

$$F_i = F_{i1} - F_{i0} \qquad (1\text{-}14)$$

式中:F_{i1} 为标准溶液的荧光强度;F_{i0} 为空白溶液的荧光强度。

由式(1-15)计算荧光强度测量的平均值。

$$\bar{F} = \frac{1}{n}\sum_{i=1}^{n} F_i \qquad (1\text{-}15)$$

式中:n 为测量次数。

由式(1-16)计算检出限。

$$\mathrm{DL} = \frac{c}{\bar{F}} \times 2s \qquad (1\text{-}16)$$

式中:DL 为检出限,g/ml;c 为标准溶液的质量浓度,g/ml;$\bar{F}$ 为硫酸奎宁 11 次测量的荧光强度平均值;s 为 11 次测量的荧光强度标准偏差。

(3)测量线性:设定硫酸奎宁的最大激发波长 λ_{ex} 和最大发射波长 λ_{em} 或选择滤光片,以 0.05mol/L 硫酸溶液作空白,选择适当的灵敏度和狭缝宽度,分别测定 1.00×10^{-7}g/ml、2.00×10^{-7}g/ml、4.00×10^{-7}g/ml、6.00×10^{-7}g/ml、8.00×10^{-7}g/ml、1.00×10^{-6}g/ml 硫酸奎宁标准系列溶液的荧光强度,每种溶液重复测量 3 次。数据处理系统自动绘制以荧光强度为纵坐标、标准溶液浓度为横坐标的标准曲线,查看线性相关系数 r,评价测量线性。

(4)光谱峰值强度的重复性:设定硫酸奎宁的最大激发波长或选择滤光片,用 1.00×10^{-7}g/ml 的硫酸奎宁溶液,见光 3min 后,对发射波长从 365nm 至 500nm 重复扫描 3 次。光谱峰值强度的重复性由式(1-17)计算。

$$\delta_F = \frac{\max\left|F_i - \frac{1}{3}\sum_{i=1}^{3} F_i\right|}{\frac{1}{3}\sum_{i=1}^{3} F_i} \times 100\% \qquad (1\text{-}17)$$

式中:δ_F 为光谱峰值强度的重复性,%;F_i 为每次测量荧光强度峰值。

(5)稳定度:调节灵敏度为中等强度,关闭光闸门,记录 10min 内零线的漂移值;置激发波长为 360nm 和发射波长为 450nm,激发和发射狭缝宽度为 10nm,将漫反射板放入样品室,调节灵敏度,使示值为 90%。见光 3min,观察 10min 示值的变化。

(6)荧光池的成套性:用检定合格的荧光分光光度计进行荧光池成套性检定。设置激发波长 360nm,发射波长为 450nm,荧光池中装入 1.00×10^{-7}g/ml 的硫酸奎宁溶液,放入光路时带有标志的一面正对进光方向。将仪器示值调至 95%,测量其他各荧光池的示值。凡示值差不大于 1.0%的荧光池可以配成一套。

【注意事项】

(1)本实验所用玻璃仪器必须认真清洗,以确保试验准确度。测量线性实验中,标准系列溶液配制要准确。

(2)温度、溶剂、酸度对荧光强度的影响较大,实验中这些条件应充分保持一致。

(3)荧光吸收池为四面透光的光学玻璃(用石英材料制成),为防止污染,应手持对角边棱。

【思考题】

(1)荧光光度计和荧光分光光度计有什么不同?

（2）为什么用一定浓度的硫酸奎宁溶液对荧光分光光度计进行性能检定？

（靳 敏）

实验四 原子吸收分光光度计性能检定

【实验目的】 掌握原子吸收分光光度计性能指标的检定方法；熟悉原子吸收分光光度计的基本结构和工作原理；了解原子吸收分光光度计性能检定的意义。

【实验原理】 原子吸收分光光度计是根据待测元素的基态原子蒸气对其特征辐射的吸收程度进行定量分析的仪器。其测量原理是朗伯-比尔定律，数学表达式为（1-18）。

$$A = -\lg \frac{I_t}{I_0} = -\lg T = kcL = Kc \tag{1-18}$$

式中：A 为吸光度；I_0 为入射光强度；I_t 为透射光强度；T 为透光度；K 为吸光系数；c 为溶液中被测元素的浓度；L 为原子化器的光程；K 为与实验条件有关的系数，在一定条件下为常数。

原子吸收分光光度计按照光束形式可分为单光束型和双光束型；按照原子化器类型可分为火焰原子化器及无火焰原子化器（如石墨炉）等。

根据原子吸收分光光度计检定规程（JJG 694-2009），对仪器的计量性能要求见表1-13。

表1-13 原子吸收分光光度计的计量性能要求

项目	计量性能	
	火焰原子化器	石墨炉原子化器
波长示值误差与重复性	波长示值误差≤±0.5nm，波长重复性≤0.3nm	
光谱带宽偏差	≤±0.02nm	≤±0.02nm
基线稳定性	零点漂移吸光度≤±0.008/15 min；瞬时噪声吸光度≤0.006	—
边缘能量	谱线背景值/谱线峰值应≤2%，瞬时噪声吸光度应≤0.03	
检出限	≤0.02 μg·ml	≤4pg
测量重复性	≤1.5%	≤5%
线性误差	≤10%	≤15%
表观雾化效率	≥8%	—
背景校正能力	≥30 倍	≥30 倍

注：①对于波长自动校准的仪器不进行波长示值误差项测量；②手动波长仪器光谱带宽项测量用分辨率测量代替，进行 Mn 279.5nm 和 279.8nm 谱线扫描，其峰谷能量不应超过 40%。

【仪器与试剂】

1. 仪器与器皿 原子吸收分光光度计；汞、锰、砷、硒、铜、镉、钾等元素的空心阴极灯；氘灯；10μl、20μl 和 30μl 微量进样器；秒表（最小分度 1s）；10ml 量筒（最小分度 0.2ml）；容量瓶；试剂瓶；比色管；刻度吸管等。

2. 试剂 浓度为 0.00、0.50μg/ml、1.00μg/ml、3.00μg/ml 和 5.00μg/ml 的铜标准系列溶液和镉标准系列溶液；5.0mg/ml 氯化钠溶液。

金属铜、金属镉为光谱纯或优级纯，其他试剂均为分析纯，实验用水为去离子水或石英亚沸蒸馏水（电阻率≥1MΩ·cm）。

【实验步骤】
 1. 标志、标记和外观结构检查
（1）仪器应有仪器名称、型号、出厂编号、生产厂名与制造日期、额定工作电源电压及频率、国产仪器应有制造计量许可证标志及编号等标志。

（2）仪器及附件的所有紧固件均应安装牢固，连接件应连接良好，各调节旋钮、按键和开关均能正常工作，无松动现象，电缆线的接插件应接触良好。

（3）气路连接正确，不得有漏气现象，气源压力应符合出厂说明规定的指标。

（4）外观不应有影响仪器正常工作的损伤。仪表的所有刻线应清晰、粗细均匀、指针的宽度不应大于刻线的宽度，并应于刻线平行。数显部位显示清晰、完整。

 2. 波长示值误差与重复性检定 按汞空心阴极灯上规定的工作电流将汞灯点亮，待其稳定后，在光谱带宽 0.2nm 的条件下，从 253.7nm、365.0nm、435.8 nm、546.1nm、640.2nm、724.5nm 和 871.6nm 谱线中按均匀分布原则，选取 3～5 条逐一做连续 3 次单向（从短波向长波方向）测量，以给出最大能量的波长示值作为测量值。按式（1-19）计算波长示值误差，按式（1-20）计算波长重复性。若汞灯的 724.5nm 和 871.5nm 谱线能量太弱，可测量钾灯的 766.5nm 和铯灯的 852.1 nm 谱线。分别按式（1-19）和（1-20）计算波长示值误差和波长重复性。

$$\Delta_\lambda = \frac{1}{3}\sum_{i=1}^{3}\lambda_i - \lambda_r \quad (1\text{-}19)$$

$$\delta_\lambda = \lambda_{max} - \lambda_{min} \quad (1\text{-}20)$$

式中：Δ_λ 为波长示值误差，nm；δ_λ 为波长重复性，nm；λ_i 为汞谱线的测量波长值，nm；λ_r 为汞谱线的标准波长值，nm；λ_{max} 为某谱线三次波长测量值中的最大值，nm；λ_{min} 为某谱线三次波长测量值中的最小值，nm。

 3. 光谱带宽偏差 点亮铜灯，待其稳定后，在光谱带宽 0.2nm 下，对 324.7nm 谱线进行扫描，然后测量扫描谱线的半高宽 λ_1 和 λ_2。按式（1-21）计算光谱带宽偏差。

$$\text{光谱带宽偏差} = (\lambda_2 - \lambda_1 - 0.2)\text{nm} \quad (1\text{-}21)$$

对于手动调波长的仪器，此项用分辨率测量代替。具体操作方法如下：点亮锰灯，待其稳定后，调节光谱带宽 0.2nm，调节光电倍增管高压，使 279.5nm 谱线的能量为 100%，然后扫描测量锰 279.5nm 和 279.8nm 双线能量，此时应能明显分辨出这两条谱线，且两线间峰谷能量应不超过 40%。

 4. 基线稳定性检定 在光谱带宽 0.2nm 下，按照测铜的最佳火焰条件，点燃乙炔/空气火焰，吸喷去离子水或双蒸水 10min，用"瞬时"测量方式或时间常数不大于 0.5s，波长 324.7nm，记录 15min 内的零点漂移（以起始点为基准计算）和瞬时噪声（峰-峰值）。

 5. 边缘能量检定 点亮砷和铯空心阴极灯，待其稳定后，在光谱带宽 0.2nm 和响应时间不大于 1.5s 的条件下（使用中和修理后的仪器可按仪器说明书要求的条件），测量砷 193.7nm 和铯 852.1nm 谱线。两谱线的峰值能量达到最佳化条件下，测量背景能量和峰值能量之比和 5min 内最大瞬时噪声的吸光度值。

 6. 火焰法测定铜的检出限、重复性和线性误差检定
（1）检出限：将仪器各项参数调至铜的最佳工作条件，用空白溶液调零，分别对铜标准系列溶液每一浓度点进行 3 次重复测定，求出 3 次测定的平均值，建立直线回归方程式（1-22）。

$$A = a + bc \quad (1\text{-}22)$$

式中：a、b 分别为直线的截距和斜率，c 为溶液中铜的浓度。

在上述实验条件下，分别对空白溶液进行 11 次吸光度的测定，分别按照式（1-23）和（1-24）计算标准偏差 S_b 和检出限 L。

$$S_b = \sqrt{\frac{\sum_{i=1}^{n}(A_{0i} - \overline{A}_0)^2}{n-1}} \quad (1\text{-}23)$$

$$L = \frac{3S_b}{b} \quad (1\text{-}24)$$

式中：A_{0i} 为单次测量值；$\overline{A}_0$ 为测量平均值；n 为测量次数；b 为直线的斜率。

（2）重复性：在上述实验条件下，选择吸光度在 0.1～0.3 范围内的一个铜标准系列溶液，对其吸光度进行 7 次测定，按式（1-25）计算相对标准偏差 RSD，即为火焰法测定铜的重复性。

$$RSD = \frac{1}{\overline{A}} \sqrt{\frac{\sum_{i=1}^{n}(A_i - \overline{A})^2}{n-1}} \times 100\% \quad (1\text{-}25)$$

式中：A_i 为单次测量值；$\overline{A}$ 为测量平均值；n 为测量次数。

（3）线性误差：在上述实验条件下，测定铜标准系列中间浓度溶液（如 1.00μg/ml 或 3.00μg/ml）的吸光度值，平行测定 3 次，计算平均值，然后按式（1-26）和（1-27）分别计算出由直线回归方程确定的铜浓度 c_i（μg/ml）和测定铜的线性误差 Δx_i（%）。

$$c_i = \frac{\overline{A_i} - a}{b} \quad (1\text{-}26)$$

$$\Delta x_i = \frac{c_i - c_{si}}{c_{si}} \times 100\% \quad (1\text{-}27)$$

式中：$\overline{A_i}$ 为 3 次吸光度测量值的平均值；c_{si} 为测定的铜标准溶液的标准浓度，μg/ml；a、b 分别为直线回归方程的截距和斜率。

7. 石墨炉法测定镉的检出限、重复性和线性误差检定

（1）检出限：将仪器各项参数调至镉的最佳工作条件，用空白溶液调零，分别对镉标准系列溶液每一浓度点进行 3 次重复测定，求出 3 次测定的平均值，建立直线回归方程式（1-28）。

$$A = a + bm \quad (1\text{-}28)$$

式中：a、b 分别为直线的截距和斜率，m 为镉的进样质量，ng。

在上述实验条件下，配制 20 份空白溶液，分别进样 20μl 测定其吸光度，求得标准偏差 S_b，并用式（1-24）计算检出限 L。

（2）重复性：在上述实验条件下，选择吸光度值在 0.1～0.3 范围内的一个镉标准溶液，对其吸光度进行 7 次测定，按式（1-25）计算相对标准偏差 RSD，即为石墨炉法测定镉的重复性。

（3）线性误差：按照火焰法测定铜的线性误差的方法进行测定计算。

8. 表观雾化效率检定 在被测元素的测定条件下，先用毛细管空吸，至废液管出口无废液排出时，将废液管插入盛有一定体积水的量筒内水封。然后将毛细管插入 50.0ml 去离子水中，至水全部被吸喷完再空吸，待废液管再无废液排出时，移出废液管。记录量筒内水的体积变化 ΔV，按式（1-29）计算表观雾化效率 ε。

$$\varepsilon = \frac{50.0 - \Delta V}{50.0} \times 100\% \quad (1\text{-}29)$$

9. 背景校正能力检定

（1）火焰法：在镉的最佳测定条件下，波长 228.8nm 处，先用"无背景校正方式"测量，调零后将光衰减器（吸光度约为 1）插入光路，测量吸光度 A_1，然后用"背景校正方式"调零后，再把光衰减器插入光路，测量吸光度 A_2，按式（1-30）计算背景校正能力 Bc：

$$Bc = \frac{A_2}{A_1} \quad (1\text{-}30)$$

（2）石墨炉法：在镉的最佳测定条件下，波长 228.8nm 处，先用"无背景校正方式"调零后测定能产生吸光度 A≈1 的氯化钠溶液的吸光度 A_1，再用"背景校正方式"测定相同量氯化钠溶液的吸光度 A_2，按式（1-30）计算背景较正能力。

【注意事项】
（1）仪器工作环境的温度应为 5~35℃，相对湿度应不大于 80%。
（2）实验室内应无腐蚀性气体，通风良好，仪器上方有排风系统。

【思考题】
（1）检定原子吸收分光光度计的各项性能指标，有何意义？
（2）检出限对分析有何指导意义？

（梁青青）

实验五　原子吸收分光光度法分析条件的选择

【实验目的】　掌握火焰原子吸收分光光度法分析条件的选择方法；熟悉原子吸收分光光度法分析条件对测定的影响及仪器的使用方法；了解原子吸收分光光度计的结构。

【实验原理】　原子吸收分光光度法的原理是将样品中的被测元素经原子化器转变成基态原子蒸气。光源发出该元素的特征谱线，当特征谱线通过待测元素的基态原子蒸气时，基态原子对特征谱线产生吸收。在一定实验条件下，基态原子的吸光度与溶液中待测元素的浓度成正比。分析条件的选择会影响原子吸收分光光度法的灵敏度和准确度。为了确保分析结果的准确可靠，须通过实验来优化分析条件。原子吸收分光光度法选择的分析条件主要包括：分析线、狭缝宽度、空心阴极灯工作电流、灯位置和原子化条件等。火焰原子化条件包括火焰类型和状态、燃助比、燃烧器高度和试样提液量；石墨炉原子化条件包括干燥、灰化、原子化和净化的温度和时间及载气流量等。本实验以火焰原子吸收分光光度法测定水样中钙的含量为例，进行分析条件的优化选择。

【仪器与试剂】
1. 仪器与器皿　原子吸收分光光度计；钙空心阴极灯；空气压缩机；100ml、250ml 容量瓶；试剂瓶；1ml、2ml、10ml 刻度吸管；50ml 量筒。

2. 试剂　钙标准储备液（1.000mg/ml）：购自国家标准物质研究中心；或称取 105~110℃ 干燥至恒重的碳酸钙 0.2498g，溶于 1ml 硝酸和 20ml 水的混合液中，移入 100ml 容量瓶中，用水定容至刻度。钙标准应用液（100.0μg/ml）：取 10.00ml 钙标准储备液于 100ml 容量瓶中，用 2%硝酸溶液定容至刻度。硝酸镧溶液（100g/L）：称取 25g 硝酸镧，用适量水溶解并稀释至 250ml。2%硝酸溶液（v/v）：取 2ml 硝酸溶于适量水中，用水稀释至 100ml。

乙炔气纯度≥99.6%；碳酸钙和硝酸为优级纯；硝酸镧为分析纯；实验用水为去离子水（电阻率≥1MΩ·cm）。

【实验步骤】
1. 仪器调试　启动仪器，预热 20~30min。按仪器使用说明书的参考操作条件进行设置，波长 422.7nm，光谱通带 0.4nm，灯电流 3.0mA，燃烧器高度 6mm，乙炔流量 2.0L/min，空气流量为 6.0L/min。

2. 分析条件的选择
（1）灯电流：将其他条件设置为参考操作条件，在最大灯电流范围内，依次改变灯电流，测定某一钙标准溶液的吸光度。吸光度稳定且不引起吸光度明显减小的最小灯电流为最佳灯电流。

（2）分析线：在光谱通带为 0.4nm 和最佳灯电流的条件下，扫描钙元素的发射光谱，找出可供选择的谱线。在各条谱线下，分别测定一定浓度钙标准溶液的吸光度，选择不受干扰且吸光度值大的谱线作为分析线。产生吸光度最大的谱线（最灵敏线）是最佳分析线。

（3）光谱通带：在最佳灯电流、选定的分析线、乙炔流量 2.0L/min、空气流量 6.0L/min 的条件下，依次改变光谱通带，测定一定浓度钙标准溶液的吸光度。吸光度值高且精密度好的最大光谱通带，为最佳光谱通带。

（4）燃烧器高度：在最佳灯电流、分析线、光谱通带的条件下，其他操作条件为参考条件，在不同燃烧器高度时测定一定浓度钙标准溶液的吸光度。绘制吸光度与燃烧器高度的关系曲线，吸光度值较大且稳定时的燃烧器高度为最佳高度。

（5）火焰状态：在以上条件为最佳操作条件下，助燃气（空气）流量为 6.0L/min，改变燃气（乙炔气）流量，测定一定浓度钙标准溶液的吸光度，绘制吸光度与乙炔流量的关系曲线。吸光度值较高且较稳定的乙炔流量为最佳乙炔流量，并计算最佳乙炔与空气的流量比。

（6）试样提升量：在以上条件为最佳操作条件下，以 3ml/min、4ml/min、5ml/min、6ml/min、7ml/min 的提液量分别测定一定浓度钙标准溶液的吸光度。绘制吸光度与提液量关系曲线，吸光度值较高且较稳定的较小提液量为最佳试样提液量。

3. 水样中钙的测定

（1）钙标准系列溶液的配制：分别取钙标准应用液 0.00、0.25ml、0.50ml、0.75ml、1.00ml 和 1.25ml 于 6 支 25ml 比色管中，均加入 1.00ml 硝酸镧溶液，用 2%硝酸溶液稀释至刻度，混匀。标准系列钙浓度分别为 0.00、1.00μg/ml、2.00μg/ml、3.00μg/ml、4.00μg/ml 和 5.00μg/ml。

（2）样品溶液的配置：根据水样的钙含量，准确取一定体积的水样于 25ml 比色管中，加入 1.00ml 硝酸镧溶液，用 2%硝酸溶液定容至刻度，混匀。

（3）样品的测定：设定仪器工作条件为钙元素的最佳分析条件，依次测定标准系列溶液、试剂空白和样品溶液的吸光度。以钙的浓度为横坐标，吸光度为纵坐标绘制标准曲线。从标准曲线上查出样品溶液和试剂空白中钙的浓度。

4. 结果计算 按式（1-31）计算水中钙的含量。

$$c = \frac{25.00 \times (c_x - c_0)}{V} \tag{1-31}$$

式中：c 为水样中钙含量（mg/L）；c_0 为试剂空白溶液中钙浓度（mg/L）；c_x 为试样溶液钙浓度（mg/L）；V 为水样体积（ml）。

【注意事项】

（1）使用空心阴极灯时，灯电流不能超过最大电流。

（2）实验所用玻璃器皿均用 20%硝酸溶液中浸泡 24h，再用去离子水冲洗干净。

（3）实验结束后，应分别用 2%硝酸溶液和去离子水吸喷各 5min 清洗原子化器，然后通空气空吸吹干。

【思考题】

（1）选择最佳灯电流时，为何要在灯发光稳定且测定灵敏度较高的前提下，选则尽量小的灯电流？

（2）分析线与共振线有何区别？

（李淑荣）

实验六 pH 玻璃电极性能检查及溶液 pH 的测定

【实验目的】 掌握直接电位法测定溶液 pH 的基本原理和方法及 pH 计的使用方法；熟悉一般 pH 玻璃电极性能的检查方法；了解 pH 玻璃电极的构造。

【实验原理】 pH 玻璃电极对氢离子有良好的响应特性，它与参比电极组成电池时，电池的电动势 E 与溶液的 pH 有一定关系，关系如式（1-32）。

$$E = K + \frac{2.303RT}{F}\text{pH} \tag{1-32}$$

由式（1-32）可知，E 与 pH 在一定范围内成直线，直线的斜率为 $2.303RT/F$，即电极斜率的理论值 $S_{理}$。$\Delta E/\Delta \text{pH}$ 称为玻璃电极的电极系数，即实际电极系数 S。在 25℃时，$S_{理}$ 为 59.1mV/pH，即 25℃时当溶液的酸度改变 1 个 pH 单位时，电动势改变 59.1mV。实际上每支玻璃电极的电极系数并不一定相同，在 52～60mV/pH 之间，在此范围内，玻璃电极可认为具有较好的氢离子响应特性。

根据 $E = K + S\text{pH}$，可求得玻璃电极的电极系数。将同一对电极（玻璃电极和饱和甘汞电极）置于两种不同 pH 的标准缓冲溶液中，pH 分别为 pH_1 和 pH_2，通过 pH 计测出电池的电动势（mV）。

$$E_1 = K + S\text{pH}_1 \tag{1-33}$$
$$E_2 = K + S\text{pH}_2 \tag{1-34}$$

式（1-34）减去式（1-33），整理得：$S = \dfrac{E_2 - E_1}{\text{pH}_2 - \text{pH}_1} = \dfrac{\Delta E}{\Delta \text{pH}} \tag{1-35}$

也可作 $E \sim \text{pH}$ 的关系曲线，曲线的斜率为 $\Delta E/\Delta \text{pH}$，即该玻璃电极的电极系数。

【仪器与试剂】

1. 仪器与器皿 酸度计（以 pHSJ-5 型实验室 pH 计为例）；pH 玻璃电极；饱和甘汞电极；磁力搅拌器；磁力搅拌子；50ml 烧杯。

2. 试剂 标准缓冲溶液：①饱和酒石酸氢钾溶液；②0.05mol/L 邻苯二甲酸氢钾溶液；③0.025mol/L 磷酸氢二钠溶液和 0.025mol/L 磷酸二氢钾（混合磷酸盐标准缓冲溶液）；④0.01mol/L 硼砂溶液。实验用水为去离子水（电阻率≥1MΩ·cm）。不同温度下标准缓冲溶液的 pH，见表 1-14。

表1-14 标准缓冲溶液的pH

温度（℃）	0.05mol/L 四草酸氢钾	饱和酒石酸氢钾	0.05mol/L 邻苯二甲酸氢钾	0.025mol/L KH_2PO_4 和 Na_2HPO_4	0.01mol/L 硼砂溶液	饱和 $Ca(OH)_2$ 溶液
10	1.671		3.996	6.921	9.330	13.01
15	1.673		3.996	6.898	9.276	12.82
20	1.676		3.998	6.879	9.226	12.64
25	1.680	3.559	4.003	6.864	9.182	12.46
30	1.684	3.551	4.010	6.852	9.142	12.29
35	1.688	3.547	4.019	6.844	9.105	12.13
40	1.694	3.547	4.029	6.838	9.072	11.98

【实验步骤】

1. 标定仪器

（1）开机：将 pH 玻璃电极、饱和甘汞电极和温度传感器与 pH 计连接，打开电源开关，预热 0.5h。

（2）设置标液："根据测量精度的要求，通常采用一点标定、二点标定或多点标定。以二点标定为例，按"设置"键进入设置当前标液组模块，点击标准缓冲溶液（如 pH=6.86，pH=4.01，或 pH=6.86，pH=9.18）。

（3）标定：用水清洗 pH 玻璃电极、饱和甘汞电极和温度传感器，用滤纸吸干电极，然后将电极和温度传感器插入混合磷酸盐标准缓冲溶液中，进行搅拌，当 pH 显示稳定后，按"确认"键，然后点击"继续标定"。

用水清洗电极，并用滤纸吸干，再把电极和温度传感器插入另一已知 pH 的缓冲溶液（pH=4.01 或 pH=9.18）中，搅拌，直至 pH 显示稳定后按"确认"键，标定结束。

2. 电极系数的测定

（1）用水清洗电极和温度传感器，并用滤纸吸干。

（2）按照以上四种标准缓冲溶液 pH 由高到低的顺序，把电极和温度传感器依次插入标准缓冲溶液中，搅拌，电极电位显示稳定后，记录电池电动势。

（3）绘制 E-pH 曲线，计算曲线的斜率 $\Delta E/\Delta pH$，即为该玻璃电极的电极系数，以此判断该电极的性能。

3. 测定溶液 pH 测定去离子水、自来水、汽水等的 pH。用水清洗电极球泡和温度传感器，并用滤纸吸干，把电极和温度传感器一起插入被测溶液中，用磁力搅拌器搅拌，显示稳定后读出该溶液的 pH。每次测量后，需用去离子水清洗电极，再进行下一个溶液的测量。

【注意事项】

（1）pH 玻璃电极球泡的玻璃膜很薄，勿与硬物相碰。电极安装时应比参比电极底部略高一些。磁力搅拌时，注意转子勿碰撞玻璃膜。

（2）使用前 pH 玻璃电极需在去离子水或 pH=4 的缓冲溶液中浸泡 8～24h 或更长，以使玻璃膜表面活化。

（3）pH 计开机前，保证电极插口连接测量电极或者短路插，否则有可能损坏仪器的高阻器件。

（4）使用玻璃电极和甘汞电极时，注意内参比电极与球泡之间及内参比电极与陶瓷芯之间是否有气泡。如果有气泡，必须除掉气泡，以使溶液连通并保持一定的液压差。

（5）饱和甘汞电极内应及时补充饱和氯化钾溶液。

【思考题】

（1）测量未知溶液的 pH 时，为何应尽量选择 pH 与其接近的标准缓冲溶液进行标定？

（2）一般的 pH 玻璃电极测量范围是 pH=1～9，测定 pH>9 的溶液时，测定值比实际 pH 偏高，为什么？

（李淑荣）

实验七 气相色谱仪的性能检定

【实验目的】 掌握气相色谱仪基线噪声、灵敏度和检测限等性能指标的测定方法；熟悉气相色谱仪的基本结构和工作原理；了解气相色谱仪性能检定的意义。

【实验原理】 气相色谱仪由气路系统、进样系统、分离系统（色谱柱）、检测器、数据处理与记录仪、温控系统等组成。载气流速和色谱柱温度是影响气相色谱仪分离的主要操作条件，基线噪声、灵敏度和检测限等是决定检测器性能的主要指标。良好的仪器工作状态是保证分离效果和定量结果准确性的关键因素，这就要求气路系统密闭良好，载气流量稳定，温控系统恒温精度高，检测器灵敏度高、噪声低等。本实验主要介绍气相色谱仪气路系统密封性、载气流量、柱温箱恒温精度的检查方法，以及氢火焰离子化检测器（FID）灵敏度和检测限的测定方法。

FID 是一种高灵敏度质量敏感性检测器，对有机物的检测灵敏度可达 10^{-12}g/s。用式（1-36）计算灵敏度。

$$S = \frac{AR}{1000m} \quad (1\text{-}36)$$

式中：S 为灵敏度，mV·s/g；A 为色谱峰面积，μV·s；R 为仪器的衰减倍数；m 为进样量，g。

对于 FID，灵敏度越高，噪声越大，单用灵敏度不能全面衡量检测器性能的好坏，其更好的评价指标是检测限（敏感度）D，检测限越小，检测器的性能越好。用式（1-37）计算检测限 D。

$$D = \frac{2N}{1000S} \quad (1\text{-}37)$$

式中：D 为检测限，g/s；N 为基线噪声，μV；S 为灵敏度，mV·s/g。

【仪器与试剂】

1. 仪器与器皿　气相色谱仪（带 FID）；万分之一分析天平；10μl 微量进样器；皂膜流量计或电子流量计；100ml 容量瓶。

2. 试剂　正十六烷的异辛烷溶液（0.100mg/ml）：准确称取 0.0100g 正十六烷，用少量异辛烷溶解，转移至 100ml 容量瓶中，用异辛烷定容。

正十六烷、异辛烷均为优级纯；氮气纯度≥99.999%。

【实验步骤】

1. 气路密封性检测　将色谱柱与气相色谱仪连接。分别打开载气、氢气和空气气源，调节减压表输出压力分别为 0.6mPa、0.2mPa 和 0.4mPa。用十二烷基磺酸钠水溶液或中性肥皂水逐一检查管路的所有连接处，查出漏气点并排除。

2. 载气流量测定　在气相色谱仪未加热的情况下，将皂膜流量计或电子流量计与色谱柱的出口端连接，分别打开载气、氢气和空气流量阀，逐一调节，直到所需流量为止。当气相色谱仪配备气路自动调节装置时，可由计算机精确设定载气流量。

3. 恒温精度检查

（1）柱温箱恒温精度检查：将铂电阻温度计的连接线接到数字多用表（或色谱仪检定专用测量仪）上，然后把温度计的探头固定在柱温箱中部，设定柱温箱温度为室温+30℃和最高工作温度的 90% 两个温度点，开始升温，待温度稳定后，观察 10min，温度每变化一个数记录一次（精确到 0.1℃），其最大值与最小值的差值为柱温箱的恒温精度。

（2）程序升温重复性检查：按照柱温箱恒温精度检查条件和方法进行程序升温重复性检查。选定初温 50℃，终温 200℃，升温速率为 10℃/min。待初温稳定后，开始程序升温，每分钟记录数据一次，直至终温稳定。此实验重复 2~3 次，求出相应记录点的最大相对偏差，其值应≤2%。

$$\text{温度相对偏差} = \frac{t_{\max} - t_{\min}}{\bar{t}} \times 100\% \quad (1\text{-}38)$$

式中：$t_{\max}$ 为相应点的最大温度，℃；$t_{\min}$ 为相应点的最小温度，℃；$\bar{t}$ 为相应点的平均温度，℃。

4. 基线噪声、基线漂移、检测器灵敏度和检测限的测定

（1）仪器工作条件：色谱柱，2m×3mm 不锈钢或玻璃柱；固定液，5%OV-101 或相似极性的溶剂；载气，高纯氮气（≥99.999%）；载气流速，50ml/min；氢气流速，50ml/min；空气流速，500ml/min；进样器温度，230℃；柱温，160℃；检测器温度，200℃；检测器，FID。

(2）基线噪声和基线漂移的测定：按照上述仪器条件，将衰减置于最灵敏档，点火并待基线稳定后，记录 0.5h，测量并计算基线噪声和基线漂移。

(3）FID 灵敏度和检测限的测定：在上述仪器条件下，使仪器处于最佳工作运行状态，待基线平稳后，用微量注射器吸取 0.100mg/ml 正十六烷的异辛烷溶液 2.0μl，注入色谱柱，连续进样 6 次，记录正十六烷峰面积的算术平均值。

5. 结果计算 根据正十六烷的进样量和峰面积，用式（1-36）和（1-37）分别计算 FID 的灵敏度和检测限。

【注意事项】

(1）气路密封性检测切忌用碱性肥皂水，以免腐蚀管道。

(2）开机时先通载气后通电，关机时先断电后停气。

(3）FID 为高灵敏度检测器，必须用高纯度氮气、空气和氢气，空气和氢气在进入检测器前应经过干燥和净化处理；载气（氮气）与氢气流量比一般为（1∶1）～（1.5∶1），空气与氢气流量比一般为（8∶1）～（10∶1）。

(4）进样器温度一般比样品组分中最高的沸点再高 30～50℃，检测器温度必须高于柱温。

(5）定量吸取样品时，注射器中不应存有气泡。

(6）手动进样时，手法应干净利索，进针后立即进样，稍停后立即退针。

(7）进样器的硅橡胶垫应注意及时更换，以免因老化导致漏气。

【思考题】

(1）柱温的选择原则是什么？为什么检测器温度必须高于柱温？

(2）为什么用检测限衡量检测器的性能比灵敏度好？

（张艾华）

实验八　气相色谱法分离条件的选择

【实验目的】　掌握气相色谱法分离条件选择的方法；熟悉影响分离度的主要因素；了解操作条件对柱效和分离度的影响。

【实验原理】　根据 Van Deemter 方程 $H=A+B/u+Cu$，可知在色谱柱确定后，影响分离的操作条件主要是载气流速和色谱柱温度。载气流速可通过测量不同载气流速下的理论塔板高度，并绘制 $H-u$ 曲线来选择，理论塔板高度最小（柱效最高）时的流速为最佳载气流速；色谱柱温度可通过测量不同柱温下两相邻组分的分离度来选择。实际上，载气流速和色谱柱温度对分离的影响是协同的，本实验分别考察载气流速和色谱柱温度对气相色谱分离的影响。

【仪器与试剂】

1. 仪器与器皿　气相色谱仪；1μl 微量注射器。

2. 试剂　苯的二硫化碳溶液（0.50g/L）：称取 0.050g 苯（或根据密度和纯度折算成体积，按体积量取，下同），用二硫化碳溶解并稀释至 100ml。甲苯的二硫化碳溶液（0.50g/L）：称取 0.050g 甲苯，用二硫化碳溶解并稀释至 100ml。苯、甲苯的二硫化碳混合溶液（0.50g/L）：分别称取 0.050g 苯和 0.050g 甲苯，用二硫化碳溶解并稀释至 100ml。苯、甲苯和二硫化碳均为色谱纯。

【实验步骤】

1. 气相色谱条件　色谱柱：100cm×4mm 玻璃柱或不锈钢柱；固定液：5%邻苯二甲酸二壬酯或相似极性的溶剂；载气：高纯氮气（≥99.999%）；载气流速：50ml/min；柱温：80℃；气化室温度：150℃；检测器温度：150℃；检测器：火焰离子化检测器（FID）；氢气-空气流速比：1∶10。

2. 载气流速对柱效的影响 每次取 0.50g/L 苯的二硫化碳溶液 0.5μl 注入色谱仪,其他色谱条件不变,测定载气流速分别为 10ml/min、20ml/min、30ml/min、40ml/min、50ml/min 和 60ml/min 时的保留时间和半高峰宽,根据计算所得理论塔板数或理论塔板高度,选择最佳流速。

3. 柱温对分离度的影响 根据步骤 2 的结果,选择最佳流速,分别在柱温为 70℃、80℃和 90℃时,向色谱柱注入苯和甲苯的混合溶液 1.0μl,记录色谱图,计算分离度,选择最佳柱温。

4. 实验结果记录

(1) 载气流速对柱效的影响:按表 1-15 记录、计算各数据,绘制 $H-u$ 曲线,从图上找出理论塔板高度最小(柱效最高)时的载气流速,即为最佳载气流速。

表1-15 载气流速对柱效的影响

柱温(℃)	10	20	30	40	50	60
载气流速, u (ml/min)						
保留时间, t_R (min)						
半高峰宽, $W_{h/2}$ (min)						
理论塔板数, $n=5.54\times(t_R/W_{h/2})^2$						
理论塔板高度, $H=L/n$ (mm)						

(2) 柱温对分离度的影响:按表 1-16 记录测量数据,计算不同温度下的分离度 R 值,选择最佳柱温。

表1-16 柱温对分离度的影响

柱温(℃)	组分名称	保留时间, t_R (min)	半高峰宽, $W_{h/2}$ (min)	分离度, R
70	苯			
	甲苯			
80	苯			
	甲苯			
90	苯			
	甲苯			

注:$R=2(t_{R2}-t_{R1})/1.699(W_{1,h/2}+W_{2,h/2})$。

【注意事项】

(1) 开、关气相色谱仪时,应严格遵循开机时"先通气,后通电",关机时"先断电,后关气"的原则,且开机通电前必须检查气路的密封性。

(2) 开机后,待温度稳定且基线平稳后方可进样分析。

(3) 因为二硫化碳毒性大,易挥发,配制苯或甲苯的二硫化碳溶液必须在通风橱中进行。

【思考题】

(1) 影响分离度的因素有哪些?在实际分析过程中应如何选择最佳分析条件?

(2) 使用气相色谱仪应注意哪些问题?

(孟佩俊)

实验九 高效液相色谱仪的性能检定

【实验目的】 掌握高效液相色谱仪性能指标的测定方法;熟悉高效液相色谱仪的基本结构和工作原理;了解高效液相色谱仪性能检定的意义。

【实验原理】 高效液相色谱仪由高压输液系统、进样系统、分离系统(色谱柱)、检测系统和数据处理系统五部分组成,高档的高效液相色谱仪还配有梯度洗脱装置、柱温箱和自动进样等辅助装置。高效液相色谱仪性能检定必须在正常工作条件下进行,一般要求:环境温度为5~35℃,相对湿度为20%~80%,供电电源电压为220±22V,频率为50±0.5Hz,接地良好,室内避免易燃、易爆和强腐蚀性气体及强烈的震动、电磁干扰和空气对流等。根据高效液相色谱仪性能检定标准(GB/T 26792-2001),针对紫外-可见光检测器的高效液相色谱仪,性能检定的主要项目和技术指标见表1-17。

表1-17 高效液相色谱仪性能检定的主要项目和技术指标

检定项目		技术指标	
输液泵密封性		输液泵压力达到上限值90%处,停止运行,保持10min,压力下降值≤5MPa	
输液泵流量精度	流量设定值(ml/min)	流量输出误差(%)	流量稳定性(%)
	0.1	±2	≤1.5
	1.0	±1	≤1.0
	2.0	±2	≤1.5
	5.0	±3	≤1.5
	10.0	±3	≤1.5
	30.0	±5	≤2.0
梯度误差		≤±2%	
柱温箱控温精度	温度设定值误差	≤±2%	
	控温稳定性	≤1℃	
检测器(针对紫外-可见光检测器)	波长示值误差	≤±2nm	
	波长重复性	≤1nm	
	吸光度误差	≤±5%	
	静态基线漂移	≤5×10^{-4}AU/h	
	静态短期基线噪声	≤3×10^{-5}AU	
	动态基线漂移	≤1×10^{-3}AU/h	
	动态短期基线噪声	≤5×10^{-5}AU	
	最小检测浓度	≤4×10^{-8}g/ml	
	线性范围	≥10^4	
定性重复性		≤0.5%	
定量重复性		≤3.0%	

【仪器与试剂】

1. 仪器与器皿 高效液相色谱仪(带色谱数据工作站和紫外-可见光检测器);C_{18}色谱柱(4.6mm×250mm,5μm);校准用紫外-可见分光光度计;高压截止阀(耐压≥60MPa);精密压力表(量程≥60MPa,0.4级);秒表(分度值≤0.1s);三通;两通;带探针数字温度计(分度≤0.1℃);万分之一分析天平(根据测试流量选择合适载荷);背压装置(在设定流量下可提供 8±2MPa);烘箱;干燥器;称量瓶;1ml 注射器;100ml、1000ml 容量瓶;1ml、2ml 和 5ml 刻度吸管。

2. 试剂 丙酮水溶液(0.1%):向1000ml 容量瓶中加入适量水(至刻度的1/2~2/3 处),准确量取 1.27ml 丙酮置于容量瓶内,摇匀,再用水稀释至刻度。硫酸溶液(0.05mol/L):向1000ml 容量瓶中加入适量水(至刻度的1/2~2/3 处),准确量取 2.67ml 浓硫酸置于容量瓶内,摇匀，再用水定容至刻度。酸性重铬酸钾溶液（0.0600g/L）：准确称取 0.0600g 重铬酸钾（于 110℃下干燥 2h，取出放在干燥器中冷却 0.5h），用适量 0.05mol/L 硫酸溶液溶解，转移至 1000ml 容量瓶，再用 0.05mol/L 硫酸溶液定容至刻度。萘的甲醇标准液（0.10mg/ml）：称取 0.10g 萘，用适量甲醇溶解，稀释至 1000ml。萘的甲醇应用液（0.10μg/ml）：量取萘的甲醇标准液 1.0ml，稀释至 1000ml。异丙醇水溶液（2.0%）：准确量取 25.47ml 异丙醇，用水溶解并稀释至 1000ml；丙酮的异丙醇水溶液（1.0%）：向 100ml 容量瓶中加入 2%异丙醇水溶液（至刻度的 1/2~2/3 处），准确量取 1.27ml 丙酮置于容量瓶内，摇匀，再用 2%异丙醇水溶液稀释至刻度。

甲醇、异丙醇、丙酮为色谱纯，重铬酸钾、硫酸为优级纯，实验用水为二次蒸馏水或超纯水（电阻率≥10MΩ·cm）。

【实验步骤】

1. 输液泵密封性 将输液泵、高压截止阀和精密压力表用三通阀相连，输液泵最高压力设定在压力上限值 90%处，以二次蒸馏水为流动相，待系统排出气体，流量设为 0.1ml/min，启动输液泵，将高压截止阀置于截流状态，压力逐渐上升，达到输液泵压力上限值 90%处，停止输液泵，记录此时压力表示值，保持 10min，再记录压力表示值。用式（1-39）计算压力下降值。

$$\Delta P = P_1 - P_2 \tag{1-39}$$

式中：ΔP 为压力表下降值，MPa；P_1 为达到上限值 90%时的压力表示值，MPa；P_2 为停泵 10min 后压力表示值，MPa。

2. 流量精度 用仪器专用管路连接输液泵的入口、出口，出口适当加一 8±2MPa 背压，以水为流动相，将数字温度计探针插入流动相储液瓶内，测量此时流动相的试验温度。按照 0.1ml/min、1.0ml/min、2.0ml/min、5.0ml/min、10.0ml/min 和 30.0ml/min 分别设定流量（具体根据输液泵流量范围设定），待输液泵工作稳定后，在流动相排出口用事先清洗、干燥并称重过的称量瓶收集流动相，同时用秒表计时，流动相流量≤1.0ml/min 时，收集 10~15min；流动相流量为 1.0~10.0ml/min 时，收集 5min；流动相流量≥10ml/min 时，收集 3min。每个流量分别测试 3 次。用式（1-41）和（1-42）分别计算流量输出误差及稳定性。

$$F_m = \frac{W_2 - W_1}{\rho t} \tag{1-40}$$

$$S_s = \frac{\overline{F}_m - F_S}{F_S} \times 100\% \tag{1-41}$$

$$S_R = \frac{F_{max} - F_{min}}{\overline{F}_m} \times 100\% \tag{1-42}$$

式中：F_m 为流量实测值，ml/min；W_1 为称量瓶质量，g；W_2 为称量瓶和流动相总质量，g；ρ 为试验温度下流动相的密度，g/ml；t 为流动相收集时间，min；S_s 为流量输出误差，%；S_R 为流量稳定性，%；$\overline{F}_m$ 为同一设定流量下 3 次测量的平均值，ml/min；F_s 为流量设定值，ml/min；F_{max} 为同一设定流量下 3 次测量的最大值，ml/min；F_{min} 为同一设定流量下 3 次测量的最小值，ml/min。

3. 梯度准确度 将紫外检测器波长设定在 254nm。泵出口适当加一 8±2MPa 背压，并用两通代替色谱柱连接到检测器。输液泵流量设为 1.0ml/min，用水冲洗系统采集数据，待基线稳定后，按表 1-18 设置运行梯度程序，得到梯度曲线。测量各种溶液配比时的输出信号值，计算各种溶液配比时的梯度误差，重复 3 次，取其中最大者为输液泵梯度误差。

表1-18　梯度参数设置表

梯度段	时间	A 通道二次蒸馏水（%）	B 通道 0.1%丙酮水溶液（%）
V_A	0.00	100	0
	3.00	100	0
1	3.01	80	20
	6.00	80	20
2	6.01	60	40
	9.00	60	40
3	9.01	40	60
	12.00	40	60
4	12.01	20	80
	15.00	20	80
V_B	15.01	0	100
	18.00	0	100

用式（1-43）计算梯度误差。

$$T_i = L_i - \frac{V_i - V_A}{V_B - V_A} \tag{1-43}$$

式中：T_i 为第 i 段梯度误差，%（i=1，2，3，4）；L_i 为第 i 段设定梯度值，%（i=1，2，3，4）；V_A 为 A 通道流动相 100%时的输出信号值；V_B 为 B 通道流动相 100%时的输出信号值；V_i 为第 i 段梯度输出信号值，i=1，2，3，4，见图 1-1。

4. 柱温箱控温精度　将数字温度计探针固定在柱温箱内放置色谱柱处，选择室温加 10℃和最高可控温度的 90%两点进行测量。按温度从低到高顺序升温，当温度显示值稳定后，每隔 5min 记录 1 次温度计显示温度，共 7 次，求出平均值。平均值与设定值之差为该温度下的设定值误差，7 次读数中最大值与最小值之差为该温度下的控温稳定性。

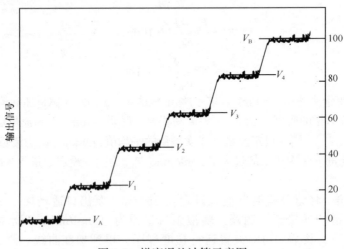

图 1-1　梯度误差计算示意图

$$\Delta T_s = \bar{T} - T_0 \tag{1-44}$$
$$T_c = T_{max} - T_{min} \tag{1-45}$$

式中：ΔT_s 为温度设定值误差，℃；$\bar{T}$ 为 7 次测量的平均值，℃；T_0 为温度设定值，℃；

T_c为控温稳定性,℃;T_{max}为7次测量最大值,℃;T_{min}为7次测量最小值,℃。

5. 检测器波长准确度与波长重复性 用两通代替色谱柱将输液泵连接到检测器,再将检测器连接到色谱工作站。开机预热后,选取合适带宽,输液泵流量设为1.0ml/min,用水冲洗系统采集数据,待基线稳定后,停止输液泵,用1ml注射器将紫外波长测试用标准溶液(0.0600g/L 酸性重铬酸钾溶液)注入流通池,扫描230～360nm波长范围内吸收光谱图,记录其在235nm、257nm、313nm和350nm附件波长处的最大或最小吸收波长,最大或最小波长与上述标准波长之差为波长示值误差,取其中最大值为检测器波长示值误差。重复测定3次,各点3次中最大与最小值之差为波长重复性误差。

6. 检测器吸光度误差 在校准用紫外-可见分光光度计上,以0.05mol/L 硫酸溶液为空白,测定0.0600g/L 酸性重铬酸钾溶液在235nm、257nm、313nm和350nm处的吸光度值,各波长处重复测定3次。按照上述"检测器波长准确度与波长重复性"操作,在色谱仪上以0.05mol/L 硫酸溶液为空白,测定0.0600g/L 酸性重铬酸钾溶液在235nm、257nm、313nm和350nm处的吸光度值,重复3次,计算其与分光光度计上吸光度值的相对误差,取测试波长中吸光度误差最大者为检测器吸光度误差。

$$\delta_{AU} = \frac{\bar{x} - A_0 \times (l/l_0)}{A_0 \times (l/l_0)} \times 100\% \quad (1-46)$$

式中:δ_{AU}为吸光度误差,%;$\bar{x}$为检测器3次测试吸光度的算术平均值,AU;A_0为校准用分光光度计3次测试吸光度的算术平均值,AU;l为被测检测器样品池的光程,cm;l_0为校准用分光光度计样品池的光程,cm。

7. 静态基线漂移及静态短期基线噪声 将检测器波长设为254nm,检测池为空池(充满空气或氮气),响应时间(T_{90})不大于1.0s。开机预热后,记录基线1h,取1h内平行包络线的中心线的起点与终点的差值为检测器基线漂移。选取所记录基线噪声较大的5min作为计算噪声的基线,以1min为界面平行包络线,计算短期基线噪声,将5个平行包络线宽度的平均值作为检测器短期基线噪声。计算见图1-2。

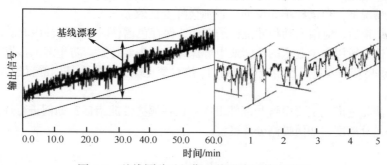

图1-2 基线漂移及短期基线噪声计算示意图

8. 动态基线漂移及动态短期基线噪声 用两通代替色谱柱将输液泵连接到检测器,再将检测器连接到色谱工作站,输液泵出口加8±2MPa背压。以100%甲醇为流动相,流量设为1.0ml/min,其他程序和计算方法同"静态基线漂移及静态短期基线噪声"。

9. 最小检测浓度 连接好泵、色谱柱、检测器、进样阀、色谱工作站等仪器系统,将检测器波长设定为254nm,检测器响应时间(T_{90})设定为1.0s,以甲醇为流动相,泵流量设为1.0ml/min,运行系统,待基线稳定后,记录基线噪声,然后从进样阀注入适量萘的甲醇应用液,采集色谱图,记录色谱图中萘的峰高,用式(1-47)计算最小检出浓度。

$$C_{min} = 2 \times \frac{H_N}{H \times 20} \times c \times V \quad (1-47)$$

式中：C_{min} 为最小检出浓度，μg/ml；H_N 为短期基线噪声，AU；c 为萘的浓度，μg/ml；H 为萘的峰高，AU；V 为进样体积，μl；20 为标准进样体积，μl。

10. 线性范围　同上述最小检测浓度，连接好仪器各个部件，以 2% 的异丙醇水溶液为流动相，泵流量设为 1.0ml/min，运行系统，待基线稳定后，分别从进样阀注入 20μl 丙酮的异丙醇水溶液（浓度从 0.1%~1.0%，每隔 0.1% 设置一个梯度），记录各浓度下的色谱图上丙酮的响应信号值（峰高或峰面积），每个浓度重复 3 次。以前 5 个丙酮含量（0.1%~0.5% 5 个点）和对应的响应信号作标准曲线，从曲线上找出丙酮含量大于 0.5% 的各点计算值，与对应的相应信号值比较，响应信号值刚好大于计算值 5% 时，认为曲线弯曲，此点浓度作为线性上限 C_H，按照最小检测浓度试验方法测出丙酮的下限 C_L，由 C_H/C_L 计算出检测器的线性范围。如果在上述测试计算中，丙酮浓度为 1.0% 时仍然未能达到拐点，则需加大丙酮浓度后继续进行测试。

11. 定性和定量重复性　将仪器各个部件连接好，以甲醇为流动相，泵流量设为 1.0ml/min，运行系统，待基线稳定后，从进样阀注入 20μl 萘的甲醇标准液（0.10mg/ml），记录萘的保留时间和响应信号值（峰面积或峰高），连续 7 次，将保留时间代入式（1-48）计算定性重复性，将峰面积或峰高代入式（1-48）计算定量重复性。

$$\mathrm{RSD} = \frac{1}{\bar{X}} \times \sqrt{\sum_{i=1}^{n}(X_i - \bar{X})^2(n-1)} \times 100\% \tag{1-48}$$

式中：X_i 为第 i 次测得的保留时间或峰高（峰面积）；$\bar{X}$ 为 n 次测量结果的算术平均值；i 为测量序号；n 为测量总次数（此处 $n=7$）。

【注意事项】
（1）流动相和测试液必须经 0.45μm 滤膜过滤并进行脱气处理。
（2）流动相内不能含有任何腐蚀性物质，含有缓冲盐的流动相不应长时间保留在泵内。
（3）工作时注意防止流动相试剂瓶内的液体用完。
（4）输液泵的工作压力不要超过规定的最高压力。
（5）避免色谱柱压力和温度的急剧变化和任何的机械震动。
（6）一般情况下，色谱柱不能反冲，否则会降低柱效。
（7）实验结束后，应用流动相冲洗柱子 0.5h；保存色谱柱时，应将柱内充满适宜极性的溶剂，反相色谱柱一般可含少量水的乙腈或甲醇保存，柱头要拧紧，防止溶剂挥发干燥，实验结束后，应将流动相管路入口用乙腈或甲醇封口。绝对禁止缓冲液留在柱内静置过夜或更长时间。

【思考题】
（1）高效液相色谱仪主要由哪些部件组成？包括哪些性能指标？如何进行性能检定？
（2）什么是分离度，如何提高分离度？

（孟佩俊）

第二章　毒理学实验技术

【能力培养目标】　毒理学是以动物实验为中心实验科学，毒理学动物实验的设计、实施、结果观察和评价是毒理学研究的基本能力。本章节中验证性毒理学实验的实践可以使学生掌握毒理学动物实验的基本原理和实验方法；自主设计性实验的实践可以锻炼学生根据已经学习的理论知识和基本实验方法，设计实验方案，完成实验设计的能力；综合性实验从教师和学生两个方面调动教与学的积极性，提高学生分析问题、解决问题的能力，培养学生的科研设计思路，更有利于创新型人才的培养。

实验一　实验动物的准备及基本操作技术

【实验目的】
（1）掌握实验动物的选择、捉拿、灌胃和处死等基本操作技术。
（2）熟悉毒理学实验中有关实验动物的生物材料采集技术。

【材料和试剂】
1. 实验动物　健康小鼠，大鼠。
2. 器材　灌胃针，托盘，小烧杯，剪刀，镊子，天平，血色素吸管，棉球。
3. 试剂　苦味酸乙醇饱和溶液，复红乙醇饱和溶液。

【实验步骤】
1. 健康动物的选择　动物的健康状况对实验结果的正确与否有直接的影响。健康动物要求达到：体型丰满，发育正常，被毛浓密有光泽，紧贴体表，眼睛明亮，行动迅速，反应灵活，食欲及营养状况良好，自然孔道无分泌物，对外界刺激敏感。对慢性毒性试验用的动物尤其是大动物，除了上述一般观察外，应对每只动物做全身的健康检查。

2. 动物的性别鉴定　大鼠、小鼠可根据肛门与生殖孔之间的一些特点和乳头判定性别。
雌鼠的肛门与生殖孔之间距离近，有凹陷，无毛，胸腹部有乳晕（小鼠5对、大鼠6对）；雄鼠的肛门与生殖孔之间距离远，无凹陷，有毛，胸腹部无乳晕（图2-1）。

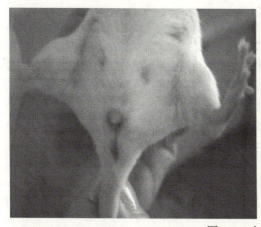 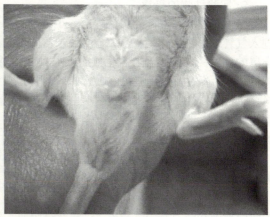

图2-1　小白鼠性别鉴定

根据实验目的，选择符合性别要求的动物，无性别要求的实验，则用雌（♀）雄（♂）动物数量各半。

3. 实验动物的标记 标记的原则是清晰、耐久、简便、适用。

染色法：用苦味酸（黄）、复红（红）、结晶紫（紫）的乙醇饱和溶液，在动物明显体位被毛上不同部位染色，代表不同号码。用一种颜色代表个位，另一种颜色代表十位，第三种颜色代表百位，如用黄色代表个位，红色代表十位，紫色代表百位。标记时棉签涂抹方向应与被毛方向相同。大鼠、小鼠染色标记示意见图2-2。

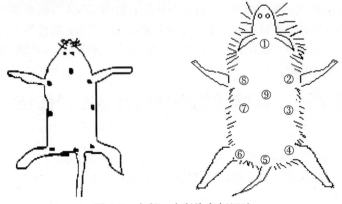

图 2-2 大鼠、小鼠染色标记法

4. 实验动物的捉拿

（1）小鼠的捉拿：先用右手抓住鼠尾将其提起，置于鼠笼或粗糙平面上，在其向前爬行时，用左手的拇指和食指抓住小鼠两耳和头颈部皮肤，然后再将鼠体置于左掌心中，把后肢拉直，用左手的无名指及小指按住尾巴和后肢，头部一定要固定。

（2）大鼠的捉拿：大鼠的捉拿与小鼠基本相同，但大鼠性情凶猛，为避免咬伤，可戴帆布或棉纱手套。采用左手固定法，用拇指和食指捏住鼠耳，余下三指紧捏鼠背皮肤，置于左掌心中，右手进行实验操作。周龄较大的大鼠需抓住尾根部，切勿抓尾尖或悬空时间太长，尾部皮肤因为角质化易脱落。

注意：捉拿时用力要适中，用力过度，易使动物窒息或颈椎脱臼；用力过小，动物头部反转过来易咬伤操作者的手。

5. 实验动物的染毒

（1）灌胃：灌胃针的尖端焊有一小圆金属球，金属球为中空。焊金属球的目的是防止针头刺入气管或损伤消化道。针头金属球端弯曲成约20°角，以适应口腔、食管的生理弯曲度走向。小鼠的灌胃针长4~5cm，直径为1mm，大鼠的灌胃针长6~8cm，直径约1.2mm。灌胃时右手持针，左手抓住鼠脊背皮肤，使鼠呈垂直体位，头部固定，将灌胃针缓缓经口腔，沿咽后壁再经食管插入胃内（小鼠插入深度为3~4cm，大鼠为4~6cm），推动注射器活塞将受试物注入胃内。在插入针头过程中，如遇阻力，应立即停止进针或将针拔出，直至灌胃针很顺利地插入胃内，方可注入受试物，否则易于伤及食管或造成胃穿孔，或误入气管，造成动物意外死亡。

注意：灌胃针抽完液体后，针头朝上直立，先回抽注射器活塞，使针管内液体进入注射器，再向上推，排出气体，并注意液体的刻度。

（2）腹腔注射：左手抓住动物，腹部向上，右手将注射针头于左或右下腹刺入皮下，使针头向前推进0.5~1.0cm，再以45°角穿过腹肌，固定针头，回抽注射器活塞如无回血，缓慢向腹腔注入药液。

6. 实验动物的血液采集

（1）大鼠、小鼠鼠尾采血：将动物固定后，把鼠尾浸入 45～50℃温水中使尾静脉充血，擦干皮肤后，再用乙醇棉球擦拭消毒。剪去尾尖（0.2～0.3cm），拭去第一滴血，用血色素吸管（根据需要事先在吸管内加入抗凝剂）吸取一定量尾血，然后用干棉球压迫止血。

（2）眼眶静脉丛采血：操作者左手拇指、食指紧紧握住大鼠或小鼠颈部，压迫颈部两侧使眶后静脉丛充血（注意用力适度，以防止动物窒息死亡），右手持玻璃毛细管从一侧眼内眦部45°角刺入，捻转进入。如无阻力继续刺入，有阻力就抽出玻璃毛细管调整方向后再刺入，直至出血为止。右手持容器收集血液后，拔出毛细管，用干棉球压迫止血。

（3）腹主动脉采血：为一次性采血方法。大、小鼠麻醉后，仰卧位固定动物，剪开腹腔，剥离器官，暴露腹主动脉，用注射器逆着血流方向刺入腹主动脉采血。

（4）断头采血：该方法可用于大鼠、小鼠。操作者左手握住动物，右手持剪刀，快速剪断头部，倒立动物将血液滴入容器。

7. 实验动物的处死

（1）颈椎脱臼法：一手夹住小鼠的头颈部，另一手用力向后上方拉鼠尾，使颈椎拉断脱节，造成急性延髓损伤而死亡。此法多用于处死小鼠。

优点：动物死亡迅速，挣扎少，简单易行，效率高。

缺点：不流血、不能取血，对气管、肺部有损伤。

（2）断头法：操作者右手按住大鼠或小鼠头部，左手握住背部，露出颈部，助手用大剪刀或断头器剪断颈部使之死亡。

优点：死亡快速，动物挣扎少。

缺点：血液易混体液，取血量受限，影响肺部的观察。

（3）麻醉致死法：在密闭容器中预先放入麻醉剂（氯仿或乙醚），然后将动物放入容器中，密封盖好，使动物吸入过量麻醉剂致死。

优点：死亡快速，动物挣扎少。

缺点：不流血，不能取血。

（4）空气栓塞法：用注射器向动物静脉内迅速注入一定量的空气，使之形成气栓栓塞血管，引起循环障碍致死。

优点：简单、快速，干净利落，适用于较大动物，如兔、犬等大动物。

缺点：无法取血，全身器官淤血严重，尤其心脏和脑组织。

（5）麻醉后急性放血法：将动物麻醉后，仰卧位固定动物，用剪刀在大腿内侧做一切口并向腹股沟方向剪开皮肤，皮肤切口长 3～4cm。用镊子分离筋膜，于腹股沟中点大腿内侧深部，暴露股动脉和静脉，剪断股动脉即有大量血液流出，动物迅速死亡。

优点：动物死亡快，没有挣扎，对内脏影响小，流血量多。采用此种方法处死动物，对内脏无损伤，对采集病理切片标本是一种较好的方法。

缺点：麻醉剂过量可造成动物死亡。

8. 实验动物的尸检　通过对实验动物进行尸检观察，分析死亡原因，对实验结果进行判定。

尸检原则：尽可能保持各器官之间的原有状态，以便对病变部位与其他器官进行正确分析。

（1）尸体的外部检查：①营养状态；②可视黏膜及天然孔道；③皮肤及全身性水肿发生情况。

（2）尸体内脏器官采集：一般先切断肩胛骨内侧和髋关节周围肌肉，使四肢摊开，然后沿腹中线由剑状软骨到肛门切开腹壁，再沿左右最后肋骨切开腹壁到脊柱部。一般先取胸腔器官，后取腹腔器官。

【注意事项】
（1）正确捉拿动物，防止被动物咬伤。
（2）要爱护动物，禁止虐待动物。
（3）看管好动物，防止动物逃脱。
（4）禁止利用动物嬉闹。

（高艳荣）

实验二　敌鼠钠对小鼠的亚慢性毒性实验

【实验目的】
（1）掌握亚慢性和蓄积毒性的实验方法，印证课堂理论。
（2）熟悉外源化学物的蓄积毒性是评价该化学物是否发生慢性毒性的重要依据，也是制定卫生标准时选择安全系数的主要依据。

【实验原理】　外源化学物一次性进入机体后，可经代谢或原型排出体外，但当化学物与机体发生亚慢性接触，反复多次进入机体，而且当进入机体的速度或总量超过机体代谢转化与排出的速度或总量时，该化学物就有可能在体内逐渐增加并潴留，这种现象称为化学物的蓄积作用。

【材料和试剂】
1. 器材　天平，灌胃针，50ml 三角烧瓶，鼠笼。
2. 试剂　苦味酸乙醇饱和溶液，复红乙醇饱和溶液，受试物敌鼠钠，蒸馏水。

【操作步骤】　本实验采用固定剂量法，操作步骤如下：
（1）选择健康的成年昆明种小白鼠，雌雄各半，体重 18～25g。以灌胃方式给予受试化学物进行急性毒性试验，求出 LD_{50}。
（2）选取相同条件的动物 40 只，雌雄各半，随机分为两组，一组为染毒组，一组为对照组。
（3）按照 0.02ml/g 体重，相同染毒途径，每日定时对染毒组和对照组动物进行灌胃染毒。染毒组给予 $1/20 LD_{50}$ 敌鼠钠，对照组用蒸馏水进行灌胃。并且每日称量体重一次，随体重的增减变换药量。直到染毒组的小白鼠有一半死亡为止。

【结果计算】　计算实验开始到出现一半动物死亡时的累积染毒总剂量[$LD_{50(n)}$]，用式（2-1）计算敌鼠钠的蓄积系数 K。

$$K = \frac{LD_{50(n)}}{LD_{50(1)}} \tag{2-1}$$

式中：$LD_{50(1)}$ 为受试物的半数致死量；$LD_{50(n)}$ 为多次染毒引起一半动物死亡的累积总剂量（染毒剂量×染毒次数）；$LD_{50(1)}$ 为 120mg/kg（敌鼠钠），本实验染毒剂量为 $1/20 LD_{50(1)}$ = 6mg/kg。

【结果评价】　根据蓄积系数的大小，参照蓄积系数评价标准（表2-1），评价受试物的蓄积作用。

表2-1　蓄积系数分级标准

蓄积系数	蓄积毒性分级
<1	高度蓄积
1～3	明显蓄积
3～5	中等蓄积
>5	轻度蓄积

【注意事项】　正确捉拿动物，灌胃时进针一定要适度，不得过深或过浅。药量一定要准确，否则影响结果。

【思考题】　用蓄积系数法检测化学物的毒性原理是什么？K值的意义是什么？

（黄丽华）

实验三　小鼠骨髓嗜多染红细胞微核实验

【实验目的】
（1）掌握小鼠骨髓嗜多染红细胞（PCE）微核测定方法。
（2）了解环磷酰胺对骨髓细胞染色体的损伤作用。

【实验原理】　微核试验是用于染色体损伤和干扰细胞有丝分裂的化学毒物的快速检测方法。微核是指存在于细胞中主核之外的一种颗粒，大小相当于细胞直径的 1/20~1/5，呈圆形或杏仁状，其染色与细胞核一致，在间期细胞中可以出现一个或多个。一般认为微核是细胞内染色体断裂或纺锤丝受影响而在细胞有丝分裂后期滞留在细胞核外的遗传物质。所以，微核试验能检测化学毒物或物理因素诱导产生的染色体完整性改变和染色体分离改变这两种遗传学终点。

微核可以出现在多种细胞中，但在有核细胞中较难与正常核的分叶及核突出物相区别。由于红细胞在成熟之前最后一次分离后数小时可将主核排出，而仍保留微核于 PCE 中，因此通常计数 PCE 中的微核。

【材料和试剂】
1. 器材　手术剪；镊子；离心管；1ml 注射器；针头；毛细滴管；载玻片；托盘；染缸；离心机；洗瓶；滤纸；显微镜。
2. 试剂　小牛血清（保持细胞形态完整，不使细胞凝集）；甲醇（固定作用，保持细胞形态和质量不易改变）；pH 6.8 的磷酸盐缓冲液；Giemsa 染液。
3. 实验动物　昆明种小鼠，体重 18~25g，雌雄各半。

【操作步骤】
1. 动物的选择及染毒
（1）动物的选择：50 只成年健康小鼠，雌雄各半，随机分成 5 个组，每组 10 只。
（2）剂量设计与分组：设 3 个剂量组，剂量范围从最大毒性至无毒性剂量。高、中、低剂量分别取 1/5 LD_{50}、1/10 LD_{50} 和 1/20 LD_{50}。阴性对照组选用等体积的溶剂，阳性对照组给予 40mg/kg 环磷酰胺。
（3）染毒途径与取样时间：腹腔注射，每日一次，3~4 日。

2. 取材　小鼠脱颈椎处死，取其双侧股骨，剔净肌肉，用滤纸擦净，剪开两端股骨头，暴露骨髓腔，然后用注射器吸取 1ml 小牛血清插入骨髓腔中冲洗骨髓入离心管中，反复冲洗数次，直至股骨冲白为止，用毛细吸管轻轻吹打，打碎骨髓团块，成细胞悬液。

3. 离心　把骨髓细胞悬液以 1000r/min 的速度离心 10min。

4. 制片　把离心后的液体弃去上清液，留 0.5ml 左右，混匀后推片，片子自然晾干。

5. 固定　将做好的片子标记，放入染缸，倒入甲醇固定 10min 取出晾干。

6. 染色　将固定后晾干的片子放入染缸中，染液由 Giemsa 储备液和磷酸盐缓冲液以 1∶6 的比例混匀，染色 15min，取出后用磷酸盐缓冲液冲洗片子，晾干。

7. 阅片　先在低倍镜下观察，选择细胞分布均匀、染色较好的区域，再在油镜下分别观察，计数 200 个 PCE，同时记录含微核的 PCE 数。

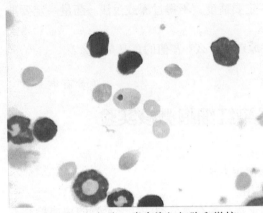

图 2-3 红细胞、嗜多染红细胞和微核

PCE 呈灰蓝色，比正常红细胞略大，无核，成熟红细胞（NCE）呈橘黄色。微核多呈圆形或椭圆形，边缘光滑整齐，染色与细胞核一致，呈蓝紫色，大小相当于细胞直径的 1/20～1/5，不折光（图 2-3）。

【结果计算】 计数含有微核的 PCE 数，每只动物为一观察单位，按照式（2-2）计算微核细胞率。每组的雌、雄动物分别计算微核 PCE 的均值。雌、雄动物之间无明显的性别差异时可合并计算结果，否则应分别计算。

$$微核细胞率 = \frac{含微核的嗜多染红细胞数}{观察的嗜多染红细胞数} \times 1000\%$$

（2-2）

【结果评价】
（1）结果分析指标为微核细胞率。
（2）如果受试物试验组与溶剂对照组相比，统计学上有显著性差异，并有剂量-反应关系则可认为微核试验阳性。
（3）PCE/NCE 值是评价细胞毒性的指标，正常 PCE/NCE 值为 0.6～1.2。如比值<0.1，则表示 PCE 形成受到严重抑制；如比值<0.05，则表示受试化学毒物的剂量过大，实验结果不可靠。

【注意事项】
（1）股骨不要取错。
（2）股骨较脆，不要折断，剪股骨骺时要少剪，不宜过长，因为成年动物骨髓多分布于两端，中间多为脂肪。
（3）离心前的吹打要轻，以免打破细胞。
（4）染色时间应严格掌握。
（5）用磷酸盐缓冲液冲片子时，一定要把片子立起来，捏洗瓶时用力不要过大。
（6）蛇形走向阅片。

【思考题】
（1）小鼠骨髓微核的试验原理是什么？有哪些步骤？应注意哪些问题？
（2）嗜多染细胞微核率如何计算？怎样判定结果？

（黄丽华）

实验四　小鼠骨髓细胞染色体畸变实验

【实验目的】
（1）掌握整体动物染毒的体内体细胞染色体畸变分析试验方法，评价受试物的致突变性及其强度。
（2）了解动物体内染毒及染色体畸变类型。

【实验原理】 染色体畸变分析是一种检测外源化学物遗传毒性的实验方法，染色体畸变只能在细胞分裂的中期相进行观察和分析，在取样前用秋水仙素进行预处理，以阻断构成微管的主要蛋白质即微管蛋白的聚合，从而抑制细胞分裂时纺锤体的形成，使处于分裂间期和前期的细胞停留在中期，对已处于中期及后期的细胞无影响，借此可以增加处于中期分裂象的细胞数，为染色体分析提供统计学上所需要的足够大的样本，取样后要进行低渗处理，使细胞膨胀，染色体均匀分散开，然后固定、染色，在显微镜下进行观察分析。

【材料和试剂】

1. 器材　托盘；剪子；镊子；止血钳；试管架；载玻片；青霉素小瓶；10ml 离心管；5ml 注射器；毛细吸管；滤纸；酒精灯；水浴箱；离心机；染缸；生物显微镜（×100 物镜）。

2. 试剂　环磷酰胺（40mg/kg）；秋水仙素（4mg/kg）；0.075mol/L 的 KCl 低渗液（0.5%）；固定液（甲醇：冰乙酸=3：1，现用现配）；pH 6.8 磷酸盐缓冲液；Giemsa 储备液，受试物。

3. 动物　昆明种小白鼠。

【实验步骤】

1. 动物的选择及染毒

（1）动物选择：50 只成年健康小鼠，雌雄各半，随机分成 5 个组，每组 10 只。

（2）剂量设计与分组：设 3 个剂量组，剂量范围从最大毒性至无毒性剂量。高、中、低剂量分别取 $1/2\ LD_{50}$、$1/4\ LD_{50}$ 和 $1/8\ LD_{50}$。阴性对照组给予溶剂，阳性对照组给予 40mg/kg 环磷酰胺。

（3）染毒途径与染毒时间：腹腔注射，每日一次，3~4 日。动物处死前 4h 腹腔注射秋水仙素。

2. 取材　在实验设计指定的时间采用脱颈椎法处死动物，迅速取出双侧股骨，剔去肌肉，擦净血污，将两根股骨同时放入青霉素小瓶，加 3~4ml 的 KCl 低渗液（预温37℃），用止血钳钳碎股骨，使骨髓释放出来，轻轻振荡后吸出上清液加入 10ml 离心管中。

3. 低渗　离心管中加 KCl 至 8ml 刻度，37℃水浴 20min，加入 2ml 固定液轻轻混匀，1000r/min 离心 10min，弃去上清液。

4. 固定　离心管中立即加入固定液至 10ml 刻度，轻轻吹打沉淀物至完全混匀，室温放至 7min 后充分吹打，再放 7min，1000r/min 离心 15min。

5. 制片　去上清液，留少许（约 0.5ml），轻轻吹开制成细胞混悬液，立即在冷冻的洁净载玻片上滴片，点燃，晾干。每个标本制片 2~3 张。

6. 染色　Giemsa 染液和磷酸盐缓冲液按照 1：9 的比例染色 15min，用清水冲片，自然晾干。

7. 阅片　先在低倍镜下寻找分散良好、细胞未破裂、染色体收缩适中的中期分裂象细胞，再用油镜进行分析。每片观察 100 个分散良好的中期分裂象细胞，记录观察到的染色体型和染色单体型的结构异常。主要观察项目包括：

（1）染色体数目改变：非整倍体、多倍体。

（2）染色体结构改变：裂隙、断裂、断片、着丝点环、无着丝点环、微小体、染色体粉碎化等。

【结果计算】　计算细胞畸变细胞率和染色体畸变率，以百分率（%）表示。

$$细胞畸变率(\%)=\frac{有染色体畸变的细胞数}{分析染色体的细胞数}\times100\% \qquad (2-3)$$

$$染色体畸变率(\%)=\frac{染色体畸变总数}{分析的染色体总数}\times100\% \qquad (2-4)$$

【结果评价】　阴性和阳性对照组的畸变率应与所用动物的物种及有关资料相符，正常小鼠染色体数为 40 条。各组实验结果用均数和标准差表示，采用 Dunnet-t 检验、χ^2 检验、二项分布等方法进行统计分析。各实验组畸变率与阴性对照组比较，差异有统计学意义，并有剂量反应关系,或某一剂量组呈现可重复的并有统计学意义的增加,则此受试物骨髓细胞染色体畸变实验呈阳性。

【注意事项】
(1)了解小鼠正常骨髓细胞染色体数目和形态。
(2)低渗时间及温度要严格控制。
(3)固定液和Giemsa染液现用现配。
(4)加固定液后应充分吹打。

【思考题】
(1)小鼠骨髓细胞染色体试验原理是什么?
(2)染色体畸变的类型及如何识别?

(贾玉巧)

实验五 小鼠精子畸形实验

【实验目的】
(1)掌握小鼠精子畸形实验的原理。
(2)熟悉小鼠精子畸形实验的操作步骤。

【实验原理】 精子的畸形主要是指精子形态的异常,精子畸形包括精子形状的改变及畸形精子数量的改变。引起精子畸形的机制尚未最后阐明,有人认为可能是诱变剂使精子形成有关的基因发生突变而引起,这些基因有Y-性染色体链锁基因及常染色体基因两种,当环境化学物使这两种基因发生突变时,就会导致精子畸形率增高;某些特意的染色体重排,如性-常染色体易位,也可使精子发生畸形。故本实验可以检测环境因子对体内生殖细胞的致突变作用。

各种诱变剂作用于精子的不同发育阶段,可在接触该种诱变剂后不同时间出现精子畸形。一般认为精原细胞后期或初级精母细胞早期的生殖细胞对化学诱变剂较为敏感,故一般在接触诱变剂后第4周最易出现精子畸形率增高。

【材料和试剂】
1. 器材 剪子,镊子,显微镜,毛细吸管,小烧杯,玻片。
2. 试剂 生理盐水,甲醇,无水乙醇,2%伊红水溶液。

【实验步骤】
1. 动物的选择及染毒
(1)动物选择:50只成年健康雄性小鼠,随机分成5个组,每组10只。
(2)剂量设计与分组:设3个剂量组,剂量范围从最大毒性至无毒性剂量。高、中、低剂量分别取 $1/2\ LD_{50}$、$1/4\ LD_{50}$ 和 $1/8\ LD_{50}$。阴性对照组给予溶剂,阳性对照组给予20mg/kg环磷酰胺。
(3)染毒途径与染毒时间:腹腔注射,每日一次,连续5日给药。给药后2~4周处死动物。

2. 制片 颈椎脱臼处死小鼠,摘取双侧附睾,置于1ml磷酸盐缓冲生理盐水中剪碎,静置3~5min,用毛细吸管吸取精子悬液(尽量避开组织碎块),滴在清洁玻片上,均匀涂片。干燥后用无水乙醇固定5min,取出玻片,干燥后镜检计数。亦可用2%伊红水溶液染色后再做镜检(2%伊红水溶液染色1h,自来水冲尽;推片前在镜下观察液滴中精子的数量和活动情况)。

3. 阅片 调节显微镜光圈,在暗视野下,先用低倍镜找到背景清晰,精子重叠较少的部位,用高倍镜按顺序观察精子的形状,每只动物观察完整的精子1000个。精子的畸形主要表现在头部和尾部，畸形的类型可分为：无钩、香蕉头、卷尾、无定形、胖头、尾折叠、断尾、双头及双尾等，记录下观察的精子数。

【结果计算】 计算精子畸变率，以百分率（%）表示。

$$畸变率（\%）=\frac{畸形精子数}{观察精子数}\times100\% \qquad (2-5)$$

【结果评价】 评价精子畸变阳性的标准是，畸变率至少为阳性对照值的倍量或与空白对照组比较有显著性差异。有人报道39组对照动物平均精子畸变率为1.3%，此值可作为评价的参考。各组实验结果用均数和标准差表示，采用 Dunnet-t 检验、χ^2 检验、二项分布等方法进行统计分析。各实验组畸变率与阴性对照组比较，差异有统计学意义，并有剂量反应关系，或某一剂量组呈现可重复的并有统计学意义的增加，则此受试物精子畸变实验呈阳性。

【注意事项】
（1）镜检时注意鉴别制片过程中人为造成的精子损伤，在判断多头、双头、双尾畸形时应注意鉴别由于重叠和交叉造成的假象。
（2）变态反应、缺血、体温升高、感染等因素也可导致精子畸形，因此染毒后发现畸形率增高要注意辨别是由于受试物引发还是其他因素。

【思考题】
（1）精子畸形实验有什么价值？原理是什么？有哪些步骤？
（2）如何判定精子畸形？

（高艳荣）

实验六 单细胞凝胶电泳实验

【实验目的】
（1）掌握单细胞凝胶电泳（SCGB）检测 DNA 损伤的实验原理。
（2）熟悉 SCGB 的实验操作步骤。
（3）了解 SCGB 技术的应用。

【实验原理】 一般情况下，DNA 双链以组蛋白为核心盘旋形成核小体，在核小体中 DNA 为负超螺旋结构，如果去污剂进入细胞，核蛋白被浓盐酸提取，DNA 便形成残留的类核，类核中 DNA 断裂即在核外形成一个 DNA 晕轮，DNA 断裂将引起超螺旋松散，电泳时 DNA 断片向阳极伸展，形成特征性彗星尾。因此，决定断裂 DNA 电泳行为的关键因素是 DNA 超螺旋的松散。DNA 受损越严重，产生的断裂片段越多，在彗星尾中出现的 DNA 就越多。尾中 DNA 的百分含量和尾长是 DNA 断裂的重要定量参数。SCGB 检测的遗传学终点为原发性 DNA 损伤，通过检测受试物所导致的细胞 DNA 链的断裂，确定受试物的作用剂量与 DNA 损伤效应的关系，评价受试物的遗传毒性。

【材料和试剂】
1. 器材 全磨砂载玻片；盖玻片；玻片托盘；冰盒；微量离心管；微量吸管和吸头；饭盒；电泳仪；电泳槽；水浴锅；荧光显微镜。

2. 试剂
（1）低熔点琼脂糖（LMA）；正常熔点琼脂糖（NMA）。
（2）配液：无钙镁 PBS、氯化钾 0.1g、氯化钠 4.0g、磷酸二氢钾 0.1g、磷酸氢二钾 0.58g（或 $Na_2HPO_4·12H_2O$ 1.45g），双蒸水 500ml。
（3）裂解液：氯化钠 73.05g、$Na_2EDTA·2H_2O$ 18.6g、Tris 0.61g、肌氨酸钠 5g、双蒸水 400ml。

(4）电泳缓冲液：$Na_2EDTA \cdot 2H_2O$ 0.372g、氢氧化钠 12g、双蒸水 1000ml。
(5）中和液：0.4mol/L Tris-HCl、Tris 24.22g、双蒸水 300ml、盐酸 1mol/L。
(6）固定液：无水乙醇。

【实验步骤】

1. 分组与染毒 体内试验，至少应设 3 个剂量组、1 个阳性对照组和 1 个阴性对照组，每组至少 6 只动物。一般采用灌胃或腹腔注射给予动物受试物（1~72h），再取出所需要的组织细胞，检测细胞活力，进行 SCGE 检测，或取全血用琼脂糖包埋进行 DNA 损伤检测。

体外试验，至少应设 3 个剂量组、1 个阳性对照组和 1 个阴性对照组，每组一般设 3~5 个平行样。可直接将受试物加入到细胞生长的培养基中进行染毒。细胞染毒后用琼脂糖包埋进行 DNA 损伤检测。

2. 单细胞悬液的配制

（1）体外培养细胞：弃去染毒细胞的培养基，细胞用冷的 PBS 洗 1~2 次，离心收集细胞，用 0.3ml PBS 液重悬细胞，密度为 $1×10^6$ 细胞/ml。取 5μl 细胞悬液加入到 75μl LMA 中混合。

（2）全血：取 5μl 全血与 75μl LMA 混合。亦可将 5μl 血加入 1ml 介质，冷藏待分析。分析时，将细胞离心，尽可能弃去所有上清液，再加入 75μl LMA。

（3）骨髓：用 1ml 含 20mmol/L EDTA 的冷 HBSS 冲洗小鼠股骨骨髓于微量离心管中。取冲洗液 5μl 与 75μl LMA 混合。

（4）固体组织：取一小块组织，放入 1~2ml 含 20mmol/L EDTA 的冷 HBSS 中。切碎，静置数分钟。取 5~10μl LMA 混合。

注意：每个玻片最适合细胞数约为 $1×10^4$ 个细胞。确定细胞的密度：取 5μl 细胞悬液在相差显微镜下进行细胞计数或取 5μl 细胞悬液与 75μl PBS 混合，滴于普通玻片上，盖上相同大小的盖玻片计数细胞。

3. 铺胶制片 第 1 层凝胶的制备：用微波炉加热溶解正常熔点 0.5%琼脂糖（NMA），再冷至 45~60℃，铺底胶 160μl 于载玻片上，立即盖上干净盖玻片，再置 4℃下至少 10min 使 NMA 凝固。也可以先铺胶，晾干后无尘存放，1 周内使用。

第 2 层凝胶的制备：低熔点 1%琼脂糖（LMA）在微波炉中加热使之完全熔化，冷至 37℃（可以放置于细胞培养箱或水浴箱中冷却至 37℃，低熔点 1%琼脂糖 LMA 在 37℃可维持 3h）。移去盖玻片，将 60μl 细胞悬液和 60μl 的 LMA 混合均匀，然后，迅速将适量含细胞的 LMA 滴到第 1 层琼脂糖上，立即盖上干净盖玻片，放置 4℃30min 使第 2 层 LMA 凝固。注意，使用盖玻片的目的是使琼脂糖平整，显微镜下方便观察。

第 3 层凝胶的制备：移去盖玻片，75μl 0.5% LMA 加在第 2 层琼脂糖上，再盖上盖玻片放回托盘中放置 4℃待琼脂糖凝固。

4. 细胞裂解 移去盖玻片，将载玻片置于塑料盒中，轻轻加入预冷的新鲜配制的细胞裂解混合液（pH10.0）。4℃下裂解 1h。取出载玻片用蒸馏水漂洗 2 次，要求动作轻，以免琼脂糖脱落。

5. DNA 碱解旋 将载玻片置于水平电泳槽正极端，并列放置，不留空隙。倒入新配制的电泳缓冲液约覆过载玻片胶面 2mm，放置 20min，以便使 DNA 在碱性条件下解螺旋和产生碱易变性区段，使 DNA 断链在电场中易于迁移。

6. 细胞电泳 稳压 25V，稳流 300mA，电压、电流可用改变缓冲液面高低来调节，电泳时间为 20min。电泳后将载玻片置于平皿内，缓缓沿壁加入 0.4mmol/L Tris-HCl（pH 7.5）缓冲液或双蒸水，漂洗 2 次，每次 5~15min，弃去 Tris-HCl 或双蒸水，使用 PBS 洗干净，并用滤纸吸干水分（再缓缓加入无水乙醇将凝胶浸埋脱水 10min~1h 之后，吸去乙醇，自然晾干或室温下过夜。)

7. 染色 每张载玻片加 5～10 滴染色剂，盖上盖玻片（也可以不盖上），避光染色 40min。盖上盖玻片的目的是可以隔日分析，或便于操作。

8. 观察、拍照和分析 EB 染色后的 DNA 样品在荧光显微镜下观察，DNA 图形呈橘红色。未受损细胞表现为一圆形荧光核心，即彗星头部，没有尾巴。而受损的细胞则有彗星尾从核中伸向阳极，形成一个亮的荧光头部和尾部。荧光显微镜 510～560nm（绿光）波长的激发光，可清楚地观察到核 DNA（彗星头部）和迁移的 DNA（即彗星尾）。每个样品中随机挑选 25～50 个细胞测定，图片保存后，用软件 CASP（comet assay software project）1.2.2 测定受试组和对照组核 DNA 直径和 DNA 迁移（即彗星尾）长度。

【结果计算】 借助各种彗星图像分析软件，其对结果的分析更加简单和快速，常用的软件为 CASP 彗星图像分析软件。目前广泛采用的分析指标，如彗星尾长、尾 DNA 含量和 Olive 尾矩等被认为是计算机用软件 CASP1.2.2 分析系统中较好的指标，它们均与 DNA 损伤的水平存在高度相关性。

【结果评价】 各组实验结果用均数和标准差表示，采用单因素方差分析方法进行统计分析。各实验组统计值与阴性对照组比较，差异有统计学意义，并有剂量反应关系，或某一剂量组呈现可重复的并有统计学意义的增加，则此受试物 DNA 损伤实验呈阳性。

【注意事项】
(1) 盖玻片必须清洗干净，使用时注意避免产生气泡。
(2) 铺第一层胶时要铺平整合均一，避免有气泡出现。
(3) 铺胶时，在常温下进行，不要冷却玻片，否则凝胶会过早凝固易产生气泡。
(4) 在放有载玻片的电泳槽中加入新配制的电泳缓冲液应用液时，应防止气泡的产生。
(5) 染色后的玻片可在潮湿环境中避光保存 72h，但最好在 24h 内阅片。

【思考题】 单细胞凝胶电泳检测 DNA 损伤的实验原理是什么？

（高艳荣）

第三章 空气理化检验

【能力培养目标】 本章节的实验项目和内容是以国家推荐标准方法为基础的空气中常见无机和有机性污染物的常用和/或经典测定方法,适用于卫生检验检疫专业和预防医学专业学生实验技能的培训。通过对本章节实验的学习和实践,可以达到培养检测检验空气中常见有机和无机污染物的基本实践技能,同时培养学生独立分析问题和解决实际问题的能力,为开展创新性工作打下坚实的基础。

实验一 生产环境中气象参数的测定及流量计的校准

【实验目的】 掌握气温、气压、气湿和风速常用测定仪器和流量计校正的测定原理及实验操作方法;熟悉气温、气压、气湿和风速的测定方法和流量计的基本结构;了解测定气温、气压、气湿和风速的注意事项及其对空气中污染物的浓度、扩散、稀释等可能产生的影响,了解流量计校正曲线的绘制方法和使用方法。

一、气温的测定

【仪器】 玻璃液体温度计;数显式温度计。

【实验原理】

1. 玻璃液体温度计工作原理 由一玻璃薄壁构成的球部和内空的玻璃细管连接而成的封闭空间中装入水银或乙醇。当气温变化时,玻璃、液体都因热胀冷缩而发生体积改变,玻璃细管内的液柱高度随之变化。

2. 数显式温度计工作原理 采用PN结、热敏电阻、热电偶、铂电阻等温度传感器作为感温部件,将温度变化转换为相应电信号,经放大、转换后在显示器上直接显示温度值。

【实验步骤】

1. 玻璃液体温度计操作步骤 选择适当的测定地点,将温度计垂直悬挂于1.5m高处测定气温。测定5~10min后读数(因温度计有热惯性,应在温度计达到稳定状态后读数)。读数时应暂停呼吸,迅速读数,先读小数,后读整数。观测时,视线与液柱上端平行,水银温度计读取凸出弯月面最高点对应的数字,乙醇温度计则读取凹月面最低点对应的数字。

2. 数显式温度计操作步骤 将仪器感温传感器插好,传感器头部置于测定地点和既定位置。开启仪器,待显示器读数稳定后直接读取温度值。

【注意事项】

(1)测定地点在室内时,测定气温的地点周围应无热辐射、不靠近发热设备和通风装置、不直接接触冷的物体;测定地点在室外时,测定气温的地点要平坦、自然通风、大气稳定度好。

(2)当生产环境中有热辐射存在时,因温度计被热辐射加热后所示的温度将超过实际气温,因此不可使用水银或乙醇温度计。如必须使用时,应在温度计和热源之间加一块石棉板或光亮的金属片,或用2~3层铅箔、锡纸等卷成圆筒,将温度计的水银球或乙醇球围罩起来,以防止热辐射对测定结果的影响。

(3)使用前要注意检查水银(乙醇)柱有无间断,如有间断,可利用离心、冷却或加热的方法使其连续起来。

(4)测定气温时,避免因水滴沾在温度计的球部影响测定结果。观察时,要避免接触温度计球部，避免人体呼气及体温对温度计的影响。

（5）使用前，应用标准温度计或水沸点-冰融点法对温度计进行校正。

二、气压的测定

【仪器】 空盒气压计；动槽式水银气压计。

【实验原理】

1. 空盒气压计工作原理 空盒气压计的主要部分是一个有弹性的波状薄壁金属盒，盒内是真空状态，大气压力的变化可作用于盒壁上，当压力升高时，盒壁下陷；当压力降低时，盒壁依靠弹性隆起。此变化借助弹簧和杠杆系统传递到指针。指针下装有刻度盘，指针在刻度盘上所指的数字即为气压值。

2. 动槽式水银气压计工作原理 动槽式水银气压计为一装有水银的直立玻璃管，其上端封闭并成真空状态，下端插入水银杯中。当大气压力升高时，玻璃管上端的水银面随之升高，反之降低。根据水银面的高度，利用固定的刻度尺和游标尺，即可读取所测的气压。

【实验步骤】

1. 空盒气压计操作步骤 将仪器平放，先读取气温值，准确到0.1℃。用手指轻扣仪器表面数次，以克服传递部分的机械摩擦误差，再直接读取气压值。

2. 动槽式水银气压计操作步骤 测定气压时，旋转仪器上的调节旋钮，使水银杯内的液面刚好接触到象牙指针的针尖。移动游标尺，使其零点的刻线与水银液面相切；根据游标尺上零点的刻度在固定刻度尺上所指的刻度，读出水银柱高度的整数（气压值的整数值，mm），再从游标尺上找出一条刻度线，该刻度线与固定刻度尺上某一刻度线成一条直线（在同一水平面上），游标尺上这一刻度线数值就是测定气压读数的小数值。

【注意事项】

（1）空盒气压计测定方法简单，携带方便，适于室外和现场测定。动槽式水银气压计携带不便，一般放在固定地点和作为空盒气压计的校准气压计。

（2）动槽式水银气压计需垂直悬挂，避免摇摆和日光直射，周围应无辐射热源。在不进行测定时，象牙指针应脱离水银面。

（3）空盒气压计在使用前需用动槽式水银气压计进行校正。

（4）精确测量气压时，读数结果还需进行器差和气温订正。器差订正是校正仪器本身误差，附在仪器使用说明书上。当测定温度在0℃以上时，从空盒气压计读数中减去气温订正值；当测定温度在0℃以下时，则应从空盒气压计读数中加上气温订正值。气温订正值可计算或查表求得。

三、气湿的测定

【仪器】 普通干湿球湿度计；手摇干湿球温湿度计；通风干湿球湿度计。

【实验原理】 干湿球温度计是由干球温度计和湿球温度计两部分组成。由于湿球温度计纱布上面水分蒸发使得湿球温度计读数比干球温度计读数小，空气越干燥，水分蒸发越快，湿球温度计的温度下降也越多。根据两支温度计的读数差值求出空气的相对湿度。

【实验步骤】

（1）使用前将干湿球温度计下部的玻璃管内加入蒸馏水，包裹湿球的纱布条浸入水中。

（2）将干湿球温度计垂直固定于测定地点1.5m高度处，5～10min后即可分别读出干球和湿球温度计的读数。

（3）根据干湿球温度计的读数和测定的风速和气压，按式（3-1）与式（3-2）计算空气的绝对湿度和相对湿度。

$$绝对湿度 \quad A = F_1 - a(T - T_1)H \tag{3-1}$$

$$相对湿度 \quad R = \frac{A}{F} \times 100 \tag{3-2}$$

式中：A 为空气的绝对湿度（mmHg）；R 为空气的相对湿度（%）；F_1 为湿球温度计所示温度的饱和水蒸气压力（mmHg）（表3-1）；F 为干球温度计所示的饱和水蒸气压力（mmHg）；a 为不同风速时温湿度计系数（表3-2）；T_1 为湿球温度计读数（℃）；T 为干球温度计读数（℃）；H 为测定时的大气压力（mmHg）。

表3-1 不同温度下的饱和水蒸气压力

温度（℃）	饱和水蒸气压（mmHg）	温度（℃）	饱和水蒸气压（mmHg）
−10	2.15	40	55.3
0	4.58	60	149.4
5	6.54	80	355.1
10	9.21	95	634
11	9.84	96	658
12	10.52	97	682
13	11.23	98	707
14	11.99	99	733
15	12.79	100	760
20	17.54	101	788
25	23.76	110	1074.6
30	31.8	120	1489
37	47.07	200	11659

表3-2 不同风速时温湿度计系数

风速（m/s）	系数值	风速（m/s）	系数值	风速（m/s）	系数值
0.13	0.00130	0.16	0.00120	0.20	0.00110
0.30	0.00100	0.40	0.00090	0.80	0.00080
2.30	0.00070	3.00	0.00069	4.00	0.00067

【注意事项】

（1）测定时应避免仪器受热辐射。

（2）避免在室内空气不流通处进行测定。

（3）包裹湿球温度计的纱布应选择薄而稀的白色针织品，使用前应先煮去布上的浆糊或脂肪。纱布应紧贴温度计球部，不可有折叠。纱布重叠处不应超过球面的 1/4。球部距离玻管水面不得小于 3~4cm，以免妨碍球部周围空气的自由流通和球部周围较高的湿度。

（4）纱布未湿润前，应检查干球与湿球温度计的读数，其差值不应超过 0.1℃，测定时干球上不应沾有水滴。

（5）纱布因使用过久而被污染时，吸水能力减弱，应注意及时更换。

（6）测定时应注意风速，如果风速与相对湿度表所列风速范围相差较大，则不能直接查表，而应根据计算求得现场空气的湿度。

四、风速的测定

【仪器】 杯状风速计；翼状风速计；热球式电风速计。
【实验原理】
1. 杯状风速计和翼状风速计工作原理 杯状风速计的感受部分是3个或4个环绕在垂直轴上的球状小杯，小杯在风力的作用下可自由转动，风速越大，转动越快。小杯的转动经齿轮带动仪器表面的指针，根据指针所示的刻度及所用的时间，即可计算出风速（m/s）。翼状风速计的感受部分由轻质铝制翼片构成。其构造原理同杯状风速计。

杯状风速计的测定范围为1~40m/s，翼状风速计的测定范围为0.5~10m/s。

2. 热球式电风速计工作原理 热球式电风速计是一种测较低风速的仪器，其测定范围为0.05~10m/s。它由热球式测杆探头和测量仪表两部分组成。测杆探头有一个直径约0.6mm的玻璃球，球内绕有加热玻璃球用的镍铬丝圈和两个串联的热电偶。热电偶的冷端连接在磷铜质的支柱上，直接暴露在气流中。当一定大小的电流通过加热圈后，玻璃球的温度升高，升高的程度和风速有关，风速小时温度升高程度大，风速大时温度升高程度小。温度升高的程度通过热电偶在电表上指示出来。根据电表的读数，查校正曲线，即可查出所测的风速（m/s）。

【实验步骤】
1. 杯状风速计操作步骤 使用时，首先记录指针的原始读数，再将风速计置于测定地点，杯轮轴应与空气流动方向垂直，使杯轮转动均匀后，启动风速计的开关，使指针转动，同时用秒表记录时间，经一定时间（通常为100s），同时将风速计及秒表关闭，记录指针所示的读数和所用的时间，按式（3-3）计算风速。

$$风速（m/s）= \frac{测定后读数（m_1）-测定前读数（m）}{测定所用时间（s）} \quad (3-3)$$

2. 热球式电风速计操作步骤
（1）使用前，观察电表的指针是否指于零点，如有偏移，可轻轻调节电表上的机械调零螺丝，使指针回到零点。
（2）将校正开关置于断的位置。
（3）将测杆垂直向上插在插座上，螺塞压紧使探头密封。再将"校正开关"置于满度位置，慢慢调节"满度调节"旋钮，使电表指针指在满度位置。
（4）将"校正开关"置于"零位"位置，慢慢调节"粗调"、"细调"两个旋钮，使电表指针指在零点的位置。
（5）经过以上步骤后，轻轻拉动螺塞，使测杆探头露出（长短可根据需要选择），并使探头上的红点面对风向，根据电表读数，查校正曲线，即可查出被测风速。
（6）在测定若干分钟（10min左右），必须重复以上（3）、（4）步骤一次，使仪表内的电流得到标准化。
（7）测定完毕，应将"校正开关"置于断的位置，以免耗费电池。

【注意事项】
（1）杯状和翼状风速计惯性和机械摩擦阻力较大，只适用于测定较大风速。当风速小于0.5m/s时，须改用热球式风速计进行测定。
（2）使用杯状风速计时，勿用手拨动小杯或用手强迫小杯停止转动。
（3）应保持风速计清洁，避免在腐蚀性气体或粉尘多的地方使用。
（4）仪器使用日久和因机械磨损等原因，读数误差可逐渐增大，因此风速计需要定期进行校正。最好每 3 个月校正一次。热球式电风速计或测杆如有损坏经修复后，必须重新校正。

（5）测定风速时要注意不要使测定者身体妨碍气流。

（6）热球式电风速计是较为精密的仪器，应严防碰撞震动，不可随便拆卸。仪器电池耗尽应及时更换。

【思考题】

（1）测定气温、气压、气湿和风速的常用仪器有哪些？

（2）测定气温时在选择测定地点时应注意哪些问题？

（3）测定气温、气压、气湿和风速的卫生学意义是什么？

五、气体流量计的校准

【仪器】 皂膜流量计；湿式流量计（装有温度计和开口气压计）；转子流量计；孔口流量计；分析天平；2000ml 容量瓶（体积已校准）；10L 储水器（带下口的玻璃瓶）；温度计（0~100℃）；气压计（水柱）；水饱和器；秒表；缓冲瓶；三通管；大气压力计。

【实验原理】

（1）体积较小的皂膜流量计可用称重法进行校准。校准时向皂膜流量计中加水，称量所加水的质量，结合水的密度，计算皂膜流量计两刻度间的体积值。

（2）将湿式流量计与储水瓶、容量瓶相连，从储水瓶向容量瓶中放水，将等量的空气吸入湿式流量计，利用容量瓶的准确容积值校准湿式流量计刻度值。

（3）用皂膜流量计或者湿式流量计作为校准流量计，与被校准的流量计连接，抽气，相同量的气体流经校准和被校准的流量计后，利用校准流量计的准确读数，计算被校准流量计的流量。

【实验步骤】

1. 皂膜流量计的校准 将待校正的皂膜流量计清洗干净，在玻璃管下口和下支管上各套上一根橡皮管，用螺旋夹夹住，注水至上体积刻度（注意排除气泡），静置一段时间，使水温与室温一致。将洁净干燥的磨口具塞锥形瓶（体积比皂膜流量计上、下体积之间的体积稍大）外部擦干，放在分析天平上称量（准确至 0.01g）。打开下口螺旋夹，放水于已称量的锥形瓶中至下体积刻度。将已放入水的锥形瓶，立即盖塞，精确称量，同时记录水温（℃）。

计算被校准的两体积刻度间的体积（V，ml）：

$$V = \frac{m_1 - m_2}{\rho_t} \tag{3-4}$$

式中：m_2 为水和锥形瓶的总质量，g；m_1 为锥形瓶的质量，g；ρ_t 为 t℃时水的密度，g/ml。

也可以用已校准过的滴定管加水到皂膜流量计中，利用滴定管的体积校准流量计的刻度值。体积大的皂膜流量计可以用校准过的容器直接量取水的体积来测定两刻度间的体积，可不用称量法测量。

通常校准 3 次，取 3 次测量结果的平均值。将校准后的体积值和校准时的温度标记在流量计的外壁上。

2. 湿式流量计的校准 连接校准装置（见《空气理化检验》教材第 2 版），调节流量计水平螺丝，使流量计呈水平状态；从加水漏斗侧向流量计内加水至液面与水位口相平，堵塞加水口；移动刻度标尺或向开口气压计中加水，调节湿式流量计上气压计的零点；先不连接水饱和器，向储水瓶中加满水（放置约 24h，使水温与室温平衡）。松开储水瓶放水管上的螺丝夹，以约 2000ml/min 的速度放水，如果流量计上气压计的读数<98Pa，表明湿式流量计处于正常状态，否则说明流量计发生故障。连接水饱和器，放水 2L，用螺丝夹夹住放水管。

记录流量计刻度盘上的开始体积刻度（V_1）；松开放水管螺丝夹，向 2000ml 洁净、干燥的容器中放水；当水流动时，记录流量计上气压计的读数（ΔP_m）、流量计温度（T_m）、储水器温度（T）、水饱和器气压计的读数（ΔP_s）和大气压力（ΔP_b）；当容量瓶中的水位达到刻度时，夹住螺丝夹，停止放水，记录流量计刻度盘上的最后体积刻度（V_2）。分别计算流量计刻度盘两标示体积之差（V_m）和从进气管进入流量计的气体体积（V_c）：

$$V_m = V_1 - V_2 \tag{3-5}$$

$$V_c = \frac{P_b - \Delta P_m}{P_b - \Delta P_s} \times \frac{T_m}{T_r} \times V_t \tag{3-6}$$

分段校正，每段重复以上操作 3 次，取平均值作为校准值，并用式（3-7）计算相对误差：

$$E_r = \frac{\overline{V}_m - \overline{V}_c}{\overline{V}_c} \times 100\% \tag{3-7}$$

式中：E_r 为相对误差；$\overline{V}_m$ 为流量计刻度盘上标示体积之差的平均值，L；$\overline{V}_c$ 为校准值的平均值，L。

3. 用皂膜流量计校准转子流量计

（1）加肥皂液于皂膜流量计的橡皮球中，加至液面稍低于气体入口支管处，捏动橡皮球使之产生皂膜，湿润管壁至皂膜能顺利沿管壁上升。

（2）无气体通过时标记转子的零点刻度。

（3）连通气路，利用三通管夹，调节气流速度，使转子流量计的转子上升并停留在某一高度。然后捏动橡皮球，使皂膜液面上升，接触进入的气流，产生皂膜。

气流推动一个皂膜匀速徐徐上升，用秒表记录皂膜通过皂膜流量计上下两刻度间的时间。重复测定 3 次，并将转子上升高度和时间填入表 3-3 中。计算转子所在高度时转子流量计相应的流量（L/min）。依次调节气流，使转子停留在其他高度，分别测定、计算相应的流量。

表3-3 转子流量计校正记录表

皂膜流量计体积：_____L　　　　室温：_____℃　　　　大气压：_____kPa

校正时转子流量计转子上升高度(mm)	皂膜通过体积刻度线间的时间（s）	流量（L/min）=$\frac{\text{体积}(L)}{\text{时间}(s)} \times 60$

（4）以转子上升高度为纵坐标，流量为横坐标，绘制转子高度对流量（均值）的校准曲线。从校正曲线上查出流量整数值所对应的转子上升高度，绘制转子流量计的流量标尺，将标尺零点与流量计的零点对齐，把标尺贴在校准转子流量计原刻度旁，并注明校准时的气温和气压。

校准时输入气流的设备可以选择空气压缩机，也可以选择钢瓶压缩气。根据转子流量计所需要的流量，选择不同测量范围的皂膜流量计作为校准流量计。

4. 用湿式流量计校准孔口流量计

（1）向孔口流量计"U"形管中加入有色液体，液面至下球部 2/3 处。

（2）在孔口流量计出气口一侧的竖管旁贴上坐标纸，记录液面位置（"0"刻度）。

（3）按照抽气机、缓冲瓶、三通管、被校准流量计、湿式流量计的连接顺序依次连接各仪器，安装好校准装置。

（4）松开三通管螺旋，开动抽气机；再缓慢调节三通管螺旋夹，使孔口流量计的液面上升到一定高度，记录湿式流量计指针起始读数、终止读数和所对应的时间，分别填入表 3-4 中。重复测定 3 次，取均值计算出孔口流量计液柱高度所代表的气体流量。

表3-4 孔口流量计校准记录表

湿式流量计转盘刻度校准值：1圈 _____ L；室温：_____ ℃；大气压：_____ kPa

校正时孔口流量计液柱上升高度（mm）	时间（s）	体积（L）		流量$(L/min)=\dfrac{体积(L)}{时间(s)}\times 60$
		终止读数	起始读数	

（5）按（4）操作，调节液柱至其他高度进行校准。

（6）以液柱高度为纵坐标，流量为横坐标，绘制液柱高度对流量（均值）的校正曲线。由校准曲线查出不同液柱高度时的气体流量，制备成标尺贴在孔口流量计上备用。

【注意事项】

（1）流量计在初次使用，或者使用了一段时间，或者更换了流量计的转子、更换了流量计的溶液时，均需进行校正。

（2）湿式流量计刻度值反映的是通过气体的体积值，而不是流量，因此，校准时不需要记录时间，只需要检查流过气体的准确体积值与其两刻度差值的一致性。

（3）流量计的校准曲线不能在其他流量计间通用。若已校的流量计条件变化，原来的校准曲线也不能再用，必须重新校准；所绘制的校准曲线只能在实际校准的流量范围内使用，不能外延。

（4）用湿式流量计做校准流量计时，由于进气管内径不同，不同的湿式流量计的最大流量限额不同，校准范围也不相同，在使用其作为校准流量计时必须注意其校准范围。盘面最大刻度为10L的湿式流量计，其最大流量限额为25L/min；盘面最大刻度为5L的湿式流量计其最大流量限额则为12.5L/min。

（5）用湿式流量计做校准流量计时，相对误差不应大于1%，否则应检查校准装置的气密性；或校准容量瓶的体积后，重新校准。如果仍不符合要求，则应重新调节流量计。实际使用时，指针可能停在任一刻度，因此，不仅要校准湿式流量计一圈的校准值，还应校准分段刻度甚至每一刻度。

（6）用容量瓶校准湿式流量计时，必须先放水排尽下口瓶至导气管的出水口管路中的气体。

【思考题】

（1）用容量瓶校准湿式流量计时，为什么必须先放水排尽下口瓶至导气管的出水口管路中的气体？

（2）流量计的校准曲线为什么不能通用，也不能任意外延？

（王 丽）

实验二 重量法测定环境空气中可吸入颗粒物

【实验目的】 掌握空气中颗粒物的测定原理；熟悉大气采样器的操作程序，为大气卫生评价提供依据。

【实验原理】 将已恒重的滤膜装入大气采样器的滤膜夹上，空气通过采样器时，空气中的可吸入颗粒物（PM_{10}）被阻留于滤膜上，根据采样前后滤膜的重量差和采样体积计算空气中PM_{10}的浓度。

【仪器与试剂】

1. 采样器 大流量（量程0.8~1.4m³/min）；中流量（量程60~125L/min）；小流量（量

程<30L/min）；采集粒径在 0.1~10μm 的颗粒物，PM_{10} 采样头。

2. 气压计 最小分度值为 2hPa。

3. 分析天平 感量为 0.1mg 或 0.01mg。

4. 滤膜 根据样品采集目的可选用玻璃纤维滤膜、石英滤膜等无机滤膜或聚氯乙烯、聚丙烯、混合纤维素等有机滤膜，直径由所用的采样器决定。

5. 滤膜储存盒

6. 竹制或骨制品的镊子

7. 恒稳恒湿箱（室） 箱（室）内空气温度为 15~30℃，相对湿度应控制在 50%±1%，可连续工作。

8. 干燥器 内盛变色硅胶。

【实验步骤】

1. 样品采集 采样时，将已称重的滤膜用镊子放入洁净采样夹内的滤网上，滤膜毛面应朝进气方向。将滤膜牢固压紧至不漏气。如果测定任何一次浓度，每次需更换滤膜；如测日平均浓度，样品可采集在一张滤膜上。采样结束后，用镊子取出滤膜，将有尘面 2 次对折，放入滤膜储存盒，并做好采样记录。滤膜采样后，如不立即称重，应在 4℃条件下冷藏保存。

2. 样品的测定 将滤膜放在恒温恒湿箱（室）中平衡 24h，平衡条件为：温度取 15~30℃ 中任何一点，相对湿度控制在 45%~50% 范围内，记录平衡温度与湿度，在上述平衡条件下，用感量为 0.1mg 或 0.01mg 的分析天平称量滤膜，记录滤膜重量。同一滤膜在恒温恒湿箱（室）中相同条件下再平衡 1h 后称重。对于 PM_{10} 样品滤膜，2 次重量之差小于 0.4mg 为满足恒重要求。

3. 计算

$$C = \frac{(W_1 - W_2) \times 1000}{V_0} \tag{3-8}$$

式中：C 为颗粒物的质量浓度，mg/m^3；W_1 为采样前滤膜重量，g；W_2 为采样后滤膜重量，g；V_0 为换算成标准状况（101.325kPa，273K）下的采样体积，m^3。

【注意事项】

（1）采样前每次使用前需进行流量计进行校准，采样前后流量校准误差应不大于 5%。

（2）每张滤膜在使用前均需用光照检查，不能使用有针孔或有任何缺陷的滤膜采样。滤膜称量时要消除静电的影响。

（3）取清洁滤膜若干张，在恒温恒湿箱（室），按平衡条件平衡 24h，称重。每张滤膜非连续性称量 10 次以上，求每张滤膜的平均值为该张滤膜的原始质量。以上述滤膜作为"标准滤膜"。每次称滤膜的同时，称量 2 张"标准滤膜"。若"标准滤膜"称出的重量在原始质量±5mg（大流量），0.5mg（中流量和小流量）范围内，则认为该批样品滤膜称量合格，数据可用。否则应检查称量条件是否符合要求并重新称重该批样品滤膜。

（4）要经常检查采样头是否漏气。当滤膜安放正确，采样系统无漏气时，采样后滤膜上颗粒物与四周白边之间的界限应清晰，如出现界线模糊时，则表明应更换面板密封垫。

（5）采样器的流量在排除电压不足等影响因素外，仍不能达到要求时，应检查电机电刷是否磨损，若磨损则应及时更换。对电机有电刷的采样器，应尽可能在电机由于电刷原因停止工作前更换电刷，以免使采样失败。更换时间视以往情况确定。更换电刷后要重新校准流量。新更换电刷的采样器应在负载条件下运行 1h，待电刷与转子的整流子良好接触后，再进行流量校准。

（6）若需分析总悬浮颗粒物（TSP）中 BaP 含量，滤膜在采样前应置于马弗炉中 550℃烘烤 30min，以除去有机杂质。若测定 TSP 中重金属的含量宜采用有机滤膜。

（7）在污染较重的地区采样或采样时间过长，滤膜上积尘太多会影响流量，故须及时更换滤膜并调节和保持流量。

（8）采样前应认真清洁采样头的内外表面和分级喷嘴，安装时应防止漏气和压损滤膜。

（9）当 PM_{10} 含量很低时，采样时间不能过短。对于感量为 0.1mg 和 0.01mg 的分析天平，滤膜上颗粒物负载量应分别大于 1mg 和 0.1mg，以减少称误差。

（10）采样前后，滤膜称量应使用同一台分析天平。

（白 钢）

实验三　盐酸萘乙二胺比色法测定空气中氮氧化物

【实验目的】 掌握氮氧化物的测定方法；了解空气中氮氧化物污染来源，为评价空气卫生状况提供依据。

【实验原理】 氮氧化物在三氧化铬作用下氧化成二氧化氮，在吸收液中遇水生成亚硝酸，后者与对氨基苯磺酸起重氮化反应，反应产物与盐酸萘乙二胺生成玫瑰红色偶氮化合物，其颜色深浅与氮氧化物的浓度呈线性关系，在 540nm 波长下测量吸光度，比色定量进行测定。

$$NO \xrightarrow{CrO_3} NO_2$$

$$2NO_2 + H_2O \xrightarrow{氧化} HNO_2 + HNO_3$$

$$HO_3S-C_6H_4-NH_2 + HNO_2 + CH_3COOH \longrightarrow [HO_3S-C_6H_4-N^+\equiv N]CH_3COO^- + 2H_2O$$

对氨基苯磺酸　　　　　　　　　　　　　　　　　　重氮化合物

$$[HO_3S-C_6H_4-N^+\equiv N]CH_3COO^- + C_{10}H_7NHCH_2CH_2NH_2 \cdot 2HCl \longrightarrow$$

盐酸萘乙二胺

$$HO_3S-C_6H_4-N\equiv N \cdot C_{10}H_6 \cdot NHCH_2CH_2NH_2 \cdot 2HCl + CH_3COOH$$

偶氮化合物(玫瑰色)

【仪器与试剂】

1. 仪器与器皿 U 型多孔玻板吸收管或多孔玻板吸收管；空气采样器，流量范围 0～1L/min；10ml 具塞比色管；氧化管，内装氧化剂（三氧化铬和海沙）；分光光度计及 1cm 比色杯。

2. 试剂 所有试剂均用不含亚硝酸根（NO_2^-）的水配制，要求所用的水不能使吸收液呈淡红色。一般可用去离子水煮沸冷却后使用。

（1）吸收液：量取 50ml 冰乙酸与 900ml 水混合，加入 5.0g 对氨基苯磺酸，搅拌至全部溶解，再加入 0.05g 盐酸萘乙二胺，加水定容至 1000ml，充分混匀后即为吸收原液。置棕色瓶中放冰箱 4℃可保存 1 个月。使用时用原液与水按 4∶1 比例混合即为吸收液。

（2）氧化剂：称量 5g 三氧化铬用水调成糊状与 95g 海沙充分搅拌混匀，在 105℃烘干冷却后，装入氧化管内，两个球部装入约 8g 氧化剂，两端用脱脂棉塞紧备用。

（3）标准溶液：准确称量 0.1500g 干燥的亚硝酸钠（于 105℃干燥 2h，优级纯），先用少量水溶解后，移入 1000ml 容量瓶中，加水定容至刻度。配成的溶液中 NO_2^- 的浓度为 0.1mg/ml，为储备液，在冰箱中 4℃下可存 1 个月。使用时将储备液与水按 1∶19 的比例混合即为 5μg/ml 的标准溶液。

【实验步骤】

1. 采样 多孔玻板吸收管内装入 5ml 吸收液，进气口接一个氧化管，管口略向下倾斜。以流量为 0.5L/min 避光采气至吸收液变为淡玫瑰红色为止，记录采样时间。如果吸收液不变色，则应延长采样时间，采气量应不少于 5L。

2. 配制标准系列 按表 3-5 制备标准系列管。

表3-5 盐酸萘乙二胺比色法测定空气中氮氧化物标准系列

管号	0	1	2	3	4	5	6
标准溶液（ml）	0.00	0.05	0.10	0.20	0.30	0.50	0.70
水（ml）	1.00	0.95	0.90	0.80	0.70	0.50	0.30
吸收原液（ml）	4.00	4.00	4.00	4.00	4.00	4.00	4.00
NO_2^- 含量（μg）	0.00	0.25	0.50	1.00	1.50	2.50	3.50

将各管摇匀后静置 15min，用 1cm 比色杯，在波长 540nm 下，测定各管的吸光度值，以吸光度值为纵坐标，NO_2^- 含量（μg）为横坐标绘制标准曲线。

3. 样品测定 采样结束后，将吸收液全部移入比色管中，用吸收液反复冲洗多孔玻板吸收管 2~3 次，定容到 5ml 刻度，测定样品管的吸光度，由标准曲线查得 NO_2^- 的含量（μg）。

4. 计算 根据 NO_2^- 含量和采气体积，按式（3-9）计算氮氧化物的浓度。

$$C = \frac{a}{V_0 \times 0.76} \quad (3-9)$$

式中：C 为氮氧化物（以 NO_2^- 计）浓度，mg/m³；a 为 NO_2^- 含量，μg；V_0 为换算成标准状况下的采气体积，L；0.76 为 NO_2（气）转换成 NO_2^-（液）的系数。

【注意事项】

（1）本法灵敏、准确、操作简便、呈色稳定，故为国家环境空气质量标准中氮氧化物监测的标准方法。本法最低检出下限为 0.25μg/5ml。

（2）为了使分光光度计测定稳定，测定前应预热 0.5h 以上。

（3）结果偏高的原因及处理方法

1）采样前，必须检查吸收液是否无色，如有微红色，则可能是亚硝酸根污染，应当重新配制吸收液。

2）吸收液受日光照射可呈色，因此在采样的全过程（采样、运送、存放）中注意避光。

3）当对氨基苯磺酸质量不符合要求时，配制的吸收液也会呈色。

（4）结果偏低的原因及处理方法

1）当二氧化硫的浓度高于氮氧化物时，可使显色强度下降，为了防止二氧化硫的干扰，可在吸收液中加 1 滴 1%过氧化氢，使其转变为三氧化硫，以消除影响。

2）当臭氧（O_3）浓度高时，NO_2 可被氧化成 N_2O_5 而使呈色减弱；以本法制备的氧化管在大气湿度 35%~80%时较为适宜，若空气相对湿度＜16%，则氧化效率降低，此时可将氧化管通过水面潮湿空气平衡 1h 即可使用。为防止潮湿的空气将氧化剂弄湿污染后面的吸收管，采样时应将氧化管口向下略倾斜。

（5）本法采用三氧化铬氧化管能将 NO 定量氧化成 NO_2，而又不吸附 NO_2。酸性高锰酸钾氧化管对 NO_2 有明显吸附，测定大气中低浓度 NOx 时使结果偏低。三氧化铬氧化剂应为暗红色，若变为绿棕色则需更换。

【思考题】
（1）空气中氮氧化物的来源有哪些？
（2）本实验中使用三氧化铬氧化管的作用是什么？

（白　钢）

实验四　盐酸副玫瑰苯胺分光光度法测定空气中二氧化硫

【实验目的】　掌握盐酸副玫瑰苯胺法测定大气中二氧化硫的原理；熟悉大气中二氧化硫的测定方法和相关卫生标准；了解评价大气中二氧化硫含量的卫生学意义。

【实验原理】　大气中二氧化硫用装有甲醛缓冲溶液的多孔玻板吸收管采集后，生成稳定的羟基甲基磺酸，在碱性条件下，羟基甲基磺酸与盐酸副玫瑰苯胺（PRA）反应，生成紫红色化合物，该紫红色化合物在 575nm 波长处有最大吸收，测定吸光度值，标准曲线法定量。

本方法适用于居住区大气中二氧化硫浓度的测定，也适用于室内和公共场所空气中二氧化硫浓度的测定。

【仪器与试剂】
1. 仪器与器皿　大气采样器；棕色 U 形多孔玻板吸收管；分光光度计；10ml 具塞比色管。
2. 试剂　实验用水为蒸馏水，试剂为分析纯。
（1）碘化钾。
（2）氢氧化钠溶液（mol/L）：将 4g 氢氧化钠溶解在 100ml 水中，冷却到室温，置于试剂瓶中，用胶塞密封。
（3）环己二胺四乙酸（CDTA）溶液（0.050mol/L）：称取 1.82g 1,2-环己二胺四乙酸（$C_{14}H_{22}N_2O_8$）溶于 10ml 氢氧化钠溶液中，用水稀释至 100ml，置于冰箱中保存。
（4）吸收液储备液：将 5.3ml 36%～38%的甲醛溶液、20.0ml 0.050mol/L CDTA 溶液及 2.04g 邻苯二甲酸氢钾（KHP），溶于少量水中，用水稀释至 100ml，储存于冰箱，可保存一年。
（5）吸收液：将吸收储备液用水稀释 100 倍。临用前现配。
（6）氨基磺酸溶液（3g/L）。
（7）盐酸副玫瑰苯胺溶液（2g/L）：精确称取 0.20g 盐酸副玫瑰苯胺（$C_{19}H_{17}N_3 \cdot HCl$，纯度不得低于 95%），溶于 1mol/L 100ml 盐酸溶液中，为储备液。吸取 20ml 此液和 3mol/L 25ml 磷酸溶液于 250ml 容量瓶中，用水稀释至刻度。暗处可保存 9 个月。
（8）碘储备液（0.10mol/L）：称取 25g 碘化钾溶解于 25ml 水中，再加入 12.7 g 碘，搅拌，待碘完全溶解后，用水稀释至 1000ml。储存于棕色细口瓶中。
（9）碘应用液（0.010mol/L）：量取碘储备溶液 250ml 用水稀释至 500ml。储存于棕色细口瓶中。
（10）淀粉溶液（5g/L）：称取 0.5g 可溶性淀粉，用少量水调成糊状，缓慢倒入 100ml 沸水中，继续煮沸至溶液澄清透明，冷却后储存于试剂瓶中。临用时现配。
（11）碘酸钾标准溶液（0.1000mol/L）：称取已在 105℃干燥 2h 的碘酸钾 3.5667 g，溶于新煮沸放冷的水中，移入 1000ml 容量瓶中，用水稀释至刻度，摇匀。
（12）硫代硫酸钠储备液（0.1mol/L）：称取 25.0g 硫代硫酸钠溶解于新煮沸并冷却的水中，加入 0.2g 无水碳酸钠，用水稀释至 1000ml。储于棕色瓶中，放置 1 周后，标定其浓度。如溶液出现混浊,应过滤后标定。

硫代硫酸钠储备液[c(Na$_2$S$_2$O$_3$)=0.1mol/L]的标定:移取 0.1000mol/L 碘酸钾标准溶液 10.00ml,于 250ml 碘量瓶中,加入 75ml 新煮沸并冷却的水,再加入 1g 碘化钾,振摇至完全溶解后,加入(1+9)盐酸溶液 10ml,立即盖好瓶塞,摇匀。于暗处放置 5min。用硫代硫酸钠溶液滴定至淡黄色,加入 2ml 淀粉溶液,继续滴至蓝色刚刚消失即为滴定终点,记录硫代硫酸钠溶液的用量(V,ml)。平行滴定 3 次,平行滴定所用硫代硫酸钠溶液的体积之差不应超过 0.04ml,取其平均值用式(3-10)计算硫代硫酸钠标准溶液的浓度。

$$c = \frac{0.1000 \times 10.00}{V} \quad (3-10)$$

式中:c 为硫代硫酸钠标准溶液的浓度,mol/L;V 为滴定时,消耗硫代硫酸钠标准溶液的体积,ml。

(13)硫代硫酸钠标准溶液(0.05mol/L):用已标定的硫代硫酸钠储备液配制。

(14)二氧化硫标准溶液:称取 0.20g 亚硫酸钠溶解于 250ml 吸收液中。放置 2~3h 后用碘量法标定其浓度。

二氧化硫标准溶液的标定:移取已配制完毕的亚硫酸钠溶液 10.00ml 于 250ml 碘量瓶中,加入 90ml 新煮沸并冷却的水,25.00ml 碘应用液以及 5ml 冰乙酸,盖塞摇匀,于暗处放置 5min,用硫代硫酸钠标准溶液滴定至淡黄色,加入 2ml 淀粉溶液,继续滴至蓝色刚刚消失即为终点。记录硫代硫酸钠标准溶液的用量。另取吸收液 20.00ml,同时进行空白滴定。

平行滴定 3 次,平行滴定所用硫代硫酸钠溶液的体积之差不应超过 0.04ml,取其平均值,用式(3-11)计算二氧化硫的浓度。

$$c = \frac{c(\text{Na}_2\text{S}_2\text{O}_3) \times (V_0 - V_1) \times 32.02}{10.00} \times 1000 \quad (3-11)$$

式中:c 为二氧化硫标准溶液的浓度,μg/ml;V_1 为标准溶液滴定所用硫代硫酸钠溶液的体积,ml;V_0 为空白滴定所用硫代硫酸钠溶液的体积,ml;c(Na$_2$S$_2$O$_3$)为硫代硫酸钠标准溶液的浓度,mol/L;10.00 为亚硫酸钠标准溶液的体积,ml;32.02 为二氧化硫(1/2 SO$_2$)的摩尔质量,g/mol。

标定后,立即用吸收液稀释成每毫升含 10.00μg 的二氧化硫标准储备液,储存于冰箱中,可保存 3 个月。使用时,再用吸收液稀释为每毫升含 1.00μg 二氧化硫标准使用液,此溶液保存在冰箱中,可稳定 1 个月。

【实验步骤】

1. 采样 用一支内装 5ml 吸收液的"U"形多孔玻板吸收管与采样器连接,以 0.5L/min 的流量,避光采气 30min(15L)。同时记录现场气压、气温并换算成标准状态下气体体积。

2. 配制标准系列 按表 3-6 配制标准系列。

表3-6 盐酸副玫瑰苯胺分光光度法测定空气中二氧化硫标准系列

管号	0	1	2	3	4	5
SO$_2$ 标液(ml)	0	0.50	1.00	2.00	3.00	4.00
吸收液(ml)	5.00	4.50	4.00	3.00	2.00	1.00
SO$_2$ 含量(μg)	0	1.00	2.00	4.00	6.00	8.00
氨基磺酸溶液(ml)	0.50	0.50	0.50	0.50	0.50	0.50
氢氧化钠溶液(ml)	0.50	0.50	0.50	0.50	0.50	0.05

另取 6 支 10ml 比色管,分别加入 1.00ml 0.5 g/L PRA 溶液,将上述标准系列管分别倒入已

装有 PRA 溶液的比色管中进行显色反应。

3. 样品处理 采样后,将样液全部移入比色管中,用少量吸收液洗吸收管,合并使总体积为 5ml,然后按配制标准系列的步骤操作。

4. 测定 于 575nm 波长下,用 1cm 比色杯,以零管为参比,测定样品管和标准管的吸光度,以吸光度对二氧化硫含量进行线性回归,求回归方程。用回归方程计算出样品管中二氧化硫含量(表 3-7)。

表3-7 显色温度与显色时间、稳定时间及试剂空白溶液吸光度的关系

显色温度	10	15	20	25	30
显色时间(min)	40	25	20	15	5
稳定时间(min)	35	25	20	15	10
试剂空白溶液吸光度	0.030	0.035	0.040	0.050	0.060

5. 计算 按式(3-12)计算空气中二氧化硫的浓度。

$$c = \frac{a}{V_0} \quad (3-12)$$

式中:c 为空气中二氧化硫浓度,mg/m^3;a 为样品中二氧化硫含量,μg;V_0 为换算成标准状态下的采样体积,L。

【注意事项】

(1)样品的采集、运输和保存过程中应避光。采样时吸收液的温度应保持在 23～29℃,样品溶液应尽可能在 5℃下储存和运输,否则采样效率会降低。

(2)采样后吸收液如浑浊,则应离心分离后,取澄清液测定,否则应重新采样。

(3)显色温度、显色时间的选择及操作时间的掌握是本实验成败的关键,应根据实验室条件、不同季节的室温选择适当的显色温度和时间,并在颜色稳定时间内测定吸光度,以免测定结果偏低。

(4)显色反应需要在酸性溶液中进行,显色剂的加入方式对吸光度影响很大,一定按照操作步骤进行,将样品管和标准系列管倒入事先装有 PRA 溶液的比色管中进行显色反应。

(5)显色剂的浓度和用量对显色效果有影响:如空白管底色深,可降低 PRA 溶液的浓度。PRA 溶液中的盐酸用量对显色效果亦有影响,盐酸过多,标准系列显色浅;过少则空白管显色深。一般盐酸浓度以 25 g/L 为宜。

(6)甲醛浓度对显色有影响:甲醛溶液浓度过高,空白值增加,浓度过低,显色时间延长,选用 0.2%甲醛溶液较为合适。配制甲醛溶液时,可直接用 36%～38%甲醛的上层清液加蒸馏水稀释,不需要标定。

(7)本实验主要干扰物为氮氧化物、臭氧和锰、铜、铬等离子,加入氨基磺酸可消除氮氧化物的干扰;采样后放置一段时间,可使臭氧分解;加入 EDTA-2Na 可消除或减少某些重金属离子的干扰。

(8)六价铬能使化合物的紫红色褪去,使测定结果偏低,故应避免用铬酸洗液洗涤玻璃仪器。

(9)PRA 不易溶于水,应先研细后再用盐酸溶解。配置的溶液应放置 3 日,达到稳定状态后使用。

(10)用过的比色皿及比色管应及时用稀酸洗涤,否则红色很难洗净。

(11)在吸收管中加 5ml 吸收液,注意不要溅洒到吸收管外,要从直管一侧加样,在另一

侧用吸耳球吸,加好后,以缓冲球一侧与采样器连接。

(12)分光光度法进行比色测试时,由低浓度到高浓度测定,样品管放在标准管适当的位置进行比色。

【思考题】

(1)测定大气中二氧化硫浓度有何卫生学意义?

(2)本实验中加入氨基磺酸的作用是什么?

(王 丽)

实验五 空气中锰及其化合物的测定

【实验目的】 掌握空气中锰及其化合物的测定方法;了解工人作业场所锰污染状况,鉴定防护措施效果,对作业场所做出科学的卫生学评价,为制定各种锰作业场所卫生标准提供依据。

一、火焰原子吸收光谱法

【实验原理】 空气中气溶胶态锰及其化合物用微孔滤膜采集,以硝酸-高氯酸酸解后转化成锰离子,锰离子在空气-乙炔火焰中原子化,其基态原子吸收来自锰空心阴极灯的共振线,在279.5nm波长下,测定其吸收强度,其吸收强度与样品中该元素含量成正比。在其他条件不变的情况下,根据测得的吸收强度与标准系列比较进行定量。

本法适用于工作场所空气中气溶胶态锰及其化合物浓度的测定。

【仪器与试剂】

1. 仪器与器皿 微孔滤膜,孔径0.8μm;铝合金采样夹;滤料直径为40mm;小型塑料采样夹;滤料直径为25mm;空气采样器,流量为0~10 L/min;50ml烧杯;电热板或电砂浴;10ml具塞刻度试管;原子吸收分光光度计;配备乙炔-空气火焰燃烧器和锰空心阴极灯;300℃温度计。

2. 试剂 实验用水为去离子水;酸为优级纯。

(1)硝酸(ρ_{20}=1.42g/ml)。

(2)盐酸(ρ_{20}=1.18g/ml)。

(3)高氯酸(ρ_{20}=1.67g/ml)。

(4)消化液:取100ml高氯酸,加入到900ml硝酸中。

(5)盐酸溶液(0.12mol/L):量取1ml盐酸加入到99ml水中。

(6)锰标准溶液:称取在280℃下烘烤1h的硫酸锰0.2748g,溶于少量盐酸中,用水定量转移入100ml容量瓶中,并稀释至刻度。此溶液为1.0mg/ml标准储备液。临用前,用盐酸溶液稀释成10.0μg/ml标准溶液。或用国家认可的标准溶液配制。

【实验步骤】

1. 采样

(1)短时间采样:在采样点,将装好微孔滤膜的铝合金采样夹,以5L/min的流量采集15min空气样品。

(2)长时间采样:在采样点,将装好微孔滤膜的小型塑料采样夹,以1L/min的流量采集2~8h空气样品。

(3)个体采样:将装好微孔滤膜的小型塑料采样夹佩戴在监测对象的前胸上部进气口尽量接近呼吸带,以1L/min的流量采集2~8h空气样品。

（4）空白试验：将装好微孔滤膜的采样夹带至采样点，除不连接空气采样器采集空气样品外，其余操作同样品，作为样品的空白对照。

采样后，将滤膜的接尘面朝里对折 2 次，放入清洁塑料袋或纸袋内，置于清洁的容器内运输和保存。样品在室温下可长期保存。

2. 样品处理 将采过样的滤膜放入烧杯中，加入 5ml 消化液，在电热板上加热消解，保持温度在 200℃左右，待消化液基本挥发干时，取下稍冷后，用盐酸溶液溶解残渣，并定量转移入具塞刻度试管中，稀释至 10.0ml，摇匀，供测定。若样品液中锰的浓度超过测定范围，可用盐酸溶液稀释后测定，计算时乘以稀释倍数。

3. 绘制标准曲线 取 6 只具塞刻度试管，分别加入 0.00、0.20ml、0.50ml、1.00ml、2.00ml、3.00ml 锰标准溶液，各加盐酸溶液至 10.0ml，配成 0.00、0.20μg/ml、0.50μg/ml、1.00μg/ml、2.00μg/ml、3.00μg/ml 锰浓度标准系列。将原子吸收分光光度计调节至最佳操作条件，波长 279.5nm、灯电流 2mA、光谱通带 0.2nm、空气流速 6.0L/min、乙炔流速 1.5L/min（调节成贫燃火焰蓝色）。用乙炔-空气火焰分别测定标准系列吸光度。每个浓度重复测定 3 次，以吸光度均值对锰浓度（μg/ml）绘制标准曲线。

4. 样品测定 用测定标准系列的操作条件测定样品溶液和空白对照溶液；测得的样品吸光度值减去空白对照吸光度值后，由标准曲线查得空气中锰的浓度（μg/ml）。

5. 计算 按式（3-13）计算空气中锰的浓度。

$$C = \frac{10c}{V_0} \tag{3-13}$$

式中：C 为空气中锰的浓度，乘以 1.58 为二氧化锰的浓度，mg/m³；c 为测得样品中锰的浓度，μg/ml；10 为样品的体积，ml；V_0 为换算成标准状况下的采样体积，L。

【注意事项】

（1）实验中所用的所有玻璃仪器，使用前均应用硝酸溶液（1∶1）浸泡，并直接用纯水洗净。

（2）样品中含有 100 倍 Al^{3+}、Ca^{2+}、Cd^{2+}、Cr^{6+}、Cu^{2+}、Pb^{2+}、Zn^{2+} 等不产生干扰；100 倍 Fe^{3+}、Fe^{2+} 有轻度干扰；Mo^{6+}、Si^{4+} 有轻度负干扰。若有白色沉淀可离心除去。

（3）本法可采用微波消解法。

二、磷酸-高碘酸钾分光光度法

【实验原理】 空气中锰及其化合物用微孔滤膜采集，用磷酸溶解后，在酸性溶液中，锰离子被高碘酸钾氧化成紫红色高锰酸盐；在 530nm 波长下测量吸光度，进行定量。

本法适用于工作场所空气中气溶胶态锰及其化合物浓度的测定。

【仪器与试剂】

1. 仪器与器皿 微孔滤膜，孔径 0.8μm；采样夹，滤料直径为 40mm；小型塑料采样夹，滤料直径为 25mm；空气采样器，流量 0~3L/min 和 0~10L/min；50ml 烧杯；25ml 具塞比色管；分光光度计；20mm 比色杯；沸水浴；电炉。

2. 试剂 实验用水为去离子水，用酸为优级纯。

（1）硝酸（ρ_{20}=1.42g/ml）。

（2）高氯酸（ρ_{20}=1.67g/ml）。

（3）磷酸（ρ_{25}=1.68g/ml）。

（4）消化液：取 100ml 高氯酸，加入 900ml 硝酸中。

（5）2.3mol/L 磷酸溶液：取 16ml 磷酸用水稀释至 100ml。

（6）高碘酸钾。
（7）锰标准溶液：同上法。

【实验步骤】

1. 采样

（1）短时间采样：在采样点，将装好微孔滤膜的采样夹，以 5L/min 流量采集 15min 空气样品。

（2）长时间采样：在采样点，将装好微孔滤膜的小型塑料采样夹，以 1L/min 流量采集 2～8h 空气样品。

（3）个体采样：将装好微孔滤膜的小型塑料采样夹佩戴在采样对象的前胸上部，进气口尽量接近呼吸带，以 1L/min 流量采集 2～8h 空气样品。

（4）对照试验：将装好微孔滤膜的采样夹带至采样点，除不连接空气采样器采集空气样品外，其余操作同样品，作为样品的空白对照。

采样后，将滤膜的接尘面朝里对折 2 次，放入清洁塑料袋或纸袋内，置于清洁的容器内运输和保存。在室温下样品可长期保存。

2. 样品处理 将采过样的滤膜放入烧杯中，加入 5ml 消化液，在电热板上加热消解，保持温度在 200℃左右，待消化液基本挥发干时，取下稍冷后，用磷酸溶液溶解残渣，并定量转移入具塞比色管中，稀释至 25.0ml，摇匀，取 10.0ml 于另一支具塞比色管中，供测定。若样品液中锰的浓度超过测定范围，可用磷酸溶液稀释后测定，计算时乘以稀释倍数。

3. 绘制标准曲线 取 7 只具塞比色管，分别加入 0.00、0.10ml、0.20ml、0.40ml、0.60ml、0.80ml、1.00ml 锰标准溶液，各加磷酸溶液至 10.0ml，配制标准系列。向各标准管中加入约 0.2g 高碘酸钾，于沸水浴中加热 20min；取出冷却后，在 530nm 波长下测量吸光度，每个浓度重复测定 3 次，以吸光度均值对锰含量（μg）绘制标准曲线。

4. 样品测定 用测定标准系列的操作条件测定样品溶液和空白对照溶液。测得的样品吸光度值减去空白对照吸光度值后，由标准曲线得锰含量（μg）。

5. 计算 按式（3-14）计算空气中锰的浓度。

$$C = \frac{2.5m}{V_0} \qquad (3\text{-}14)$$

式中：C 为空气中锰的浓度，乘以系数 1.58，为二氧化锰的浓度，mg/m³；m 为测得样品溶液中锰的含量，μg；V_0 为标准采样体积，L。

【注意事项】

（1）显色完全后，可稳定 2h。样品中锰含量过高时，用磷酸溶解时即可出现高锰酸盐的颜色，不影响测定，分析时可减少样品液的用量。

（2）铁不干扰本法；铬干扰测定时，可用过氧化氢使高锰酸的颜色褪去后，测量铬的吸光度，然后从总吸光度减去铬的吸光度。

（3）本法可采用微波消解法。

（白　钢）

实验六　变色酸分光光度法测定空气中甲醛

【实验目的】　掌握变色酸分光光度法测定空气中甲醛浓度的原理；熟悉大气采样器及分光光度计的使用方法；了解空气中甲醛的卫生标准。

【实验原理】　在酸性条件下，甲醛与变色酸（1,8-二羟基萘-3,6-二磺酸）生成紫红色化合物，该有色化合物的最大吸收波长区间为 560～570nm，测量其吸光度定量。

本法适用于大气或室内空气中甲醛的测定，甲醛最低检出浓度为 0.1mg/L。

【仪器与试剂】

1. 仪器与器皿 大型气泡吸收管；大气采样器，流量范围 0～1L/min；25ml 具塞比色管；分光光度计。

2. 试剂 实验用水为去离子水，用酸为优级纯。

（1）浓硫酸（$\rho_{20}=1.84$g/ml）。

（2）变色酸溶液（2%）：称取 2g 变色酸溶于水，稀释至 100ml，临用前现配。

（3）碘溶液（0.1000 mol/L）：取 30g 碘化钾溶于 25ml 蒸馏水中，加入 12.7g 碘，待碘完全溶解后，用水稀释至 1000ml，移入棕色瓶中，置暗处保存。

（4）淀粉溶液（5g/L）：称取 0.5g 可溶性淀粉，加 5ml 蒸馏水调成糊状后，再加 95ml 沸水和 0.002g 碘化汞（防腐剂），并煮沸 2～3min，至溶液透明，冷却后使用。临用现配。

（5）氢氧化钠溶液（1mol/L）。

（6）硫酸溶液（1mol/L）。

（7）甲醛标准储备溶液：量取 36%～38%甲醛溶液 2.8ml，用水稀释至 1000ml，此溶液甲醛浓度约为 1mg/ml，使用前需标定确定甲醛标准储备溶液的浓度。此溶液可稳定 3 个月。

甲醛储备溶液的标定：移取上述甲醛溶液 20.00ml 置于 250ml 碘量瓶中，加入 20.00ml 碘溶液（0.1000 mol/L）和 15.0ml 氢氧化钠溶液（1mol/L），甲醛在碱性介质中被碘氧化成甲酸。放置 15min 后，再加 1mol/L 硫酸溶液 20.0ml，再放置 15min，用硫代硫酸钠标准溶液（0.05mol/L）滴定剩余的碘，滴定至溶液呈淡黄色时，加入 5g/L 淀粉溶液 1ml，继续滴定至蓝色刚好褪去为止，记录所用硫代硫酸钠标准溶液的体积。同时以蒸馏水代替甲醛溶液作试剂空白滴定，并记录所用硫代硫酸钠标准溶液的体积。甲醛溶液和空白溶液各重复滴定 2 次，2 次滴定所用硫代硫酸钠标准溶液的体积误差不超过 0.05ml，取均值计算甲醛的浓度（mg/ml）。

$$C=\frac{\{(V_1-V_2)\times c(\mathrm{Na_2S_2O_3})\times 15\}}{20} \quad (3\text{-}15)$$

式中：C 为甲醛标准储备溶液的浓度（mg/ml）；c（$\mathrm{Na_2S_2O_3}$）为硫代硫酸钠标准溶液的浓度，mol/L；V_1 为滴定空白时消耗硫代硫酸钠标准溶液的体积，ml；V 为滴定甲醛溶液时消耗硫代硫酸钠标准溶液的体积，ml；15 为甲醛（1/2HCHO）的摩尔质量（g/mol）；20 为标定时所取甲醛标准溶液的体积，ml。

（8）甲醛标准使用液：用水将一定量的甲醛标准储备溶液逐级稀释成 5.00μg/ml 的标准使用液。临用时配制。

【实验步骤】

1. 样品采集 在大型气泡吸收管内，注入 10.0ml 吸收液，连接大气采样器，以 0.5L/min 的流量，采集 15～30L 气体样品，采样后即送到实验室分析。记录采样现场的气压和气温。

2. 绘制标准曲线 取 7 支 25ml 比色管，分别加入甲醛标准使用液 0.00、0.20ml、0.40ml、0.80ml、1.20ml、1.60ml、2.00ml，加蒸馏水至 3.00ml，加 2%的变色酸溶液 0.5ml，摇匀。各管沿壁缓慢注入浓硫酸 6.0ml，混匀。将比色管放入沸水浴加热 20min，取出冷却。用水稀释至刻度。在波长 570nm 处，用 2cm 比色皿，以水为对照，测定各管吸光度。

3. 样品测定 先用吸收管内的吸收液洗涤进气管内壁 3 次，移取 3.0ml 样品于 25ml 比色管中，然后加入 2%的变色酸溶液 0.5ml，摇匀。按照标准曲线的步骤进行显色和测定。

4. 计算

$$A = \frac{m \times 10}{V_0 \times 3} \quad (3-16)$$

式中：A 为甲醛质量浓度，mg/m^3；m 为由标准曲线上查得的甲醛质量，μg；V_0 为换算成标准状况下的采样体积，L。

【注意事项】

（1）浓硫酸的质量和浓度对吸光度有影响，不同批号的浓硫酸有时也会引起吸光度的变化。因此，绘制标准曲线与测定样品应用同一批号硫酸。

（2）在加热条件下显色，有利于显色反应的进行。但在夏季高温季节可不经加热煮沸，利用加入浓硫酸后放出的热量，在室温下放置 0.5h，然后将样品稀释至刻度，冷却后，进行比色测定，并在相同条件下绘制标准曲线。

（3）变色酸溶液的透光率应在 90% 以上，当不能达到要求时，应进行纯化，取 10g 变色酸粉末溶于 90ml 水中，加入 2~3g 活性炭，过滤。于滤液中加入 10g 左右的氯化钠，于 4℃ 放置过夜，变色酸即析出。过滤后用乙醇或乙醚洗沉淀 3~5 次，并于 60℃ 以下烘干，备用。

【思考题】

（1）实验中所加入的浓硫酸不可以被硝酸沾污，如果浓硫酸中含有硝酸，会对本实验造成什么影响？

（2）若所采集的气体样品中含有酚，且含量大于 $2\mu g$ 以上时，会对结果产生什么影响？

（席海灵）

实验七 生产环境空气中粉尘浓度、分散度和游离二氧化硅的测定

一、滤膜重量法测定生产环境中粉尘浓度

【实验目的】 掌握粉尘浓度的测定方法；了解生产环境中粉尘的浓度，为生产环境的卫生学评价提供科学依据。

【实验原理】 抽取一定体积的含尘空气，将粉尘阻留在已知质量的滤膜上，由采样后滤膜的增重量和采样体积，计算出单位体积空气中粉尘的质量。

【仪器与器材】 粉尘采样器（在需要防爆的作业场所，用防爆型采样器）；采样夹；样品盒；镊子；干湿球温度计；气压计；聚氯乙烯纤维滤膜；分析天平（感量为 0.1mg 或 0.01mg）；干燥器（内盛变色硅胶）。

【实验步骤】

1. 滤膜准备

（1）干燥：采样前将滤膜放入干燥器中平衡至恒重。

（2）称量：用镊子取下滤膜两面的夹衬纸，检查滤膜有无皱褶和漏缝后，将滤膜放在分析天平上称量，将编号和质量记录在原始记录本（衬纸）上，并将滤膜放于样品盒中。

（3）安装：打开采样夹，将滤膜毛面向上，平铺于锥形环上，放下压环，然后拧紧固定盖，储存于样品盒内。

2. 采样

定点采样：根据粉尘检测的目的和要求，可以采用短时间采样或长时间采样。

1）短时间采样：在采样点，将装好滤膜的粉尘采样夹，在呼吸带高度以 15～40L/min 流量采集 15min 空气样品。

2）长时间采样：在采样点，将装好滤膜的粉尘采样夹，在呼吸带高度以 1～5L/min 流量采集 1～8h 空气样品。

3）个体采样：将装好滤膜的小型塑料采样夹，佩戴在采样对象的前胸上部，进气口尽量接近呼吸带，以 1～5L/min 流量采集 1～8h 空气样品（由采样现场的粉尘浓度和采样器的性能等确定）。

样品采集完毕后，取出滤膜夹，将受尘面向上平放于采样盒内，用镊子取出滤膜，使受尘面向内对折 3～4 次，用衬纸包好，储存于样品盒内，带回实验室称重。并记录采样时间、流速及采样现场的气温、气压。

3. 称重 称量前，将采样后的滤膜置于干燥器内 2h 以上，将采样后的滤膜在分析天平上称量，记录采样后的滤膜质量（mg）。

4. 计算

$$C = \frac{W_2 - W_1}{V_0} \times 1000 \tag{3-17}$$

式中：C 为空气中粉尘浓度，mg/m^3；W_1 为采样前滤膜质量，mg；W_2 为采样后滤膜质量，mg；V_0 为换算成标准状态下的采样体积，L。

【注意事项】

（1）采样前应当模拟采样，检查气路密封性。用手掌堵住滤膜进气口，在抽气条件下，流量计的转子应立刻回到静置状态，否则表示漏气。

（2）滤膜安装注意毛面向上。

（3）采样后的滤膜一般不需要干燥，可直接称重。若被测空气相对湿度大于 90% 或有水雾时，应当先置于硅胶干燥器，干燥 2h 后称重，以后每干燥半小时称重一次，2 次重量之差不大于 0.2mg。

（4）采样量应当控制在 2～20mg，否则应重新测定。若采集尘量过多，会造成微孔的堵塞，阻力增加和粉尘脱落，采集尘量过少，会增加称量误差。通常认为采集尘量在 10mg 左右为适宜。

（5）测定粉尘浓度后的滤膜可以留作分散度和游离二氧化硅测定用。

（6）聚氯乙烯滤膜不耐高温，在 65℃ 以上采样现场不能使用。

（7）用于本法采集粉尘的滤膜，在使用前应做对照试验，检查其被污染情况，若滤膜在采样前所含尘粒数量少，对测定结果影响不大；否则，应另选尘粒少的滤膜。

二、滤膜溶解涂片法测定生产环境中粉尘分散度

【实验目的】 掌握粉尘分散度测定方法；了解生产环境中粉尘粒子的分散程度的大小，为评价粉尘对机体的危害程度提供依据。

【实验原理】 粉尘采样后滤膜溶解于有机溶剂中，形成粉尘粒子的混悬液，制成涂片标本，在显微镜下用已标定的目镜测微尺测量每个粉尘粒子的大小（μm）及数量，计算不同大小粉尘颗粒的百分比。

【仪器与试剂】

1. 仪器与器材 粉尘采样器；采样夹；样品盒；镊子；分析天平，感量 0.1mg；干湿球温度计；气压计；小烧杯；小玻璃棒；玻璃滴管；载玻片；生物显微镜；目镜测微尺；物镜测微尺；聚氯乙烯纤维滤膜。

2. 试剂 乙酸丁酯。

【实验步骤】

1. 滤膜准备及采样　见实验"滤膜重量法测定生产环境中粉尘浓度"。

2. 标本的制备　将采有粉尘的聚氯乙烯纤维滤膜放入小烧杯，用吸管加入乙酸丁酯 1~2ml 溶解滤膜，用玻璃棒充分搅拌，制成均匀的粉尘悬液，取粉尘悬液一滴置载玻片上，用另一载物玻片成 45°角推片。待自然挥发即出现一层粉尘透明膜。贴上标签，注明编号、采样地点、日期备用。

3. 目镜测微尺的标定　粉尘颗粒的大小，是用放在目镜内的目镜测微尺来测量的。当显微镜的物镜倍数改变时，虽目镜测微尺在视野中大小不变，但被测物体在视野中的大小随之改变，故测量时目镜测微尺需要先在 400~600 倍的放大倍数下用物镜测微尺进行标定。

物镜测微尺是一标准尺度，其总长为 1mm，分为 100 等分刻度，每一分度值为 0.01mm，即 10μm（图 3-1）。

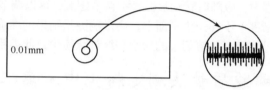

图 3-1　物镜测微尺

标定时，将待标定目镜测微尺放入目镜镜筒内，物镜测微尺置于载物台上，先在低倍镜下找到物镜测微尺的刻度线，移至视野中央，然后换成 400~600 放大倍率，调至刻度线清晰，移动载物台，使物镜测微尺的任一刻度线与目镜测微尺的任一刻度线相重合，然后找出两尺另外一条重合的刻度线，分别数出两条重合刻度线间物镜测微尺和目镜测微尺的刻度数，即可算出目镜测微尺一个刻度的长度。计算目镜测微尺每刻度的间距（μm）：

$$目镜测微尺每刻度间距（\mu m）= \frac{a}{b} \times 10(\mu m) \tag{3-18}$$

式中：a 为物镜测微尺刻度数；b 为目镜测微尺刻度数；10 为物镜测微尺每刻度间距，μm。

4. 粉尘分散度的测定　取下物镜测微尺，将粉尘标本片放在载物台上，先用低倍镜找到粉尘粒子，然后在标定目镜测微尺时所用的放大倍率下，用目镜测微尺测量每个粉尘粒子的大小。移动标本，使粉尘粒子依次进入目镜测微尺范围，遇长径量长径，遇短径量短径，每个标本至少测量 200 个尘粒。按表 3-8 分组记录，算出百分数。

表3-8　粉尘数量分散度测量记录表

单位_____　采样地点_____　采样时间_____　滤膜编号_____

粒径（μm）	<2	2~	5~	≥10
尘粒数（个）				
百分数（%）				

测量者：

5. 计算

$$X = \frac{N_x}{N} \times 100 \tag{3-19}$$

式中：X 为每组尘粒所占的百分数，%；N_x 为为测量组值内尘粒数，个；N 为尘样标本中被测尘粒的总数，个。

【注意事项】

（1）所用器材在使用前必须擦洗干净，避免粉尘污染。已制好的涂片标本应置玻璃平皿内保存。

（2）制成的混悬液，经涂片后，在视野中尘粒过多而重叠，影响测量时，可适当增加乙酸丁酯稀释后再涂片测量；如粉尘颗粒太少，可将平行采样的两张滤膜一并溶解后，再涂片测量，其结果不受影响。同时应注意选择涂片标本中粉尘分布较均匀的部位进行测量，以减少误差。

（3）已标定的目镜测微尺，只能在标定时所用的目镜和物镜放大倍率下应用。

（4）制备粉尘混悬液的尘样滤膜，可用滤膜测尘法称重后的粉尘滤膜，也可用按该法采样后的粉尘滤膜。

（5）本法虽简化了操作步骤，但由于尘样经溶剂稀释、搅拌等操作，容易使一部分大尘粒破碎，特别是因荷电性凝集的尘粒。因此反映空气中的尘粒存在的真实性不如沉降法。

（6）采样后制成的尘样标本，应尽快进行测量，并要求在送检和存入过程中，避免震动和污染。

（7）在测量尘粒过程中，应随时转动显微镜细调节螺旋，借以调节尘粒的焦距，因为尘粒大小不同，其焦距（清晰度）不在一个平面上，会影响测量结果的准确性。

（8）本法不适用于可溶于有机溶剂中的粉尘和纤维状粉尘，此类粉尘应改用自然沉降法。

三、焦磷酸质量法测定粉尘中游离二氧化硅

【实验目的】 掌握粉尘中游离二氧化硅含量的测定方法；熟悉焦磷酸质量法测定粉尘中游离二氧化硅含量的原理，评价其对机体的危害程度及为生产环境的卫生学评价提供科学依据。

【实验原理】 在245~250℃温度下，焦磷酸能溶解硅酸盐及金属氧化物等，而游离二氧化硅几乎不溶，实现分离。称量分离出来的游离二氧化硅，计算其在粉尘中的百分含量。

【仪器与试剂】

1. 仪器与器皿 粉尘采样器；测尘滤膜；恒温干燥箱；干燥器；分析天平，感量为0.1mg；25ml锥形瓶；可调电炉；可控温高温电炉；25ml带盖瓷坩埚或铂坩埚；坩埚钳或铂尖坩埚钳；玛瑙乳钵；慢速定量滤纸；玻璃漏斗和漏斗架；0~300℃温度计。

2. 试剂 实验用试剂为分析纯。

（1）焦磷酸：将85%（W/W）的磷酸加热到沸腾，温度至250℃不冒泡为止，放冷，储于试剂瓶中。

（2）硝酸铵：结晶。

（3）盐酸溶液（0.1mol/L）：取浓盐酸0.9ml，加水稀释至100ml。

（4）氢氟酸（40%）。

【实验步骤】

1. 样品采集

（1）空气中悬浮粉尘：用直径75mm滤膜大流量采样器采集空气中0.2g左右的粉尘。

（2）空气中的沉积尘：在采样地点，生产设备或其他物体上相当于呼吸带高度处采集新鲜的沉降积尘约1g。

采样时需记录采样方法和样品来源。

2. 样品测定

（1）将已采集的粉尘样品放在105±3℃烘箱中干燥2h，稍冷，储于干燥器中备用。如粉尘粒子较大，需用玛瑙乳钵研磨至手捻有滑感为止。

（2）准确称取0.1000~0.2000g粉尘样品于25ml锥形瓶中，加入焦磷酸15ml振摇，使样品全部湿润，将锥形瓶放在可调电炉上，迅速加热到245~250℃，同时用带有300℃温度计的

玻璃棒不断搅拌，保持15min。

（3）样品中如果含有煤、其他碳素及有机物时，应放在瓷坩埚或铂坩埚中称量，置高温炉中，800～900℃灼烧30min以上，使碳及有机物完全灰化，取出冷却后用15ml焦磷酸分次将残渣洗入25ml锥形瓶中。若含有硫化矿物（如黄铁矿、黄铜矿、辉铜矿等），应加入结晶硝酸铵数毫克于锥形瓶中。再进行步骤（2）加热处理。

（4）加热15min后，由电炉上取下锥形瓶，在室温下冷却至40～50℃，加蒸馏水约至40～50ml，将内容物缓慢倾倒入盛有40～50ml热蒸馏水（50～80℃）的250ml烧杯中，一面倾倒一面搅拌，充分混匀，用热蒸馏水冲洗温度计、玻璃棒及锥形瓶数次，洗液一并倒入烧杯中，使最后体积为150～200ml。取慢速定量滤纸折叠成漏斗状，放于漏斗中用蒸馏水湿润。将烧杯放在电炉上煮沸内容物，稍静置，待混悬物略沉降，趁热过滤，倾入漏斗中的滤液应倒至不超过滤纸2/3处。过滤后，用0.1mol/L盐酸（约10ml）洗涤烧杯移入漏斗中，并将滤纸上沉渣冲洗3～5次，再用热蒸馏水洗至滤出液无酸性反应为止（用pH试纸检验）。如用铂坩埚时，要洗至无磷酸根反应后再洗3次。上述过程应在当日完成。

（5）将带有沉渣的滤纸折叠数次，放于已恒重的瓷坩埚中，放在电炉上干燥、炭化；炭化时要加盖并稍留一条小缝隙。然后放入800～900℃的高温炉中灰化30min；取出，室温下稍冷后，放入干燥器中冷却1h，在分析天平上称至恒重并记录。

（6）计算：用式（3-20）计算粉尘中游离二氧化硅含量。

$$SiO_2(F) = \frac{m_2 - m_1}{G} \times 100 \quad (3-20)$$

式中：$SiO_2(F)$为粉尘中游离二氧化硅含量，%；m_1为坩埚质量，g；m_2为坩埚加游离二氧化硅质量，g；G为粉尘样品质量，g。

（7）当粉尘中含有难以被焦磷酸溶解的物质时（如碳化硅、绿柱石、电气石、黄玉等），需用氢氟酸在铂坩埚中处理。将带有沉渣的滤纸放入铂坩埚内，如步骤（5）灼烧至恒重，加入数滴9mol/L硫酸溶液，使残渣全部湿润。在通风柜内加40%氢氟酸5～10ml，稍加热，使残渣中游离二氧化硅溶解，继续加热至不冒白烟为止（防止沸腾）。再于900℃温度下灼烧，称至恒重。

用式（3-21）计算氢氟酸处理后游离二氧化硅含量。

$$SiO_2(F) = \frac{m_2 - m_3}{G} \times 100 \quad (3-21)$$

式中：m_2为氢氟酸处理前坩埚加游离二氧化硅和焦磷酸难溶物质质量，g；m_3为经氢氟酸处理后坩埚加焦磷酸难溶物质质量，g；G为粉尘样品质量，g。

【注意事项】

（1）焦磷酸溶解硅酸盐时温度不得超过250℃，否则易形成胶状物。

（2）酸与水混合时应缓慢并充分搅拌，避免形成胶状物。

（3）样品中含有碳酸盐时，遇酸产生气泡，宜缓慢加热，以免样品溅失。

（4）用氢氟酸处理时必须在通风柜内操作，密切注意防止污染皮肤和吸入氢氟酸蒸气造成中毒。

（5）用铂坩埚处理样品时，过滤沉渣必须洗至无磷酸根反应，否则损坏铂坩埚。

磷酸根检验方法如下。

1）原理：磷酸根与钼酸铵在pH 4.1时，用抗坏血酸还原生成蓝色。

2）试剂

A. 乙酸盐缓冲溶液（pH=4.1）：0.025mol/L乙酸钠溶液与1mol/L乙酸溶液等体积混合。

B. 1%抗坏血酸溶液（于4℃保存）。

C. 钼酸铵溶液：取钼酸铵 2.5g 溶于 100ml 的 0.025mol/L 硫酸中；用试剂 A 分别将试剂 B 和 C 稀释 10 倍（临用时配制）。

3）检验方法：取样品滤过液 1ml 加上述稀释试剂各 4.5ml 混匀，放置 20min。如有磷酸根离子则显蓝色。

（6）本法为基本方法。采用其他方法时，必须以本法为基准。

（白　钢）

第四章 水质理化检验

【能力培养目标】 通过本章节实验的训练可以使学生对理论课讲述的内容有更加感性的认识,使学生全面系统地掌握水质理化检验的基本理论和检验技术,在实验中增加学生动手能力的训练,培养学生的独立思考问题和解决问题的能力。为今后从事卫生检验工作打下良好的基础。化学分析方法的实验实践可使学生掌握化学分析实验的基本原理和方法,培养学生的动手能力,并能对检测结果进行分析和评价,为在将来的工作奠定基础。

实验一 水中氨氮、亚硝酸盐氮和硝酸盐氮的测定

一、纳氏试剂光度法测定水中氨氮

【实验目的】 掌握纳氏试剂光度法测定水中氨氮的原理;熟悉其测定方法和相关卫生标准;了解水中氨氮测定的卫生学意义。

【实验原理】 水中的氨与纳氏试剂在碱性条件下反应,生成黄至棕色的配合物,其色度与氨氮的含量呈正比。

【仪器与试剂】

1. 仪器与器皿 50ml 具塞比色管;分光光度计。

2. 试剂 配制试剂用水均应为无氨水。

(1)纳氏试剂:可选择下列方法之一进行制备。

1)称取 20g 碘化钾溶于 100ml 水中,边搅拌边添加,分次少量加入氯化汞结晶粉末(约 10g),至出现朱红色沉淀不易溶解时,改为滴加饱和氯化汞溶液,并充分搅拌,当出现微量朱红色沉淀不再溶解时,停止滴加氯化汞溶液。

另称取 60g 氢氧化钾溶于水,并稀释至 250ml,冷却至室温后,将上述溶液在搅拌下,徐徐注入氢氧化钾溶液中,用水稀释至 400ml,混匀。静置过夜,将上清液移入聚乙烯瓶中,密闭保存。

2)称取 16g 氢氧化钠,溶于 50ml 水中,充分冷却至室温。

另称取 7g 碘化钾和 10g 碘化汞溶于水,然后将此溶液在搅拌下徐徐注入氢氧化钠溶液中,用水稀释至 100ml 储于聚乙烯瓶中,密闭保存。

(2)酒石酸钾钠溶液:称取 50g 酒石酸钾钠($KNaC_4H_4O_6 \cdot 4H_2O$)溶于水中,加热煮沸以除去氨,置冷,定容至 100ml。

(3)铵标准储备溶液:称取 3.819g 经 100℃干燥过的优级纯氯化铵溶于水中,移入 1000ml 容量瓶中,稀释至标线。此溶液每毫升含 1.00mg 氨氮。

(4)铵标准使用溶液:移取 5.00ml 铵标准储备液于 500ml 容量瓶中,用水稀释至标线。此溶液每毫升含 0.010mg 氨氮。

【实验步骤】

1. 绘制校准曲线 吸取 0.00、0.50ml、1.00ml、3.00ml、5.00ml、7.00ml 和 10.0ml 铵标准使用液于 50ml 比色管中,加水至标线,加 1.0ml 酒石酸钾钠溶液,混匀。加 1.5ml 纳氏试剂,混匀。放置 10min 后,在波长 420nm 处,用光程 20mm 比色皿,以水为参比,测量吸光度。

由测得的吸光度，减去零浓度空白管的吸光度后，得到校正吸光度，绘制氨氮含量（mg）对校正吸光度的校准曲线。

2. 水样的测定 取 50ml 澄清水样或经预处理的水样（如氨氮大于 0.1mg，则取适量水样加纯水至 50ml）于 50ml 比色管中。向水样管中加入 1.0ml 酒石酸钾钠溶液，混匀，加 1.5ml 纳氏试剂，混匀。放置 10min 后，同校准曲线步骤测量吸光度。同时以无氨水代替水样，做全程序空白测定。

3. 计算 由水样测得的吸光度减去空白试验的吸光度，从校准曲线上查得氨氮含量（mg）。

$$c = \frac{m}{V} \times 1000 \tag{4-1}$$

式中：c 为水样中氨氮的含量，mg/L；m 为由校准曲线查得的氨氮含量，mg；V 为水样体积，ml。

【注意事项】

（1）本法最低检出浓度为 0.02mg/L，适用于生活饮用水及其水源水中氨氮含量。

（2）水样中加入酒石酸钾钠为掩蔽水样中常见钙、镁、铁等离子，否则在碱性条件下易生成碳酸盐及氢氧化物沉淀，干扰比色。

（3）水样中含有余氯能与氨结合生成氯胺，使结果偏低，如水样含有余氯应预先加入硫代硫酸钠用以脱氯。水样中的悬浮物可用硫酸锌和氢氧化钠混凝沉淀去除。

（4）纳氏试剂配制时应注意勿使碘化钾过量，否则碘离子将影响有色配合物的生成，使色度变浅。储存已久的纳氏试剂，使用前应先用已知含量的氨氮标准溶液显色，并核对应有的吸光度，加入试剂后 2h 内不得出现浑浊，否则应重新配制。

（5）纳氏试剂中碘化汞与碘化钾的比例，对显色反应的灵敏度有较大影响。静置后生成的沉淀应除去。

（6）滤纸中常含痕量铵盐，使用时注意用无氨水洗涤，所用玻璃器皿应避免实验室空气中氨的沾污。

二、N-（1-萘基）-乙二胺光度法测定水中亚硝酸盐氮

【实验目的】 掌握 N-（1-萘基）-乙二胺光度法测定水中亚硝酸盐氮的原理；熟悉其测定方法和相关卫生标准；了解水中亚硝酸盐氮测定的卫生学意义。

【实验原理】 在磷酸介质中，pH 为 1.8±0.3 时，亚硝酸盐与对氨基苯磺酰胺反应，生成重氮盐，再与 N-（1-萘基）-乙二胺耦联生成红色染料。在 540nm 波长处有最大吸收。

亚硝酸盐在水中可受微生物等作用而很不稳定，在采集后应尽快进行分析，必要时以冷藏抑制微生物的影响。

【仪器与试剂】

1. 仪器与器皿 50ml 具塞比色管；分光光度计。

2. 试剂 实验用水均为不含亚硝酸盐的水。

（1）无亚硝酸盐的水：于蒸馏水中加入少许高锰酸钾晶体，使呈红色，再加氢氧化钡（或氢氧化钙）使呈碱性。置全玻璃蒸馏器中蒸馏，弃去 50ml 初馏液，收集中间约 70% 不含锰的馏出液。亦可于每升蒸馏水中加 1ml 浓硫酸和 0.2ml 硫酸锰溶液（每 100ml 水中含 36.4g $MnSO_4 \cdot H_2O$），加入 1~3ml 0.04% 高锰酸钾溶液至呈红色，重蒸馏。

（2）磷酸（ρ_{20}=1.70g/ml）。

（3）显色剂：于 500ml 烧杯内，置入 250ml 水和 50ml 磷酸，加入 20.0g 对氨基苯磺酰胺。

再将 1.00g N-（1-萘基）-乙二胺二盐酸盐溶于上述溶液中，转移至 500ml 容量瓶中，用水稀释至标线，混匀。此溶液储于棕色瓶中，保存在 2～5℃，至少可稳定 1 个月。

（4）亚硝酸盐氮标准储备液：称取 1.232g 亚硝酸钠溶于 150ml 水中，转移至 1000ml 容量瓶中，用水稀释至标线。每毫升含约 0.25mg 亚硝酸盐氮，标定后使用。本溶液储于棕色瓶中，加入 1ml 三氯甲烷，保存在 2～5℃，至少稳定 1 个月。

（5）亚硝酸盐氮标准中间液：分取适量亚硝酸盐标准储备液（使含 12.5mg 亚硝酸盐氮），置于 250ml 容量瓶中，用水稀释至标线。此溶液每毫升含 50.0μg 亚硝酸盐氮。中间液储于棕色瓶中，保存在 2～5℃，可稳定 1 周。

（6）亚硝酸盐氮标准使用液：取 10.00ml 亚硝酸盐标准中间液，置于 500ml 容量瓶中，用水稀释至标线。每毫升含 1.00μg 亚硝酸盐氮。此溶液使用时，当天配制。

（7）氢氧化铝悬浮液：溶解 125g 硫酸铝钾或硫酸铝铵于 1000ml 量筒内，加热至 60℃，在不断地搅拌下徐徐加入 55ml 浓氨水，放置 1h 后，移入 1000ml 量筒内，用水反复洗涤沉淀，最后至洗涤液中不含亚硝酸盐为止。澄清后，把上清液尽量全部倾出，只留稠的悬浮物，最后加入 100ml 水，使用前应振荡均匀。

（8）高锰酸钾标准溶液（0.05mol/L）：溶解 1.6g 高锰酸钾于 1200ml 水中，煮沸 0.5～1h，使体积减少到 1000ml 左右，放置过夜。用 G-3 号玻璃砂芯滤器过滤后，滤液储存于棕色试剂瓶中避光保存，按上述方法标定。

（9）草酸钠标准溶液（0.0500mol/L）：溶解经 105℃烘干 2h 的优级纯无水草酸钠 3.350g 于 750ml 水中，移入 1000ml 容量瓶中，稀释至标线。

【实验步骤】

1. 绘制标准曲线 在一组 6 支 50ml 比色管中，分别加入 0.00、1.00ml、3.00ml、5.00ml、7.00ml 和 10.00ml 亚硝酸盐氮标准使用液，用水稀释至标线。加入 1.0ml 显色剂，密塞，混匀。静置 20min 后，在 2h 以内，于波长 540nm 处，用光程长 10mm 的比色皿，以水为参比，测量吸光度。从测得的吸光度，减去零浓度空白管的吸光度后，获得校正吸光度，绘制以氮含量（μg）对校正吸光度的校准曲线。

2. 水样的测定 当水样 pH≥11 时，可加入 1 滴酚酞指示液，边搅拌边逐滴加入磷酸（1:9）溶液，至红色刚消失。

水样如有颜色和悬浮物，可向每 100ml 水中加入 2ml 氢氧化铝悬浮液，搅拌，静置，过滤，弃去 25ml 初滤液。

分取经预处理的水样于 50ml 比色管中（如含量较高，则分取适量，用水稀释至标线），加 1.0ml 显色剂，然后按校准曲线绘制的相同步骤操作，测量吸光度。经空白校正后，从校准曲线上查得亚硝酸盐氮含量。同时用实验用水代替水样，按相同步骤进行全程测定做空白实验。

3. 计算

$$c = \frac{m}{V} \tag{4-2}$$

式中：c 为亚硝酸盐氮含量，mg/L；m 为由水样测得的校正吸光度，从校准曲线查得亚硝酸盐氮的含量，μg；V 为水样的体积，ml。

【注意事项】

（1）水样经预处理后，还有颜色时，则分取 2 份体积相同的经预处理的水样，一份加 1ml 显色剂，另一份改加 1ml 1:9 的磷酸溶液。由加显色剂的水样测得的吸光度，减去空白试验测得的吸光度，再减去改加磷酸溶液的水样所测得的吸光度后，获得校正吸光度，以进行色度校准。

（2）显色试剂除以混合液加入外，亦可分别配制和依次加入，具体方法如下。

1）对氨基苯磺酰胺：称取5g对氨基苯磺酰胺，溶于50ml浓盐酸和约350ml水的混合溶液中，稀释至500ml。此溶液稳定。本试剂有毒性，避免与皮肤接触或吸入体内。

2）N-（1-萘基）-乙二胺二盐酸盐溶液：称取500mg N-（1-萘基）-乙二胺二盐酸盐溶于500ml水中，储存于棕色瓶中，置冰箱中保存。当色泽明显加深时，应重新配置，如有沉淀，则过滤。

如按上法配置的显色剂，测定水样中亚硝酸盐氮的操作步骤为：于50ml水样中加入1ml对氨基苯磺酰胺溶液，混匀，放置2~8min，加1ml N-（1-萘基）-乙二胺二盐酸盐溶液，混匀。放置10min后，在543nm波长，测量吸光度。

三、酚二磺酸分光光度法测定水中硝酸盐氮

【实验目的】 掌握酚二磺酸分光光度法测定水中硝酸盐氮的实验原理；熟悉硝酸盐氮的测定方法和步骤；了解如何利用三氮的变化规律对地面水进行卫生学评价。

【实验原理】 硝酸盐在无水情况下与二磺酸酚反应，生成硝基二磺酸酚，在碱性溶液中生成黄色化合物，进行定量测定。

【仪器与试剂】

1. 仪器与器皿 分光光度计；50ml具塞比色管；100ml蒸发皿；250ml三角瓶。

2. 试剂 实验用水应为无硝酸盐水。

（1）二磺酸酚：称取25g苯酚置于500ml锥形瓶中，加150ml浓硫酸使之溶解，再加75ml发烟硫酸，充分混合，瓶口插一小漏斗，小心置瓶于沸水浴中加热2h，得淡棕色稠液，储于棕色瓶中，密闭保存。

（2）氨水。

（3）硝酸盐氮标准储备液：称取0.7218g经105~110℃干燥2h的硝酸钾溶于水，移入1000ml容量瓶中，稀释至标线，混匀。加2ml三氯甲烷作保存剂，至少可稳定6个月。每毫升该标准储备液含0.100mg硝酸盐氮。

（4）硝酸氮标准使用液：吸取50.0ml硝酸盐氮标准储备液，置蒸发皿内，加0.1mol/L氢氧化钠溶液使调至pH为8，在水浴上蒸发至干。加2ml酚二磺酸，用玻璃棒研磨蒸发皿内壁，使残渣与试剂充分接触，放置片刻，重复研磨一次，放置10min，加入少量水，移入500ml容量瓶中，稀释至标线，混匀。储于棕色瓶中，此溶液至少稳定6个月。每毫升该标准使用液含0.010mg硝酸盐氮。

（5）硫酸银溶液：称取4.397g硫酸银溶于水，移至1000ml容量瓶中，用水稀释至标线。1.00ml此溶液可去除1.00mg氯离子。

（6）氢氧化铝悬浮液：参见亚硝酸盐氮试剂7。

（7）高锰酸钾溶液：称取3.16g高锰酸钾溶于水，稀释至1L。

【实验步骤】

1. 绘制标准曲线 于一组50ml比色管中，用分度吸管加入硝酸盐氮标准使用液，加水至约40ml，加3ml氨水使呈碱性，稀释至标线，混匀。在波长410nm处，按表4-1选择合适的比色皿，以水为参比，测量吸光度。

由测得的吸光度值减去零管的吸光度值，分别绘制不同比色皿光程长的吸光度对硝酸盐氮含量（mg）的校准曲线。

表4-1　标准溶液体积和硝酸盐氮含量对应的比色皿光程长

标准溶液体积（ml）	硝酸盐氮含量（mg）	比色皿光程长（mm）
0.00	0.000	10 或 30
0.10	0.001	30
0.30	0.003	30
0.50	0.005	30
0.70	0.007	30
1.00	0.010	10 或 30
3.00	0.030	10
5.00	0.050	10
7.00	0.070	10
10.00	0.100	10

2. 水样的测定　水样浑浊带色时，可取 100ml 水样于具塞量筒中，加入 2ml 氢氧化铝悬浮液，密闭振摇，静置数分钟后，过滤，弃去 20ml 初滤液。

取 50.0ml 经预处理的水样于蒸发皿中，用 pH 试纸检查，必要时用 0.5mol/L 硫酸或 0.1mol/L 氢氧化钠溶液调节至微碱性（pH=8），置水浴上蒸发至干，加 1.0ml 酚二磺酸，用玻璃棒研磨，使试剂与蒸发皿内残渣充分接触。放置片刻，再研磨一次，放置 10min，加水约 10ml。

在搅拌下加入 3~4ml 氨水，使溶液呈现最深的颜色。如有沉淀，则过滤。将溶液移入 50ml 比色管中，稀释至标线，混匀。于波长 410nm 处，选用 10mm 或 30mm 比色皿，以水为参比，测量吸光度。同时以水代替水样，按相同步骤，进行全程序空白测定。

3. 计算

$$c = \frac{m}{V} \times 1000 \qquad (4\text{-}3)$$

式中：c 为为硝酸盐氮的含量，mg/L；m 为从校准曲线上查得的硝酸盐氮量，mg；V 为分取水样体积，ml。

经去除氯离子的水样，按式（4-4）计算：

$$c(\text{mg/L}) = \frac{m}{V} \times 1000 \times \frac{V_1 + V_2}{V_1} \qquad (4\text{-}4)$$

式中：c 为硝酸盐氮的含量，mg；m 为从标准曲线上查得的硝酸盐氮量，mg；V 为取水样体积，ml；V_1 为水样体积量，ml；V_2 为硫酸银溶液加入量，ml。

【注意事项】

（1）配制二磺酸酚时，当苯酚色泽变深时，应进行蒸馏精制；如无发烟硫酸，亦可用浓硫酸代替，但应增加在沸水浴中加热的时间至 6h。制得的试剂尤其要防止吸收空气中的水分，以免随着硫酸浓度的降低，影响硝基化反应的进行，使测定结果偏低。

（2）硝酸盐氮标准溶液应同时制备 2 份，用以检查硝化完全与否。如发现浓度存在差异时，应重新吸取标准储备液进行制备。

（3）去除干扰的方法

1）氯离子的去除：取 100ml 水样移入具塞量筒中，根据已测定的氯离子含量，加入相当量的硫酸银溶液，充分混合。在暗处放置 0.5h，使氯化银沉淀凝聚，然后用慢速滤纸过滤，弃去 20ml 初滤液。注意：①如不能获得澄清滤液，可将已加硫酸银溶液的试样，在近 80℃的水浴中加热，并用力振摇，使沉淀充分凝聚，冷却后再进行过滤；②如同时需去除带色物质，则可再加入硫酸银溶液并混匀后,再加入 2ml 氢氧化铝悬浮液,充分振摇,放置片刻待沉淀后,过滤。

2)亚硝酸盐干扰的去除:当亚硝酸盐氮的含量超过 0.2mg/L 时,可取 100ml 水样,加 1ml 0.5ml/L 硫酸,混匀后,滴加高锰酸钾溶液至淡红色保持 15min 不褪色为止,使亚硝酸盐氧化为硝酸盐,最后从硝酸盐氮测定结果中减去亚硝酸盐氮量。

(4)测定样品吸光度时,如吸光度值超出校准曲线范围,可将显色溶液用水进行定量稀释,然后再测量吸光度,计算时乘以稀释倍数。

【思考题】

(1)用于氨氮检测的水样用什么容器取样?如何保存?
(2)水中氨氮最经典的测定方法是什么?
(3)测定水中亚硝酸盐氮的标准方法是什么?
(4)测定水中亚硝酸盐氮时如果水样含有悬浮物或有色,如何消除干扰?
(5)如何制备不含亚硝酸盐的水?
(6)我国卫生部《生活饮用水卫生标准》(2006)规定的测定水中硝酸盐氮的标准检验方法有哪些?
(7)测定水中硝酸盐氮含量时如何去除水样中色、浊度、氯化物和亚硝酸盐的干扰?

(高红萍)

实验二 水中溶解氧和化学需氧量的测定

一、碘量法测定水中溶解氧

【实验目的】 掌握碘量法测定水中溶解氧的原理;熟悉其测定方法和相关卫生标准;了解溶解氧在水体卫生评价方面的卫生学意义。

【实验原理】 于水中加入硫酸锰和碱性碘化钾溶液,即生成氢氧化锰黄棕色沉淀。氢氧化锰极不稳定,迅速被水中溶解氧(DO)氧化为锰酸和锰酸锰,然后加入浓硫酸后,使高价锰与碘化钾反应析出碘,最后,以淀粉作指示剂,用硫代硫酸钠溶液滴定析出的碘,根据硫代硫酸钠溶液的用量,计算 DO 的含量。

反应式:

$$MnSO_4 + 2NaOH \rightarrow Mn(OH)_2 \downarrow + Na_2SO_4$$
$$2Mn(OH)_2 + O_2 \rightarrow 2MnO(OH)_2 \downarrow (H_2MnO_3)$$
$$H_2MnO_3 + Mn(OH)_2 \rightarrow MnMnO_3 + 2H_2O$$
$$MnMnO_3 + 3H_2SO_4 + 2KI \rightarrow 2MnSO_4 + I_2 + 3H_2O + K_2SO_4$$
$$I_2 + 2Na_2S_2O_3 \rightarrow 2NaI + Na_2S_4O_6$$

【仪器与试剂】

1. 仪器与器皿 碘量瓶;100ml 移液管;酸式滴定管。

2. 试剂 所用试剂为分析纯。

(1)硫酸锰溶液:称取 480g 分析纯 $MnSO_4 \cdot 4H_2O$(也可用 400g $MnSO_4 \cdot 2H_2O$ 或 $MnCl_2 \cdot 2H_2O$),溶于蒸馏水中,过滤后稀释至 1000ml。

(2)碱性碘化钾溶液:称取 500g 分析纯氢氧化钠,溶于 300~400ml 水中;称取 150g 分析纯碘化钾（或135g碘化钠）溶于200ml蒸馏水中；将上述两种溶液合并，加蒸馏水稀释至1000ml，搅匀，静止24h，使碳酸钠下沉；倾出上层澄清液，盛于带橡皮塞的棕色瓶中。此液在稀释和酸化后，遇淀粉不应呈蓝色。

（3）浓硫酸（ρ_{20}=1.84g/ml）。

（4）淀粉溶液（5g/L）：称取0.5g可溶性淀粉，加5ml水调成糊状后，再加入100ml沸水和0.02g碘化汞，并煮沸2~3min，至溶液透明，冷却。临用现配。

（5）硫代硫酸钠溶液（0.025mol/L）：称取25g硫代硫酸钠（$Na_2S_2O_3 \cdot 5H_2O$），溶于1000ml蒸馏水中，加入0.4g氢氧化钠以防分解，储于棕色瓶中，放置1周后进行标定。将经标定过的0.1000mol/L硫代硫酸钠溶液用煮沸冷却后的蒸馏水稀释成0.0250mol/L。

【实验步骤】

1. 水样的采集 采用排气法进行采样，以防止采水时外界气体进入水样中。水样采集完毕后迅速用玻璃盖盖紧，待测定。

2. 水样测定

（1）打开水样瓶瓶塞，加入2ml硫酸锰（加液时应将吸管插入水面下）。

（2）同上法，加入2ml碱性碘化钾溶液，盖紧瓶塞，勿使瓶内有气泡。将瓶颠倒数次，瓶内出现棕黄色沉淀，放置1min，再将瓶颠倒数次，使其充分混匀。

（3）加入浓硫酸2ml，盖紧瓶塞颠倒混匀，放置5min，使沉淀完全溶解。

（4）用100ml移液管吸取100ml上述溶液，置于250ml碘量瓶内，一式两份。

（5）立即用0.025mol/L的硫代硫酸钠标准溶液滴定至溶液呈淡黄色，加入淀粉溶液1ml，继续滴定至溶液蓝色刚刚褪去为止，记录硫代硫酸钠用量（V_1）。同法再滴定另一份，记录用量（V_2）。

3. 计算

$$溶解氧量（O_2, mg/L） = \frac{(\frac{V_1+V_2}{2}) \times 0.0250 \times \frac{16}{2000} \times 1000 \times 1000}{100} = V_1+V_2 \quad (4-5)$$

式中，V_1、V_2分别为2次滴定时所消耗的硫代硫酸钠的体积，ml。

【注意事项】

（1）用硫代硫酸钠标准溶液滴定析出的碘时，溶液必须呈中性或弱碱性，因为在碱性溶液中，碘与$S_2O_3^{2-}$发生不良反应，产生滴定误差。

（2）硫代硫酸钠与碘反应迅速而且完全，必须在接近终点时，方可加入指示剂淀粉溶液，并且快速振摇，否则由于大量碘存在与淀粉结合，影响终点判断。

（3）滴定至终点，放置3~5min，溶液又会出现浅蓝色，这是空气中氧的氧化作用所致。

【思考题】

（1）常用的测定水中溶解氧的方法是什么？

（2）测定水中溶解氧时如何消除水样中NO_2^-、Fe^{3+}的干扰？

二、酸性高锰酸钾法测定水中化学需氧量

【实验目的】 掌握酸性高锰酸钾法测定水中化学需氧量（COD）的原理；熟悉其测定方法和相关卫生标准；了解水中有机污染的间接评价指标。

【实验原理】 在酸性条件下，用高锰酸钾将水样中的某些有机物及还原性无机物质氧化，反应后剩余的高锰酸钾用过量的草酸还原，再用高锰酸钾标准溶液回滴过量的草酸，根据高锰酸钾所消耗的量，计算出需氧量。发生的化学反应：

$$4KMnO_4+6H_2SO_4+5C \rightarrow 2K_2SO_4+4MnSO_4+6H_2O+5CO_2$$
$$2KMnO_4+5H_2C_2O_4+3H_2SO_4 \rightarrow K_2SO_4+2MnSO_4+8H_2O+10CO_2$$

【仪器与试剂】

1. 仪器与器皿 250ml 三角瓶；25ml 酸式滴定管；吸管；量筒；电炉。

2. 试剂 实验所用水为不含还原物质的水，所用试剂为分析纯。

（1）不含还原性物质的水：将 1L 蒸馏水置于全玻璃蒸馏器中，加入 10ml 硫酸（1:3）溶液和少量高锰酸钾颗粒后进行蒸馏。弃去 100ml 初馏液，余下馏出液储于具玻璃塞的细口瓶中备用。

（2）硫酸溶液（ρ_{20}=1.84g/ml）。

（3）硫酸溶液（1:3）：在不断搅拌下，将 100ml 硫酸慢慢加到 300ml 水中，趁热加入数滴高锰酸钾标准溶液直至溶液呈微红色。

（4）草酸标准储备液（0.1000mol/L）：称取 0.6705g 经 120℃烘干 2h 并放冷的草酸钠溶解水中，移入 100ml 容量瓶中，用水稀释至刻度，混匀，置 4℃冰箱中保存。

（5）草酸钠标准溶液（0.0100mol/L）：吸取 10.00ml 草酸钠标准储备液于 100ml 容量瓶中，用水稀释至刻度，混匀。

（6）高锰酸钾标准储备液（0.1000mol/L）：称取 3.2g 高锰酸钾溶解于少量水中，并稀释至 1000ml。于 90~95℃水浴中加热 2h，冷却。存放 2 日后，倾出清液，储于棕色瓶内。

（7）高锰酸钾标准溶液（0.0100mol/L）：吸取 100ml 高锰酸钾标准储备液，置于 1000ml 容量瓶中，用水稀释至刻度，混匀。此溶液在暗处可保持数月，使用当天标定其浓度。

【实验步骤】

（1）测定前需先处理锥形瓶，向 250ml 锥形瓶内加入 50ml 水，再加入 1ml 1:3 硫酸及少量高锰酸钾溶液，加热煮沸数分钟，溶液应保持微红色，将溶液倾出，并用少量蒸馏水将锥形瓶冲洗数次。

（2）用吸管吸取充分摇匀的水样 100ml（或根据水样中有机物含量取适量水样，以蒸馏水稀释至 100ml）置于处理过的 250ml 锥形瓶中。

（3）加入 5ml 1:3 硫酸溶液，摇匀。

（4）向滴定管加入 10ml 0.01mol/L 高锰酸钾溶液（V_1），摇匀。将锥形瓶置于沸水浴中 30min。水浴沸腾时开始记录时间。

（5）取下锥形瓶，用滴定管立即准确加入 10ml 0.01mol/L 草酸溶液，摇匀，使红色褪尽。

（6）用 0.01mol/L 的高锰酸钾溶液滴至溶液呈微红色，并记录所消耗的高锰酸钾溶液的毫升数（V_2）。

（7）高锰酸钾溶液校正系数的测定：取步骤（6）滴定完毕的水样，用滴定管加入 10ml 0.01mol/L 的草酸溶液，再用 0.01mol/L 的高锰酸钾溶液回滴至溶液呈微红色，记录用量（V_0）。如高锰酸钾溶液的浓度是准确的，则滴定用量应等于 10ml，否则应求得校正系数 K（$K=10/V_0$）。

（8）计算

$$I_{Mn}(O_2, mg/L) = \frac{[(10+V_1)10/V_2-10] \times C \times 8 \times 1000}{100} \quad (4-6)$$

式中：I_{Mn} 为高锰酸盐指数，mg/L；V_1 为步骤（4）滴定时消耗的高锰酸钾标准溶液体积，ml；V_2 为步骤（6）滴定时消耗的高锰酸钾标准溶液体积，ml；C 为高锰酸钾标准溶液的浓度，0.0100mol/L。

如果样品经过稀释后测定，则采用下式计算：

$$I_{Mn}(O_2, mg/L) = \frac{\{[(10+V_1)10/V_2-10]-[(10+V_0)10/V_2-10]f\} \times C \times 8 \times 1000}{V_3} \quad (4-7)$$

式中：V_0 为步骤（7）滴定时消耗的高锰酸钾标准溶液的体积，ml；V_1 为步骤（4）滴定时，消耗的高锰酸钾标准溶液的体积，ml；V_2 为步骤（6）滴定时消耗的高锰酸钾标准溶液的体积，ml；V_3 为测定时所取水样的体积，ml；f 为稀释样品时，蒸馏水在 100ml 被测定的体积内所占的比例。

【注意事项】

（1）测定前须先处理锥形瓶。向 250ml 锥形瓶内加入 50ml 清水，再加入 1ml 1：3 硫酸溶液及少量的高锰酸钾溶液，加热煮沸数分钟，溶液应保持微红色，将溶液倾出，并用少量蒸馏水将锥形瓶冲洗数次。

（2）滴定时温度如低于 60℃，反应速度缓慢。因此应加热至 80℃。

（3）沸水浴的水面要高于锥形瓶内的液面。

（4）样品量以加热氧化后残留的高锰酸钾为其加入量的 1/2～1/3 为宜。加热时如溶液红色褪去，说明高锰酸钾量不够，须重新取样，稀释后测定。

（5）沸水浴温度为 98℃，如在高原地区，报出数据时，需注明水的沸点。

（6）高锰酸盐指数不能作为理论需氧量或总有机物含量的指标，因为在规定的条件下，许多有机物只能部分地被氧化，易挥发的有机物也不包含在测定值之内。

【思考题】

（1）测定水中 COD 时酸度必须用哪一种酸来维持？

（2）测 COD 的样品在加热后需立即加入过量的草酸溶液终止氧化反应，用高锰酸钾溶液回滴，而不是直接用草酸溶液滴定剩余的高锰酸钾，为什么？

（高红萍）

实验三　亚甲蓝分光光度法测定水中阴离子表面活性剂

【实验目的】　掌握水中阴离子表面活性剂的测定方法、基本原理和操作技术；熟悉测定水中阴离子表面活性剂的注意事项。

【实验原理】　亚甲蓝染料在水溶液中与阴离子合成洗涤剂形成易被有机溶剂萃取的蓝色化合物。未反应的亚甲蓝则仍留在水溶液中，根据有机相对 650nm 光吸收的程度，测定阴离子合成洗涤剂的含量。

【仪器与试剂】

1. 仪器　250ml 分液漏斗；25ml 比色管；分光光度计。

2. 试剂　实验用水为蒸馏水，试剂为分析纯。

（1）三氯甲烷。

（2）氢氧化钠溶液（40g/L）。

（3）硫酸溶液（1.0mol/L）。

（4）酚酞溶液（1g/L）。

（5）乙醇溶液（1：1）。

（6）亚甲蓝溶液（0.030g/L）：称取 30mg 亚甲蓝（$C_{16}H_{18}ClN_3S \cdot 3H_2O$），溶于 500ml 纯水中，加入 6.8ml 浓硫酸及 50g 磷酸二氢钠（$NaH_2PO_4 \cdot H_2O$），溶解后用纯水稀释至 1000ml。

（7）洗涤液：取 6.8ml 浓硫酸及 50g 磷酸二氢钠，溶于纯水中，并稀释至 1000ml。

（8）十二烷基苯磺酸钠标准应用液：称取 0.1000g 标准物 LAS（平均分子量 344.5），准确至 0.001g，溶于 50ml 水中，转移到 100ml 容量瓶中，稀释至标线并混匀。此溶液每毫升含 1.00mg LAS。保存于 4℃ 冰箱中。临用前，将 1.0mg/ml 储备溶液用水稀释成 10μg/ml 的标准应用液。

【实验步骤】

（1）吸取 50.0ml 水样，置于 125ml 分液漏斗中（若水样中阴离子表面活性剂<5μg，应增加水样体积）。此时标准系列的体积也应一致；若>100μg 时，应减少水样体积，并稀释至 50ml。

（2）另取 125ml 分液漏斗 7 个，分别加入十二烷基苯磺酸钠标准应用液 0.00、0.50ml、1.00ml、2.00ml、3.00ml、4.00ml 和 5.00ml，用纯水稀释至 50ml。

（3）向水样和标准系列中各加 3 滴酚酞溶液，逐滴加入氢氧化钠溶液，使水样呈红色。然后再逐滴加入硫酸溶液，使红色刚褪去。加入 5ml 三氯甲烷及 10ml 亚甲蓝溶液，猛烈振摇半分钟，放置分层。若水相中蓝色耗尽，则应取少量水样重新测定。

（4）将三氯甲烷层放入第二套分液漏斗中。向第二套分液漏斗中加入 25ml 洗涤液，猛烈振摇半分钟，静置分层。

（5）在分液漏斗颈管内，塞入少许洁净玻璃棉（用以滤除水珠），将三氯甲烷缓缓放入 25ml 比色管中。再各加 5ml 三氯甲烷于分液漏斗中，振荡并放置分层后，合并三氯甲烷相于 25ml 比色管中，最后用三氯甲烷稀释到刻度。

（6）于 650nm 波长，用 3cm 吸收池，以三氯甲烷作参比，测量吸光度。绘制工作曲线，从曲线上查出样品管中十二烷基苯磺酸钠的质量。

（7）计算

$$C = \frac{m}{V} \tag{4-8}$$

式中：C 为水样中阴离子表面活性剂（以十二烷基苯磺酸钠计）的质量浓度，mg/L；m 为从工作曲线上查得十二烷基苯磺酸钠的质量，μg；V 为水样的体积，ml。

【注意事项】

（1）能与亚甲蓝反应的物质对本法有干扰。酚、有机硫酸盐、磺酸盐、磷酸盐及大量氯化物（2000mg）、硝酸盐（5000mg）、硫氰酸盐等均可使结果偏高。

（2）十二烷基苯磺酸钠标准溶液需用纯十二烷基苯磺酸钠配制。如无纯品，可用市售阴离子型洗衣粉提纯。提纯方法：将洗衣粉用热的 95% 乙醇溶解，滤去不溶物。再将滤液加热蒸发除去部分乙醇，过滤，弃去滤液。将滤渣再溶于少量热的乙醇中，过滤，如此重复 3 次。然后于十二烷基苯磺酸钠乙醇溶液中加等体积的纯水，用相当于溶液 1/3 体积的石油醚（沸程 30～60℃）萃取，分离出石油醚相，按同样步骤连续用石油醚洗涤 5 次，弃去石油醚。最后将十二烷基苯磺酸钠乙醇溶液蒸发至干，在 105℃ 烤干，得到白色或淡黄色固体，即为纯品。

（3）本法用十二烷基苯磺酸钠作为标准，最低检测质量为 5μg。若取 100ml 水样测定，则最低检测质量浓度为 0.050mg/L。

【思考题】

（1）使用十二烷基磺酸钠作为标准有什么不足之处？

（2）向水样和标准系列中滴加氢氧化钠溶液的作用是什么？

（席海灵）

实验四 饮用水氯化消毒法

【**实验目的**】 掌握水中有效氯和余氯的测定方法;熟悉使用漂白粉对饮用水进行消毒的方法;了解氯化消毒的原理,并能对消毒效果进行卫生学评价。

一、漂白粉中有效氯含量的测定——碘量法

漂白粉在保存过程中,易受日光、潮湿、二氧化碳等因素的影响,使其中的有效成分减少。当其中有效氯成分低于15%时,则不宜用饮水消毒,因此在使用漂白粉之前要先测定其中的有效氯的含量。

【**实验原理**】 漂白粉中有效氯在酸性溶液中与碘化钾反应,释放出相当量的碘,再用硫代硫酸钠标准溶液滴定碘,根据硫代硫酸钠标准溶液的用量,计算出漂白粉中有效氯的含量。反应式如下:

$$2KI+2CH_3COOH \rightarrow 2CH_3COOK+2HI$$
$$2HI+Ca(OCl)Cl \rightarrow CaCl_2+H_2O+I_2$$
$$I_2+2Na_2S_2O_3 \rightarrow 2NaI+Na_2S_4O_6$$

【**仪器与试剂**】

1. 仪器与器皿 研钵;250ml 碘量瓶;滴定管;25ml 移液管;量筒。

2. 试剂 实验用水为蒸馏水,试剂为分析纯。

(1)漂白粉悬浮液(0.71%):将具有代表性的漂白粉样品用研钵磨碎,称取 0.71g,放入 150ml 烧杯中,加 5ml 左右蒸馏水,用玻璃棒搅拌成糊状,再加蒸馏水使成悬浊液,将其转入 100ml 容量瓶,用蒸馏水洗烧杯 3 次,全部倾入容量瓶,加蒸馏水至刻度。振摇容量瓶,使溶液混合均匀,即得 0.71%漂白粉溶液。

(2)碘化钾(10%):10g 碘化钾溶于 100ml 蒸馏水中。

(3)冰乙酸。

(4)淀粉液(5g/L):0.5g 淀粉溶于 100ml 蒸馏水中。

(5)硫代硫酸钠溶液(0.1mol/L):称取 25g 硫代硫酸钠,溶于 1L 煮沸冷却的蒸馏水中,此溶液为 0.1mol/L。加入 0.4g 氢氧化钠或 0.2g 无水碳酸钠,以防分解,储存于棕色瓶中,可存放数月。

(6)硫代硫酸钠溶液(0.05mol/L):将浓度为 0.1mol/L 硫代硫酸钠稀释为 0.05mol/L。

【**实验步骤**】

(1)向 250ml 三角瓶中加入 80ml 蒸馏水,10%碘化钾 7.5ml,然后加入 2ml 冰乙酸。

(2)用移液管吸取 0.71%漂白粉悬浮液 25ml,此时溶液立即变为棕色,振摇均匀后,静置 5min。

(3)用 0.05 mol/L $Na_2S_2O_3$ 标准溶液滴定上述溶液,不断振荡碘量瓶,滴至溶液变为淡黄色,然后加入 1ml 淀粉溶液,继续滴至蓝色刚刚褪去为止,记录 $Na_2S_2O_3$ 溶液的用量(V)。

(4)计算

$$A = \frac{V \times 0.05 \times {70.91}/{2000} \times {100}/{25} \times 100}{0.71} \approx V \quad (4\text{-}9)$$

式中:A 为有效氯(Cl%);0.05 为 NaS_2O_3 的摩尔浓度;70.91/2000 为氯的克当量;100/25 为 100ml 样液取样 25ml;100 是换算成漂白粉的百分浓度;0.71 为漂白粉称取量(g);V 为 0.05mol/L NaS_2O_3 标准溶液的用量(ml)。

因 1ml 0.05mol/L 的 NaS_2O_3 标准溶液相当于 1mg 的有效氯,所以滴定用去的 NaS_2O_3 的毫

升数,即直接代表该种漂白粉中所含有的有效氯的百分含量。

二、漂白粉加入量的确定

需氯量是指因杀死细菌、氧化有机物和还原性无机物所消耗的氯量。加氯量是指加入水中的氯量,加氯量等于需氯量加上余氯量。只有了解了水中的需氯量,根据《饮用水卫生标准》中对于出厂水中余氯含量的要求,才能测定出水样的加氯量,进而计算出漂白粉的加入量。

【实验原理】 在 pH 小于 1.8 的酸性溶液中,余氯与邻联甲苯胺反应生成黄色的醌式化合物,余氯与其颜色成正比,根据颜色深浅进行目视比色测定水中余氯量。取几份相同的水样中,加入不同量的漂白粉溶液,0.5h 后,测定余氯含量,以余氯含量在 0.3~0.5mg/L 之间的水样为最适量,计算出漂白粉加入量。

【仪器与试剂】

1. 仪器与器皿   250ml 碘量瓶;100ml 量筒;50ml 具塞比色管;0~1mg/L 余氯标准色列。

2. 试剂   实验用水为蒸馏水,试剂为分析纯。

(1)有效氯溶液(0.1%):用实验一中已测得有效氯为 A 的漂白粉溶液配制,若需配 100ml 0.1%的有效氯溶液,设取 Xml 有效氯为 A 的漂白粉溶液,公式如下:

$$100 \times 0.1\% = X \times A, \quad X = \frac{100 \times 0.1\%}{A} \tag{4-10}$$

(2)盐酸溶液(0.1mol/L):取 9ml 浓盐酸浓度稀释至 1000ml。

(3)邻联甲苯胺溶液:称 0.03g 邻联甲苯胺,加入 0.1mol/L 盐酸 100ml,混匀,储存于棕色瓶中。

【实验步骤】

(1)取 5 只 250ml 碘量瓶,编号,分别加入 100ml 水样,然后用移液管分别加入有效氯标准溶液 0.25ml、0.50ml、0.75ml、1.00ml、1.50ml,盖盖放置 30min。

(2)余氯的测定:接触 30min 后,在 5 支 50ml 具塞比色管中,分别加入 2.5ml 邻联甲苯胺溶液,再用碘量瓶中相应的样液稀释至刻度,摇匀,立即与标准色列比色。

(3)以余氯量为纵坐标,加氯量为横坐标绘制需氯量曲线,根据预期氯化结果所需的余氯量从曲线中查得加氯量。

(4)计算

$$M = \frac{m}{A} \tag{4-11}$$

式中:M 为漂白粉的加入量;m 为加氯量;A 为漂白粉的有效氯。

三、邻联甲苯胺比色法测定水中余氯

用漂白粉消毒过的水需要测定水中的余氯量,以了解消毒的效果。我国《生活饮用水卫生标准》规定,氯与水接触 30min 后应不低于 0.3mg/L,管网末梢水不低于 0.05mg/L。

【实验原理】 在 pH 小于 1.8 的酸性溶液中,余氯与邻联甲苯胺反应,生成黄色的醌式化合物,根据颜色深浅用目视比色法测定水中的余氯量。

【仪器与试剂】

1. 仪器与器皿   50ml 具塞比色管;0~1mg/L 余氯标准色列。

2. 试剂   邻联甲苯胺溶液。

【实验步骤】 于 50ml 具塞比色管中,先加入 2.5ml 邻联苯胺溶液,加入水样至 50ml 刻度，摇匀后立即与标准色列进行比色，测得游离性余氯。

【注意事项】
（1）测定余氯的实验中，加入邻联甲苯胺溶液后，若比色管中溶液呈淡绿色或淡蓝色，说明水样碱度偏高或余氯浓度较低，应追加 1ml 邻联甲苯胺溶液即可产生正常淡黄色。
（2）水样中含有悬浮性物质可影响测定结果，可用离心法除去。
（3）本法适用于生活饮用水及水源水中余氯的测定。

【思考题】 对井水水面直径 $\Phi=2m$，水深 $H=10m$ 的井水消毒：实验用水样采自该井，现欲对这口井中的水进行氯化消毒，请计算投加的漂白粉量（mg）。

（席海灵）

实验五　饮用水水质快速检验

【实验目的】 掌握饮用水中常见化学毒物的快速检验方法和操作技术；熟悉正确判断快速检验结果的方法；了解常见有机磷农药快速检验的确证方法。

【实验原理】
1. 氨氮（纳氏试剂法） 在碱性条件下，氨或铵盐与纳氏试剂作用生成淡黄色至棕色的氨基汞配位化合物，按颜色深浅与标准色板比色。反应式如下：

$$NH_3 + 2K_2HgI_4 + 3KOH = Hg_2NH_2OI + 7KI + 2H_2O$$

2. 亚硝酸盐氮（格氏试剂法） 在酸性溶液中，亚硝酸盐与对氨基苯磺酸作用生成重氮盐，再与盐酸 N-（1-萘）-乙二胺偶合生成红色偶氮染料，根据颜色深浅与标准色板比色。

3. 余氯（邻联甲苯胺法） 在酸性条件下，余氯可与邻联甲苯胺反应生成黄色联苯醌式化合物，与标准比色板比色，可测出大致含量。

$$HOCl \longrightarrow HCl + [O]$$

（黄色联苯醌式化合物）

4. 氰化物（普鲁士蓝法） 氰化物与亚铁反应生成亚铁氰根配合离子，酸性条件下再与三价铁作用生成亚铁氰化铁即普鲁士蓝。反应式如下：

$$Fe^{2+} + 6CN^- = [Fe(CN)_6]^{4-}$$
$$4Fe^{3+} + [Fe(CN)_6]^{4-} = Fe_4[Fe(CN)_6]_3$$

5. 砷化物（溴化汞试纸法） 水中以 AsO_3^{3-} 或 AsO_4^{3-} 形式存在的砷，被酸性溶液中加锌所产生的新生态氢还原为挥发性的砷化氢。砷化氢与溴化汞试纸作用，产生黄色至褐色斑。

6. 汞（碘化亚铜法） 水中汞化物可与氯化亚锡作用变成挥发性的汞，与碘化亚铜作用后形成红色的碘化亚铜汞沉淀。

$$2Hg^{2+} + Sn^{2+} = Hg_2^{2+} + Sn^{4+}$$

$$Hg_2^{2+} + Sn^{2+} = 2Hg\uparrow + Sn^{4+}$$

$$4CuI + Hg = Cu_2[HgI_4]\downarrow + 2Cu$$

7. 六价铬（二苯碳酰二肼法） 在酸性溶液中，六价铬与二苯碳酰二肼作用生成紫红色的配位化合物，颜色深浅与六价铬含量成正比。

8. 铅钡（玫瑰红酸钠法） 酸性溶液中，铅钡离子与玫瑰红酸钠反应，生成红色的玫瑰红酸铅钡沉淀。

红色沉淀阳性

9. 生物碱（碘化汞钾法） 生物碱能与碘化汞钾作用产生沉淀或浑浊。

10. 有机磷农药（氯化钯法） 1605、1059、4049、乐果、敌百虫、敌敌畏等有机磷农药，均与氯化钯反应得到黄色产物。

【仪器与试剂】

1. 仪器 pH 试纸；10ml 试管；乳钵；硫氢酸钾。

2. 氨试剂 1g 碘化汞+0.5g 碘化钾+0.5g 酒石酸钠+30g 氯化钠，混合研匀；620g/L 氢氧化钾水溶液；0.5mg/L 氨氮标准溶液。

3. 亚硝酸盐氮试剂 对氨基苯磺酸 0.5g，盐酸 N-（1-萘）-乙二胺 0.05g，酒石酸 4.5g，混合研匀，储于棕色瓶内。

4. 余氯试剂 硫氢化钾 6.25g，邻联甲苯胺 0.3g，混合研匀。

5. 氰化物试剂 硫酸亚铁与硫酸铁铵各 2g，混合均匀。

6. 溴化汞试纸 将滤纸浸泡在 50g/L 溴化汞乙醇溶液内 1h，取出晾干；砷化氢发生器；无锌砷粒。

7. 碘化亚铜

8. 六价铬试剂 二苯碳酰二肼 0.5g+氯化钠 29.5g 研匀。

9. 铅钡试剂 酒石酸 0.75g，酒石酸氢钠 1.0g，玫瑰红酸钠 0.2g，硝酸钠 3.05g，研磨混匀。

10. 氯化钯溶液 氯化钯 0.2g，浓盐酸 1ml，加少许水溶解后，加水至 100ml。

【实验步骤】

1. pH 检验 一条 pH 试纸，用水样浸润后 30s 与标准色板比色。

2. 氨氮检验 取水样 4ml 于 10ml 试管中，加入 620g/L 的氢氧化钾水溶液 1 滴，氨试剂约米粒大小，摇匀，10min 后与标准管一起在光亮处由管口向下观察比色。如大于 0.5mg/L 时，有严重污染。

3. 亚硝酸盐氮检验 取水样 4ml 于 10ml 试管中，加亚硝酸盐氮试剂米粒大小，摇匀，10min 后由管口向下看，与标准色板比色。

4. 余氯检验 取加氯消毒 30min 后的水样 4ml，加余氯试剂米粒大小，5min 后由管口向下看，与标准色板比色。

5. 氰化物检验 取 4ml 水样，加氰化物试剂米粒大小，10min 后加硫氢化钾两颗米粒大，出现蓝色为阳性。

6. 砷检验 取 4ml 水样,加硫酸氢钾半匙,立即将溴化汞试纸紧密覆盖,10~30min 后观察结果,试纸上出现黄褐色为阳性。

7. 汞检验 取 4ml 水样,加碘化亚铜试剂米粒大,摇匀,如出现红色沉淀为阳性。

8. 六价铬检验 取 4ml 水样,加硫酸氢钾半匙,振摇,再加六价铬试剂米粒大,摇匀,放置 10min,出现紫红色为阳性。

9. 铅、钡检验 取 4ml 水样,加铅、钡试剂半匙,摇匀后,如出现红色为阳性。

10. 生物碱检验 取 4ml 水样,加氨氮试剂米粒大小,混匀,出现浑浊或沉淀为阳性。

11. 有机磷农药检验 取 4ml 水样,加氯化钯溶液 5 滴,同时用蒸馏水作空白,出现黄色为阳性。

【注意事项】

(1)氨氮浓度较大时,会出现红褐色沉淀,应稀释后再测定。

(2)亚硝酸盐氮浓度过高时,加入试剂后溶液呈现黄红色、黄色乃至不出现颜色,应将水样稀释后再测定,以防出现假阴性。

(3)氨氮试剂检验生物碱若呈阳性,则表示可能含有生物碱,但不一定含有生物碱。

【思考题】

(1)六价铬的检验,加入硫酸氢钾的作用是什么?

(2)水质快速检验试剂为何多配制成固体试剂?

(席海灵)

实验六 二乙酰一肟-安替比林光度法测定游泳池水中尿素

【实验目的】 掌握游泳池水中尿素测定原理;熟悉游泳池水中尿素测定的操作细则;了解游泳池水其他常见卫生指标的检测。

【实验原理】 水中尿素与二乙酰一肟及安替比林反应生成黄色化合物,在 460nm 波长下比色定量。

【仪器与试剂】

1. 仪器 25ml 棕色具塞比色管;恒温水浴箱;分光光度计。

2. 试剂

(1)二乙酰一肟溶液(0.2%):称取 0.2g 二乙酰一肟溶于 10%乙酸中,并稀释至 100ml,保存于棕色瓶备用。

(2)安替比林溶液(0.2%):称取 0.2g 安替比林(1,5-二甲基-2-苯-3-吡唑酮),溶于 1:1 硫酸中,并用 1:1 硫酸稀释至 100ml,棕色瓶保存。

(3)尿素标准储备溶液:准确称取 0.1000g 尿素于小烧杯中,加少量纯水溶解后转入 1000ml 容量瓶中,加 0.1ml 三氯甲烷并用纯水定容,此液每毫升含 0.1mg 尿素。冷藏保存。

(4)尿素标准应用溶液:准确吸取尿素标准储备溶液 10.00ml 于 100ml 容量瓶中,用纯水定容,此液每毫升含 0.01mg 尿素。

【实验步骤】

(1)吸取水样 10ml(尿素含量在 0.001~0.015mg 范围内)于 25ml 棕色具塞试管中,另取棕色具塞试管加入尿素标准应用液 0.0、0.1ml、0.3ml、0.5ml、0.7ml、1.0ml 和 1.5ml,并用纯水稀释至 25ml。

（2）于上述各管加入1.0ml 二乙酰一肟溶液，混匀。再加安替比林溶液2.0ml，混匀。

（3）将上述试管在沸水浴中加热50min。取出并在流动的自来水中冷却2min。立即以纯水对照，于460nm处，用1cm比色皿，测定各管吸光值。

（4）以浓度对吸光值制备标准曲线。以水样吸光值从曲线上查出尿素含量。

（5）计算

$$C = \frac{a \times 1000}{V} \qquad (4\text{-}12)$$

式中：C为水样中尿素浓度，mg/L；a为从校准曲线查出或用回归方程计算的尿素含量，mg；V为水样体积，ml。

【注意事项】

（1）配制0.2%安替比林溶液，如果硫酸浓度大于1:1时，显色缓慢且操作不便。

（2）沸水浴中加热时间控制在45～55min，有色物颜色最深，若再延长时间吸光值下降。

（3）显色后溶液遇光易褪色，故采用棕色具塞比色管。

【思考题】

（1）如何采用单因素变化试验考察本试验的最优反应条件？

（2）针对本试验线性范围窄的情况，可采用什么方法提高测定的准确性？

（席海灵）

实验七　冷原子吸收法测定水中汞

【实验目的】　掌握冷原子吸收光谱法测定生活饮用水及其水源水中汞的原理及其操作技术；熟悉冷原子吸收测汞仪的基本操作和条件选择。

【实验原理】　汞蒸气对波长253.7nm的紫外光具有最大吸收，在一定的汞浓度范围内，吸收值与汞蒸气的浓度成正比。水样经消解后加入氯化亚锡将化合态的汞转化为元素态汞，用载气带入原子吸收仪的光路中，测定吸光度。

【仪器与试剂】

1. 仪器与器皿　100ml锥形瓶；50ml容量瓶；汞蒸气发生管；冷原子吸收测汞仪。

2. 试剂　所有试剂均需无汞，配制试剂和稀释样品用的纯水为去离子蒸馏水。

（1）硝酸溶液（1+19）：取50ml硝酸（ρ_{20}=1.42g/ml），用纯水稀释至1000ml混匀。

（2）重铬酸钾硝酸溶液（0.5g/L）：称取0.5g重铬酸钾（$K_2Cr_2O_7$），用硝酸溶液溶解（1:19），并稀释至1000ml。

（3）硫酸（ρ_{20}=1.84g/ml）。

（4）高锰酸钾溶液（50g/L）：称取5g高锰酸钾，溶于纯水中，并稀释至100ml。放置过夜，取上清液使用。

（5）盐酸羟胺溶液（100g/L）：称取10g盐酸羟胺，用纯水溶解并稀释至100ml。如果试剂空白高，以2.5 L/min通入氮气或净化过的空气30 min。

（6）氯化亚锡溶液（100g/L）：称取10g氯化亚锡，先溶于10ml盐酸中，必要时可稍加热，然后用纯水稀释至100ml。如果试剂空白高，以2.5L/min通入氮气或净化过的空气30min。

（7）溴酸钾-溴化钾溶液：称取2.784g无水溴酸钾及10g溴化钾用纯水溶解，稀释至1000ml。

（8）汞标准储备液：称取0.1354g经硅胶干燥器放置24h的氯化汞溶于重铬酸钾溶液

(0.5g/L),并将此溶液定容至 1000ml。

(9)汞标准使用液:临用前,吸取 10.0ml 汞标准储备溶液于 100ml 容量瓶中,用重铬酸钾硝酸溶液稀释定容至 100ml。再吸取此溶液 5.0ml,用重铬酸钾硝酸溶液稀释定容至 1000ml。

【实验步骤】

1. 水样预处理及标准系列的制备 受到污染的水样采用硫酸-高锰酸钾消化法,清洁水样可用溴酸钾-溴化钾消化法。

(1)硫酸-高锰酸钾消化法

1)于 100ml 锥形瓶中,加入 2.0ml 高锰酸钾溶液和 50ml 水样。

2)另取 100ml 锥形瓶 8 个,各加入 2.0ml 高锰酸钾溶液,然后分别加入汞标准使用液 0.00、0.20ml、0.50ml、1.00ml、2.00ml、3.00ml、4.00ml 和 5.00ml,各加入纯水至约 50ml。

3)向水样瓶及标准系列瓶中各滴加 2ml 硫酸,混匀,置电炉上加热煮沸 5min,取下放冷。

4)逐滴加入盐酸羟胺溶液至高锰酸钾紫红色褪尽,放置 30min。分别移入 100ml 容量瓶中,加纯水至刻度。

(2)溴酸钾-溴化钾消化法

1)吸取 50ml 水样于 100ml 容量瓶中。

2)另取 100ml 容量瓶 8 个,分别加入汞标准使用液 0.00、0.20ml、0.50ml、1.00ml、2.00ml、3.00ml、4.00ml 和 5.00ml,各加入纯水至约 50ml。

3)向水样瓶及标准系列瓶中各滴加 2ml 硫酸,摇匀,加入 4ml 溴酸钾-溴化钾溶液,摇匀后放置 10min。

4)滴加几滴盐酸羟胺溶液,至黄色褪尽为止,最后加纯水至 100ml。

2. 测定 按仪器说明书调整好测汞仪。从样品和标准系列中逐个吸取 25.00ml 溶液于汞蒸气发生管中,加入 2.0ml 氯化亚锡溶液,迅速塞紧瓶塞,轻轻振摇数次,放置 30s。用载气将汞蒸气导入吸收池,记录吸收值。

3. 计算 用峰高对浓度作图,绘制标准曲线,从标准曲线上查得样品中汞的质量(μg)。水样中汞的质量浓度计算:

$$\rho(Hg) = \frac{m}{V} \quad (4-13)$$

式中:$\rho(Hg)$ 为水样中汞的质量浓度,mg/L;m 为从工作曲线上查得的水样中汞的质量,μg;V 为水样体积,ml。

【注意事项】

(1)本方法使用的玻璃仪器,包括试剂瓶和采水样瓶,均需用硝酸溶液(1+1)浸泡过夜,再依次用自来水、纯水冲洗洁净。

(2)高锰酸钾含有微量汞时很难除去,选用时注意。

(3)实验证明,水源水用硫酸和高锰酸钾作氧化剂,直接加热分解,有机汞(包括氯化甲基汞)和无机汞均有良好的回收。高锰酸钾的用量应根据水样中还原物质的含量多少而增减。当水源水的耗氧量(酸性高锰酸钾法测定结果)在 20mg/L 以下时,每 50ml 水样加入 2ml 高锰酸钾溶液已足够。

(4)加热分解时需加入数粒玻璃珠,并在近沸时不时地摇动玻璃瓶,以防止受热不均匀而引起暴沸。

(5)盐酸羟胺还原高锰酸钾过程中产生氯气及氮氧化物,必须在振摇后静置 30min 使之逸出,以防止干扰汞蒸气的测定。

(6)影响汞蒸气发生的因素较多,如载气流量、温度、酸度、反应容器、气液体积比等,因此每次测定样品时应同时测定标准系列。

【思考题】
（1）冷原子吸收法测定水中汞引起空白值偏高的主要因素有哪些？
（2）冷原子吸收法和原子荧光法测定水样中汞，测定原理有何不同？

（阴海静）

实验八　离子色谱法测定生活饮用水中常见的七种阴离子

【实验目的】 掌握离子色谱分析法测定水中常见的七种阴离子的基本原理；熟悉离子色谱仪的基本结构与色谱工作站的操作方法；了解测定水中阴离子的卫生学意义。

【实验原理】 以阴离子交换树脂为固定相，以一定浓度的碳酸钠溶液或碳酸钠-碳酸氢钠混合液为流动相（洗脱液），水样中待测阴离子（F^-、Cl^-、Br^-、NO_2^-、NO_3^-、$H_2PO_4^-$和SO_4^{2-}）随洗脱液进入离子交换柱系统，由于不同阴离子对阴离子交换树脂的亲和力不同，交换和洗脱过程有所不同，导致它们在分离柱内具有不同的保留时间，即亲和力小的离子先流出色谱柱，亲和力大的离子后离开色谱柱，从而实现分离。以保留时间定性，峰高或峰面积标准曲线法定量。

【仪器与试剂】

1. 仪器与器皿　离子色谱仪（带自动进样装置、电导检测器）；超声波发生器；真空泵；砂芯抽滤器；0.45μm水相微孔滤膜；分析天平（感量0.1mg）。10ml、25ml、50ml、100ml、500ml容量瓶；50ml、100ml、250ml、500ml烧杯；1ml、2ml、5ml、10ml刻度吸管。

2. 试剂　碳酸钠洗脱储备液（0.24mol/L）：称取12.72g无水碳酸钠固体（于105℃下烘干2h，干燥器内保存），用水溶解并稀释至500ml，聚乙烯瓶保存。碳酸钠洗脱使用液（3.6mmol/L）：取碳酸钠洗脱储备液7.50ml，用水稀释至500ml，混匀，用0.45μm水相微孔滤膜过滤，聚乙烯瓶保存。七种单一阴离子标准储备液（1.000mg/ml）：分别准确称取0.2210g氟化钠、0.1651g氯化钠、0.1288g溴化钠、0.1500g亚硝酸钠、0.1371g硝酸钠、0.1237g磷酸二氢钠（于干燥器内干燥24h以上）和0.1480g硫酸钠（于105℃下烘干2h，干燥器内保存），用水溶解，分别转移到7只100.00ml容量瓶中，加入1.00ml碳酸钠洗脱储备液，用水定容至刻度。七种单一阴离子标准使用液（10.00mg/L）：吸取上述七种阴离子标准储备液各1.00ml，分别置于7只100ml容量瓶中，各加入1.00ml碳酸钠洗脱储备液，用水定容至刻度。七种混合阴离子标准使用液按表4-2分别吸取一定量上述7种单一阴离子标准储备液于100ml容量瓶中，加入1.00ml碳酸钠洗脱储备液，用水定容至刻度。

表4-2　七种混合阴离子标准溶液

单一阴离子标准储备液	F^-	Cl^-	Br^-	NO_2^-	NO_3^-	$H_2PO_4^-$	SO_4^{2-}
取样体积（ml）	0.20	1.00	1.00	0.20	1.00	2.50	2.50
终浓度（mg/L）	2.00	10.00	10.00	2.00	10.00	25.00	25.00

实验用氟化钠、氯化钠、溴化钠、亚硝酸钠、硝酸钠、磷酸二氢钠、硫酸钠和碳酸钠均为色谱纯或优级纯；除水样外，实验用水为去离子水或石英亚沸蒸馏水（电阻率≥10MΩ·cm）。

【实验步骤】

1. 样品处理 取 99ml 水样,加入 1ml 碳酸钠洗脱储备液,混匀,用 0.45μm 水相微孔滤膜过滤,备用,用去离子水做样品空白。

2. 七种混合阴离子标准系列溶液配制 分别吸取上述七种阴离子混合标准使用液 0.50ml、1.00ml、2.50ml、5.00ml 和 8.00ml 于 5 只 10ml 容量瓶中,各加 0.10ml 碳酸钠洗脱储备液,用水定容至刻度。混合标准系列溶液浓度如表 4-3 所示。

表4-3 七种混合阴离子标准系列溶液

标准系列编号	标准系列浓度(mg/L)						
	F^-	Cl^-	Br^-	NO_2^-	NO_3^-	$H_2PO_4^-$	SO_4^{2-}
1	0.10	0.50	0.50	0.10	0.50	1.25	1.25
2	0.20	1.00	1.00	0.20	1.00	2.50	2.50
3	0.50	2.50	2.50	0.50	2.50	6.25	6.25
4	1.00	5.00	5.00	1.00	5.00	12.50	12.50
5	1.60	8.00	8.00	1.60	8.00	20.00	20.00

3. 仪器工作条件 Shodex IC SI-52 4E 色谱柱(250mm×4.0mm,内填粒度为 5μm 的阴离子交换树脂)或相同性能色谱柱;抑制柱:电渗析离子交换膜抑制器,抑制电流 70±5mA;检测器:抑制性电导检测器;保护柱;洗脱液流量:0.7ml/min;进样量 100μl(进样器设置 2.0ml)。

4. 样品测定

(1)定性分析:开启离子色谱仪,设定好仪器工作条件,待基线稳定后,分别进单一阴离子标准使用液,测量各阴离子的保留时间。

(2)定量分析:在相同仪器工作条件,依次进混合阴离子标准系列溶液、样品空白和样品溶液,绘制色谱图,经图谱处理和定性分析后,仪器自动以混合标准系列各阴离子浓度为横坐标,以相应的峰高或峰面积为纵坐标,分别绘制标准曲线,然后分别从各自的标准曲线上直接计算出样品空白和样品溶液中各种阴离子的浓度。

5. 结果计算 按式(4-14)计算水样中各种阴离子的含量。

$$c = \frac{c_1 - c_0}{0.99} \tag{4-14}$$

式中:c 为水样中阴离子含量,mg/L;c_1 为由仪器直接给出的水样中阴离子浓度,mg/L;c_0 为由仪器直接给出的样品空白中阴离子浓度,mg/L;0.99 为水样体积换算系数。

【注意事项】

(1)亚硝酸盐不稳定,临用现配。

(2)所用洗脱液和样品应经 0.45μm 水相微孔滤膜过滤并用超声波发生器进行脱气处理。

(3)离子色谱柱较长时间(1 周以上)不用时,应通 3%硼酸保存,用去离子水冲洗恒流泵。

【思考题】

(1)简述离子色谱法的分离机制。

(2)为什么在每一试液中都要加入 1%的洗脱储备液成分?

(3)为什么离子色谱柱不需要再生,而抑制柱需要再生?

(4)简述电渗析离子交换膜抑制器的工作原理及其优点。

(孟佩俊)

实验九 双波长分光光度法测水中硝酸盐含量

【实验目的】 掌握双波长分光光度法测定硝酸盐含量的基本原理和操作方法;熟悉紫外-可见分光光度计的使用方法;了解测定水中硝酸盐含量的意义及紫外-可见分光光度计的结构。

【实验原理】 对多组分混合物进行定量分析,当干扰组分与被测组分的吸收峰相互重叠或组成复杂的试样溶液背景吸收较大时,用单波长分光光度法无法定量分析,可采用双波长分光光度法定量分析。

双波长分光光度法包括双波长等吸收点法、双波长系数倍率法和双波长等吸收法。当干扰组分吸收光谱有吸收峰时,一般选用双波长等吸收法或双波长系数倍率法进行测定。测定水中硝酸盐含量时,干扰组分亚硝酸盐的吸收峰与硝酸盐的吸收峰重叠,可采用双波长等吸收法测定。双波长等吸收法测定硝酸盐的原理如图 4-1 所示:

图 4-1 中,α、β 分别是 NO_3^- 和 NO_2^- 的吸收曲线。λ_1 和 λ_2 分别是测定波长和参比波长,合理选择波长是本方法的关键。

选择测定波长和参比波长的原则是:①干扰组分在 λ_1 和 λ_2 处应具有相等的吸光度,且 λ_1 和 λ_2 相距较近,从而较好的抵消背景吸收;②被测组分在选定的 λ_1 和 λ_2 处的吸光度差值应足够大,以便有足够的灵敏度;③λ_1

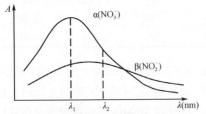

图 4-1 双波长等吸收法测量原理图

和 λ_2 应尽可能不在吸收曲线的陡坡处。

混合物中待测组分 NO_3^- 和干扰组分 NO_2^- 在 λ_1 处的吸光度分别是 A_1^α、A_1^β,NO_3^- 和 NO_2^- λ_1 在处的吸光度分别是 A_2^α、A_2^β,混合物在 λ_1 和 λ_2 处的总吸光度分别是 A_1 和 A_2,背景吸收分别是 A_{1s} 和 A_{2s}。吸光度具有加和性,则有:

$$A_1 = A_1^\alpha + A_1^\beta + A_{1s}$$
$$A_2 = A_2^\alpha + A_2^\beta + A_{2s}$$

令 $\Delta A = A_1 - A_2$

则有:$\Delta A = (A_1^\alpha + A_1^\beta + A_{1s}) - (A_2^\alpha + A_2^\beta + A_{2s})$

因 $A_1^\beta = A_2^\beta$,$A_{1s} \approx A_{2s}$,得:

$$\begin{aligned}\Delta A &= A_1^\alpha - A_2^\alpha \\ &= (\varepsilon_1^\alpha - \varepsilon_2^\alpha) bc_\alpha \\ &= K'c_\alpha\end{aligned} \quad (4-15)$$

从式(4-15)可以看出,干扰组分和背景吸收的影响被扣除,待测组分 NO_3^- 的浓度与在两波长处的吸光度差值 ΔA 成正比,标准曲线法定量。

【仪器与试剂】

1. 仪器与器皿 分析天平;紫外-可见分光光度计;1cm 石英吸收池;干燥器。50ml、100ml、250ml、500ml 容量瓶;25ml 比色管;2ml、5ml 刻度吸管;100ml 烧杯。

2. 试剂 硝酸钠标准储备液(1.000g/L):称取 105~110℃ 干燥 1h 的硝酸钠 0.2500g 于烧杯中,加水溶解并定容至 250.00ml。硝酸钠标准应用液(50.00mg/L):取 5.00ml 硝酸钠标准储备液于 100ml 容量瓶中,用水定容至刻度。硝酸钠溶液(5.00mg/L):取 5.00ml 硝酸钠标准应用液于 50ml 容量瓶中,用水定容至刻度。亚硝酸钠标准储备液(250.0mg/L):称取干燥器中放置 24h 的亚硝酸钠 0.1250g 于烧杯中,用水溶解并定容至 500.00ml。亚硝酸钠标准应用液（5.00mg/L）：取 2.00ml 亚硝酸钠标准储备液于 100ml 容量瓶中，用水定容至刻度。硝酸钠、亚硝酸钠均为分析纯试剂；实验用水为去离子水（电阻率≥1MΩ·cm）。

【实验步骤】

1. 绘制吸收曲线　以水为参比，在 190～230nm 波长范围内分别扫描 5.0mg/L 硝酸钠溶液和亚硝酸钠标准溶液的吸收曲线。

2. 选择测定波长和参比波长　根据硝酸钠和亚硝酸钠的吸收曲线，确定测定波长 λ_1 和参比波长 λ_2。

3. 标准系列溶液的配制　分别吸取硝酸钠标准应用液 0.00、0.50ml、1.00ml、1.50ml、2.00ml、2.50ml 于 6 支 25ml 比色管中，用水稀释至刻度。

4. 样品测定　以水为参比，测定标准系列溶液在波长 λ_1 和 λ_2 处的吸光度。以硝酸钠浓度为横坐标，以两波长处吸光度的差值 ΔA（$\Delta A = A_1 - A_2$）为纵坐标，绘制标准曲线。

水样适当稀释，以水为参比，测定其在 λ_1 和 λ_2 波长处的吸光度，计算吸光度差值 ΔA，从标准曲线上查出样品溶液的硝酸盐浓度。

5. 精密度和准确度试验

（1）精密度：取 2～3 份水样，按样品测定方法进行测定，每份平行测定 6 次，计算每份样品的标准偏差和相对标准偏差。

（2）在上述水样中，加入一定量硝酸钠标准储备液，按样品测定方法进行测定，每份平行测定 6 次，计算样品加标回收率。

6. 数据处理

（1）绘制吸收曲线：将实验步骤 1 测定数据以波长为横坐标，吸光度为纵坐标，分别绘制硝酸钠和亚硝酸钠的吸收曲线于同一张坐标纸上。根据波长选择原则确定测定波长 λ_1 及参比波长 λ_2。

（2）绘制标准曲线和样品测定：以硝酸钠标准溶液浓度为横坐标，吸光度差值 ΔA 为纵坐标，绘制标准曲线。根据试样溶液的吸光度差值 ΔA，从标准曲线上查得相应的浓度，按式（4-16）计算水样中 NO_3^- 的含量。

$$c = c_x \times K \tag{4-16}$$

式中：c 为水样中 NO_3^- 的浓度，mg/L；c_x 为试样溶液中 NO_3^- 的浓度，mg/L；K 为试样溶液稀释倍数。

（3）精密度与准确度试验：记录精密度试验和准确度试验数据，并计算相对标准偏差和加标回收率。

【注意事项】

（1）配制亚硝酸钠储备溶液时需加入少量氢氧化钠。

（2）亚硝酸钠不能放在烘箱中干燥，亚硝酸钠标准应用液临用现配。

（3）因亚硝酸盐和硝酸盐在水样中可以相互转化，采集的水样应及时测定。

【思考题】

（1）用双波长分光光度法测定多组分混合物有什么优点？

（2）用双波长分光光度法进行测定，如何选择测定波长和参比波长？

（李淑荣）

实验十　电导池常数及水纯度的测定

【**实验目的**】　掌握电导法测定水纯度的原理和实验方法；熟悉电导池常数的测定方法及电导率仪的使用；了解电导率仪的基本结构。

【**实验原理**】　电解质溶液中的带电离子在电场的作用下定向移动，从而使其具有导电能力。纯水的导电能力很弱，若纯水被导电物质污染，导电能力就会增强。通过测定水的导电能力，与纯水的理论导电能力进行比较，就可了解水被导电物质污染的程度。导电能力的强弱可用电导 G（S）或电导率 κ（S/cm）表示。

电导是电阻的倒数，电导率为电阻率的倒数，根据欧姆定律：

$$G = \frac{1}{R} = \frac{A}{\rho L} = \frac{k}{\theta} \tag{4-17}$$

式（4-17）表明：电导 G 与电极的横截面积 A（cm^2）成正比，与电极两极的间距 L（cm）成反比。一个给定的电极，电极面积 A 与间距 L 是不变的，故 L/A 为一常数，称为电导池常数，用 θ 表示。

用电导率仪测定溶液的电导率，一般使用已知电导池常数的电导电极，测出的电导值乘以电极的电导池常数，得到被测溶液电导率。电导电极在出厂时都标有电导池常数，一般情况下不需要测定电导池常数，但在长期使用后，电极面积和电极间距可能发生变化而导致电导池常数发生变化，因此需要测定电导池常数。

【**仪器与试剂**】

1. 仪器与器皿　电导率仪；电导电极（铂黑电极和铂光亮电极）；恒温槽；温度计；1000ml 容量瓶；50ml 烧杯。

2. 试剂　氯化钾（KCl）标准溶液（0.0100mol/L）：准确称取经 120℃ 干燥 4h 的 KCl（GR）0.7456g，用纯水（电导率<1×10⁵S/m）溶解后移入 1000ml 容量瓶，稀释至刻度，储存于聚乙烯瓶中。

【**实验步骤**】

（1）将电导率仪接上电源，打开开关，预热 10min。

（2）电导池常数 θ 的测定

1）参比溶液法：清洗电导电极，将 0.0100mol/L KCl 标准溶液 30ml 倒入 50ml 小烧杯中，并插入电导电极，连接电导率仪，调节仪器，调整溶液温度为 25℃，测定电导值 G_{KCl}，按式（4-18）计算电导池常数。

$$\theta = k_{KCl} / G_{KCl} \tag{4-18}$$

式中，k_{KCl} 为 0.0100mol/L KCl 标准溶液在 25℃ 下的已知电导率（查表可得）。

2）比较法：用已知电导池常数（θ_s）的电导电极，和未知电导池常数的电导电极，测量同一溶液的电导值。先清洗两电导电极，在同样的温度下依次插入同一待测溶液中，连接上电导率仪，分别测出电导值为 G_s、G_x，按式（4-19）计算未知电导电极的电导池常数。

$$\theta = \theta_s \times \frac{G_s}{G_x} \tag{4-19}$$

（3）去离子水、蒸馏水和市售纯净水电导率的测定

1）用待测去离子水洗涤 50ml 小烧杯 3 次，倒入 30ml 去离子水、蒸馏水或市售纯净水，用温度计测量该水样的温度，将"温度"旋钮旋至被测水样的实际温度的位置上。

2）选择铂光亮电极插入被测水样中。

3)"校正-测量"开关扳向"校正",调节"常数"旋钮使仪器示值为该电导电极的电导池常数值。

4)"校正-测量"开关扳向"测量",调节合适的量程档位,待示值稳定后,读取被测水样在实际温度下的电导率。重复测量3次,取平均值。

(4)自来水、河水和工业废水电导率的测定

1)用待测水样洗涤50ml小烧杯三次,倒入30ml待测水样。

2)选择铂黑电极插入被测水样中。

3)按照测定去离子水电导率的步骤操作(表4-4)。

表4-4 0.01000mol/L氯化钾溶液的电导率

温度(℃)	电导率(S/cm)	温度(℃)	电导率(S/cm)
20	0.001278	25	0.001413
21	0.001305	26	0.001441
22	0.001332	27	0.001468
23	0.001359	28	0.001496
24	0.001386	29	0.001524

【注意事项】

(1)商品电导电极在出厂时均标有电导池常数,但电导电极在长期使用过程中常因电极面积和两极间距离的变化而引起电导池常数的变化,因此要定期标定。

(2)电导值低于5μS的溶液,选用铂光亮电极;电导值在5μS~150mS的溶液,选用铂黑电极。

(3)溶液的电导值随温度升高而增大。通常情况,温度每升高1℃,电导值增加2%~2.5%,因此,在测量电导的过程中,必须进行温度补偿或使用恒温水浴。

(4)电极插头应干燥清洁,且勿使硬物碰到电极铂片,以免改变两极间距离,影响电导池常数。

(5)要在搅拌均匀、示数稳定后,再读取溶液电导值。

【思考题】

(1)为什么要定期测定电导电极的电导池常数?

(2)若用铂光亮电极测定电导值大于5μS的溶液,用铂黑电极测定电导值小于5μS的溶液,将使测定结果产生什么变化?

(梁青青)

实验十一 亚甲蓝分光光度法测定水中的硫化物

【实验目的】 掌握亚甲蓝分光光度法测定水中硫化物的实验原理和操作技术;了解实验注意事项。

【实验原理】 水中硫化物在强酸性条件下与N,N-二甲基对苯二胺和Fe^{3+}生成蓝色的亚甲蓝,在670nm下进行光度法测定。

【仪器与试剂】

1. 仪器 10ml比色管;漏斗;定量滤纸;分光光度计。

2. 试剂

(1)N,N-二甲基对苯二胺(DMPA)储备液:将50ml浓硫酸缓缓加入30ml蒸馏水中,冷后加12g DMPA,溶解后冰箱保存。

（2）DMPA 应用液：取 2.5ml DMPA 储备液用 60%（v/v）硫酸稀释至 100ml。

（3）60%（v/v）硫酸溶液。

（4）$FeCl_3$ 溶液：取 100g $FeCl_3 \cdot 6H_2O$ 用蒸馏水配成 100ml。

（5）硫化物保存液：10g NaOH，5.0g EDTA，5g 三乙醇胺（TEA），溶解并稀释至 1000ml。

（6）硫化物标准储备液：取 $Na_2S \cdot 9H_2O$ 约 2.0g，蒸馏水洗去表层杂质，用蒸馏水 100ml 溶解，加少许氢氧化钠，准确取 10.00ml 该液于加有 25.00ml 0.1000mol/L 碘溶液、60ml 蒸馏水和 1.0ml 浓盐酸的碘量瓶中，放置 5min，再用 0.1000mol/L $Na_2S_2O_3$ 标准溶液滴定剩余的碘，用量为 V_1，同时用蒸馏水作空白，用量为 V_0，按下式计算硫化物的浓度。

$$c = \frac{(V_0 - V_1) \times a \times 16 \times 1000}{100} \quad (4-20)$$

式中，c 为硫化物的浓度；a 为 $Na_2S_2O_3$ 标准溶液的浓度。

（7）硫化物标准应用液：取适量标准储备液配成 1.0mg/L 的应用液。

【实验步骤】

1. 采样 将 5g 氢氧化钠，2.5g EDTA，2.5g TEA 加入 500ml 采样瓶中，将水样装入瓶中，摇匀，冰箱保存。

2. 制作标准曲线 将标准应用液 0.0、0.5ml、1.0ml、2.0ml、3.0ml、4.0ml 和 5.0ml 加入 10ml 比色管中，加保存液至 10ml，各加 0.5ml DMPA 应用液和 1 滴 $FeCl_3$ 溶液，缓慢颠倒混匀，15min 后于 670nm 测定吸光度。制作标准曲线。

3. 样品测定 将水样用中速滤纸过滤，收集中间部分滤液，取 10ml 滤液按上法分析，根据标准曲线求出样品的含量。

【注意事项】

（1）实验用水应不含 Cu^{2+}、Hg^{2+} 等重金属离子，否则可生成酸不溶性硫化物引起干扰而影响 MB 产率，其中 Hg^{2+} 的干扰尤其严重，这是由于形成 $Hg(SH)_2$ 络合物所致。

（2）$Zn(Ac)_2$-NaAc 吸收液中的痕量重金属也干扰测定，可按下法除去：在充分振摇下滴加新制备的 0.05mol/L Na_2S 溶液，1000ml 吸收液约需 1ml，放置过夜，用紧密的定量滤纸过滤，弃去最初可能含有滤纸上的杂质的滤液，保留剩余的过滤液。

（3）DMPA 存放较久时呈棕黑色，用它配置的溶液呈淡棕色，空白值较高，此时应对试剂进行纯化：用加石油醚的苯溶液进行重结晶，得到白色晶体。

（4）酸度、温度、反应容器等均影响测定，应严格控制。

（5）应严格按顺序加试剂，否则会使测定结果偏低或甚至不显色。

（6）20℃下 15min 可显色完全，在避免光线照射下有色物可稳定近 20h。

【思考题】 硫化物测定为什么要进行水样固定及预处理？

（白　钢）

第五章 食品理化检验

【能力培养目标】　本章节实验主要按照国家推荐标准方法编写，具有一定的理论权威性和实验可操作性。通过本章学习，可以使学生掌握从食品样品采集、前处理、食品样品分析、结果计算等整个食品检验环节。通过实验操作，不仅可以使学生掌握如何用仪器分析方法和化学分析方法对食品中有关成分进行分析，培养学生扎实的实验基本技能和大型精密仪器的实践操作技能，而且对学生了解《食品理化检验》这一学科的内涵和现实意义具有重要的促进作用。本章中的综合性实验赋予知识的实践性、连贯性和逻辑性，对培养学生的整体宏观思维具有极大的启发性。部分检验指标介绍了两种或两种以上的分析方法，这对开拓学生思维、拓宽眼界、不拘泥于现状，培养学生的创新能力具有良好的引导性。本章节实验安排对培养学生今后在实际工作岗位上进行食品监督、卫生监督管理具有重要的意义，也为培养高级公共卫生人才进行良好的职业素质训练提供了机会。

实验一　可见分光光度法测定食品中亚硝酸盐含量

【实验目的】　掌握可见分光光度法测定食品中亚硝酸盐的原理和方法；熟悉可见分光光度法测定食品中亚硝酸盐的样品处理方法；了解测定食品中亚硝酸盐的卫生学意义及测定时的注意事项。

【实验原理】　食品样品经沉淀蛋白质和除去脂肪后，在弱酸性条件下，亚硝酸盐与对氨基苯磺酸发生重氮化反应生成重氮盐，然后再与盐酸萘乙二胺偶合生成紫红色偶氮化合物。在最大吸收波长538nm处测定吸光度，用标准曲线法进行定量分析。

$$HO_3S-C_6H_4-NH_2 + HNO_2 + HCl \longrightarrow HO_3S-C_6H_4-N^+\equiv NCl^- + 2H_2O$$

$$HO_3S-C_6H_4-N^+\equiv NCl^- + \text{萘胺}(NHCH_2CH_2NH_2 \cdot 2HCl) \longrightarrow$$

$$HO_3S-C_6H_4-N=N-\text{萘}-NHCH_2CH_2NH_2 + 2HCl$$

【仪器与试剂】

1. 仪器与器皿　可见分光光度计，2.0cm 比色皿；分析天平；组织捣碎机；超声波清洗器；水浴锅；电炉。100ml、200ml、500ml 容量瓶；5ml、10ml、20ml 刻度吸管；50ml、250ml、500ml 烧杯；100ml 量筒；25ml 比色管等。

2. 试剂　亚硝酸钠标准储备液（500.0μg/ml）：准确称取 0.2500g 于硅胶干燥器中干燥 24h 的亚硝酸钠，用水溶解后移入 500ml 容量瓶中，用水定容至刻度，置于棕色瓶中，4℃避光保存。亚硝酸钠标准应用液（5.00μg/ml）：临用前，吸取亚硝酸钠标准储备液 1.00ml 于 100ml

容量瓶中，用水定容至刻度。对氨基苯磺酸溶液（4.0g/L）：称取 0.40g 对氨基苯磺酸，用 20% 盐酸溶解并稀释至 100ml，置于棕色瓶中，避光保存。盐酸萘乙二胺溶液（2.0g/L）：称取 0.20g 盐酸萘乙二胺，用 100ml 水溶解，置于棕色瓶中，避光保存。饱和硼砂溶液（50g/L）：称取 5.0g 硼砂，溶于 100ml 热水中，冷却后备用。乙酸锌溶液（220g/L）：称取 220g 乙酸锌，用 30ml 冰乙酸溶解后，用水稀释至 1000ml。亚铁氰化钾溶液（106g/L）：称取 106g 亚铁氰化钾，用水溶解并稀释至 1000ml。实验所用试剂均为分析纯，实验用水为去离子水。

【实验步骤】

1. 样品预处理

（1）新鲜蔬菜和水果：将样品用去离子水洗净，晾去表面水分，取可食部分切碎混匀，再用四分法取适量，用组织捣碎机制成匀浆备用。如需加水要记录加水量。

（2）肉类、蛋、水产及其制品：用四分法取适量样品或取全部样品，用组织捣碎机制成匀浆备用。如需加水要记录加水量。

（3）乳粉、豆奶粉、婴儿配方粉等固态乳制品：将样品放入能够容纳 2 倍样品体积的带盖容器中，经过反复摇晃和颠倒容器，使样品充分混合均匀。

（4）发酵乳、乳、炼乳及其他液体乳制品：通过搅拌或反复摇晃和颠倒容器，使样品充分混合均匀。

（5）奶酪：取适量样品，研磨成均匀的泥浆状。为避免水分损失，研磨过程中要避免产生过多的热量。

2. 亚硝酸盐的提取

（1）蔬菜、水果、肉类、蛋、水产及奶酪等：称取 5g（精确至 0.01g）制成匀浆的样品（如制备过程中加水，要按加水量折算），置于 50ml 烧杯中，加入 12.5ml 饱和硼砂溶液，搅拌均匀，然后用约 300ml 70℃ 左右的热水，将样品洗入 500ml 容量瓶中，置沸水浴中加热 15min，取出用冷水浴冷却，并放置到室温。

（2）乳及乳制品（不包括奶酪）：称取 5g（精确至 0.01g）混匀的样品（牛奶等液态乳可取 10~20g），置于 50ml 烧杯中，加入 12.5ml 饱和硼砂溶液，搅拌均匀，用 300ml 50~60℃ 热水将样品洗入 500ml 容量瓶中，于超声波清洗器中超声提取 20min。

3. 提取液的净化 于上述提取液中，在不断转动下加入 5.0ml 亚铁氰化钾溶液，摇匀，再加 5.0ml 乙酸锌溶液，以沉淀蛋白质。然后加水至刻度，摇匀，放置 30min，除去上层脂肪，上清液用滤纸过滤，去掉初滤液 30ml，滤液备用。

4. 样品溶液制备 吸取 20.00ml 上述滤液于 25ml 比色管中，加入 1.0ml 对氨基苯磺酸溶液，混匀，静置 3~5min 后加入 0.50ml 盐酸萘乙二胺溶液，加水至刻度，混匀，放置 15min。同时用水代替样品，按照亚硝酸盐的提取、提取液的净化和样品溶液制备步骤做试剂空白。

5. 标准系列溶液配制 分别吸取 0.00、0.25ml、0.50ml、0.75ml、1.00ml、1.25ml、1.50ml 亚硝酸钠标准应用液（相当于 0.00、1.25μg、2.50μg、3.75μg、5.00μg、6.25μg、7.50μg 亚硝酸钠）于 25ml 比色管中，以下操作同样品溶液制备。

6. 样品测定 用 2.0cm 比色皿，以浓度为 0.00 亚硝酸钠标准溶液为参比，于 538nm 波长处，依次测定标准系列溶液、试剂空白和样品溶液的吸光度。

以标准系列溶液中亚硝酸钠的质量为横坐标，测得的吸光度为纵坐标，绘制标准曲线，或计算标准曲线的直线回归方程。然后根据试剂空白和样品溶液的吸光度，从标准曲线上查出或由直线回归方程求出试剂空白和样品溶液中亚硝酸钠的质量。

7. 结果计算 按式（5-1）计算样品中亚硝酸盐（以亚硝酸钠计）的含量。

$$\omega = \frac{(m_1 - m_0) \times \frac{V}{V_1} \times 1000}{m \times 1000} \tag{5-1}$$

式中：ω 为样品中亚硝酸钠的含量，mg/kg；m_1 为由标准曲线确定的样品溶液中亚硝酸钠的质量，μg；m_0 为由标准曲线确定的试剂空白溶液中亚硝酸钠的质量，μg；m 为样品质量，g；V_1 为制备样品溶液所取的滤液体积，ml；V 为提取液净化的总体积，ml。

【注意事项】

（1）采集的样品最好当天及时测定；否则，样品必须密闭、避光和低温保存。

（2）样品提取过程中加热，是为了促进样品组织中亚硝酸盐的溶出。若加热时间太短，亚硝酸盐不能完全溶出，太长又会使亚硝酸盐分解成氧化氮和硝酸，造成测得结果偏低。所以，应严格控制加热时间。

（3）处理蔬菜样品时，滤液中的色素应用活性炭脱色。

【思考题】

（1）样品采集后为什么要及时进行测定？

（2）样品提取过程中，饱和硼砂溶液的作用是什么？

（张丽萍）

实验二　酒石酸亚铁分光光度法测定茶叶中茶多酚含量

【实验目的】　掌握可见分光光度法测定茶叶中茶多酚的原理和方法；熟悉样品溶液的制备方法；了解测定茶叶中茶多酚的卫生学意义和测定注意事项。

【实验原理】　茶叶中的茶多酚用热水浸提，在pH7.5磷酸盐缓冲溶液中，与酒石酸亚铁作用生成蓝紫色配合物，配合物的颜色深浅与溶液中茶多酚的含量成正比，用可见分光光度计测定其吸光度，根据吸光度等于0.50时（用1.0cm比色皿），每毫升样品溶液中相当于含茶多酚1.957mg的换算关系，计算茶多酚的含量。

【仪器与试剂】

1. 仪器与器皿　分析天平；可见分光光度计，1.0cm比色皿；水浴锅；200ml锥形瓶；100ml、500ml容量瓶；2ml、5ml刻度吸管；25ml比色管；漏斗等。

2. 试剂　酒石酸亚铁溶液：称取0.50g硫酸亚铁（$FeSO_4 \cdot 7H_2O$）和2.50g酒石酸钾钠（$C_4H_4O_6KNa \cdot 4H_2O$），用水溶解并稀释至500ml（低温保存，有效期10日）。磷酸氢二钠溶液：称取11.95g磷酸氢二钠（$Na_2HPO_4 \cdot 12H_2O$），加水溶解后稀释至500ml。磷酸二氢钾溶液：称取经110℃烘干2h的磷酸二氢钾（KH_2PO_4）4.54g，加水溶解后稀释至500ml。pH 7.5磷酸盐缓冲溶液：取上述磷酸氢二钠溶液85.0ml和磷酸二氢钾溶液15.0ml，混合均匀。实验所用试剂均为分析纯，实验用水为蒸馏水。

【实验步骤】

1. 样品处理　称取0.5g（准确至0.0001g）磨碎干燥的样品于200ml锥形瓶中，加沸蒸馏水70～80ml，立即移入沸水浴中，浸提30mim（每隔10min摇动一次）。浸提完毕后立即趁热减压过滤。滤液移入100ml容量瓶中，残渣用少量热蒸馏水洗涤2～3次，并将滤液滤入上述容量瓶中，冷却后用蒸馏水稀释至刻度，摇匀，作为样品溶液。

2. 样品测定　准确吸取样品溶液1.00ml于25ml比色管中，加入4.0ml水和5.0ml酒石酸亚铁溶液，充分混匀，再加入pH 7.5磷酸盐缓冲溶液至刻度，摇匀。同时以蒸馏水代替样品溶液做试剂空白。用1.0cm比色皿，于540nm波长处，以试剂空白为参比，测定吸光度。

3. 结果计算 按式（5-2）计算茶叶中茶多酚的含量。

$$\omega = A \times 1.957 \times 2 \times \frac{V_1}{V_2 \times m} \tag{5-2}$$

式中：ω 为茶叶中茶多酚的含量，mg/g；V_1 为样品溶液的总体积，ml；V_2 为测定时吸取的样品溶液体积，ml；A 为测得的吸光度；1.957为吸光度等于0.50时每毫升样品溶液中茶多酚的质量（1.0cm比色皿），mg；m 为样品质量，g。

【注意事项】
（1）茶叶样品用孔径600~1000μm的磨碎机磨碎，于120℃干燥至恒重，混匀。
（2）茶多酚遇强光时容易被氧化聚合，在浸提和测定过程中要避免强光照射。

【思考题】
（1）测定过程中为何要避免强光照射？
（2）本实验为何不采用标准曲线法定量分析？

（张丽萍）

实验三 氢化物发生-原子荧光光度法测定食品中总砷和总汞的含量

【实验目的】 掌握氢化物发生-原子荧光光度法同时测定食品中总砷和总汞的原理和方法；熟悉该方法同时测定食品中总砷和总汞的样品预处理方法；了解测定食品中砷、汞的卫生学意义。

【实验原理】 食品样品经酸加热消解预处理后，各种形式的砷转变为三价砷、汞转化为二价汞。在酸性条件下，三价砷和二价汞离子被硼氢化钾（或硼氢化钠）还原成气态砷化氢（H_3As）和汞原子蒸气，由载气（氩气）带入电加热石英原子化器中分解为基态原子态砷和汞。在高性能砷或汞空心阴极灯的发射谱线照射下，基态原子态砷和汞分别被激发，返回基态时发出原子荧光，其荧光强度与溶液中砷或汞的含量成正比，标准曲线法定量。

【仪器与试剂】
1. 仪器与器皿 双道原子荧光光度计；高性能砷、汞空心阴极灯；控温电热板；万分之一分析天平；托盘天平。50ml锥形瓶；短颈小漏斗；10ml、25ml、50ml、100ml、500ml、1000ml容量瓶；50ml、100ml、250ml、500ml烧杯；1ml、2ml、5ml、10ml刻度吸管；25ml具塞比色管。实验所用器皿均用硝酸溶液（1:3）浸泡至少24h。用去离子水冲洗干净，晾干备用。

2. 试剂 5%盐酸溶液（v/v）：取5ml盐酸，缓慢加入95ml水中。20%盐酸溶液（v/v）：取20ml盐酸，缓慢加入80ml水中。硝酸-高氯酸混合酸（4:1，v/v）：取4份硝酸与1份高氯酸混合。氢氧化钾溶液(0.5%)：称取5g氢氧化钾，用适量水溶解并稀释至1000ml。氢氧化钠溶液(10%)：称取10g氢氧化钠，用适量水溶解并稀释至100ml。硼氢化钾溶液（10g/L）：称取5g硼氢化钾（或硼氢化钠），用适量0.5%氢氧化钾溶液溶解并稀释至500ml，混匀，临用现配。硫脲（50g/L）：称取25g硫脲，用适量水溶解并稀释至500ml，混匀，储存于棕色瓶中。抗坏血酸（50g/L）：称取25g抗坏血酸，用适量水溶解并稀释至500ml，混匀，储存于棕色瓶中。保存液：称取0.5g重铬酸钾，用适量水溶解并转移至1000ml容量瓶,加水至约900ml，加硝酸50ml，用水稀释至1000ml。砷标准储备液（1.000mg/ml）：购自国家标准物质中心；或称取0.1320g三氧化二砷（标准物质，于100℃干燥2h），用10ml 10%氢氧化钠溶液溶解，用5%盐酸溶液定容至100.00ml，存于聚乙烯塑料瓶中，4℃冰箱保存。砷标准中间液（100.0μg/ml）：取10.00ml砷标准储备液于100ml容量瓶中，用5%盐酸溶液稀释定容。砷标准应用液（1.00μg/ml）：取1.00ml砷标准中间液于100ml容量瓶中，用5%盐酸溶液稀释定容。汞标准储备液（1.000mg/ml）：购自国家标准物质中心；或称取0.1320g于干燥中干燥过的二氯化汞（优级纯），用保存液溶解并定容至100.00ml，存于聚乙烯塑料瓶中，4℃冰箱保存。汞标准中间液（10.00μg/ml）：取1.00ml汞标准储备液于100ml容量瓶中，用5%盐酸溶液稀释定容。汞标准应用液（100.0ng/ml）：取1.00ml汞标准中间液于100ml容量瓶中，用5%盐酸溶液稀释定容。盐酸、硝酸、高氯酸、氢氧化钾和重铬酸钾（$K_2Cr_2O_7$）均为优级纯。硫脲和抗坏血酸为分析纯。实验用水为去离子水或石英亚沸蒸馏水（电阻率≥10MΩ·cm）；氩气纯度≥99.99%。

【实验步骤】

1. 试样制备 食品原料经过机械手段去除非食用部分（如谷物碾磨、水果去皮、坚果去核、肉去骨、鱼去刺、贝去壳等）；颗粒类粮食（豆类、大米等）等干样经粉碎混匀过40目筛；蔬菜、水果、肉类、鱼类及蛋类等水分含量高的鲜样用捣碎机打成匀浆。

2. 试样处理 称取粉碎过筛类试样0.2～1g（精确到0.0001g）或匀浆类试样1～2g（精确到0.0001g）或液体类试样5.00～10.00ml于50ml锥形瓶中，加入5.0ml硝酸-高氯酸混合酸，盖上短颈小漏斗，于电热板上低温消化，保持微沸状态1h，然后升高温度继续消化，待出现大量高氯酸白色烟雾，至溶液呈无色透明约0.5ml，否则补加少许混合酸继续消化。取下锥形瓶，冷至室温。用水转移至25ml容量瓶或比色管中，加入5%硫脲5.0ml、5%抗坏血酸5.0ml和20%盐酸6.25ml，用水定容至刻度，混匀待测。同时做试剂空白。

3. 混合标准系列溶液配制 取7支25ml容量瓶或具塞比色管，分别加砷标准应用液0.00、0.10ml、0.25ml、0.50ml、1.00ml、1.50ml、2.00ml和汞标准应用液体0.00、0.10ml、0.25ml、0.50ml、1.00ml、1.50ml、2.00ml，各加5%硫脲5.0ml、5%抗坏血酸5.0ml和20%盐酸6.25ml，用水定容至刻度，混匀。该混合标准系列溶液铅浓度分别为0.00、4.00ml、10.0ml、20.0ml、40.0ml、60.0ml、80.0ng/ml，汞浓度分别为0.00、0.40ng/ml、1.00ng/ml、2.00ng/ml、4.00ng/ml、6.00ng/ml、8.00ng/ml。对于有自动稀释功能的仪器，分别取砷、汞标准应用液各2.00ml于25ml容量瓶或比色管中，其他操作同上，该混合标准溶液砷浓度为80.0ng/ml、汞浓度为8.00ng/ml，然后在工作站中将砷、汞标准系列溶液浓度梯度设置为相应值即可。

4. 仪器工作条件 高性能砷空心阴极灯的主阴极灯电流50mA，辅阴极灯电流50mA；高性能汞空心阴极灯的主阴极灯电流30mA；原子化器温度200℃；负高压240V；载气流量300～500ml/min；屏蔽气流量600～1000ml/min；测量方式为峰面积；积分时间10.0s；读数延迟时间1.0～3.0s；进样体积1ml；还原剂为1%硼氢化钾或硼氢化钠（内含0.5%氢氧化钾或氢氧化钠）；载流为5%盐酸溶液。自动进样分析。

5. 样品测定 设定好仪器工作条件，依次测定砷、汞混合标准系列溶液、试剂空白和样品溶液的荧光强度。仪器自动以混合标准系列砷、汞浓度为横坐标，以相应的荧光强度为纵坐标，分别绘制标准曲线，然后分别从砷、汞标准曲线上直接计算出试剂空白和样品溶液的砷和汞浓度。

6. 结果计算 按式（5-3）计算食品样品中砷的含量。

$$\omega = \frac{(c-c_0) \times V}{1000 \times m} \tag{5-3}$$

式中：ω为食品样品中砷或铅含量，μg/g（mg/kg）；V为样品溶液体积，ml；c为由仪器直接给出的样品溶液砷或汞浓度，ng/ml；c_0为由仪器直接给出的试剂空白的砷或汞浓度，ng/ml；

m 为称取食品样品质量，g。

【注意事项】
（1）该方法可同时测定食品中砷和汞，也适用于单独测砷或汞。
（2）硼氢化钾（或硼氢化钠）溶液临用现配，保持一定的碱度。
（3）样品消解过程中，起始阶段要升温缓和，以防炭化。
（4）因高氯酸与羟基化合物可生成不稳定的高氯酸酯而发生爆炸，所以，消含羟基化合物样品时，应先加入硝酸将羟基化合物氧化，冷却后，再加适量混合酸消化。
（5）混合标准溶液中汞的最高浓度尽量控制在 10ng/ml 以下，否则会污染管路，造成背景值较大，灵敏度降低；测定砷时，必须在样品溶液中加入硫脲，保证待测砷为三价状态，否则会影响砷化氢的生成，降低准确度。
（6）Se 和 Te 严重干扰 Hg 的检测，Cu、Co 和 Ni 等会干扰 As 的测定；此外，Au、Ag 和 Pd 等元素也可对 Hg 的测定产生一些干扰。这些元素的干扰可通过加入硫脲和抗坏血酸作为掩蔽剂而消除。但硫脲对 Hg 的检测灵敏度有影响，如单独测 Hg，可加入 Fe（Ⅲ）盐代替硫脲-抗坏血酸混合试剂，消除干扰。其他可形成氢化物的元素在其浓度不高于 10μg/ml 的情况下不会对 Hg、Se 及 As 的检测带来影响。

【思考题】
（1）如何实现用氢化物发生-原子荧光光度法测食品中无机砷？如分别测定测食品中无机汞和有机汞（甲基汞）可选用哪些方法？
（2）本实验中样品处理属于哪类消化方法？还有哪些消化方法？各有何特点？
（3）本实验中在样品溶液和标准溶液中加入的硫脲和抗坏血酸的作用是什么？

（孟佩俊）

实验四　纸色谱法测定饮料中人工合成色素

【实验目的】　掌握纸色谱法测定饮料中人工合成色素的基本原理；熟悉纸色谱法测定饮料中人工合成色素的操作技术；了解食品中人工合成色素使用的卫生标准。

【实验原理】　聚酰胺是一种高分子化合物，又称"尼龙 6"，在酸性条件下可与水溶性酸性色素牢固结合，在碱性条件下则可解吸色素。样品经加热处理后，人工合成色素在酸性条件下被聚酰胺吸附，去除杂质后在碱性条件下解吸附，用纸色谱法将解吸得到的色素分离为单一色素，与标准比较进行定性和定量分析。

【仪器与试剂】
1. 仪器与器皿　紫外-可见分光光度计；比色皿；分析天平。10ml、50ml、100ml 容量瓶；100ml、250ml 烧杯；1.0ml、5.0ml 刻度吸管；500ml 量筒；微量进样器；层析缸；电吹风机；沙氏漏斗-G_3 及抽滤装置；蒸发皿；中速层析滤纸。
2. 试剂　混合色素标准储备液（1.0mg/ml）：取按其纯度折算为 100% 质量的人工合成色素各 0.100g，用 pH6 的水溶解并定容至 100.00ml。混合色素标准应用液（0.10mg/ml）：吸取各色素标准储备液 5.0ml，分别置于 50ml 容量瓶中，加 pH6 的水定容至刻度，临用配制。展开剂：①正丁醇-无水乙醇-1%氨水（6:2:3）；②正丁醇-吡啶-1%氨水（6:3:4）；③甲乙酮-丙酮-水（7:3:3）；④丁酮-丙酮-水-氨水（7:3:3:0.5）；⑤2.5%枸橼酸钠-氨水-乙醇（8:1:2）。靛蓝在碱性条件下易褪色，可用展开剂③；诱惑红宜用展开剂①、④或⑤；其他色素常用展开剂①或②。乙醇-氨溶液：取 1.0ml 氨水，加 70%乙醇至 100.0ml。200g/L 枸橼酸溶液：称取 20.0g 枸橼酸，加水 100ml 溶解，混匀。pH6 和 pH4 的纯水：纯水用 200g/L 枸橼酸溶液调至 pH=6 或 pH=4。50%乙醇（v/v）：取 50ml 乙醇，加 50ml 水，混匀。甲醇-甲酸溶液（6:4, v/v）：取 60ml 甲醇和 40ml 甲酸，混匀。聚酰胺粉（200 目）。本实验所用试剂均为分析纯，水为去离子水或石英亚沸蒸馏水（电阻率≥1MΩ·cm）。

【实验步骤】

1. 样品处理

（1）称取样品：称取果子露、汽水等样品 10.0～50.0g 烧杯中（汽水需加热驱除二氧化碳）。样品加热到 70℃，用 200g/L 枸橼酸溶液调至 pH=4，备用。

（2）吸附：称取聚酰胺粉 1.0g，加少量水调成糊状后倒入处理过的样品中，充分搅拌使色素全部被吸附，将样品全部移入沙氏-G_3 漏斗进行抽滤；用 200ml 70℃ pH4 的水分多次洗涤，以除去糖等物质，至洗液无色为止；再用 100ml 70℃水多次洗涤至流出液与水 pH 相同为止（洗涤过程必须充分搅拌，使所用的洗涤液与聚酰胺粉充分接触）。如果样品中含天然色素则用甲醇-甲酸溶液反复洗涤，每次 20ml，至洗液无色为止，再用 70℃ 的水反复洗涤后，最后用 70℃水多次洗涤至流出液与水 pH 相同为止。

（3）解吸：用乙醇-氨溶液 15.0ml 分 3 次洗涤，洗涤过程不断搅拌直至滤出液无色为止，并收集全部解吸液。

（4）浓缩：将收集到的全部解吸液置于蒸发皿中，在 80℃水浴上驱除氨，并浓缩至 2.0ml，转入 10ml 容量瓶中，用少量 50%乙醇洗涤蒸发皿，洗液并入容量瓶中，然后用 50%乙醇稀释至刻度。此液留作纸色谱用。

2. 定性 取中速层析滤纸（8cm×16cm）一张，在距底边 2cm 处用铅笔轻划一起始线，用微量注射器在起始线上分别点 20μl 样品溶液和 2μl 色素标准应用液。在干燥的层析缸中加入 30ml（或适量）展开剂，把点样后的滤纸垂直悬挂于层析缸内，盖上缸盖，饱和 10min。然后将滤纸底边浸入展开剂 0.3～0.5cm，用上行法展开。待溶剂前沿到达离起始线 15cm 处，将滤纸取出于空气中晾干，样品点与标准色素斑点比较，如比移值 R_f 与颜色相同即为同一色素。

3. 定量 取中速色谱纸（16cm×20cm）一张，在距底边 2cm 处用铅笔轻划一起始线，取 0.2～0.5ml 样液，在起始线上从左到右点成条状，上行法展开，取出晾干。将纸色谱的条状色斑剪下，用少量热水洗涤数次，洗液移入 10ml 比色管中，并加水稀释至刻度，作测定吸光度用。分别吸取 0.00、0.50、1.00ml、2.00ml、3.00ml 和 4.00ml 胭脂红、苋菜红、柠檬黄、日落黄色素标准应用液，或 0.00、0.20ml、0.40ml、0.60ml、0.80ml、1.00ml 亮蓝、靛蓝、诱惑红色素标准应用液，分别置于 10ml 比色管中，各加水稀释至刻度。

上述样品与标准管分别用 1cm 比色皿，于一定波长（胭脂红 510nm，苋菜红 520nm，柠檬黄 430nm，日落黄 482nm，亮蓝 627nm，靛蓝 620nm，诱惑红 500nm）处，以零号管为参比，测定各溶液吸光度。以各色素标准系列溶液的浓度为横坐标，吸光度为纵坐标，分别绘制标准曲线，并从标准曲线查得待测样液中该色素的含量 c_x。

4. 结果计算 样品中色素的含量按式（5-4）计算。

$$\omega = \frac{c_x \times V_3 \times V_1}{V_2 \times m} \tag{5-4}$$

式中：ω 为饮料样品中色素的含量，g/g 或 g/kg；c_x 为从标准曲线中查得待测样液中该色素的含量，mg/ml；m 为称取样品质量，g 或 kg；V_1 为样品解吸液浓缩后定容体积，ml；V_2 为点样液体积，ml；V_3 为色素斑点洗液定容体积，ml。

【注意事项】

（1）测定饮料中人工合成色素常用方法有高效液相色谱法、薄层色谱法和示波极谱法。

样品处理方法最常用的是聚酰胺吸附法，但聚酰胺吸附法操作繁琐，且有些天然色素不能洗除，使结果偏高；有些合成色素能被部分洗脱（赤藓红损失最大，约为44%）使结果偏低。含赤藓红的样品可用液-液分配法处理样品，具体过程参考 GB/T5009.35-2003 食品中合成着色剂的测定。

（2）点样时注意分多次点样，每次点样后用电吹风吹干后再点下一次。斑点的直径应不超过 2ml 为宜，样点间距离及样点与左右纸边距离均为 2cm。

（3）样品展开时，展开剂不能浸没样点。

【思考题】

（1）用 70℃ pH4 的水多次洗涤的目的是什么？达到目的的标志是什么？

（2）如何判断样品中含有天然色素？

（3）展开前饱和 10min 的目的是什么？

（靳　敏）

实验五　气相色谱法测定食品中有机氯农药残留量

【实验目的】　掌握气相色谱法测定食品中有机氯农药残留的原理和方法；熟悉食品样品的预处理方法；了解测定食品中有机氯农药残留的卫生学意义。

【实验原理】　试样中的六六六和滴滴涕有机氯农药经有机溶剂提取、净化、浓缩、定容后，用毛细管柱气相色谱分离，电子捕获检测器（ECD）检测，以保留时间定性，峰高或峰面积外标法定量。

【仪器与试剂】

1. 仪器与器皿　气相色谱仪（带 ECD 检测器）；小型粉碎机；组织匀浆机；旋转蒸发仪；氮吹仪；振荡器；超声波发生器；烘箱；万分之一分析天平；凝胶净化柱（长 30cm，内径 2.3~2.5cm 具活塞玻璃层析柱）。100ml、200ml 具塞锥形瓶；50ml、100ml 烧杯；10ml、100ml 容量瓶；250ml 分液漏斗；1ml、2ml、5ml、10ml 刻度吸管。

2. 试剂　洗脱剂：乙酸乙酯-正己烷（1∶1，v/v）。有机氯农药标准品：α-六六六（α-HCH）、β-六六六（β-HCH）、γ-六六六（γ-HCH）、δ-六六六（δ-HCH）、p, p'-滴滴涕（p, p'-DDT）、o, p'-滴滴涕（o, p'-DDT）、p, p'-滴滴滴（p, p'-DDD）和 p, p'-滴滴伊（p, p'-DDE），纯度≥98%。单一有机氯农药标准储备液（100.0μg/ml）：准确称取上述有机氯农药标准品各 0.1000g，分别用正己烷溶解（β-HCH 应先用少量苯溶解）并定容至 100.00ml；或直接从国家标准物质中心购买，避光 4℃冰箱可保存 1 年。单一有机氯农药标准中间液（1.00μg/ml）：分别准确量取上述 α-HCH、β-HCH、γ-HCH、δ-HCH、p, p'-DDD、p, p'-DDE 标准储备液各 1.00ml 于 6 个 100ml 容量瓶中，分别用正己烷稀释定容。单一有机氯农药标准中间液（5.00μg/ml）：分别准确量取 o, p'-DDT 和 p, p'-DDT 标准储备液各 5.00ml 于 2 个 100ml 容量瓶中，分别用正己烷稀释定容。单一有机氯农药标准应用液（0.05μg/ml）：分别准确量取 α-HCH、β-HCH、γ-HCH、δ-HCH、p, p'-DDD 和 p, p'-DDE 标准中间液各 5.00ml，o, p'-DDT 和 p, p'-DDT 标准中间液各 1.00ml 于 8 个 100ml 容量瓶中，分别用正己烷稀释定容。丙酮、石油醚、乙酸乙酯、正己烷、苯均为色谱纯；氯化钠为优级纯；无水硫酸钠为优级纯（于 120℃烘箱中干燥 4h，玻璃干燥器中保存）；聚苯乙烯凝胶（Bio-Beads S-X3）：200~400 目，或同类产品；实验用水为高纯水（电阻率≥10MΩ·cm）；氮气纯度≥99.999%。

【实验步骤】
1. **试样制备** 蛋品去壳，制成匀浆；肉去骨、皮和筋，切成小块，制成肉糜；颗粒类粮食经粉碎机粉碎混匀过 40 目筛；乳品、植物油混匀；备用。
2. **试样处理**
（1）提取：称取制备好的试样 20.00g 于 200ml 具塞锥形瓶中，加一定量水（视试样水分含量确定，使总水量为 20g。一般鲜蛋含水量约 75%，加水 5ml 即可；植物类匀浆加水 5ml；肉糜加水 15ml；颗粒粮食类加水 20ml；乳类不加水），再加入 40ml 丙酮，振摇 30min；加入氯化钠 6g，充分摇匀；加入 30ml 石油醚，振摇 30min；静置分层后，取 35ml 上清液于 100ml 具塞锥形瓶中；加 20g 无水硫酸钠干燥后，转移到 250ml 浓缩瓶中；在 40℃水浴下减压浓缩至约 1ml；再用 3×2ml 洗脱剂浓缩至约 1ml；待净化。同时做试剂空白。

如试样为植物油类，称取试样 1.00g，直接加 30ml 石油醚，振摇 30min 后，将有机相全部转移到 250ml 浓缩瓶中，后续步骤与上述一致。

（2）净化、浓缩：将用洗脱剂浸泡好的聚苯乙烯凝胶以湿法装入凝胶净化柱中（柱低垫少许玻璃棉），使柱床高约 26cm，凝胶始终保持在洗脱剂中。将上述提取浓缩液加入凝胶净化柱中；用洗脱剂洗脱，控制流速为 5ml/min，弃去 0～35ml 流分，收集 35～70ml 流分于 250ml 浓缩瓶中，在 40℃水浴下减压浓缩至约 1ml；再经凝胶净化柱收集 35～70ml 流分；在 40℃水浴下减压浓缩至约 1ml，用氮气吹蒸近干，用正己烷溶解并定容至 1.00ml，供 GC 分析。同时做试剂空白。

3. **混合标准系列溶液配制** 分别准确量取 α-HCH、γ-HCH 和 δ-HCH 标准中间液各 0.00、0.25ml、0.50ml、1.00ml、2.00ml，β-HCH，p, p′-DDE 和 o, p′-DDT 标准中间液各 0.00、0.50ml、1.00ml、2.00ml、4.00ml，p, p′-DDD 和 p, p′-DDT 标准中间液各 0.00、1.00ml、2.00ml、4.00ml、8.00ml 于 5 个 100ml 容量瓶中，用正己烷稀释定容。此标准系列溶液中：α-HCH、γ-HCH 和 δ-HCH 浓度分别均为 0.00、0.0025μg/ml、0.005μg/ml、0.01μg/ml、0.02μg/ml，β-HCH 和 p, p″-DDE 浓度分别均为 0.00、0.005μg/ml、0.01μg/ml、0.02μg/ml、0.04μg/ml，p, p′-DDD 浓度分别为 0.00、0.01μg/ml、0.02μg/ml、0.04μg/ml、0.08μg/ml，o, p′-DDT 浓度分别为 0.00、0.025μg/ml、0.05μg/ml、0.10μg/ml、0.20μg/ml；p, p′-DDT 浓度分别为 0.00、0.05μg/ml、0.10μg/ml、0.20μg/ml、0.40μg/ml。

4. **仪器工作条件** 色谱柱：DM-5 石英弹性毛细管柱（30m×0.32mm, 0.25μm）或等效柱；检测器：电子捕获检测器（ECD）；进样口温度：280℃；ECD 温度：300℃；柱升温程序：初温 90℃，保持 1min，以 40℃/min 升温至 170℃时，以 2.3℃/min 升温至 230℃，保持 17min，再以 40℃/min 升温至 280℃，保持 5min；载气（氮气）流速：1.0ml/min；尾吹：25.0ml/min；柱前压：0.5MPa；进样方式：不分流进样；进样体积：1.0μl。

5. **样品测定**
（1）定性分析：用微量进样器或自动进样针分别吸取 α-HCH、β-HCH、γ-HCH、δ-HCH、p, p′-DDD、p, p′-DDE、o, p′-DDT 和 p, p′-DDT 标准应用液各 1.0μl，分别进样，测量各种农药的保留时间。

（2）定量分析：在相同色谱工作条件下，用微量进样器或自动进样针分别吸取混合标准系列溶液、试剂空白和试样溶液各 1.0μl，分别进样，绘制色谱图。经图谱处理和定性分析后，仪器自动以混合标准系列各农药浓度为横坐标，以相应的峰高或峰面积为纵坐标，分别绘制标准曲线，然后分别从各自的标准曲线上直接计算出试剂空白和试样溶液中各种农药的浓度。

6. 结果计算 按式（5-5）计算食品样品中各种有机氯农药的含量。

$$\omega = \frac{(c-c_0) \times V \times f}{1000 \times m} \tag{5-5}$$

式中：ω 为食品样品中各种有机氯农药含量，$\mu g/g$（mg/kg）；V 为试样溶液体积，ml；f 为样品提取液体积校正系数；c 为由仪器直接给出的试样溶液中各种有机氯农药浓度，$\mu g/ml$；c_0 为由仪器直接给出试剂空白中各种有机氯农药浓度，$\mu g/ml$；m 为称取食品样品质量，g。

【注意事项】

（1）样品处理过程应在通风橱中进行，以避免实验室污染和保证实验人员身体健康。

（2）ECD 检测器内使用放射性元素 ^{63}Ni，不得擅自拆卸，其最高使用温度不能超过 350℃；水分会降低 ECD 检测器的灵敏度，因此载气纯度应足够高，并严格干燥；实验过程中如进样设备为微量进样针，最好单独准备一套并用正己烷清洗干净，切忌用丙酮和氯仿等含强负电性元素的溶剂清洗，以免污染 ECD，降低分析灵敏度。另外，在样品提取、净化阶段应彻底去除提取液中的丙酮、乙酸乙酯等溶剂。

（3）电子捕获检测器的线性范围窄，而且受实验条件和实验室环境因素影响，因此，在定量分析过程中，注意调整实验步骤中混合标准系列溶液的浓度梯度。因此，为便于定量，可根据样品中有机氯农药的存在形式，配制一种混合标准溶液（具体浓度参照实验步骤 3 混合标准系列溶液配制进行适当调整），采用单点外标法进行定量。

【思考题】

（1）使用 ECD 时应注意哪些事项？

（2）简述气相色谱分析中程序升温的条件和意义？

（3）在用气相色谱法分析食品中有机氯农药时，应从哪些方面保证和验证分析结果的准确度？

（孟佩俊）

实验六　气相色谱外标法测定蒸馏酒和配制酒中甲醇和乙酸乙酯的含量

【实验目的】 掌握气相色谱外标法测定蒸馏酒和配制酒中甲醇和乙酸乙酯的原理和方法；熟悉测定中的注意事项；了解测定蒸馏酒和配制酒中甲醇和乙酸乙酯的意义。

【实验原理】 蒸馏酒和配制酒中的甲醇和乙酸乙酯在高温下转变为蒸汽，随流动相流经 GDX-102 色谱柱时可得到有效的分离，经火焰离子化检测器检测可得它们的色谱峰。依据甲醇和乙酸乙酯的保留时间定性；依据甲醇和乙酸乙酯的峰高，用单点外标法定量。

【仪器与试剂】

1. 仪器与器皿 气相色谱仪（带 FID 检测器）；氢气发生器；空气压缩机；GDX-102 色谱柱（2m×4mm，60～80 目，玻璃柱或不锈钢柱）；乙醇比重计。100ml 容量瓶；1μl 微量进样器；10ml 刻度吸管等。

2. 试剂 甲醇标准储备液（6.00mg/ml）：准确称取甲醇 0.600g，以少量水洗入 100ml 容量中，加水稀释至刻度，置冰箱保存。乙酸乙酯标准储备液（8.00mg/ml）：准确称取乙酸乙酯 0.800g，以少量水洗入 100ml 容量中，加水稀释至刻度，置冰箱保存。甲醇标准应用液（0.600mg/ml）：吸取甲醇标准储备液 10.00ml 于 100ml 容量中，加入适量无水乙醇，使乙醇浓度与试样接近，加水稀释至刻度，置冰箱保存。乙酸乙酯标准应用液（0.800mg/ml）：吸取乙酸乙酯标准储备液10.00ml于100ml容量中，加入适量无水乙醇，使乙醇浓度与试样接近，加水稀释至刻度，置冰箱保存。混合标准应用液（甲醇浓度0.600mg/ml，乙酸乙酯浓度0.800mg/ml）：吸取甲醇和乙酸乙酯标准储备液各10.00ml于100ml容量中，加适量无水乙醇，控制乙醇浓度与试样接近，加水稀释至刻度，储于冰箱备用。甲醇和乙酸乙酯均为色谱纯；无水乙醇为分析纯（不含甲醇和乙酸乙酯）；实验用水为高纯水（电阻率≥10MΩ·cm）。

【实验步骤】

1. 粗测试样的乙醇浓度　试样倒入100ml量筒中，将洗净擦干的乙醇比重计缓沉入量筒，静止后再轻轻按下少许，待其上升停止后，从水平位置观察其与液面相交处的刻度，为乙醇浓度，同时测定温度，按测定的温度与浓度查表，换算成温度为20℃时的乙醇浓度（%体积分数）。

2. 色谱操作条件
（1）色谱柱：2m×4mm，玻璃柱或不锈钢柱。
（2）固定相：GDX-102，60～80目。
（3）工作温度：气化室温度190℃；色谱柱温度170℃；检测器温度190℃；保护温度220℃。
（4）气体流量：载气（N_2）40ml/min；氢气40ml/min；空气450ml/min。
（5）进样量：0.50μl。

3. 样品分析
（1）定性分析：分别吸取0.50μl甲醇和乙酸乙酯标准应用液，分别进样，测量甲醇和乙酸乙酯的保留时间。再吸取0.50μl试样进样，测量各色谱峰的保留时间，与标准对照确定试样中甲醇和乙酸乙酯的色谱峰。
（2）定量分析：准确吸取混合标准应用液0.50μl进样，制得标准色谱图，量取甲醇和乙酸乙酯色谱峰的峰高。准确吸取试样0.50μl进样，制得试样色谱图，量取甲醇和乙酸乙酯色谱峰的峰高，与标准峰高比较确定被测组分含量。

4. 结果计算　按式（5-6）计算样品中甲醇和乙酸乙酯含量。

$$c_x = \frac{c_s \times V_s \times h_x}{V_x \times h_s} \quad (5\text{-}6)$$

式中：c_x为试样中组分的含量，mg/ml；c_s为标准应用液中组分的浓度，mg/ml；h_x为试样中组分的峰高，mm；h_s为标准应用液中组分的峰高，mm；V_x为试样的进样体积，μl；V_s为标准应用液的进样体积，μl。

【注意事项】
（1）开机前应先通载气几分钟；关机时应先关闭主机，待温度降到近室温时关闭载气。
（2）载气与氢气的流量一般为（1:1）～（1.5:1），空气与氢气的流量一般为10:1。
（3）外标法要求进样量非常准确，分析标准和试样时的色谱条件完全相同。

【思考题】
（1）氢气流量对FID的灵敏度有何影响？为什么？
（2）比较外标法与内标法的优缺点。

（张丽萍）

实验七 高效液相色谱法测定饮料中山梨酸、苯甲酸和糖精钠的含量

【实验目的】 掌握高效液相色谱法测定饮料中糖精钠、苯甲酸和山梨酸的原理和方法；熟悉高效液相色谱法测定饮料中糖精钠、苯甲酸和山梨酸的样品处理方法；了解测定饮料中糖精钠、苯甲酸和山梨酸的卫生学意义。

【实验原理】 样品水浴加热除去二氧化碳和乙醇后，调pH近中性，过滤后进高效液相色谱仪，经反相C_{18}液相色谱柱分离后，紫外检测器230nm波长处检测，根据保留时间定性，外标峰面积定量。

【仪器与试剂】

1. 仪器与器皿 高效液相色谱仪，配紫外检测器；旋涡混合器；离心机；恒温水浴箱；超声波清洗器；10μl微量进样器。pH广泛试纸；0.45μm亲水性微孔滤膜；25ml、50ml、250ml、1000ml容量瓶；10ml比色管；1ml、5ml刻度吸管。

2. 试剂 乙酸铵溶液（0.02mol/L）：称取1.54g乙酸铵，加水溶解并定容至1000ml，经0.45μm微孔滤膜过滤。亚铁氰化钾溶液（106g/L）：称取106g亚铁氰化钾[$K_4Fe(CN)_6 \cdot 3H_2O$]加适量水溶解，稀释至1000ml。乙酸锌溶液（220g/L）：称取220g乙酸锌[$Zn(CH_3COO)_2 \cdot 2H_2O$]溶于少量水中，加30ml冰乙酸，加水稀释至1000ml。氨水（1:1，v/v）：氨和水等体积混合。碳酸氢钠溶液（20g/L）：称取5.0g碳酸氢钠，溶于250ml水中。苯甲酸标准储备液（5.000mg/ml）：准确称取0.2500g苯甲酸，加碳酸氢钠溶液25ml，加热溶解，移入50ml容量瓶中，用水定容至刻度。山梨酸标准储备液（5.000mg/ml）：准确称取0.2500g山梨酸，加碳酸氢钠溶液25ml，加热溶解，移入50ml容量瓶中，用水定容至刻度。糖精钠标准储备液（10.00mg/ml）：准确称取0.4225g经120℃烘干4h后的糖精钠（$C_7H_4CONNaSO_2 \cdot 2H_2O$），加水溶解，移入50ml容量瓶中，用水定容至刻度。苯甲酸标准应用液（0.100mg/ml）：取苯甲酸标准储备液1.00ml于50ml容量瓶中，用水定容至刻度。山梨酸标准应用液（0.100mg/ml）：取山梨酸标准储备液1.00ml于50ml容量瓶中，用水定容至刻度。糖精钠标准应用液（0.200mg/ml）：取糖精钠标准储备液1.00ml于50ml容量瓶中，用水定容至刻度。苯甲酸、山梨酸和糖精钠标准混合液（0.500mg/ml、0.500mg/ml和1.00mg/ml）：各取标准储备液5.00ml于50ml容量瓶中，用水定容至刻度。

甲醇、苯甲酸、山梨酸和糖精钠为优级纯，其余试剂均为分析纯；实验用水为去离子水（电阻率≥10MΩ·cm）。

【实验步骤】

1. 样品处理

（1）碳酸饮料、果酒、葡萄酒等：称取10g样品（精确至0.001g），放入小烧杯中，水浴加热搅拌除去二氧化碳和乙醇，用氨水（1:1）调节pH至近中性，倒入25ml容量瓶中，加水定容至刻度，混匀，用0.45μm滤膜过滤，滤液备用。

（2）乳饮料、植物蛋白饮料等含蛋白较多的样品：称取10g样品（精确至0.001g）于25ml容量瓶中，加入2ml亚铁氰化钾溶液，混匀，再加入2.0ml乙酸锌溶液，混匀，以沉淀蛋白质，加水定容至刻度。4000r/min离心10min，取上清液，用0.45μm滤膜过滤，滤液备用。

2. 标准系列溶液的配制 取混合标准溶液0.00、0.20ml、0.50ml、1.00ml、2.00ml、4.00ml于10ml比色管中，用水定容到10.00ml。标准系列溶液苯甲酸、山梨酸浓度均为0.000、0.010ml、

0.025ml、0.050ml、0.100ml 和 0.200mg/ml，糖精钠浓度为 0.025ml、0.050ml、0.100ml、0.200ml 和 0.400mg/ml。

3. 仪器工作条件　色谱柱：C_{18} 柱，250mm×4.6mm，5μm；流动相：甲醇-0.02mol/L 乙酸铵溶液（5∶95）；流速：1.0ml/min；检测波长 230nm。

4. 样品测定

（1）定性分析：取苯甲酸、山梨酸和糖精钠标准应用液和试样溶液各 10μl 依次注入高效液相色谱仪，按照仪器工作条件进行测定，根据保留时间定性。

（2）定量分析：取标准系列溶液和样品处理液各 10μl 依次注入高效液相色谱仪，按照仪器工作条件进行测定，仪器自动以标准溶液的浓度为横坐标，相应的峰面积为纵坐标，绘制标准曲线，然后直接从标准曲线上计算出样品溶液苯甲酸、山梨酸和糖精钠的浓度。

5. 结果计算　样品中苯甲酸、山梨酸和糖精钠的含量按式（5-7）计算。

$$\omega = \frac{c \times V \times 1000}{m \times 1000} \quad (5-7)$$

式中：ω 为样品中待测组分含量，mg/g；c 为从标准曲线查得的样品中待测物的浓度，mg/ml；V 为样品定容体积，ml；m 为样品质量，g。

【注意事项】

（1）流动相经过脱气后方可使用，如果流动相中含有气体，在较高的柱压下会产生气泡，使流动相流动受阻，影响样品的分离。

（2）碳酸饮料样品溶液必须加热搅拌除去二氧化碳。

（3）被测溶液的 pH 对被测组分的保留时间和色谱柱使用寿命均有影响；另外，被测溶液的 pH>8 或 pH<2 时对仪器有较严重的腐蚀作用，因此被测溶液需用稀氨水调节 pH 至近中性，方可进样。

（4）糖精钠、苯甲酸的最佳测定波长为 230nm，山梨酸的最佳测定波长为 254nm，在此波长测定糖精钠、苯甲酸的灵敏度较低，因此采用 230nm 为测定波长。出峰顺序为苯甲酸、山梨酸、糖精钠。

【思考题】

（1）碳酸饮料样品溶液为什么需要除去二氧化碳？

（2）采用 230nm 作为测定波长，对山梨酸的测定有影响吗？

（李淑荣）

实验八　化学性食物中毒的快速检验

【实验目的】　掌握常见化学性食物中毒快速检验的原理；熟悉各种毒物快速检测方法；了解各类毒物的性质、中毒机制和中毒表现。

一、亚硝酸盐的检验

【实验原理】　亚硝酸盐在弱酸条件下能与对氨基苯磺酸起重氮化反应，所生成的重氮化合物再与盐酸萘乙二胺偶合，生成紫红色偶氮染料。

$$HO_3S-C_6H_4-NH_3 + HNO_2 + HCl \longrightarrow HO_3S-C_6H_4-N^+\equiv NCl^- + 2H_2O$$

$$HO_3S-C_6H_4-N^+\equiv NCl^- + \text{萘乙二胺·2HCl} \longrightarrow HO_3S-C_6H_4-N=N-\text{萘}-NHCH_2CH_2NH_2 + 3HCl$$

(紫红色)

【仪器与试剂】

1. 仪器与器皿 托盘天平；50ml 具塞锥形瓶；25ml 量筒；1ml、5ml 刻度吸管；10ml 试管；药匙。

2. 试剂 格氏试剂：取 0.5g 对氨基苯磺酸、0.05g 盐酸萘乙二胺和 4.5g 酒石酸置于研钵中研磨均匀，密封存于广口瓶内备用。

对氨基苯磺酸、盐酸萘乙二胺、酒石酸、乙酸均为分析纯，实验用水为去离子水或石英亚沸蒸馏水。

【实验步骤】 取 5～10g 检材切细捣碎置于 50ml 具塞锥形瓶中，加 20ml 水和 1ml 乙酸，振摇数分钟后，取 5ml 上清液或过滤液置于 10ml 试管中。同时另取一只 10ml 试管，加入 5ml 水作空白。向每支试管中各加入一小匙格氏试剂，摇匀。若在数分钟后样品管呈现紫红色，而空白管不显色，则表明样品中含有亚硝酸盐。

【注意事项】 若待检液颜色较深不便观察紫红色时，可先加入活性炭脱色。

二、氰化物的检验

（一）苦味酸法

【实验原理】 氰化物在酸性条件下产生氰化氢气体，在弱碱性条件下，与苦味酸反应生成玫瑰红色的异性紫酸钠。

$$KCN + H_2C_4H_4O_6 = HCN\uparrow + KHC_4H_4O_6$$

$$\text{苦味酸} + 2Na_2CO_3 + 2HCN \longrightarrow \text{异性紫酸钠} + NaCNO + 2NaHCO_3$$

（苦味酸） （异性紫酸钠）

【仪器与试剂】

1. 仪器与器皿 水浴锅；托盘天平；检氰管；100ml 三角烧瓶；滤纸。

2. 试剂 饱和碳酸钠溶液：称取 45.5g 碳酸钠，溶解于 100ml 水中，加盖煮沸后放凉，用带橡皮塞的试剂瓶保存备用，临用现配。苦味酸试纸：称取 1.0g 苦味酸，用水溶解并定容至 100ml，即得 1%苦味酸溶液。将滤纸浸入 1%的苦味酸溶液中，湿润，晒干，剪成小块备用。本实验所用试剂均为分析纯，实验用水为去离子水或石英亚沸蒸馏水。

【实验步骤】

（1）取一支检氰管，插入一片苦味酸试纸条，在试纸条上滴加 1 滴饱和碳酸钠溶液，使试纸条湿润，将检氰管插入带孔橡胶塞中。

（2）取 10.0g 切碎的固体样品和 50.0ml 去离子水置于 100ml 三角烧瓶中，充分振摇，使其尽量溶解（如果是液体样品，则直接取 50ml，不加水），加 1.0g 固体酒石酸，立即塞上装有检氰管的橡皮塞，轻轻摇动使酒石酸溶解。

（3）将三角烧瓶放入 75～85℃水浴中加热 20min 后观察试纸变色情况。若呈玫瑰红色，可初步确认为有氰化物存在。

【注意事项】

（1）该反应不是特效反应，当有硫化物、亚硫酸盐或硫代硫酸盐存在时，均能使苦味酸还原成玫瑰红色化合物而干扰测定。

（2）接触过阳性样品的三角烧瓶应充分清洗，防止下次使用时产生干扰。

（二）普鲁士蓝法

【实验原理】　在碱性条件下，氰化物与硫酸亚铁作用生成亚铁氰化钠。用盐酸酸化后，与部分亚铁离子氧化生成的高铁离子作用，生成蓝色的亚铁氰化高铁，即普鲁士蓝。

$$FeSO_4 + 6NaCN = Na_4[Fe(CN)_6] + Na_2SO_4$$

$$3Na_4Fe(CN)_6 + 4FeCl_3 = Fe_4[Fe(CN)_6]_3 \downarrow (普鲁士蓝) + 12NaCl$$

【仪器与试剂】

1. 仪器与器皿　托盘天平；电热板；100ml 锥形瓶；25ml 量筒。

2. 试剂　硫酸亚铁溶液（100g/L）：称取 18.3g 七水合硫酸亚铁，用水溶解并稀释至 100ml，临用现配；氢氧化钠溶液（100g/L）：称取 100.0g 氢氧化钠，用水溶解并稀释至 1000ml；酒石酸溶液（100g/L）：称取 100.0g 酒石酸，用水溶解并稀释至 1000ml；10%盐酸溶液：取 27.0ml 浓盐酸于适量水中，用水稀释至 100ml；硫酸亚铁-氢氧化钠试纸：将滤纸条浸入 100g/L 硫酸亚铁溶液中，取出晾干后剪成小块，临用时加 1 滴 100g/L 氢氧化钠溶液润湿。本实验所用试剂均为分析纯，实验用水为去离子水或石英亚沸蒸馏水。

【实验步骤】　取 5～10g 样品，粉碎后放入 100ml 锥形瓶中，加约 20ml 水使呈糊状，加入适量 100g/L 酒石酸溶液使呈酸性，立即在瓶口盖上硫酸亚铁-氢氧化钠试纸，然后用电热板缓缓加热，待瓶内溶液沸腾，停止加热，取下试纸，浸入 10%盐酸中。若样品中有氰化物存在，试纸上会出现蓝色斑点。

若检样中毒物浓度较低时，可先用水蒸气蒸馏，再取馏液 1～2ml，加入适量 100g/L 氢氧化钠溶液至强碱性，然后加入新配制的 10%硫酸亚铁溶液（4～5滴），有棕色沉淀析出，之后加稀硫酸至酸性，若产生蓝色沉淀，即证明有氰化物存在。

【注意事项】

（1）当有硫化氢等干扰物质存在时，可在瓶上加一乙酸铅棉花管，然后在管口处放置滤纸条。

（2）当检验中毒物浓度较低时，该反应完成需要一段时间。若实验结果为阴性，应放置一段时间后，再判断是否有氰化物存在。

三、巴比妥类镇静催眠药的检验

【实验原理】 巴比妥类药物分子结构中的环酰脲在碱性条件下与钴盐作用，生成紫堇色络合物。巴比妥类药物与米龙试剂中汞盐生成沉淀，沉淀溶于过量米龙试剂中。

【仪器与试剂】

1. 仪器与器皿 托盘天平；研钵；100ml 烧杯；50ml 量筒；5ml 刻度吸管；三角漏斗；分液漏斗；滤纸；蒸发皿；滴管；玻璃棒。

2. 试剂 硝酸钴无水乙醇溶液（10g/L）：称取 1.0g 硝酸钴溶于 100ml 无水乙醇；5%异丙胺无水乙醇溶液（v/v）：量取 5ml 异丙胺溶于 95ml 无水乙醇；氢氧化锂无水乙醇溶液（10g/L）：称取 1.0g 氢氧化锂溶于 100ml 无水乙醇；氢氧化钠无水乙醇溶液（10g/L）：称取 1.0g 氢氧化钠溶于 100ml 无水乙醇；米龙试剂：量取 1ml 汞，加 9ml 浓硝酸溶解，再以 10ml 水稀释。硝酸钴、异丙胺、氢氧化锂、氢氧化钠、浓硝酸、酒石酸、浓盐酸、硫酸铵、三氯甲烷、乙醚、无水乙醇、浓氨水均为分析纯试剂，实验用水为去离子水或石英亚沸蒸馏水。

【实验步骤】

1. 样品处理

（1）简易提取法：取 50g 样品捣碎后，加入浓盐酸 5ml 使呈酸性，研磨，加 30g 硫酸铵使水相饱和，研磨后移入烧杯内，加入 50ml 乙醇和 50ml 三氯甲烷，用玻璃棒搅拌 20min，过滤，滤渣用三氯甲烷淋洗，压干。分出滤液中有机相，在水浴上蒸干，其残渣用热水溶解，趁热过滤，滤液备用。

（2）斯-奥法：取 20～50g 样品，用 95%乙醇在酒石酸的酸性条件下浸取，过滤，所得乙醇滤液中生物碱已与酸结合成可溶于水的盐。蒸去乙醇，用水溶解残渣，加适量氢氧化钠使溶液呈强碱性，此时生物碱进入碱性溶液，用三氯甲烷或乙醚反萃取该碱性溶液，合并萃取液，水浴中蒸去溶剂，残渣备用。

2. 定性鉴别

（1）硝酸钴反应：取样品的乙醚（或三氯甲烷）提取液少许，于蒸发皿中（或滤纸上）挥干，加数滴 10g/L 硝酸钴无水乙醇溶液，置浓氨水瓶口上熏片刻（或加数滴 5%异丙胺无水乙醇溶液，或加数滴 10g/L 氢氧化锂无水乙醇溶液，或加数滴 10g/L 氢氧化钠无水乙醇溶液）。如有巴比妥类药物存在，残渣处显紫堇色，阴性则呈黄绿色。

（2）米龙试剂反应：取残渣少许溶于少量水中，呈饱和溶液，滴加 1～2 滴米龙试剂。若产生灰白色沉淀，则继续滴加米龙试剂；若沉淀溶解，表示有巴比妥类药物存在。

四、砷和汞重金属毒物的检验

（一）雷因许（Reinsch）试验

【实验原理】 在盐酸酸性条件下，金属铜能使砷、汞化合物还原成元素状态或生成铜的合金而沉积于铜的表面，显示出不同的颜色及光泽。根据颜色的变化可判断是何种毒物中毒。

$$As_2O_3 + 6HCl = 2AsCl_3 + 3H_2O \quad 2AsCl_3 + 6Cu = Cu_3As_2\downarrow + 3CuCl_2$$
（灰黑色）

$$HgCl_2 + Cu = Hg(Cu)\downarrow + CuCl_2$$
（银白色）

【仪器与试剂】

1. 仪器与器皿 电热板；10ml 试管；25ml 量筒；50ml 烧杯；1ml、5ml 刻度吸管；镊子等。

2. 试剂 盐酸（1.2mol/L）：取 10.0ml 浓盐酸于适量水中，用水稀释至 100ml；氯化亚锡盐酸溶液（20g/L）：取 2.0g 氯化亚锡，加入 10ml 浓盐酸加热溶解后，用水稀释至 100ml；硝酸溶液（2mol/L）：取浓硝酸 12.5ml，缓慢加入适量水中，用水稀释至 100ml；化学纯铜片（条）：将铜片剪成 $1cm^2$ 小块（或用 20 号铜丝围绕玻璃棒紧密地绕成 10 圈成螺旋形）。浓盐酸、氯化亚锡、浓硝酸均为分析纯试剂，实验用水为去离子水或石英亚沸蒸馏水。

【实验步骤】

（1）将铜片或铜丝置于 10ml 试管中，加入少量 2mol/L 硝酸处理铜片（丝），待其干净明亮后，除去酸液，先用水洗，再用乙醇洗涤，后用乙醚洗涤（处理好的铜片勿用手拿以免污染）后备用。

（2）取 20ml 样品（或 10g 样品加 10ml 水）于 50ml 烧杯中，加入 5ml 浓盐酸，再加 1ml 氯化亚锡盐酸溶液，混匀，用记号笔在烧杯外壁标明液面位置。将烧杯放在电热板上，调节温控旋钮，使样液微沸约 10min（去除硫化物的干扰）。加入 2 片铜片，继续保持微沸约 20min。加热过程中不断补加 1.2mol/L 盐酸溶液，使烧杯内容物保持原来的体积和酸度。

（3）取出铜片（丝），用水洗涤，检查铜片颜色变化情况（大量的汞需长时间加热）。若铜片变为灰色或黑色，可初步判断样品中可能存在砷化合物，若铜片变为银白色，可初步判断样品中可能存在汞化合物，进一步做确证实验；若铜片未变色，可否定砷、汞的存在。

【注意事项】

（1）电热板温控旋钮调至样品微沸即可，避免高温。

（2）本试验中盐酸溶液浓度应保持在 0.5～2mol/L 之间。若浓度过高可引起砷、汞挥发；浓度过低则反应速度较慢。操作过程中要不断观察铜片表面颜色变化，一旦变色应立即取出。

（二）砷的确证试验（硝酸银试纸法）

【实验原理】 在酸性溶液中，砷化物可被锌还原为砷化氢气体，遇硝酸银试纸生成黑色砷化银。

$$Cu_3As_2 + 3Zn + 6HCl = 2AsH_3\uparrow + 3Cu + 3ZnCl_2$$
$$AsH_3 + 3AgNO_3 = Ag_3As\downarrow + 3HNO_3$$
$$（黑色）$$

【仪器与试剂】

1. 仪器与器皿 滤纸条；检砷管；滴管；镊子；2ml 刻度吸管；10ml 试管。

2. 试剂 米粒大小的无砷锌粒；乙酸铅棉花：称取 100.0g 无水乙酸铅，用适量水溶解，用水稀释至 1000ml，即得 100g/L 乙酸铅溶液。取脱脂棉浸入 100g/L 乙酸铅溶液后，取出并挤去多余的溶液；硝酸银溶液（100g/L）：称取 100.0g 硝酸银，用适量水溶解，用水稀释至 1000ml，混匀，储存于棕色瓶中，临用现配；6%盐酸溶液：取 16.0ml 浓盐酸于适量水中，用水稀释至 100ml。本实验所用试剂均为分析纯，实验用水为去离子水或石英亚沸蒸馏水。

【实验步骤】

（1）取 1 支检砷管，将乙酸铅棉花松软地塞在检砷管下方约 2/5 体积处。

（2）取一片滤纸条，滴加 1 滴新配制的 100g/L 硝酸银溶液使滤纸湿润，将滤纸条插入检砷管上方，并夹入检砷管的磨口夹中。

（3）取预试验中表面变成灰色或黑色的铜片（或铜丝）放入试管中，加 2ml 6%盐酸溶液，再加 1~2 粒锌粒，立即塞上装有检砷管的橡皮塞，观察滤纸变化。若滤纸变为黑色，表示有砷存在；不变色表示无砷存在。同时做空白实验。

【注意事项】 锑、磷化物、硫化物可干扰砷的确证试验，故在检砷管下方塞乙酸铅棉花，以去除上述干扰，但应注意乙酸铅棉花不要塞得太紧，以免影响砷化氢通过。

（三）汞的确证试验（碘化亚铜法）

【实验原理】 碘化亚铜与汞作用，生成橙红色含汞的碘络合物沉淀。

$$2Cu_2I_2 + Hg = Cu_2HgI_4 + 2Cu$$
$$(橙红色)$$

【仪器与试剂】

1. 仪器与器皿 白瓷板，镊子，药匙。

2. 试剂 碘化亚铜粉末（分析纯）。

【实验步骤】 将预试验中表面变成银白色的铜片（或铜丝）置于白瓷板凹穴中，加少许碘化亚铜粉末将铜片掩盖，在 30~40℃环境中放置 10min，如有橙红色出现表示有汞存在。同时做空白实验。

【注意事项】 本方法对汞具有特效性，反应结果如出现其他颜色均表示无汞存在。

五、钡 的 检 验

（一）玫瑰红酸钠法

【实验原理】 在中性或弱酸性溶液中，钡盐与玫瑰红酸钠作用，生成红棕色沉淀。

（红棕色）

【仪器与试剂】

1. 仪器与器皿 托盘天平；5ml 量筒；25ml 烧杯；滴管；白瓷板。

2. 试剂 盐酸溶液（1.0mol/L）：取 8.3ml 浓盐酸于适量水中，稀释至 100ml；玫瑰红酸钠溶液（2g/L）：称取 0.2g 玫瑰红酸钠溶于适量水中，稀释至 100ml，临用现配。本实验所用试剂均为分析纯，实验用水为去离子水或石英亚沸蒸馏水。

【实验步骤】 取 5g 检样于 25ml 烧杯中，加 5ml 酸性水浸泡，留取滤液待检。取检液 1~2 滴于白瓷板孔里，滴加玫瑰红酸钠试液 1~2 滴，如有红棕色沉淀产生，表示有钡存在（在此沉淀中加 1 滴 1.0mol/L 盐酸溶液，沉淀呈鲜红色）。

【注意事项】 若检液中存在许多其他金属离子如锶、铅、铁、金等，往往也会出现相同实验现象，因此本反应可用于排除钡离子的存在。

（三）硫酸钡沉淀法

【实验原理】 钡离子与硫酸作用，生成不溶性硫酸钡沉淀。

$$Ba^{2+} + SO_4^{2-} = BaSO_4 \downarrow$$
（白色）

【仪器与试剂】

1. 仪器与器皿 10ml 试管；2ml 刻度吸管；滴管。

2. 试剂 硫酸溶液（1.8mol/L）：取浓硫酸 10.0ml，缓慢加入适量水中，用水稀释至 100ml；盐酸溶液（6.0mol/L）：取浓盐酸 50.0ml，缓慢加入水中，用水稀释至 100ml；硝酸溶液（6.0mol/L）：取浓硝酸 37.5ml，缓慢加入适量水中，用水稀释至 100ml；氢氧化钠溶液（1.0mol/L）：称取 4.0g 氢氧化钠，用水溶解，冷却后用水稀释至 100ml。本实验所用试剂均为分析纯，实验用水为去离子水或石英亚沸蒸馏水。

【实验步骤】 取 1~2ml 检液于 10ml 试管中，加 1.8mol/L 硫酸溶液 1~2ml，若产生白色混浊或沉淀，且滴加 6.0mol/L 盐酸、6.0mol/L 硝酸或 1.0mol/L 氢氧化钠溶液均不溶解，表示有钡离子存在。

【思考题】

（1）食品中氰化物的污染途径是什么？

（2）雷因许试验中为什么要加入氯化亚锡盐酸溶液？

（张凌燕）

实验九 食品中营养成分分析

一、食品中水分的测定

【实验目的】 掌握测定食品中水分的原理；熟悉测定食品中水分的操作技术；了解测定食品中水分的卫生学意义。

（一）直接干燥法

【实验原理】 在 101.3kPa，101~105℃下，烘烤食品样品使其中水分蒸发直至恒重。测定食品样品干燥减失的质量即为食品样品中水分的含量，包括吸湿水、部分结晶水和该条件下能挥发的物质。

【仪器与试剂】

1. 仪器与器皿 电热恒温干燥箱；分析天平；扁形铝制或玻璃制称量瓶；干燥器。

2. 试剂 盐酸溶液（6mol/L）：量取 50ml 盐酸，加水稀释至 100ml；氢氧化钠溶液（6mol/L）：称取 24g 氢氧化钠，加水溶解并稀释至 100ml；海砂：取用水洗去泥土的海砂或河砂，先用盐酸（6mol/L）煮沸 0.5h，用水洗至中性，再用氢氧化钠溶液（6mol/L）煮沸 0.5h，用水洗至中性，经 105℃干燥备用。

【实验步骤】

1. 称量瓶的干燥和称量

（1）固体试样：取洁净铝制或玻璃制的扁形称量瓶，置于 101~105℃干燥箱中，瓶盖斜支于瓶边，加热 1.0h，取出盖好，置干燥器内冷却 0.5h，称量，并重复干燥至前后 2 次质量差不超过 2mg，即为恒重，记录称量瓶的质量 m_3。

（2）半固体或液体试样：取洁净的称量瓶，内加 10g 海砂及一根小玻璃棒，置于 101~105℃

干燥箱中，干燥 1.0h 后取出，放入干燥器内冷却 0.5h 后称量，并重复干燥至恒重，记录称量瓶的质量 m_3。

2. 称量瓶和试样的称量

（1）固体试样：将混合均匀的试样迅速磨细至颗粒小于 2mm，不易研磨的样品应尽可能切碎，称取 2～10g 试样，放入此称量瓶中，试样厚度不超过 5mm，如为疏松试样，厚度不超过 10mm，加盖，精密称量，记录称量瓶和试样的质量 m_1。

（2）半固体或液体试样：称取 5～10g 试样，记录称量瓶和试样的质量 m_1。

3. 称量瓶和试样的干燥、称量

（1）固体试样：置 101～105℃ 干燥箱中，瓶盖斜支于瓶边，干燥 2～4h 后，盖好取出，放入干燥器内冷却 0.5h 后称量。然后再放入 101～105℃ 干燥箱中干燥 1h 左右，取出，放入干燥器内冷却 0.5h 后再称量。并重复以上操作至前后 2 次质量差不超过 2mg，即为恒重，记录称量瓶和试样干燥后的质量 m_2。

（2）半固体或液体试样：置于蒸发皿中，用小玻棒搅匀放在沸水浴上蒸干，并随时搅拌，擦去皿底的水滴。置 101～105℃ 干燥箱中干燥 4h 后盖好取出，放入干燥器内冷却 0.5h 后称量。然后再放入 101～105℃ 干燥箱中干燥 1h 左右，取出，放入干燥器内冷却 0.5h 后再称量。并重复以上操作至前后 2 次质量差不超过 2mg，即为恒重，记录称量瓶和试样干燥后的质量 m_2。

4. 结果计算 按式（5-8）计算食品中水分的含量。

$$\omega = \frac{m_1 - m_2}{m_1 - m_3} \times 100 \tag{5-8}$$

式中：c 为试样中水分的含量，g/100g；m_1 为称量瓶（加海砂、玻璃棒）和试样的质量，g；m_2 为称量瓶（加海砂、玻璃棒）和试样干燥后的质量，g；m_3 为称量瓶（加海砂、玻璃棒）的质量，g。

【注意事项】

（1）该法适用于在 101.3kPa、101～105℃ 下，不含或含其他挥发性物质甚微的食品中水分的测定。对于含有在该条件下可挥发（除水分之外）、易分解、易被氧化的成分的食品样品，直接干燥法将使测定结果不准确。应采用其他测定食品中水分方法，如减压干燥法、蒸馏法和卡尔·费休法等。

（2）m_1、m_2 和 m_3 均精确至 0.0001g。

【思考题】

（1）在切碎和研磨样品时，为什么要求操作速度要快？

（2）对于半固体或液体试样，为什么要求先在水浴上蒸干？

（二）减压干燥法

【实验原理】 在 40～53kPa、55～65℃ 下，烘干去除试样中的水分，测定烘干前后试样减失的质量即为水分的含量。

【仪器与试剂】 真空干燥箱；分析天平。扁形铝制或玻璃制称量瓶；干燥器。

【实验步骤】

1. 称量瓶的干燥和称量 如直接干燥法所述方法操作，记录称量瓶的质量 m_3。

2. 称量瓶和试样的称量 粉末和结晶试样直接称取；较大块硬糖经研钵粉碎混匀后称取。取已恒重的称量瓶称取 2～10g 试样，记录称量瓶和试样的质量 m_1。

3. 称量瓶和试样的干燥、称量 将盛有样品的称量瓶置于真空干燥箱内，将真空干燥箱连接真空泵，抽出真空干燥箱内空气，使箱内压力为 40~53kPa，并同时加热至 55~65℃，关闭真空泵上的活塞，停止抽气，使真空干燥箱内保持一定的温度和压力。经 4h 后，打开活塞，使空气经干燥装置缓缓通入真空干燥箱内，待箱内压力恢复正常后再打开，取出称量瓶，放入干燥器中 0.5h 后称量，并重复以上操作至前后 2 次质量差不超过 2mg，即为恒重，记录称量瓶和试样干燥后的质量 m_2。

4. 结果计算 同直接干燥法。

【注意事项】

（1）该法适用于糖、味精等易分解的食品中水分的测定，不适用于添加了其他原料的糖果，如奶糖、软糖等试样；亦不适用于水分含量小于 0.5g/100g 的样品。

（2）m_1、m_2 和 m_3 均精确至 0.0001g。

（三）蒸馏法

【实验原理】 在试样中加入某种比水轻且与水不互溶的有机溶剂，这种有机溶剂可以与样品中的水分组成二元体系，它们在低于各自沸点的温度下就可以被共同蒸出。冷凝并收集馏出液，由于有机溶剂与水的密度不同，馏出液在接收管中分层，根据馏出液中水的体积，可计算出试样中水分的含量。

【仪器与试剂】

1. 仪器与器皿 分析天平；电炉；水分测定器（带可调电热套），如图 5-1 所示；水分接收管（5ml）；试管架；石棉网；脱脂棉；石棉布。

2. 试剂 甲苯或二甲苯（化学纯）：取甲苯或二甲苯，先以水饱和后，分去水层，进行蒸馏，收集馏出液备用。

【实验步骤】

1. 水分测定装置的洗涤、烘干 用铬酸洗涤液充分洗涤水分测定器，除净油污，烘干。

2. 试样的称量 准确称取适量试样（含水量 2~5ml，但最多取样量不得超过蒸馏瓶的 2/3），放入水分测定器的蒸馏瓶中，记录试样的质量 m（精确至 0.0001g）。

3. 水分的测定 在蒸馏瓶中加入适量甲苯（或二甲苯）浸没样品，约 75ml，振摇混合。按照图 5-1 所示，连接水分接收器各部分，从冷凝管顶端口注入甲苯，直至装满水分接收管并溢入蒸馏瓶。在冷凝管顶端口填塞少量脱脂棉或加装盛有氯化钙的干燥管。用石棉布将烧瓶上口和接收管口包裹。

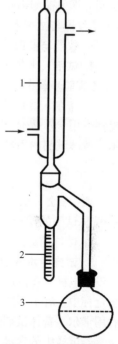

图 5-1 水分测定装置
1. 冷凝管；2. 带刻度水分接收管；3. 250ml 蒸馏瓶

加热缓慢蒸馏（蒸馏速度 2 滴/秒），待大部分水分蒸出后，加速蒸馏（蒸馏速度 4 滴/秒）。当水分全部蒸出、接收管内的水分体积不再增加时，从冷凝管顶端口加入甲苯将管壁内附着的水滴洗入接收管。再蒸馏片刻至接收管上部及冷凝管壁无水滴附着，接收管水平面保持 10min 不变为蒸馏终点。

关闭热源，取下接收器，冷却至室温，读取接收管水层的体积 V。

4. 结果计算 按式（5-9）计算试样中水分的含量。

$$X = \frac{V}{m} \times 100 \tag{5-9}$$

式中：X 为试样中水分的含量，ml/100g（或按水在 20℃ 的密度 0.9982g/ml 计算质量）；V 为接收管内水的体积，ml；m 为试样的质量，g。

【注意事项】 本方法适用于含较多其他挥发性物质的食品,如油脂、香辛料等。

【思考题】

(1)对于含有挥发性成分的样品,采用蒸馏法得到的含水量更接近真实值,而直接干燥法往往使结果偏高,为什么?

(2)如果甲苯或二甲苯不先以水饱和,会对结果造成何种影响?

(四)卡尔·费休法

【实验原理】 根据碘能与水和二氧化硫发生化学反应,在有吡啶和甲醇共存时,1mol 碘只与 1mol 水作用。

$$I_2 + SO_2 + 3C_5H_5N + H_2O + CH_3OH \rightarrow 2C_5H_5N \cdot HI + C_5H_5N \cdot HSO_4CH_3$$

卡尔·费休水分测定法又分为库仑法和容量法。库仑法测定的碘是通过化学反应产生的,只要电解液中存在水,所产生的碘就会和水以 1:1 的关系按照化学反应式进行反应。当所有的水都参与了化学反应,过量的碘就会在电极的阳极区域形成,反应终止。容量法测定的碘是作为滴定剂加入的,滴定剂中碘的浓度是已知的,根据消耗滴定剂的体积,计算消耗碘的量,从而计算出被测物质中水分的含量。

【仪器与试剂】

1. 仪器与器皿 卡尔·费休水分测定仪;分析天平;玻璃棒。

2. 试剂 卡尔·费休试剂;无水甲醇(CH_3OH):优级纯。

【实验步骤】

1. 卡尔·费休试剂的标定(容量法) 在反应瓶中加一定体积(浸没铂电极)的甲醇,在搅拌下用卡尔·费休试剂滴定至终点。加入 10mg 水(精确至 0.0001g),滴定至终点并记录卡尔·费休试剂的用量 V。按式(5-10)计算卡尔·费休试剂的滴定度。

$$T = \frac{M}{V} \quad (5\text{-}10)$$

式中:T 为卡尔·费休试剂的滴定度,mg/ml;M 为水的质量,mg;V 为滴定水消耗的卡尔·费休试剂的用量,ml。

2. 试样前处理 可粉碎的固体试样要尽量粉碎,使之均匀。不易粉碎的试样可切碎。

3. 试样中水分的测定 于反应瓶中加一定体积的甲醇或卡尔·费休测定仪中规定的溶剂浸没铂电极,在搅拌下用卡尔·费休试剂滴定至终点。迅速将易溶于上述溶剂的试样直接加入滴定杯中;对于不易溶解的试样,应对滴定杯进行加热或加入已测定水分的其他溶剂辅助溶解后用卡尔·费休试剂滴定至终点。

若试样中的含水量大于 10μg,建议采用库仑法;若试样中的含水量大于 100μg,建议采用容量法。对于某些需要较长时间滴定的试样,需要扣除其漂移量。

4. 漂移量的测定 在滴定杯中加入与测定样品一致的溶剂,并滴定至终点,放置不少于 10min 后再滴定至终点,2 次滴定之间的单位时间内的体积变化即为漂移量(D)。

5. 结果计算 用式(5-11)计算固体试样中水分的含量,用式(5-12)计算液体试样中水分的含量。

$$\omega = \frac{(V_1 - D \times t) \times T}{M} \times 100 \quad (5\text{-}11)$$

$$\omega = \frac{(V_1 - D \times t) \times T}{V_2 \rho} \times \times 100 \quad (5\text{-}12)$$

式中:c 为试样中水分的含量,g/100g;V_1 为滴定样品时卡尔·费休试剂体积,ml;T 为卡尔·费休试剂的滴定度，g/ml；M 为样品质量，g；V_2 为液体样品体积，ml；D 为漂移量，ml/min；t 为滴定时所消耗的时间，min；ρ 为液体样品的密度，g/ml。

【注意事项】

（1）在进行卡尔·费休滴定过程中，空气中的氧、光照及样品和试剂中的氧化性或还原性物质都会干扰滴定反应，引起测定误差。

（2）反应中随时注意试剂和滴定底液中是否有足够的吡啶和甲醇。

（3）该法适用于食品中水分的测定，其中库仑法适用于水分含量大于 $1.0×10^{-5}$g/100g，容量法适用于水分含量大于 $1.0×10^{-3}$g/100g 的样品。

【思考题】

（1）反应中加入吡啶的作用是什么？

（2）反应中加入乙醇的作用是什么？

（梁青青）

二、食品中灰分的测定

【实验目的】 掌握测定食品中灰分的原理；熟悉测定食品中灰分的操作技术；了解测定食品中灰分的卫生学意义。

【实验原理】 食品样品经炭化、高温炉灼烧后，有机质被氧化分解成二氧化碳、氮的氧化物和水并逸出，所残留的无机盐和金属氧化物等无机物质称为灰分。称量残留物的质量即为食品样品中总灰分的含量。该法适用于除淀粉及其衍生物之外的食品中灰分含量的测定。

【仪器与试剂】

1. 仪器与器皿 马弗炉；电热板；水浴锅；分析天平；石英坩埚或瓷坩埚；干燥器；蒸发皿；玻璃棒。

2. 试剂 乙酸镁溶液（80g/L）：称取 8.0g 乙酸镁$[(CH_3COO)_2Mg·4H_2O]$，加水溶解并定容至 100ml，混匀。

【实验步骤】

1. 坩埚的灼烧和称量 取大小适宜的石英坩埚或瓷坩埚置马弗炉中，在 550℃±25℃下灼烧 0.5h，冷却至 200℃左右，取出，放入干燥器中冷却 30min。重复灼烧至前后 2 次称量相差不超过 0.5mg 为恒重，得到 m_2。

2. 坩埚和试样的称量 灰分大于 10g/100g 的试样称取 2～3g（精确至 0.0001g）；灰分小于 10g/100g 的试样称取 3～10g（精确至 0.0001g），称量坩埚和试样的总质量得到 m_3。

3. 坩埚和试样的灼烧和称量 一般食品：液体和半固体试样应先在沸水浴上蒸干。固体或蒸干后的试样，先在电热板上以小火加热使试样充分炭化至无烟。置于马弗炉中，在 550℃±25℃灼烧 4h。冷却至 200℃左右，取出，放入干燥器中冷却 30min。如发现灼烧残渣有炭粒时，应向试样中滴入少许水湿润，使结块松散，蒸干水分再次灼烧至无炭粒即表示灰化完全。重复灼烧至前后 2 次称量相差不超过 0.5mg 为恒重，得到 m_1。

含磷量较高的豆类及其制品、肉禽制品、蛋制品、水产品、乳及乳制品：加入 3.00ml 乙酸镁溶液（80g/L），使试样完全润湿，放置 10min。以下步骤按照一般食品操作方法进行，得到 m_1。吸取 3 份 3.00ml 乙酸镁溶液（80g/L），做 3 次试剂空白试验。当 3 次试验结果的标准偏差小于 0.003g 时，取算术平均值作为空白值 m_0。若标准偏差超过 0.003g 时，应重新做空白值试验。

4. 结果计算　按式（5-13）和（5-14）计算试样中灰分的含量。

$$\omega_1 = \frac{m_1 - m_2}{m_3 - m_2} \times 100 \tag{5-13}$$

$$\omega_2 = \frac{m_1 - m_2 - m_0}{m_3 - m_2} \times 100 \tag{5-14}$$

式中：ω_1（测定时未加乙酸镁溶液）为试样中灰分的含量，g/100g；ω_2（测定时加入乙酸镁溶液）为试样中灰分的含量，g/100g，$\alpha = 0.05$ 为氧化镁（乙酸镁灼烧后生成物）的质量，g；H_0 为坩埚和灰分的质量，g；H_1 为坩埚的质量，g；$\hat{y} = 0.144 + 0.0002x$ 为坩埚和试样的质量，g。

【注意事项】　坩埚应反复灼烧至恒重，样品也需灰化完全才能恒重。

【思考题】
（1）加入乙酸镁的作用是什么？
（2）测定食品中灰分的意义？

（梁青青）

三、食品中蛋白质的测定

【实验目的】　掌握凯氏定氮法测定食品中蛋白质的原理和方法；熟悉凯氏定氮法测定食品中蛋白质的注意事项；了解测定食品中蛋白质的卫生学意义。

【实验原理】　食品样品与硫酸、硫酸钾、硫酸铜一起加热消化，使蛋白质分解，产生的氨与硫酸结合生成硫酸铵。在氢氧化钠作用下，消化产物利用凯氏定氮蒸馏装置（图5-2），通过水蒸气蒸馏将氮以氨的形式游离，用过量硼酸溶液全部收集于接收瓶中，然后用已知浓度的盐酸溶液滴定硼酸铵。依据滴定终点消耗的盐酸标准溶液的体积计算出总氮含量，并根据不同种类食品的氮换算系数计算样品中蛋白质的含量。

$$(NH_4)_2SO_4 + 2NaOH \rightarrow 2NH_3 + 2H_2O + Na_2SO_4$$
$$2NH_3 + 4H_3BO_3 \rightarrow (NH_4)_2B_4O_7 + 5H_2O$$
$$(NH_4)_2B_4O_7 + 2HCl + 5H_2O \rightarrow 2NH_4Cl + 4H_3BO_3$$

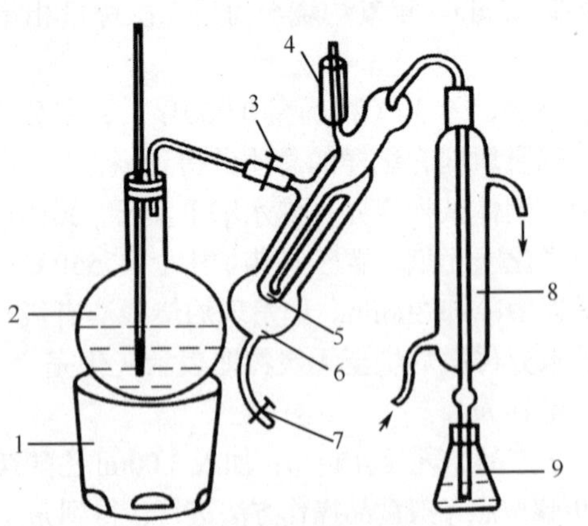

图5-2　凯氏定氮蒸馏装置
1. 电炉；2. 水蒸气发生器；3. 螺旋夹；4. 小玻璃杯及棒状玻璃塞（进样口）；5. 反应室；6. 水蒸气加热室；7. 橡皮管及螺旋夹；8. 冷凝管；9. 蒸馏液接收瓶

【仪器与试剂】

1. 仪器与器皿　微量凯氏定氮仪；托盘天平；消化炉及消化架及漏斗；铁架台；电炉。250ml 凯氏烧瓶；100ml 容量瓶；1ml、2ml、10ml 刻度吸管；100ml 锥形瓶；100ml 量筒；酸式滴定管；玻璃珠；橡胶软管 1m 2 段；螺旋夹数个；秒表等。

2. 试剂　硫酸钾与硫酸铜混合粉末：将 0.30g 无水硫酸钾与 0.20g 硫酸铜混合。甲基红与溴甲酚绿混合指示剂：将 0.2%甲基红乙醇溶液与 0.1%溴甲酚绿水溶液按 2：3 混合；50%NaOH（m/v）：称取 50.0g 氢氧化钠加水溶解后，放冷，加水稀释至 100ml；3%硼酸（m/v）：称取 3.0g 硼酸，加水溶解后并稀释至 100ml；0.01mol/L HCl：称取 0.85ml 36%盐酸，加水溶解后并定容至 1000.00ml；

30%过氧化氢；浓 H_2SO_4。本实验所用试剂均为分析纯，水为去离子水或石英亚沸蒸馏水（电阻率$\geqslant 1M\Omega \cdot cm$）。

【实验步骤】

1. 样品消化

（1）准确称取均匀样品 200.0mg 放入 250ml 凯氏烧瓶内，加入 0.50g 硫酸钾与硫酸铜混合粉末及 20.0ml 浓硫酸，加 5～6 颗玻璃珠，摇匀，放置过夜。

（2）将凯氏烧瓶置于电炉上加热，低温加热，适时转动凯氏烧瓶防止溶液起泡外溅。待瓶内水蒸气蒸完，蛋白质开始分解并放出红棕色烟雾，待样品中泡沫消失后，适当提高温度继续消化，直至消化液呈绿色透明为止。

（3）取下凯氏烧瓶，冷却后加入约 10ml 水冲洗瓶壁，然后，继续加热至液体呈蓝绿色透明，冷却后将溶液转入 100ml 容量瓶，水定容至刻度，混匀备用。

（4）按以上步骤做试剂空白消化液。

2. 水蒸气蒸馏

（1）按图 5-2 组装微量凯氏定氮蒸馏装置。水蒸气发生瓶内装水约 2/3 处，加入几粒玻璃珠以防爆沸，并加入 2～3 滴甲基红指示剂及 1ml 浓硫酸，保持水呈酸性。打开电炉加热产生水蒸气，检查装置是否漏气。

（2）向接收瓶内加入 10.0ml 硼酸溶液及 2～3 滴甲基红-溴甲酚绿混合指示剂，并保证冷凝管的下端插入液面下。

（3）吸取 2.0ml 样品消化稀释液由进样口加入反应室，用 1.0ml 水洗涤进样口并入反应室，再将 2.0ml 50%NaOH 倒入进样口，立即关闭进样口，并用水液封进样口。关闭进样口下端的螺旋夹，开始蒸馏。

（4）当蒸汽进入反应室时，准确计时。计时为 5min 时，降低吸收瓶位置，使冷凝管下端与液面分开，但保持在吸收瓶内。继续蒸馏 1min，然后用少量水冲洗冷凝管下端，取下吸收瓶，待滴定。

（5）按（3）～（4）操作步骤蒸馏试剂空白消化液。

3. 滴定 用已标定过的盐酸溶液滴定样品硼酸吸收液至紫灰色为止，记录消耗的盐酸标准溶液的体积。同时滴定试剂空白吸收液。

4. 结果计算 按式（5-15）计算样品中蛋白质的含量。

$$X = \frac{c(V_1 - V_0) \times 0.014}{m \times V_2 / 100} \times F \times 100 \tag{5-15}$$

式中：X 为样品中蛋白质的含量，%；V_0 为滴定试剂空白吸收液消耗的盐酸标准溶液的体积，ml；V_1 为滴定样品吸收液消耗的盐酸标准溶液的体积，ml；V_2 为吸取消化液的体积，ml；c 为盐酸标准溶液的浓度，mol/L；m 为样品的质量，g；0.014 为 1ml 盐酸[$c(HCl) = 1.000$mol/L]标准滴定溶液相当的氮的质量，g；F 为氮换算为蛋白质的系数，一般食物为 6.25（纯乳与纯乳制品为 6.38；面粉为 5.70；玉米、高粱为 6.24；花生为 5.46；大米为 5.95；大豆及其粗加工制品为 5.71；大豆蛋白制品为 6.25；肉与肉制品为 6.25；大麦、小米、燕麦、裸麦为 5.83；芝麻、向日葵为 5.30；复合配方食品为 6.25）。

【注意事项】

（1）凯氏定氮法测得的含氮量为食品中的总氮量，包括少量非蛋白质氮，所以该法测得的蛋白质称为粗蛋白。

（2）食品与硫酸和催化剂硫酸铜一同加热消化，使蛋白质分解，分解的氨与硫酸结合生成硫酸铵。在消化过程中，为提高反应温度可添加少量的硫酸钾、硫酸钠或氯化钾等盐类。为加快反应速度，加入硫酸铜、氧化铜或氯化汞等作催化剂，常用的是硫酸铜，反应式为：

$$2CuSO_4 \rightarrow Cu_2SO_4 + SO_2\uparrow + O_2\uparrow$$

产生的氧气可与有机物分解的碳和氢反应，生成二氧化硫和水。

$$Cu_2SO_4 + 2H_2SO_4 \rightarrow 2CuSO_4 + SO_2\uparrow + 2H_2O$$

如在消化过程中不易消化完全时，可将定氮瓶取下冷却后，缓缓加入30%过氧化氢2~3ml，促进消化，但不能加入高氯酸，以免生成氮氧化物，使结果偏低。

（3）加入氢氧化钠是否足量，可根据硫酸铜在碱性情况下生成的褐色沉淀或深蓝色的铜氨络离子来判断，若溶液颜色不改变，则说明所加的碱不足。加氢氧化钠的动作要快，且加完后应立即用水液封，以防氨逸出。

（4）蒸馏时，蒸气发生均匀、充足，蒸馏途中不得停火断气，防止发生倒吸。蒸馏过程中冷凝管出口一定要浸入吸收液中，防止氨挥发损失。蒸馏结束后，应先将吸收液离开冷凝管口，以免发生倒吸，再蒸馏1min。蒸馏是否完全，可用精密pH试纸测试冷凝液来确定。

（5）滴定终点是硼酸铵和盐酸溶液反应到化学计量点时的pH，由硼酸和铵盐混合液决定，要考虑体积的变化（浓度变化），这时的pH在5.2~5.3，选择甲基红+溴甲酚绿混合指示剂，正是考虑了这个终点的pH要求。碱性呈暗绿色，酸性呈紫红色，变色点为pH5.1。

【思考题】

（1）怎样判断凯氏定氮器中蒸馏样品中的NH_3已经完全被蒸出？

（2）如何判断装置是否漏气？

（靳　敏）

四、食品中氨基酸的测定

【实验目的】　掌握氨基酸分析仪测定食品中氨基酸的原理和方法；熟悉食品中氨基酸测定的样品预处理方法；了解测定食品中氨基酸的卫生学意义。

【实验原理】　食品中的蛋白质经盐酸水解成为游离氨基酸，经氨基酸分析仪的离子交换柱分离后，与茚三酮溶液发生显色反应，再通过分光光度计比色测定氨基酸含量。本法适用于食物中的天冬氨酸、苏氨酸、丝氨酸、谷氨酸、脯氨酸、甘氨酸、丙氨酸、缬氨酸、蛋氨酸、异亮氨酸、亮氨酸、酪氨酸、苯丙氨酸、组氨酸、赖氨酸和精氨酸十六种氨基酸的测定。本方法最低检出限为10pmol。

【仪器与试剂】

1. 仪器与器皿　氨基酸自动分析仪；真空泵；恒温干燥箱；水解管：耐压螺盖玻璃管或硬质玻璃管（体积20~30ml，使用前用去离子水冲洗干净并烘干）；真空干燥器。5ml、25ml、50ml容量瓶；1ml刻度吸管；200ml、1000ml烧杯；10ml、50ml、200ml量筒。

2. 试剂　盐酸（6mol/L）：浓盐酸与水1∶1混合。苯酚：使用前需要重蒸馏。氢氧化钠溶液（500g/L）：称取50.0g氢氧化钠，用适量水溶解，再用水稀释至100ml。缓冲溶液：①pH2.2枸橼酸钠缓冲液，称取19.6g枸橼酸钠（$Na_3C_6H_5O_7 \cdot 2H_2O$），用适量水溶解，加16.5ml浓盐酸，用水稀释至1000ml，用浓盐酸或500g/L的氢氧化钠溶液调节pH至2.2；②pH3.3枸橼酸钠缓冲液，称取19.6g枸橼酸钠，用适量水溶解，加12.0ml浓盐酸，用水稀释至1000ml，用浓盐酸或500g/L的氢氧化钠溶液调节pH至3.3；③pH4.0枸橼酸钠缓冲液，称取19.6g枸橼酸钠，用适量水溶解，加9.0ml浓盐酸，用水稀释至1000ml，用浓盐酸或500g/L的氢氧化钠溶液调节pH至4.0；④pH6.4枸橼酸钠缓冲液，称取19.6g枸橼酸钠和46.8g氯化钠，用适量水溶解，并用水稀释至1000ml，用浓盐酸或500g/L的氢氧化钠溶液调节 pH 至 6.4；⑤pH5.2 乙酸锂溶液，称取氢氧化锂（LiOH·H₂O）16.8g，用适量水溶解，加入冰乙酸 27.9ml，用水稀释至 100ml，用浓盐酸或 500g/L 的氢氧化钠溶液调节 pH 至 5.2。氨基酸混合标准储备液（天冬氨酸 0.99mmol/L，苏氨酸 0.95mmol/L，丝氨酸 0.96mmol/L，谷氨酸 1.01mmol/L，甘氨酸 1.03mmol/L，丙氨酸 1.00mmol/L，胱氨酸 0.96mmol/L，缬氨酸 1.15mmol/L，甲硫氨酸 1.06mmol/L，异亮氨酸 0.87mmol/L，亮氨酸 1.25mmol/L，酪氨酸 0.89mmol/L，苯丙氨酸 0.97mmol/L，盐酸赖氨酸 0.70mmol/L，组氨酸 1.01mmol/L，精氨酸 0.88mmol/L，脯氨酸 0.86mmol/L）：购自国家标准物质中心，并经适当稀释。氨基酸混合标准应用液：取 0.50ml 氨基酸混合标准储备液，用 pH2.2 的缓冲液稀释到 5.00ml。茚三酮溶液：取 150.0ml 二甲基亚砜（C_2H_6OS）和 50.0ml 乙酸锂溶液混合，加入 4.0g 水合茚三酮（$C_9H_4O_3·H_2O$）和 0.12g 还原茚三酮（$C_{18}H_{10}O_6·2H_2O$），搅拌至完全溶解。冷冻剂：市售食盐与冰按质量比为 1:3 混合。高纯氮气（纯度≥99.999%）；冰乙酸、浓盐酸和氯化钠均为优级纯；苯酚、茚三酮、枸橼酸钠、乙酸锂、氢氧化钠和二甲基亚砜均为分析纯；实验用水为去离子水或石英亚沸蒸馏水（电阻率≥10MΩ·cm）。

【实验步骤】

1. 样品处理 样品采集后用匀浆机打成匀浆或者将样品尽量粉碎，于低温冰箱中冷冻保存，分析时提前将其解冻。

2. 称样 准确称取一定量均匀性好的样品（如奶粉），精确到 0.0001g，使样品蛋白质含量在 10~20mg 范围内。对于均匀性差的样品（如鲜肉等），为减少分析误差，可适当增大称样量，测定前再稀释。将称好的样品放于水解管中。

3. 水解 在水解管内加 6mol/L 盐酸 10~15ml（视试样蛋白质含量而定），含水量高的试样（如牛奶）可加入等体积的浓盐酸，加入新蒸馏的苯酚 3~4 滴。将水解管放入冷冻剂中，冷冻 3~5min，接到真空泵的抽气管上，抽真空（接近 0Pa）。然后充入高纯氮气，抽真空，充氮气抽真空再重复 3 次后，在充氮气状态下封口或拧紧螺丝盖将已封口的水解管放在 110℃±1℃的恒温干燥箱内，水解 22h 后，取出冷却。打开水解管，将水解液过滤后，用水多次冲洗水解管，将水解液全部转移到 50ml 容量瓶内，用水定容到刻度。吸取滤液 1.00ml 于具塞试管中，用真空干燥器在 40~50℃干燥，残留物用 1~2ml 水溶解，再干燥，重复进行 2 次，最后蒸干，用 1.00ml pH2.2 枸橼酸钠缓冲液溶解，供分析用。

4. 测定 在氨基酸自动分析仪上安装缓冲溶液、茚三酮溶液和清洗溶液，再将氨基酸混合标准应用液和样品溶液加入到自动取样器样品托盘后进行分析，根据保留时间定性，单点外标法定量。

5. 结果计算

（1）氨基酸的出峰顺序见表 5-1。

表5-1 氨基酸的出峰顺序

序号	出峰顺序	序号	出峰顺序
1	天冬氨酸	9	蛋氨酸
2	苏氨酸	10	异亮氨酸
3	丝氨酸	11	亮氨酸
4	谷氨酸	12	酪氨酸
5	脯氨酸	13	苯丙氨酸
6	甘氨酸	14	组氨酸
7	丙氨酸	15	赖氨酸
8	缬氨酸	16	精氨酸

（2）按式（5-16）计算食品中氨基酸含量。

$$\omega = \frac{c \times F \times V \times M}{m \times 10^6} \times 100 \tag{5-16}$$

式中：ω 为样品氨基酸的含量，g/100g；c 为试液中氨基酸含量，μmol/ml；F 为试液稀释倍数；V 为水解后试液定容体积，ml；M 为氨基酸分子质量；m 为样品质量，g。

十六种氨基酸分子质量：天冬氨酸133.1；苏氨酸119.1；谷氨酸147.1；脯氨酸115.1；甘氨酸75.1；丙氨酸89.1；缬氨酸117.2；蛋氨酸149.2；异亮氨酸131.2；酪氨酸181.2；苯丙氨酸165.2；组氨酸155.2；赖氨酸146.2；精氨酸174.2。

计算结果表示为：试样氨基酸含量在1.00g/100g以下，保留2位有效数字；含量在1.00g/100g以上，保留3位有效数字。

【注意事项】

（1）如果样品中含有无机盐、脂肪、核酸等杂质时，样品必须预先除去杂质方可进行酸水解，进样分析。除去杂质的方法：①脂肪：将样品研碎或者匀浆处理后，加入丙酮或者乙醚，充分混匀后离心或者过滤抽提；②核酸：样品中加入适量100g/L氯化钠溶液，于85℃加热6h后，用热水洗涤，过滤，将固体物用丙酮淋洗，干燥；③无机盐：样品水解后若含有大量无机盐，须用阳离子交换树脂进行去盐处理。用1mol/L盐酸将树脂洗成氢型，再用水洗成中性。将水解蒸干的样品用水溶解后上样，并不断用水淋洗，直至洗出液无氯离子（用硝酸银溶液检验）。无机盐被洗去，氨基酸被交换在树脂上。再用2mol/L氨水溶液把氨基酸洗脱下来，收集洗脱液并浓缩、干燥，用1.00ml pH2.2缓冲溶液溶解供分析用。

（2）显色反应pH在5.0~5.5，显色反应时间10~15min。

（3）生成的紫色化合物在570nm波长处测定吸光度。

【思考题】

（1）测定含水量高的样品，加入等体积的浓盐酸后，为什么要加入新蒸馏的苯酚？

（2）为什么要在充氮状态下拧紧水解管的螺丝盖？

（李淑荣）

五、食品中还原糖和总糖的测定

（一）直接滴定法

【实验目的】 掌握食品中还原糖和总糖测定的原理和方法；熟悉食品中还原糖和总糖的提取方法和操作技能；了解食品中还原糖和总糖测定的意义。

【实验原理】 用还原糖标定碱性酒石酸铜溶液，试样经除去蛋白质后，在加热条件下，以次甲基蓝作指示剂，滴定标定过的碱性酒石酸铜溶液，还原糖将溶液中的二价铜还原成氧化亚铜，稍过量的还原糖使次甲基蓝指示剂褪色，表示终点到达。根据样品液消耗体积计算还原糖含量。反应方程式如下：

$$CuSO_4 + 2NaOH = Cu(OH)_2\downarrow + Na_2SO_4$$

$$\underset{\text{深蓝色}}{Cu(OH)_2 + \begin{matrix}HO-CH-COONa\\HO-CH-COOK\end{matrix} \longrightarrow Cu\begin{matrix}O-CH-COONa\\O-CH-COOK\end{matrix} + 2H_2O}$$

$$2Cu\begin{matrix}O-CH-COONa\\ |\\ O-CH-COOK\end{matrix} + RCHO + 2H_2O \longrightarrow Cu_2O + 2\begin{matrix}HO-CH-COONa\\ |\\ HO-CH-COOK\end{matrix} + RCOOH$$

还原糖

深蓝色

(结构式：亚甲基蓝氧化态) $(H_3C)_2N-\text{环}-NH^+(CH_3)_2Cl^-$ + RCHO + H_2O $\overset{\triangle}{\rightleftharpoons}$

蓝色

(结构式：亚甲基蓝还原态) $(H_3C)_2N-\text{环}-N(CH_3)_2$ + RCOOH + 2HCl

无色

【仪器与试剂】

1. 仪器与器皿 分析天平；水浴锅；台秤；可调电炉；石棉网；25ml 酸式滴定管；玻璃珠；150ml 锥形瓶；250ml、1000ml 容量瓶；5ml 刻度吸管；漏斗；滤纸；10ml、100ml 量筒；1000ml 橡胶塞玻璃瓶；蒸发皿。

2. 试剂 碱性酒石酸铜甲液：称取 15.0g 硫酸铜（$CuSO_4 \cdot 5H_2O$）及 0.05g 次甲基蓝，溶于水并稀释至 1000ml；碱性酒石酸铜乙液：称取 50.0g 酒石酸钾钠、75.0g 氢氧化钠，加水溶解，再加入 4.0g 亚铁氰化钾，完全溶解后，用水稀释至 1000ml，储存于橡胶塞玻璃瓶内；乙酸锌溶液（291g/L）：称取 21.9g 乙酸锌，加 3.0ml 冰乙酸，加水溶解并稀释至 100ml；亚铁氰化钾溶液（106g/L）：称取 10.6g 亚铁氰化钾，加水溶解并稀释至 100ml；氢氧化钠（40g/L）：称取 4.0g 氢氧化钠,加水溶解并稀释到 100ml；葡萄糖标准溶液（1.000mg/ml）：准确称取 1.0000g 经过 98～100℃干燥 2h 的葡萄糖，加水溶解，加入 5.0ml 盐酸，用水稀释至 1000.00ml。实验用水为去离子水，所用试剂均为分析纯。

【实验步骤】

1. 样品处理

（1）一般食品：称取粉碎后的固体试样 2.5～5g 或混匀后的液体样品 5～25g（精确至 0.0001g），置于 250ml 容量瓶中，加 50ml 水，摇匀后慢慢加入 5.0ml 乙酸锌溶液，混匀后放置片刻，加入 5.0ml 亚铁氰化钾溶液，加水至刻度，混匀，静置 30min，用干燥滤纸过滤，弃去初滤液，继续滤液备用。

（2）酒精性饮料：称取约 100g 混匀后的试样（精确至 0.01g），置于蒸发皿中，用氢氧化钠（40g/L）溶液中和至中性，水浴蒸发至原体积的 1/4 后，移入 250ml 容量瓶中，摇匀后慢慢加入 5.0ml 乙酸锌溶液，混匀后放置片刻，加入 5.0ml 亚铁氰化钾溶液，加水至刻度，混匀，静置 30min，用干燥滤纸过滤，弃去初滤液，继续滤液备用。

（3）含大量淀粉的食品：称取 10～20g 粉碎混匀后的试样（精确至 0.0001g），置于 250ml 容量瓶中，加 200ml 水，在 45℃水浴中加热 1h，并不间断振摇。冷却后加水至刻度，混匀，静置、沉淀。吸取 200.00ml 上清液于另一 250ml 容量瓶中，摇匀后慢慢加入 5.0ml 乙酸锌溶液，混匀放置片刻，加入 5.0ml 亚铁氰化钾溶液，加水至刻度，混匀，静置 30min，用干燥滤纸过滤，弃去初滤液，继续滤液备用。

（4）碳酸类饮料：称取 100g 混匀后的试样（精确至 0.01g），置于蒸发皿中，在水浴上微热搅拌除去二氧化碳后，移入 250ml 容量瓶中，并用水洗涤蒸发皿，洗液并入容量瓶中，加水至刻度，混匀，备用。

2. 碱性酒石酸铜溶液的标定　吸取 5.00ml 碱性酒石酸铜甲液及 5.00ml 碱性酒石酸铜乙液，置于 150ml 锥形瓶中，加水 10.0ml，加入玻璃珠 2 粒，从滴定管滴加约 9ml 葡萄糖，控制在 2min 内加热至沸，趁沸以 1 滴/2s 的速度继续滴加葡萄糖标准溶液，直至溶液由蓝色刚刚褪去为终点，记录消耗葡萄糖标准溶液的总体积，同时平行操作 3 份，取其平均值，计算每 10.00ml（甲、乙液各 5.00ml）碱性酒石酸铜溶液相当于葡萄糖的质量。

$$m' = c \times V_1 \qquad (5\text{-}17)$$

式中：m' 为 10.00ml（甲、乙液各 5.00ml）碱性酒石酸铜溶液相当于葡萄糖的质量，mg；c 为葡萄糖标准溶液的浓度，mg/ml；V_1 为标定时消耗葡萄糖标准溶液的体积。

3. 试样溶液预测　吸取 5.00ml 碱性酒石酸铜甲液及 5.00ml 乙液，置于 150ml 锥形瓶中，加水 10.0ml，加入玻璃珠 2 粒，控制在 2min 内加热至沸，趁沸以先快后慢的速度，从滴定管中滴加试样溶液，并保持溶液沸腾状态，待溶液颜色变浅时，以 1 滴/2s 的速度滴定，直至溶液蓝色刚好褪去为终点，记录样液消耗体积。当样液中还原糖浓度过高时应适当稀释，再进行正式测定，使每次滴定消耗样液的体积控制在与标定碱性酒石酸铜溶液时消耗的葡萄糖标准溶液的体积相近（约 10ml）。

4. 试样溶液测定　吸取 5.00ml 碱性酒石酸铜甲液及 5.00ml 乙液，置于 150ml 锥形瓶中，加水 10ml，加入玻璃珠 2 粒，从滴定管滴加比预测体积少 1ml 的试样溶液至锥形瓶中，使在 2min 内加热至沸，趁沸继续以 1 滴/2 秒的速度滴定，直至蓝色刚好褪去为终点，记录样液消耗体积，同法平行操作 3 份，得出平均消耗体积。

5. 结果计算　用式（5-18）计算试样中还原糖（以葡萄糖计）的含量。

$$\omega = \frac{m'}{m \times V/V_0 \times 1000} \times 100 \qquad (5\text{-}18)$$

式中：ω 为试样中还原糖（以葡萄糖计）含量，g/100g；m' 为 10.00ml 碱性酒石酸铜溶液（甲、乙液各 5.00ml）相当于葡萄糖的质量，mg；m 为试样质量，g；V 为测定时平均消耗试样溶液体积，ml；V_0 为试样液总体积，ml。

【注意事项】

（1）当样品液中还原糖浓度过低时，则采取直接加入 10ml 试样液，免去加水 10ml，再用还原糖标准溶液滴定至终点，记录消耗还原糖标准溶液的体积。

（2）试样液中还原糖的浓度不宜过高或过低，根据预测试验结果，调节试样中还原糖的含量在 1mg/ml。

（3）控制锥形瓶内液体在 2min 内加热至沸腾，整个滴定过程一直保持沸腾状态，1min 内滴定结束，滴定的速度为 1 滴/2 秒，滴定过程中保持一致。

（4）滴定终点蓝色褪去后，溶液呈现淡黄色，此后又重新变为蓝色，不应再进行滴定。因为亚甲蓝指示剂被糖还原后蓝色消失，当接触空气中的氧气后，被氧化重现蓝色。

【思考题】

（1）碱性酒石酸铜乙液中加入亚铁氰化钾的目的是什么？

（2）碱性酒石酸铜甲液和乙液为什么不能提前混合？

（二）3,5-二硝基水杨酸法

【实验原理】 在碱性条件下，3,5-二硝基水杨酸（DNS）与还原糖共热后被还原生成橘红色的 3-氨基-5-硝基水杨酸，在一定范围内，还原糖的量与橘红色物质颜色的深浅成正相关，在 540nm 波长下测定其吸光度，标准曲线法定量。

$$HOOC\text{-}C_6H_2(OH)(NO_2)_2 + 还原糖 \longrightarrow HOOC\text{-}C_6H_2(OH)(NH_2)(NO_2)$$

　　　　　　DNS　　　　　　　　　　　　　（3-氨基隆5-硝基水杨酸）

【仪器与试剂】
1. 仪器与器皿　分光光度计；恒温水浴箱；电炉；25ml 具塞比色管；100ml 容量瓶；100ml、500ml、1000ml 烧杯；5ml 刻度吸管。

2. 试剂　盐酸溶液（6mol/L）：取 250ml 浓盐酸（35%～38%）用蒸馏水稀释到 500ml；碘-碘化钾（I-KI）溶液：称取 5g 碘和 10g 碘化钾，溶于 100ml 水中；氢氧化钠溶液（6mol/L）：称取 120g 氢氧化钠，溶于 500ml 水中；3,5-二硝基水杨酸（DNS）试剂：称取 6.5g 3,5-二硝基水杨酸，溶于少量水，移入 1000ml 容量瓶中，加 2mol/L 氢氧化钠溶液 325ml，加 45g 丙三醇，摇匀，冷却后定容至刻度；葡萄糖标准液（1.000mg/ml）：准确称取 98℃烘至恒重的葡萄糖 1.000g，加水溶解，用水定容至 1000.00ml，混匀，4℃冰箱中保存备用；0.1%酚酞指示剂。

【实验步骤】
1. 样品处理
（1）样品中还原糖的提取：准确称取烘至恒重的样品粉末 1g（精确到 0.0001g），放在 100ml 烧杯中，先以少量蒸馏水（约 2ml）调成糊状，然后加入 40ml 水，混匀，于 50℃恒温水浴中保温 20min，不时搅拌，使还原糖浸出，过滤，将滤液全部收集在 100ml 的容量瓶中，用水定容至刻度，摇匀，备用。

（2）样品总糖的水解及提取：准确称取烘至恒重的样品粉末 0.5g（精确到 0.0001g），放在锥形瓶中，加入 6mol/L 盐酸溶液 10.0ml，蒸馏水 15.0ml，在沸水浴中加热 0.5h，取出 1～2 滴置于白瓷板上，加 1 滴 I-KI 溶液检查水解是否完全（如已水解完全，则不呈现蓝色）。水解完毕，冷至室温后加入 1 滴酚酞指示剂，以 6mol/L 氢氧化钠溶液中和至溶液呈微红色，并定容到 100.00ml，过滤，取滤液 10.00ml 于 100ml 容量瓶中，定容至刻度，摇匀，备用。

2. 标准系列溶液的配制
（1）取葡萄糖标准溶液 0.00、0.50ml、1.50ml、2.00ml、2.50ml、3.00ml 于 6 支 25ml 比色管中。

（2）向各管加入 3,5-二硝基水杨酸试剂 2.0ml，在沸水浴中准确加热 5min，取出。

（3）流水冷却至室温，用蒸馏水定容至 25.00ml，摇匀。

3. 样品测定　吸取还原糖提取液和总糖水解液 1.00ml 于 25ml 比色管中，按照标准系列溶液的处理方法进行处理。在 540nm 波长处，用 1cm 比色皿以试剂空白为参比测定标准系列溶液和样品溶液的吸光度。以葡萄糖浓度为横坐标，吸光度为纵坐标绘制标准曲线。从标准曲线上查出样品溶液中的葡萄糖浓度。

4. 结果计算　按式（5-19）计算样品中还原糖和总糖的百分含量。

$$X = \frac{cV}{m \times 1000} \times 100\% \qquad (5\text{-}19)$$

式中：c 为还原糖或总糖提取液的浓度，mg/ml；V 为还原糖或总糖提取液的总体积；m 为样品重量，g；1000 为 mg 换算成 g 的系数。

【注意事项】

（1）标准溶液与样品溶液应同时进行显色和比色。

（2）沸水浴的时间应严格控制为 5min。

【思考题】

（1）与直接滴定法比较，3,5-二硝基水杨酸比色法测定还原糖有何优点？

（2）测定吸光度时为什么选用试剂空白溶液作参比溶液？

（李淑荣）

六、食品中脂肪的测定

【实验目的】 掌握索氏提取法和酸水解法测定食品中粗脂肪的原理和操作方法；熟悉索氏提取法和酸水解法测定食品中粗脂肪的影响因素。

（一）索氏提取法

【实验原理】 试样经干燥后，在索氏提取器中用无水乙醚或石油醚等溶剂反复萃取，试样中的游离脂肪和一些游离脂肪酸、蜡、甲醇、树脂及色素等脂溶性物质均溶于有机溶剂中，蒸去溶剂，所得残留物为粗脂肪。

【仪器与试剂】

1. 仪器与器皿 电热鼓风干燥箱；分析天平；粉碎机；绞肉机；组织捣碎机；恒温水浴箱。索氏提取器（图 5-3）；干燥器；铝制或玻璃制称量皿；蒸发皿；玻璃棒；脱脂滤纸袋（或脱脂滤纸）；脱脂棉。

2. 试剂 无水乙醚：不含过氧化物；石油醚；海砂：取用水洗去泥土的海砂或河砂，先用盐酸（1:1）煮沸 0.5h，用水洗至中性，再用氢氧化钠溶液（240g/L）煮沸 0.5h，用水洗至中性，经 95～105℃干燥备用。

【实验步骤】

1. 试样的处理和称量 谷物或干燥的固体试样用粉碎机粉碎过 40 目筛；肉制品用绞肉机绞 2 次；一般固体试样用组织捣碎机捣碎。用洁净称量皿称取 2.0000～5.0000g，记录试样质量 m_2，并全部移入滤纸袋内。

半固体或液体试样用洁净称量皿称取 5.0000～10.0000g，记录试样质量 m_2，置于蒸发皿中，加入约 20g 海砂，在沸水浴上蒸干。在 101～105℃下，于电热鼓风干燥箱中烘干 2h，取出研细并全部移入滤纸袋内。用沾有无水乙醚的脱脂棉擦净蒸发皿及附有试样的玻璃棒，并将脱脂棉一并放入滤纸袋内。

2. 提取瓶的干燥和称量 将索氏提取器各部位充分洗涤，用蒸馏水清洗、烘干。提取瓶在 95～105℃的电热鼓风干燥箱内干燥至前后 2 次称量差不超过 2mg（即恒重），记录提取瓶质量 m_0（精确至 0.0001g）。

3. 粗脂肪的提取 将盛有试样的滤纸袋放入提取管内，滤纸袋的高度不能高于虹吸管的高

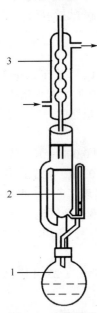

图 5-3 索氏提取器装置
1. 蒸馏瓶，250 ml；
2. 提取管；3. 冷凝管

度。将无水乙醚或石油醚注入已干燥至恒重的提取瓶，至其容积的 2/3。按照图 5-3 所示，将提取瓶安装在相应位置上，安装冷凝管并接通冷凝水。于水浴上加热提取瓶，使乙醚或石油醚不断回流提取，一般抽提 6～12h。

4. 提取瓶和粗脂肪的称量 抽提完毕时取下提取瓶，蒸馏回收乙醚或石油醚。待提取瓶内乙醚或石油醚剩 1～2ml 时，于通风橱内将其在水浴上蒸干。再放入电热鼓风干燥箱中在 95～105℃干燥 2h，最后放干燥器内冷却 0.5h 后称量，重复以上操作直至恒重，记录提取瓶和粗脂肪质量 m_1（精确至 0.0001g）。

5. 结果计算 按式（5-20）计算试样中粗脂肪的含量。

$$\omega = \frac{m_1 - m_0}{m_2} \times 100 \tag{5-20}$$

式中：ω 为试样中粗脂肪的含量，g/100g；m_1 为提取瓶和粗脂肪的质量，g；m_0 为提取瓶的质量，g；m_2 为试样的质量（如是测定水分后的试样，则按测定水分前的质量计），g。

【注意事项】

（1）该法适用于肉制品、豆制品、坚果制品、谷物油炸制品、糕点等食品中粗脂肪的测定。
（2）本方法测定的是粗脂肪的含量，总脂肪的含量需用酸或碱水解法测定。
（3）滤纸袋的高度不能高于虹吸管的高度。
（4）提取瓶应先干燥至恒重，再装入提取剂进行抽提。
（5）乙醚沸点低，不能见明火，须注意通风。

【思考题】

（1）为什么半固体或液体试样须先干燥再进行脂肪提取？
（2）称量试样时，为什么不用干燥称量皿并使其恒重？

（二）酸水解法

【实验原理】 试样经酸水解后，其中的结合脂肪转变为游离脂肪，用乙醚或石油醚提取，除去溶剂所得残留物为总脂肪。

【仪器与试剂】

1. 仪器与器皿 电热鼓风干燥箱；分析天平；粉碎机；绞肉机；组织捣碎机；恒温水浴箱。100ml 具塞刻度量筒；50ml 试管；50ml 蒸馏烧瓶；10ml、50ml 量筒；玻璃棒；干燥器。

2. 试剂 盐酸；95%乙醇（v/v）；乙醚；石油醚（30～60℃沸程）。

【实验步骤】

1. 试样处理和称量 如索氏提取法中介绍方法处理试样，固体样品称取约 2.00g 置于 50ml 试管内，记录下试样质量 m_2，加 8ml 水，混匀，再加 10ml 盐酸。液体试样称取约 10.00g 置于 50ml 试管内，记录下试样质量 m_2（精确至 0.0001g），加 10ml 盐酸。

2. 试样的水解 将试管放入 70～80℃水浴中，每隔 5～10min 用玻璃棒搅拌一次，至试样消化完全为止，需 40～50min。

3. 蒸馏烧瓶的干燥和称量 将蒸馏烧瓶充分洗涤，用蒸馏水清洗、烘干。蒸馏烧瓶在 95～105℃的电热鼓风干燥箱内干燥至前后 2 次称量差不超过 2mg（即恒重），记录蒸馏烧瓶质量 m_0（精确至 0.0001g）。

4. 总脂肪的提取 取出试管，加入 10ml 乙醇，混合。冷却后将混合物移入 100ml 具塞量筒中，以 25ml 乙醚分次洗试管，一并倒入量筒中。待乙醚全部倒入量筒后，加塞振摇 1min，小心开塞，放出气体，再塞好，静置 12min，小心开塞，并用石油醚-乙醚等量混合液冲洗塞及筒口附着的脂肪。静置 10～20min，待上部液体清晰，吸出上清液于已恒重的蒸馏烧瓶内，再加5ml乙醚于具塞量筒内,振摇,静置后,仍将上层乙醚吸出,放入原蒸馏烧瓶内。

5. 蒸馏烧瓶和总脂肪的称量　将蒸馏烧瓶取下,蒸馏回收乙醚和石油醚。待蒸馏烧瓶内乙醚和石油醚剩1~2ml时,于通风橱内将其在水浴上蒸干。再放入电热鼓风干燥箱中在95~105℃干燥2h,最后放干燥器内冷却0.5h后称量,重复以上操作直至恒重,记录蒸馏烧瓶和总脂肪质量m_1(精确至0.0001g)。

6. 结果计算　按式(5-21)计算试样中总脂肪的含量。

$$\omega = \frac{m_1 - m_0}{m_2} \times 100 \tag{5-21}$$

式中:ω为试样中总脂肪的含量,g/100g;m_1为蒸馏烧瓶和总脂肪的质量,g;m_0为蒸馏烧瓶的质量,g;m_2为试样的质量(如是测定水分后的试样,则按测定水分前的质量计),g。

【注意事项】

(1)该法适用于各类食品脂肪的测定,如固体、半固体、黏稠液体或液体食品,以及加工后的混合食品。容易吸湿、结块,不易烘干的食品,不能采用索氏抽提法测定,而用此法往往能获得较理想的效果。

(2)本方法测定的是结合脂肪和游离脂肪的总含量。

(3)水解时,应防止大量水分损失,使酸度升高。

(4)乙醚沸点低,不能见明火,须注意通风。

【思考题】

(1)加入乙醇的作用是什么?

(2)加入石油醚的作用是什么?

(梁青青)

七、食品中维生素C含量的测定

【实验目的】　掌握食品中维生素C的测定原理和方法;熟悉食品样品的处理方法;了解测定食品中维生素C的卫生学意义。

【实验原理】　维生素C包括还原型维生素C、脱氢型维生素C和二酮古乐糖酸3种形式。测定时,样品中还原型维生素C经活性炭氧化为脱氢型维生素C,再与2,4-二硝基苯肼作用生成红色脎,脎在硫酸溶液中显色稳定,其吸光度值与维生素C含量成正比,在最大吸收波长520nm处测定吸光度,标准曲线法定量。

【仪器与试剂】

1. 仪器与器皿　组织捣碎机;恒温水浴;紫外-可见分光光度计。100ml量筒;100ml容量瓶;100ml锥形瓶;1ml、2ml、5ml刻度吸管;25ml移液管;10ml比色管。

2. 试剂　硫酸溶液(4.5mol/L):谨慎地加250ml硫酸(比重1.84)于700ml水中,冷却后用水稀释至1000ml;85%硫酸溶液(v/v):谨慎地加850ml硫酸(比重1.84)于150ml水中;2%草酸溶液:将20.0g草酸溶解于700ml蒸馏水中,用水稀释至1000ml;1%草酸溶液:取2%草酸溶液500ml,用水稀释至1000ml;2% 2,4-二硝基苯肼溶液:将2.0g 2,4-二硝基苯肼溶解于100ml 4.5mol/L硫酸中,过滤。于4℃冰箱可保存2周,每次使用前需过滤;10%硫脲溶液:将10.0g硫脲溶解于100ml 50%乙醇溶液中,4℃保存,保存期为2个月;盐酸溶液(1.0mol/L):取83.3ml浓盐酸于适量水中,用水稀释至1000ml;活性炭:将100.0g活性炭加到750ml 1mol/L盐酸中,回流1~2h,过滤,用水洗数次,至滤液中无铁离子(Fe^{3+})为止,置于110℃烘箱中烘干，置干燥器中保存备用。检验铁离子方法：利用普鲁士蓝反应，将2%亚铁氰化钾与1%盐酸等量混合，将上述滤液滴入，如有铁离子存在可产生蓝色沉淀；维生素C标准储备液（1.000mg/ml）：称取0.1000g纯维生素C，用1%草酸溶解并定容到100.00ml，4℃保存；维生素C标准中间液（100.0μg/ml）：吸取维生素C标准储备液10.00ml于100ml容量瓶中，用1%草酸溶液定容至刻度；维生素C标准应用液（20.00μg/ml）：吸取维生素C标准中间液25.00ml于100ml锥形瓶中，加0.5g活性炭，摇动1min，过滤。取上述滤液20.00ml置于100ml容量瓶中，用1%草酸溶液定容至刻度。

本实验所用试剂均为分析纯，实验用水为去离子水或石英亚沸蒸馏水。

【实验步骤】

1. 样品采集

（1）鲜样采集：称取100.0g鲜样放入捣碎机中，加入100ml 2%草酸溶液打成匀浆。

（2）干样采集：称取1.0～4.0g干样放入乳钵内，加入1%草酸溶液磨成匀浆。

2. 样品处理

（1）取适量匀浆（含1～2mg维生素C）倒入100ml容量瓶中（如用烧杯称取，注意转移彻底），用1%草酸溶液稀释定容至刻度，混匀，过滤，滤液备用。对于不易过滤的样品可用离心机沉淀后，倾出上清液，过滤，备用。

（2）氧化处理：取25.00ml上述滤液，加入0.5g活性炭，振摇1min，过滤，弃去最初数毫升滤液。

3. 标准系列溶液的配制　分别吸取20.00μg/ml维生素C标准应用液0.00、0.20ml、0.40ml、0.60ml、0.80ml、1.00ml于6支10ml比色管中，各管补加1%的草酸溶液至2.00ml，分别加10%硫脲溶液1滴、2% 2,4-二硝基苯肼溶液0.50ml。各管维生素C含量分别为0.00、4.00μg、8.00μg、12.00μg、16.00μg、20.00μg。

将所有比色管放入100℃沸水浴中煮沸10min，取出冷却至室温后放入冰水浴中，向每一支比色管中缓慢滴加2.50ml 85%硫酸溶液（滴加时间至少为1min），边加边振摇。将比色管从冰水浴中取出，室温放置30min后于520nm波长处测定吸光度值。

4. 标准曲线的绘制　以吸光度值为纵坐标，维生素C含量为横坐标，绘制标准曲线。

5. 样品测定　于3支比色管中各加入2.00ml样品的氧化后滤液和10%硫脲溶液1滴，以其中1支比色管为空白，向另2支比色管中各加入0.50ml 2% 2,4-二硝基苯肼溶液。将3支比色管放入100℃沸水浴中煮沸10min，取出冷却至室温后，向空白管中加入0.50ml 2% 2,4-二硝基苯肼溶液，室温放置10～15min。

将上述3支比色管放入冰水浴中，向每支比色管中缓慢滴加2.50ml 85%硫酸溶液（滴加时间至少为1min），边加边振摇。将比色管从冰水浴中取出，室温放置30min后，以空白比色管溶液为参比，于520nm波长处测定另外2个样品溶液吸光度值，取平均值，从标准曲线上查得维生素C含量。

6. 结果计算　按式（5-22）计算样品中维生素C含量。

$$\omega = \frac{50m_x}{m} \times \frac{1}{1000} \times 100 \quad (5\text{-}22)$$

式中：ω 为样品中维生素C含量，mg/100g；m_x 为从标准曲线上查得样品溶液中维生素C含量，μg；m 为样品处理时所取匀浆中样品的质量，g。

【注意事项】

（1）由于大多数植物组织内含有一种能破坏维生素C的氧化酶，另外，维生素C在酸性条件下较为稳定,因此,测定维生素 C 时应采用新鲜样品,并尽快用 2%草酸溶液制成匀浆以保存维生素 C。

(2)试管自冰水浴中取出后,颜色会继续变深,所以加入硫酸 30min 后应准时比色。

【思考题】

(1)在显色反应后期,为什么要缓慢滴加 85%的硫酸,且边加边振摇?

(2)标准系列溶液和样品溶液中为何要加入 10%硫脲溶液?

(张凌燕)

第六章 生物材料检验

【能力培养目标】 本章主要介绍生物材料（尿样、血样、发样等）中化学物质或其代谢产物或由化学物质引起机体产生的生物学效应指标变化的分析测定方法。通过本章学习，可使学生了解不同生物材料中职业卫生评价和疾病诊断的指标及其测定的卫生学意义；熟悉不同生物材料样品前处理的方法和差异；掌握生物材料中有关生物标记物测定的原理和方法。从生物样品采集到样品前处理，再到分析和评价，可以训练学生预防医学和卫生检验检疫专业的整体思维；大型精密仪器的实际操作可提高学生的实践技能。部分实验内容既编写了常用方法，也编写了创新性方法，不仅拓阔了学生的思维，而且对培养学生逆向思维和创新性思维具有极大的引导作用。本章实验安排内容与职业卫生紧密结合，对学生今后走上工作岗位从事职业卫生评价和相关岗位具有引领作用，实验内容的整体和创新性实验方法对培养高级复合型公共卫生人才具有重要意义。

实验一 苦味酸分光光度法测定尿中肌酐的含量

【实验目的】 掌握分光光度法测定尿中肌酐的原理和实验方法；熟悉样品的处理方法；了解测定尿中肌酐浓度的卫生学意义。

【实验原理】 在碱性介质中，尿中肌酐与过量苦味酸在室温条件下反应 20~30min，生成橙红色苦味酸肌酐，用 1cm 比色皿，以试剂空白为参比，在 490nm 波长处测定吸光度，标准曲线法定量。

【仪器与试剂】

1. 仪器与器皿 分光光度计（配套比色皿）；10ml 比色管；50ml 烧杯；50ml 或 100ml 聚乙烯塑料瓶；1ml、2ml、10ml 刻度吸管。

2. 试剂 饱和苦味酸溶液（15.0g/L）：称取 15.0g 苦味酸，加 1000ml 水，加热至完全溶解，静置冷却，待有晶体析出时取上清液，临用前过滤；氢氧化钠溶液（100g/L）：称取 50.0g 氢氧化钠固体于 500ml 烧杯中，加水溶解，稀释至 500ml；碱性饱和苦味酸溶液（1:10）：于 1 体积 100g/L 氢氧化钠溶液中加入 10 体积 15.0g/L 饱和苦味酸上清液，混匀，临用前配制；盐酸溶液（0.10mol/L）：吸取 8.33ml 浓盐酸于适量水中，定容至 1000.00ml；肌酐标准储备液（1.000mg/ml）：称取 0.1000g 经 110℃ 干燥 2h 的肌酐，加 0.10mol/L 盐酸溶液使其溶解，并稀释至 100.00ml；肌酐标准应用液（0.1000mg/ml）：吸取 10.00ml 肌酐标准储备液，并用水稀释至 100.00ml，于 4℃可保存 1 个月。

本实验所用试剂均为分析纯；实验用水为去离子水或石英亚沸蒸馏水。

【实验步骤】

1. 样品的采集与处理 按所接触的毒物或其代谢物所规定的采样时间，用聚乙烯瓶收集尿样约 50ml，冷藏运输，于 4℃下可保存 2 周。

2. 标准曲线的绘制 分别取肌酐标准应用液 0.00、0.20ml、0.40ml、0.60ml、0.80ml 和 1.00ml 于 10ml 比色管中，各管补加适量水使总体积为 3.0ml。向各管中加入 2.00ml 碱性饱和苦味酸溶液，混匀，于室温下反应 20~30min，加水至 10.00ml，混匀。该标准系列溶液浓度分别为 0.00、2.00mg/L、4.00mg/L、6.00mg/L、8.00mg/L、10.0mg/L。以试剂空白溶液为参比，用 1cm

比色皿于波长 490nm 处测定吸光度，在 30min 内完成测定。每个浓度测定 3 次，并求平均吸光度值。以平均吸光度值为纵坐标，肌酐浓度（mg/L）为横坐标，绘制标准曲线。

3. 样品测定 取 1.00ml 尿样稀释至 10.00ml，然后取稀释后的尿样 1.00ml，加水 2.00ml，然后加 2.00ml 碱性饱和苦味酸溶液，混匀，于室温下反应 20～30min，加水至 10.00ml，混匀，在与测定标准系列溶液相同的条件下，测定样品溶液的吸光度，由标准曲线查得样品溶液中肌酐浓度。

4. 结果计算 按式（6-1）计算尿样中肌酐的浓度。

$$c = K \times c_x \times \frac{10.00}{1.00} \tag{6-1}$$

式中：c 为尿样中肌酐的浓度，mg/L；c_x 为样品溶液中肌酐的浓度，mg/L；K 为尿样稀释倍数。

【注意事项】 显色反应随温度、时间、pH 及苦味酸纯度而变化。本显色反应在室温下反应 20～30min 显色完全。氢氧化钠浓度过低，与肌酐显色减少，结果偏低；浓度过高，假肌酐显色增加，结果偏高。

【思考题】
（1）测定尿中肌酐浓度有何意义？
（2）如何利用尿中肌酐浓度校正尿中待测成分含量？

（张凌燕）

实验二　火焰原子吸收光谱法测定发中铜铁锌的含量

【实验目的】 掌握火焰原子吸收光谱法测定发中铜、铁、锌的基本原理和操作方法；熟悉发样的采集和处理方法；了解测定发中铜、铁、锌含量的卫生学意义。

【实验原理】 发样经洗涤、干燥、消化处理后制备成溶液，导入火焰原子化器，利用火焰热能将离子态的待测元素铜、铁和锌转变为基态原子蒸气。基态原子蒸气对铜、铁和锌的锐线光源（空心阴极灯）辐射出的特征谱线产生吸收。在一定实验条件下，其吸光度值与溶液中铜、铁和锌浓度符合朗伯-比尔定律，即 $A=Kc$，标准曲线法定量。

【仪器与试剂】

1. 仪器与器皿 原子吸收分光光度计；铜、铁、锌空心阴极灯；空气压缩机；乙炔钢瓶；电热板。2ml、5ml 刻度吸管；100ml 锥形瓶；25ml 具塞比色管；250ml、500ml 聚乙烯试剂瓶。实验所用器皿均用硝酸溶液（1∶3）浸泡过夜，用水清洗干净。

2. 试剂 铜、铁、锌标准储备液（1.000mg/ml）：购自国家标准物质中心或分别称取金属铜、铁、锌各 0.5000g，用 20ml 硝酸（1∶1）溶解，必要时进行加热，加水定容至 500.00ml；铜、铁、锌标准应用液（10.00μg/ml）：分别取铜、铁、锌标准储备液 2.50ml，用 0.1mol/L 硝酸定容至 250.00ml；0.2mol/L 硝酸溶液：取 13.8ml 浓硝酸（质量分数为 65%～68%），用去离子水稀释至 1000ml，混匀；混合酸：硝酸与高氯酸为 4∶1（v/v）。金属铜、铁、锌均为光谱纯（SP），硝酸、高氯酸为优级纯，实验用水为去离子水或石英亚沸蒸馏水（电阻率≥1MΩ·cm），乙炔纯度≥99.9%。

【实验步骤】

1. 样品的采集与处理 取枕部靠近皮肤的头发 0.2～0.5g，经中性洗发液进行洗涤后，用自来水冲洗数次后再用纯水洗 3～4 次。于烘箱内 105℃烘干，取出冷却。用干净不锈钢剪刀将头发剪成 3～4mm 长度，混匀。

称取发样 0.2000g 于 100ml 锥形瓶中，加入混合酸 4ml，放置约 30min 后，置于电热板上逐步升温消化至溶液无色透明（如消化不完全，取下冷却后补加适量混合酸），然后升高温度继续加热至剩余的酸全部蒸干，样品呈白色结晶为止。取下三角瓶，用 10ml 0.2mol/L 硝酸溶解结晶，即得测定铜和铁的试样溶液。准确吸取上述试样溶液 2.00ml 于 10ml 比色管中，用 0.2mol/L 硝酸定容，摇匀，即得测定锌的试样溶液。

2. 混合标准系列溶液配制　取 25ml 比色管 6 个，分别加入铜标准应用液 0.00、0.25ml、0.50ml、0.75ml、1.00ml 和 1.25ml，铁标准应用液 0.00、1.25ml、2.50ml、5.00ml、7.50ml 和 10.00ml，锌标准应用液 0.00、0.25ml、0.50ml、1.00ml、2.00ml 和 2.50ml，用 0.2mol/L 硝酸定容，混匀。此混合标准系列溶液中铜浓度分别为 0.00、0.10 μg/ml、0.20 μg/ml、0.30 μg/ml、0.40 μg/ml、0.50μg/ml；铁浓度分别为 0.00、0.50 μg/ml、1.00 μg/ml、2.00 μg/ml、3.00 μg/ml、4.00μg/ml；锌浓度分别为 0.00、0.10 μg/ml、0.20 μg/ml、0.40 μg/ml、0.80 μg/ml、1.00μg/ml。

3. 仪器工作条件　按照仪器使用说明预热 20～30min，按表 6-1 设置仪器工作条件。

表6-1　仪器工作条件

元素	波长（nm）	灯电流（mA）	光谱带宽（nm）	乙炔流量（L/min）	空气压力（MPa）	燃烧器高度（mm）
Cu	324.7	3.0	0.4	1.6	0.22	5.0
Fe	248.3	4.0	0.2	1.6	0.22	6.0
Zn	213.9	3.0	0.4	1.3	0.24	6.0

4. 标准曲线的绘制　在仪器工作条件下，测定标准系列溶液的吸光度值，绘制吸光度与铜、铁、锌标准溶液浓度的关系曲线，求出直线回归方程。

5. 样品测定　在测定标准系列的条件下，测定试剂空白溶液和试样溶液的吸光度值，由标准曲线计算出被测溶液浓度。

6. 结果计算　按式（6-2）计算发中铜和铁的含量，按式（6-3）计算发中锌的含量。

$$\omega = \frac{(c_x - c_0) \times V_x}{m} \quad (6\text{-}2)$$

$$\omega = \frac{(c_x - c_0) \times \dfrac{10.00}{2.00} \times V_x}{m} \quad (6\text{-}3)$$

式中：ω 为发样中铜、铁、锌的质量浓度，mg/g；c_x 为试样溶液中铜、铁或锌的质量浓度，μg/ml；c_0 为试剂空白溶液中铜、铁、锌的质量浓度，μg/ml；V_x 为试样溶液的体积，ml；m 为发样的质量，mg。

【注意事项】

（1）锌在环境中大量存在，极易造成样品污染，影响实验结果准确性，必须做空白试验。

（2）点火时先通空气后通乙炔；熄火时先关乙炔，待火焰熄灭后再关空气。

（3）实验结束后，应先后用 0.2mol/L 硝酸和水吸喷 5min，清洗燃烧头，最后空吸 2min，去除残留水分。

【思考题】

（1）若试样溶液的吸光度超出标准曲线范围，应如何调整？

（2）如何减小和消除由沾污引起的测量误差？

（梁青青）

实验三　火焰原子吸收光谱法测定血清中钙镁的含量

【实验目的】　掌握火焰原子吸收光谱法测定血清样品中钙镁的原理和方法；熟悉火焰原子吸收光谱法测定血清样品中钙镁的样品前处理方法；了解测定血清中钙镁的卫生学意义。

【实验原理】　血清样品经酸加热消解处理后，将试样溶液喷入空气-乙炔火焰中，钙或镁元素转变成基态原子蒸汽，基态钙原子或镁原子蒸气吸收该元素空心阴极灯辐射出的特征谱线，其吸光度与血清样品中该元素含量成正比，标准曲线法定量。

【仪器与试剂】

1. 仪器与器皿　原子吸收分光光度计；钙、镁空心阴极灯；控温电热板；万分之一分析天平。50ml 锥形瓶；注射器；50ml 锥形瓶；10ml、25ml、50ml、100ml、500ml、1000ml 容量瓶；50ml、100ml、250ml、500ml 烧杯；1ml、2ml、5ml、10ml 刻度吸管；10ml、25ml 具塞比色管。

实验所用器皿均用硝酸溶液（1:3）浸泡至少 24h，用去离子水冲洗干净，晾干备用。

2. 试剂　1mol/L 盐酸溶液：取 83.3ml 浓盐酸，加水稀释至 1000ml，混匀；1%硝酸溶液（v/v）：取 5ml 硝酸，缓慢加入 495ml 水中，混匀；硝酸-高氯酸混合酸（4:1, v/v）：取 4 份硝酸与 1 份高氯酸混合；钙标准储备液（1.000mg/ml）：购自国家标准物质中心；或称取 0.2500g 干燥 $CaCO_3$ 固体（110℃烘干 2h），用适量 1mol/L 盐酸溶解后，转移至 100ml 容量瓶中，用水定容至刻度。存于聚乙烯塑料瓶中，4℃冰箱保存；钙标准应用液（100.0μg/ml）：取 10.00ml 钙标准储备液于 100ml 容量瓶中，用 1%硝酸溶液定容至刻度；镁标准储备液（1.000 mg/ml）：购自国家标准物质中心；或称取 0.6103g 硝酸镁固体，用适量 1mol/L 盐酸溶解后，转移至 100ml 容量瓶中，用水定容至刻度。存于聚乙烯塑料瓶中，4℃冰箱保存；镁标准应用液（10.00μg/ml）：取 1.00ml 镁标准储备液于 100ml 容量瓶中，用 1%硝酸溶液定容至刻度。盐酸、硝酸、高氯酸、碳酸钙（$CaCO_3$）、硝酸镁[$Mg(NO_3)_2$]均为优级纯；实验用水为去离子水或石英亚沸蒸馏水（电阻率≥1MΩ·cm）；乙炔纯度≥99.9%。

【实验步骤】

1. 样品采集和处理　用注射器取静脉血 4ml，2000r/min 离心 15min，取上清血清 0.50~1.00ml 于 50ml 锥形瓶中，加入硝酸-高氯酸混合酸 3ml，置于电热板上加热消化（约 200℃），待出现大量高氯酸白色烟雾，至溶液呈无色透明，否则补加少许混合酸继续消化，蒸发至白色残渣，取下冷却，用水转移并定容至 10ml 比色管中，混匀待测。同时做试剂空白。

2. 混合标准系列溶液配制　取 6 支 25ml 容量瓶或比色管，分别加入钙标准应用液 0.00、0.25ml、0.50ml、1.00ml、1.50ml 和 2.00ml 和镁标准应用液 0.00、0.20ml、0.40ml、0.60ml、0.80ml 和 1.00ml，用水定容至刻度，混匀。该混合标准系列溶液钙浓度分别为 0.00、1.00 μg/ml、2.00 μg/ml、4.00 μg/ml、6.00 μg/ml 和 8.00μg/ml，镁浓度分别为 0.00、0.08 μg/ml、0.16 μg/ml、0.24 μg/ml、0.32 μg/ml 和 0.40μg/ml。

3. 仪器工作条件　见表 6-2。

表 6-2　火焰原子吸收光谱法测定钙镁的仪器工作条件

元素	分析线波长（nm）	光谱带宽（nm）	灯电流（mA）	乙炔流量（L/min）	空气流量（L/min）	燃烧器高度（mm）
Ca	422.7	0.4	3.0	2.0	6.5	6
Mg	285.2	0.4	2.0	1.5	6.5	6

4. 样品测定　设定好仪器工作条件，依次测定标准系列溶液、试剂空白和样品溶液的吸光

度，仪器自动以标准系列钙或镁浓度为横坐标，以吸光度为纵坐标，绘制标准曲线，然后直接从标准曲线上计算出试剂空白和样品溶液的钙或镁浓度。

5. 结果计算 按式（6-4）计算血清中钙或镁的含量。

$$c = \frac{(c_1 - c_0)\ V}{V_x} \tag{6-4}$$

式中：c 为血液中钙或镁的含量，mg/L；V 为测定样品溶液体积，ml；V_x 为血清样品取样体积，ml；c_1 为由仪器直接给出的样品溶液的钙或镁的浓度，μg/ml；c_0 为由仪器直接给出的试剂空白的钙或镁的浓度，μg/ml。

【注意事项】
（1）试样中共存的铝、钛、铁、铍等金属和硅、磷、硫等非金属对钙、镁测定有干扰，可通过在标准溶液和试样溶液中加释放剂氯化锶或氯化镧消除干扰。
（2）火焰原子吸收光谱法测定镁应用空气-乙炔贫燃焰。另外，钙、镁是实验室常见元素，测定中需注意防止沾污，应保证所用试剂纯度和器皿清洁。
（3）采血用注射器、试管和吸管等均需用稀盐酸浸泡，蒸馏水冲洗干净后方可使用，同时做好消毒和干燥处理。
（4）测定前，空心阴极灯需要提前预热 20~30min。点燃火焰时，应先开空气后开乙炔；熄灭火焰时，应先关乙炔后关空气，并确保乙炔钢瓶总开关关闭后压力表回到零。

【思考题】
（1）火焰原子吸收分光光度法测定血清中钙和镁的含量时，主要有哪些干扰元素？如何消除？
（2）钙和镁标准系列溶液浓度为何不一致？

（孟佩俊）

实验四 流动注射氢化物发生原子吸收光谱法测定血清中硒的含量

【实验目的】 掌握流动注射氢化物发生原子吸收分光光度法的原理及方法；熟悉血清样品的前处理方法；了解测定血清中硒的卫生学意义。

【实验原理】 血清经硝酸-高氯酸消化处理，再用盐酸将六价硒还原为四价硒，将该溶液作为试样溶液。以稀盐酸作为载流载带试样溶液，试样溶液在反应管中与硼氢化钾溶液混合后发生化学反应，四价硒被还原为气态硒化氢，被载气带入电加热石英管原子化器中，转变为硒的基态原子蒸气。硒空心阴极灯发射出硒的特征谱线（196.0nm）通过石英管，被硒的基态原子吸收。在一定实验条件下，其吸光度与试样溶液中硒的浓度成正比，标准曲线法定量。

【仪器与试剂】
1. 仪器与器皿 原子吸收分光光度计；流动注射氢化物发生器；电加热石英管（长 200mm，内径 7mm，外径 9mm）；硒空心阴极灯；电热板。15ml 离心管；50ml 回流三角烧瓶；100ml、500ml 容量瓶；1ml、5ml 刻度吸管；10ml 比色管。实验所用器皿均用硝酸溶液（1:3）浸泡过夜。用去离子水冲洗干净。
2. 试剂 硒（IV）标准储备液（1.000mg/ml）：购自国家标准物质中心或准确称取 0.1643g 亚硒酸（H_2SeO_3）于 100ml 烧杯中，用 1mol/L 盐酸溶液溶解并定容至 100.00ml，摇匀；硒（IV）标准应用液（500ng/ml）：将硒标准储备液用 1mol/L 盐酸逐级稀释成相应浓度，储于聚乙烯瓶中；硼氢化钾溶液（5.0g/L）：称取 2.5g 硼氢化钾（94%），用 4g/L 氢氧化钠溶液溶解并定容至 500ml，用脱脂棉过滤后移至聚乙烯瓶中，于 4℃冷藏保存；载液：1.0mol/L 盐酸；稀释液：3.0mol/L 盐酸；硝酸与高氯酸混合酸（4∶1，v/v）：4 体积硝酸与 1 体积高氯酸混合均匀。盐酸、硝酸、高氯酸、氢氧化钠为优级纯，其他试剂为分析纯，实验用水为去离子水或石英亚沸蒸馏水（电阻率≥1MΩ·cm），氩气纯度≥99.999%。

【实验步骤】

1. 样品采集与预处理 用 3%硝酸溶液和 75%乙醇溶液依次清洗皮肤，采集 5ml 受检者静脉血于 15ml 离心管中，置 37℃下保温 30min，以 4000r/min 离心 10min，分离出上层血清，冷冻或冷藏保存。

取血清 1.00～3.00ml（视硒含量高低而定）于 50ml 回流三角烧瓶中，加入混合酸 2.0～4.0ml（视取样量而定），置于电热板上低温消化，先保持微沸状态 1h，然后升高温度继续消化，直至出现大量高氯酸烟雾，剩余 1.0ml 左右且溶液呈无色透明为止。取下回流三角烧瓶，冷却至室温，用稀释液定容至 10.00ml，放置 0.5h，作为试样溶液。同时做试剂空白溶液。

2. 标准系列溶液配制 分别取硒标准应用液 0.00、0.10ml、0.20ml、0.30ml、0.40ml、0.50ml 于 6 支 10ml 比色管中，用稀释液稀释至刻度，摇匀。此标准系列硒浓度分别为 0.0、5.0ng/ml、10.0ng/ml、15.0ng/ml、20.0ng/ml、25.0ng/ml。

3. 最佳操作条件选择和仪器调试

（1）仪器调试：按仪器使用说明书预热 20～30min。并设置原子化器工作条件：波长 196.0nm；光谱通带 0.4nm；灯电流 5.0mA；测量方式，峰高；载气流量（参考）180ml/min；石英管电压（参考）120V。

（2）石英管加热电压的选择：以标准系列溶液中浓度最高溶液作为试液，固定其他条件，从 80～150V 变化石英管加热电压（电压每升高 10V，预热 5min），测量相应吸光度。绘制吸光度与电压关系曲线，确定最佳电压。

（3）载气流量的选择：以标准系列溶液中浓度最高溶液作为试液，固定其他条件，从 60～240ml/min 变化载气流量（间隔 20ml/min），测量相应吸光度。绘制吸光度与载气流量关系曲线，确定最佳流量。

4. 标准曲线的绘制 在优化的实验条件下，测定标准系列溶液吸光度值，绘制吸光度与硒标准溶液浓度关系曲线，求出直线回归方程。

5. 样品测定 在测定标准系列的实验条件下，测定试剂空白溶液和试样溶液的吸光度（若试样溶液浓度过高，可适当稀释后测定），用标准曲线法定量。

6. 结果计算 按式（6-5）计算血清中硒的含量。

$$c = \frac{(c_x - c_0) \times K \times 10.00}{V} \tag{6-5}$$

式中：c 为血清中硒的含量，μg/L；c_x 为试样溶液中硒的浓度，ng/ml；c_0 为试剂空白溶液中硒的浓度，ng/ml；V 为血清样品的体积，ml；K 为试样溶液的稀释倍数。

【注意事项】

（1）需用碱性水溶液溶解硼氢化钾。

（2）溶液和石英管的温度、溶液的酸度、硼氢化钾的浓度和载气流量等因素对硒化氢的发生和硒的原子化影响较大。因此，要求标准溶液、空白溶液、试样溶液同时配制和测定，以保证操作条件一致。

【思考题】

（1）流动注射氢化物发生原子吸收光谱法与氢化物发生原子吸收光谱法比较有何优点？

（2）选择最佳石英管加热电压和载气流量的意义何在？

（梁青青）

实验五　石墨炉原子吸收光谱法测定全血中铅的含量

【实验目的】　掌握石墨炉原子吸收光谱法测定血中铅的原理和方法；熟悉石墨炉原子吸收光谱法测定血铅的血液样品的处理方法及基体改进剂的作用；了解测定血铅的卫生学意义及氘灯背景校正技术的原理和方法。

【实验原理】　血液样品中加酸和基体改进剂，稀释定容离心后直接注入石墨炉原子化器，在电热高温下，样品中的铅转变为基态原子蒸气，基态铅原子吸收铅空心阴极灯发射的283.3nm特征谱线，其吸光度与血样中铅元素含量成正比，标准曲线法定量。

【仪器与试剂】

1. 仪器与器皿　石墨炉原子吸收分光光度计；铅空心阴极灯；10μl微量进样器；万分之一分析天平；离心机；旋涡混合器。1.5ml具塞塑料离心管；10ml、25ml、100ml容量瓶；50ml烧杯；1ml、2ml刻度吸管；25ml具塞比色管。实验所用器皿均用硝酸溶液（1∶3）浸泡至少24h，用去离子水冲洗干净，晾干备用。

2. 试剂　1%硝酸溶液（v/v）：取5ml硝酸，缓慢加入495ml水中，混匀；5%硝酸溶液（v/v）：取5ml硝酸，缓慢加入95ml水中，混匀；肝素钠溶液（5g/L）：称取5g肝素钠，用水溶解并稀释至1000ml；铅标准储备液（1.000mg/ml）：购自国家标准物质中心；或称取0.1000g光谱纯金属铅溶于1.0ml硝酸，加水定容至100.00ml；或称取0.1599g硝酸铅（优级纯，于105℃干燥2h），用1%硝酸溶液溶解定容至100.00ml。存于聚乙烯塑料瓶中，4℃冰箱保存；铅标准中间液（100.0μg/ml）：取10.00ml铅标准储备液于100ml容量瓶中，用1%硝酸溶液稀释定容；铅标准应用液（1.00μg/ml）：取1.00ml铅标准中间液于100ml容量瓶中，用1%硝酸溶液稀释定容；基体改进剂：称取12g磷酸二氢铵和0.5g硝酸镁，用水溶解并稀释至1000ml。硝酸为优级纯；肝素钠、磷酸二氢铵和硝酸镁均为分析纯；实验用水为去离子水或石英亚沸蒸馏水（电阻率≥1MΩ·cm）；氩气纯度≥99.999%。

【实验步骤】

1. 样品采集　早晨空腹采集静脉血，置于事先加入5g/L肝素钠溶液（用量为每毫升血加20～40μl，终浓度约为150μg/ml）并晾干的具塞试管中，混匀，冰瓶运输。血样在4℃冰箱可保存1周，在-20℃低温冰箱可保存数月。

2. 样品处理　保存血样放至室温，用刻度吸管吸取0.15ml血样于具塞塑料离心管中，加入5%硝酸溶液0.3ml，立即盖紧盖子剧烈振摇后，在旋涡混合器上振摇15s，静置15min。加0.10ml基体改进剂，加0.95ml水，在旋涡混合器上振摇15s，放置40min，12 000r/min离心5min，取10μl上清液进样。同时用水代替血样做试剂空白。

3. 标准系列溶液配制　分别取铅标准应用液0.00ml、0.10ml、0.20ml、0.50ml、1.00ml、1.50ml、2.00ml于7支25ml容量瓶或比色管中，各加基体改进剂1.70ml，用1%硝酸溶液定容至刻度，摇匀。该系列标准溶液铅浓度分别为0.00、4.00μg/L、8.00μg/L、20.0μg/L、40.0μg/L、60.0μg/L、80.0μg/L。

4. 仪器工作条件　分析线波长：283.3nm；灯电流：2.0mA；光谱带宽：0.4nm；积分时间：3s；氘灯背景校正。石墨炉工作条件：干燥110℃，升温10s，保持10s；灰化450℃，升温10s，保持10s；原子化2000℃，保持3s；净化2200℃，保持2s。

5. 样品测定 设定好仪器工作条件，依次测定标准系列溶液、试剂空白和样品溶液的吸光度，进样量均为 10μl。仪器自动以标准系列铅浓度为横坐标，以吸光度为纵坐标，绘制标准曲线，然后直接从标准曲线上计算出试剂空白和样品溶液的铅浓度。

6. 结果计算 按式（6-6）计算血液中铅的含量。

$$c = K(c_1 - c_0) \qquad (6-6)$$

式中：c 为血液中铅含量，μg/L；K 为血液稀释倍数；c_1 为由仪器直接给出的样品溶液的铅浓度，μg/L；c_0 为由仪器直接给出的试剂空白的铅浓度，μg/L。

【注意事项】

（1）血样采集时间不限，采血时必须离开作业场所，局部采血顺次用肥皂水、1%硝酸溶液和去离子水擦洗，用乙醇消毒；如采集耳垂或手指血，为避免组织液渗出稀释，应去掉第一滴血液。

（2）运行石墨炉程序时，原子化阶段关闭内气（氩气），其他阶段均开最大流量内气。

（3）氘灯背景校正可显著降低背景吸收，提高分析结果准确度，实验过程中应注意调节氘灯电流与光路到最佳工作状态。

（4）测定过程中，干燥、灰化温度和时间的选择对测定结果影响较大，要防止样品飞溅；另外，不同石墨管的电阻值不同，更换石墨管后要重新制作标准曲线。

【思考题】

（1）与火焰原子吸收光谱法相比，石墨炉原子吸收光谱法分析样品主要有哪些优缺点？

（2）石墨炉的升温参数对分析结果有何影响？

（3）本实验中基体改进剂的作用是什么？还可选择哪些试剂作基体改进剂？

（孟佩俊）

实验六　火焰原子吸收分光光度法测定尿中锰的含量

【实验目的】 掌握火焰原子吸收分光光度法测定尿中锰的原理和方法；熟悉样品处理方法；了解测定尿中锰的卫生学意义。

【实验原理】 尿样经硝酸-高氯酸混合消化液消化后制备成试样溶液，在空气-乙炔火焰中，溶液中的锰离子转变成基态原子蒸气，在279.5nm特征波长下测定其吸光度，在一定条件下，吸光度与溶液中锰离子浓度成正比，标准曲线法定量。

【仪器与试剂】

1. 仪器与器皿 原子吸收分光光度计；锰空心阴极灯；电热板；离心机。15ml 离心管；100ml 三角烧瓶；10ml 具塞比色管；1ml、5ml、10ml 刻度吸管。

2. 试剂 混合酸：硝酸-高氯酸（4:1，v/v）；硝酸溶液（1:1，v/v）：硝酸和水等体积混合；3%硝酸溶液（v/v）：取 30ml 硝酸溶于水中，定容至 1000ml；锰标准储备液（1.000mg/ml）：购自国家标准物质研究中心；也可称取 1.2912g 氧化锰或 1.000g 金属锰[w（Mn）≥99.8%]，加硝酸溶液（1:1）溶解后，用水定容至 1000.00ml；锰标准中间液（100.0μg/ml）：取 10.00ml 锰标准储备液于 100ml 容量瓶中，用 3%硝酸溶液定容至刻度；锰标准应用液（1.00μg/ml）：取 1.00ml 锰标准中间液于 100ml 容量瓶中，用 3%硝酸溶液定容至刻度。硝酸、高氯酸、氧化锰为优级纯，实验用水为去离子水或石英亚沸蒸馏水（电阻率≥1MΩ·cm）。

【实验步骤】

1. 样品采集 用聚乙烯塑料瓶收集 24h 混合尿，测尿样比重，如需存放过夜按 1%（v/v）

比例加入硝酸，4℃冰箱保存，可保存 7 日。

2. 样品处理 吸取 10.00ml 尿样于 100ml 三角烧瓶中，加 2 颗玻璃珠和混合酸 5.0ml，在电热板上低温加热，待泡沫消失后，升高温度消化至透明，如果样品消化不完全，取下冷却后补加适量混合酸继续消化，直至溶液无色透明或只有白色残渣，待挥干时，取下放冷，加 10ml 3%硝酸溶解，4000r/min 离心 5min，取上清液备用。同时做试剂空白。

3. 标准系列溶液配制 分别吸取锰标准应用液 0.00、0.50ml、1.00ml、1.50ml、2.00ml 和 3.00ml 于 10ml 比色管中，用 3%硝酸定容至 10.00ml，混匀。该标准系列溶液浓度分别为 0.00、0.05μg/ml、0.10μg/ml、0.15μg/ml、0.20μg/ml 和 0.30μg/ml。

4. 仪器工作条件 波长：279.5nm；光谱带宽：0.2nm；灯电流：2.0mA；空气压力：0.25MPa；乙炔压力：0.05MPa，乙炔流量：1.7L/min；燃烧器高度：6mm。

5. 样品测定 设定好仪器工作条件，依次测定标准系列溶液、试剂空白和样品溶液的吸光度。以锰的浓度为横坐标，吸光度为纵坐标绘制标准曲线。从标准曲线上查出样品溶液和试剂空白中锰的浓度。

6. 结果计算 按式（6-7）计算尿中锰含量

$$c = \frac{(c_1 - c_0) \times V_1}{V} \tag{6-7}$$

式中：c 为尿样中锰的含量，μg/ml；c_1 为样品溶液中锰的浓度，μg/ml；c_0 为试剂空白中锰的浓度，μg/ml；V_1 为样品溶液体积，ml；V 为尿样体积，ml。

【注意事项】
（1）所用玻璃器皿在使用前应在 20%硝酸溶液中浸泡 24h，然后用去离子水清洗干净。
（2）点燃火焰前，必须先打开空气阀门，后打开乙炔气阀门；熄灭火焰时，必须先关闭乙炔阀门，后关闭空气阀门。

【思考题】
（1）样品消化时，为什么先低温加热，泡沫消失后升高温度继续消化？
（2）如果样品溶液的吸光度不在标准曲线范围，如何解决？

（李淑荣）

实验七　尿中铅的测定

【实验目的】 掌握不同方法测定尿中铅的原理和方法；熟悉尿样的预处理方法；了解测定尿铅的卫生学意义。

一、分光光度法

【实验原理】 用硝酸破坏尿中有机物，使尿中的铅转为离子状态，在弱碱性（pH=8.5～11）条件下，铅离子与双硫腙作用生成红色络合物。根据颜色深浅比色定量。

【仪器与试剂】
1. 仪器与器皿 分光光度计；10ml 具塞比色管；100ml 锥形瓶。
2. 试剂 双硫腙氯仿储备液：称取双硫腙 0.06g，溶于 50ml 氯仿中，如有不溶物可过滤。将溶液转入 125ml 分液漏斗中，用 100ml 稀氨水分 4 次提取，此时双硫腙进入氨水溶液中（呈黄色），合并氨水于另一分液漏斗中，然后慢慢滴加 1∶1 盐酸溶液至双硫腙完全析出。再用氯仿提取析出的双硫腙。每次 20ml，提取 2～3 次，此时双硫腙氯仿溶液呈绿色。合并氯仿液，每次用 20ml 水，洗涤 2 次，弃去水层，加氯仿至 100ml，此为双硫腙氯仿储备液，储于棕色瓶中，冰箱保存；双硫腙氯仿应用液：临用前将双硫腙氯仿储备液用氯仿稀释，使透光率为 25%（用 1cm 比色皿于 510nm 测定）；除干扰混合液：取 50%枸橼酸铵 15ml、10%氰化钾 5ml、20%盐酸羟胺 1ml 混合，临用前配制；3%硝酸（v/v）：用移液管移取 3ml 浓硝酸至预先装有 50ml 纯水的 100ml 容量瓶中，然后稀释至刻度；0.04%酚红指示剂：称取 0.1g 酚红，放在小乳钵中，加少量水研磨溶解后，转移至 250ml 容量瓶中，加水稀释至刻度。50%枸橼酸铵溶液：称取 50g 枸橼酸铵，溶于适量水中，倒入 250ml 分液漏斗中，加几滴酚红溶液，用氨水调节溶液为红色，再多加几滴氨水，使 pH 为 8.5～11.0；用适量双硫腙氯仿应用液提取铅，直至双硫腙氯仿溶液绿色不变为止；再用氯仿提取溶液中残留的双硫腙，直至氯仿层无色为止；转移水层至 100ml 容量瓶中，用水稀释至刻度。铅标准储备液（1.000mg/ml）：准确称取 105℃干燥 2h 的硝酸铅 1.5984g，加 10ml 浓硝酸及少量水溶解，转入 1000ml 容量瓶中，用水稀释至刻度；铅标准应用液（1.000μg/ml）：取 1.00ml 铅标准储备液，用水定容至 1000.00ml。实验所用氯仿、氨水、双硫腙、硝酸、枸橼酸铵均为分析纯，实验用水为去离子水（电阻率≥1MΩ·cm）。

【实验步骤】

1. 尿样处理　取尿 10ml 于 100ml 锥形瓶中，加混合酸 2.5ml，混匀。在电炉上加热，先用微火使水分慢慢蒸发，待水分蒸尽时，开始炭化，稍冷，再加 0.5ml 混合酸，继续加热。如此反复操作，直至溶液由黑转黄变无色透明为止。为便于中和，可继续加热数分钟以减少溶液中残留的酸。取下锥形瓶，放冷，加水 10ml。

2. 铅标准系列的制备　取 8 个 10ml 具塞比色管，分别加入铅标准应用液 0.00、0.02ml、0.04ml、0.08ml、0.10ml、0.30ml、0.60ml 和 0.80ml，分别用水定容至 10.00ml。每管中含铅为 0.0、0.2g、0.4g、0.8g、1.0g、3.0g、6.0g 和 8.0g。

3. 样品测定

（1）向样品管、标准管各加酚红指示剂 1 滴。滴加氨水至溶液刚显粉红色，再多加 1～2 滴。

（2）各加 1.00ml 除干扰混合液。

（3）各准确加入双硫腙氯仿 1.00ml 或 2.00ml，振摇 50 次，分层后，将上层水溶液吸出，弃去。

（4）在氯仿液中各加入 20ml 双硫腙洗除夜，振摇 20 次，分层后，吸去水层。此时，氯仿层呈现深浅不等之粉红色。

（5）在 510nm 波长处，用 1cm 比色皿，以氯仿为参比液，测定吸光度，绘制标准曲线。

4. 结果计算　按式（6-8）计算尿中铅的含量。

$$c = \frac{C \times 1000 \times 0.0048}{10} \quad (6\text{-}8)$$

式中：c 为尿中铅的含量，μmol/L；C 为样品管中铅含量，μg；0.0048 为换算系数。

【注意事项】

（1）所用玻璃器皿，应做除铅处理。先用 3%硝酸溶液浸泡过夜，再用自来水和蒸馏水冲洗干净，晾干备用。

（2）所用试剂应尽可能做除铅处理、盐酸羟胺、氰化钾如在分析纯以上可不处理，或通过空白试验，再做决定是否需要处理。

（3）如尿中加入混合酸后很快出现黑色，即表示尿中有机物较多，此时，可适量多加些混合酸，继续加热。

（4）尿液消化过程中，亦可当溶液出现黄棕色时，加入数滴 30%过氧化氢促进消化。

（5）除用酚红外，亦可用麝香草酚作指示剂。以麝香草酚作指示剂时，滴氨水至溶液呈蓝色为止，再多加 1～2 滴。

（阴海静）

二、氢化物发生-原子荧光光谱法

【实验原理】 尿样经酸消化处理后，各种形态的铅转变为四价铅。在酸性条件下，四价铅离子被硼氢化钾（或硼氢化钠）还原成气态铅化氢（H_4Pb），由载气（氩气）带入电加热石英原子化器中分解为基态铅原子蒸气，在高性能铅空心阴极灯发射的特征谱线照射下，基态铅原子被激发，返回基态时产生原子荧光，其荧光强度与溶液中铅含量成正比，标准曲线法定量。

【仪器与试剂】

1. 仪器与器皿 原子荧光光度计；高性能铅空心阴极灯；控温电热板；万分之一分析天平。50ml 锥形瓶；短颈小漏斗；10ml、25ml、50ml、100ml、500ml、1000ml 容量瓶；50ml、100ml、250ml、500ml 烧杯；1ml、2ml、5ml、10ml 刻度吸管；25ml、50ml 具塞比色管。实验所用器皿均用硝酸溶液（1∶3）浸泡至少 24h，用去离子水冲洗干净，晾干备用。

2. 试剂 1%硝酸溶液（v/v）：取 5ml 硝酸，缓慢加入 495ml 水中，混匀；2%盐酸溶液（v/v）：取 2ml 盐酸，缓慢加入 98ml 水中，混匀；硝酸-高氯酸混合酸（4∶1，v/v）：取 4 份硝酸与 1 份高氯酸混合；草酸溶液（40g/L）：称取 4g 草酸，用适量水溶解并稀释至 100ml，混匀；氢氧化钾溶液（0.5%）：称取 5g 氢氧化钾，用适量水溶解并稀释至 1000ml，混匀；铁氰化钾溶液（100g/L）：称取 10g 铁氰化钾，用适量水溶解并稀释至 100ml，混匀，临用现配；硼氢化钾溶液（20g/L）：称取 10g 硼氢化钾（或硼氢化钠），用适量 0.5%氢氧化钾溶液溶解并稀释止 500ml，混匀，临用现配；载液（2%盐酸-0.4%草酸）：取 20ml 浓盐酸于试剂瓶中，加 100ml 草酸溶液，加水 880ml，混匀。铅标准储备液（1.000mg/ml）：购自国家标准物质中心；或称取 0.1000g 光谱纯金属铅溶于 1.0ml 硝酸，加水定容至 100.00ml；或称取 0.1599g 硝酸铅（优级纯，于 105℃干燥 2h），用 2%盐酸溶液溶解并定容至 100.00ml，存于聚乙烯塑料瓶中，4℃冰箱保存。铅标准中间液（100.0μg/ml）：取 10.00ml 铅标准储备液于 100ml 容量瓶中，用 2%盐酸溶液稀释定容；铅标准应用液（1.00μg/ml）：取 1.00ml 铅标准中间液于 100ml 容量瓶中，用 2%盐酸溶液稀释定容。盐酸、硝酸、高氯酸、氢氧化钾、铁氰化钾[$K_3Fe(CN)_6$]、草酸均为优级纯；实验用水为去离子水或石英亚沸蒸馏水（电阻率≥1MΩ·cm）；氩气纯度≥99.999%。

【实验步骤】

1. 样品采集 用聚乙烯塑料瓶收集晨尿或全日尿，尽快测定尿比重或尿肌酐，如需存放过夜，应按 1%（v/v）比例加入硝酸，4℃冰箱可保存 2 周。

2. 样品处理 吸取 5.00～10.00ml 尿样于 50ml 三角烧瓶中，加入 5ml 硝酸-高氯酸混合酸，放置过夜，盖上短颈小漏斗，于电热板上低温消化，待泡沫消失后，升高温度继续消化，待出现大量高氯酸白色烟雾，至溶液无色透明，消化至近干，否则补加少许混合酸继续消化。取下锥形瓶，冷至室温，用 2%的盐酸转入 50ml 容量瓶或比色管中，加入 5.0ml 草酸溶液、2.0ml 铁氰化钾溶液，用 2%盐酸定容，摇匀，放置 30min 后，4000r/min 离心 5min，取上清液待测。同时做试剂空白。

3. 标准系列溶液配制 分别取铅标准应用液 0.00、0.10ml、0.20ml、0.50ml、1.00ml、1.50ml、2.00ml 于 7 支 25ml 容量瓶或具塞比色管中，各加 2.5ml 草酸溶液、1.0ml 铁氰化钾溶液，用 2%盐酸溶液定容至刻度，摇匀。该系列标准溶液铅浓度分别为 0.00、4.00 ng/ml、8.00 ng/ml、20.00

ng/ml、40.00 ng/ml、60.00 ng/ml、80.00ng/ml。对于有自动稀释功能的仪器，取铅标准应用液2.00ml于25ml容量瓶或比色管中，其他操作同上，该标准溶液铅浓度为80.00ng/ml，然后在工作站中将标准系列溶液浓度梯度设置为相应值即可。

4. 仪器工作条件　高性能铅空心阴极灯的主阴极灯电流：50mA，辅阴极灯电流：50mA；原子化器温度200℃；负高压：240V；载气流量：300～500ml/min；屏蔽气流量 600～1000ml/min；测量方式：峰面积；积分时间：10.0s；读数延迟时间：1.0～3.0s；进样体积：1ml；还原剂：2%硼氢化钾或硼氢化钠（内含0.5%氢氧化钾或氢氧化钠）；载液：2%盐酸-0.4%草酸。自动进样分析。

5. 样品测定　设定好仪器工作条件，依次测定标准系列溶液、试剂空白和样品溶液的荧光强度。仪器自动以标准系列铅浓度为横坐标，以荧光强度为纵坐标，绘制标准曲线，然后直接从标准曲线上计算出试剂空白和样品溶液的铅浓度。

6. 结果计算　按式（6-9）计算尿样中铅含量。

$$c = \frac{(c_1 - c_0) \times V}{V_0} \tag{6-9}$$

式中：c为尿样中铅的含量，μg/L；V为样品溶液体积，ml；c_1为由仪器直接计算出的样品溶液的铅浓度，ng/ml；c_0为由仪器直接计算出的试剂空白的铅浓度，ng/ml；V_0为尿样取样体积，ml。

【注意事项】

（1）硼氢化钾（或硼氢化钠）溶液最好临用现配，并保持一定的碱度（一般氢氧化钾浓度为 5g/L），以保证溶液的稳定性。

（2）样品消解过程中，起始阶段避免瞬间升温过高，以防炭化，因为碳可能会将待测元素还原为元素态而造成损失。

（3）Fe、Cu 和 Mo 等元素会干扰 Pb 的测定，可通过在反应介质中加入草酸（终浓度为 0.4%）消除 Fe 的干扰，在样品溶液中加入铁氰化钾（终浓度为 0.4%）消除 Cu 的干扰。

【思考题】

（1）氢化物发生-原子荧光光谱法与氢化物发生-原子吸收分光光度法相比，主要有哪些优点？

（2）实验中配制铅标准中间液和铅标准应用液用2%盐酸作稀释液，而"石墨炉原子吸收光谱法测定全血中铅的含量"实验中相应的稀释液为1%硝酸，为什么？

（3）实验中样品溶液和标准溶液中加入的草酸和铁氰化钾的作用是什么？

（孟佩俊）

三、微分电位溶出法

【实验原理】　在选定的介质中，给工作电极（玻碳汞膜电极）施加合适的还原电位，使尿试样中的 Pb^{2+} 以汞齐的形式富集在工作电极上，然后断开恒电位电路，借助预先加在溶液中的氧化剂（即 Hg^{2+}），使富集在工作电极上汞齐中的铅重新氧化成为 Pb^{2+} 而溶出。在一定实验条件下，根据铅的溶出峰电位定性分析；溶出峰高与溶液中 Pb^{2+} 浓度成正比，标准加入法定量。工作电极上的反应如下。

富集反应：$Pb^{2+} + 2e + Hg \rightarrow Pb(Hg)$

溶出反应：$Pb + Hg^{2+} \rightarrow Pb^{2+} + Hg$

【仪器与试剂】

1. 仪器与器皿 微分电位溶出仪,旋转玻碳电极,饱和甘汞电极,铂辅助电极,尿比重计。50ml 烧杯;250ml、500ml 试剂瓶;100ml 聚乙烯塑料瓶;50ml、100ml 容量瓶;0.5ml、1ml、2ml、5ml 刻度吸管;5ml、10ml 具塞比色管;20μl、50μl、100μl 微量移液器等。实验所用器皿需经 1∶3 硝酸溶液浸泡 24h,用水冲洗干净,晾干后备用。

2. 试剂 铅标准储备液(1.000mg/ml):购自国家标准物质中心;或称取经 105℃干燥至恒重的硝酸铅 0.1598g 于 50ml 烧杯中,加少量水和 1ml 浓硝酸,溶解后转移至 100ml 容量瓶中,用水稀释至刻度,摇匀。铅标准中间液(100.0μg/ml):吸取 10.00ml 铅标准储备液于 100ml 容量瓶中,用 1%硝酸定容至刻度;铅标准应用液(1.00μg/ml):吸取 1.00ml 铅标准中间液于 100ml 容量瓶中,用 1%硝酸定容至刻度。氯化汞溶液(2.0mg/ml):称取氯化汞 0.200g 于烧杯中,用 1%(v/v)硝酸溶液溶解,并稀释至 100ml,摇匀。镀汞液:取 2.7ml 氯化汞溶液,用 1%硝酸溶液定容至 100ml,此液 Hg^{2+} 浓度为 40μg/ml。硝酸钾溶液(100mg/ml):称取硝酸钾 10.0g,溶于 100ml 水中;三氧化二铬抛光膏。硝酸铅、浓硝酸、硝酸钾和氯化汞为优级纯,氨水、无水乙醇为分析纯。实验用水为去离子水或石英亚沸蒸馏水(电阻率≥1MΩ·cm)。

【实验步骤】

1. 尿样的采集和保存 用聚乙烯塑料瓶收集尿样 100ml,测定比重后,加入浓硝酸使其浓度为 1%,于 4℃冰箱可保存 2 周。尿样在分析前要彻底混匀。

2. 仪器工作条件 仪器工作条件见表 6-3,其中测定时的电解富集时间和灵敏度可根据样品中铅含量进行调整。

表6-3 仪器工作条件

仪器条件	镀汞	测定
电解富集电位(V)	−1.10	−1.25
电解富集时间(s)	60	≥60
溶液静止时间(s)	30	30
溶出上限电位(V)	−1.10	−1.10
溶出下限电位(V)	−0.20	−0.20
清洗电位(V)	—	+0.08
清洗时间(s)	—	30
电极转速(r/min)	2000	2000
灵敏度	100	100

3. 工作电极预镀汞膜

(1)玻碳电极的前处理:取少许三氧化二铬抛光膏于滤纸上,将玻碳电极置于上面抛擦 1~2min,使玻碳表面的黏附物被擦掉,用湿镜头纸和水清洗后,依次用氨水、无水乙醇及水冲洗。如此处理的玻碳电极可使用较长时间,以后再次使用时,一般只需用湿镜头纸擦一擦,再用氨水、无水乙醇及水冲洗即可。

(2)工作电极预镀汞膜:将玻碳电极安装在工作台的电机上,与饱和甘汞电极和铂辅助电极组成三电极系统,插入 20ml 镀汞液中,按仪器工作条件反复镀汞 4~6 次,洗净后备用。汞膜应均匀完整,否则,要重新镀汞。

4. 样品测定 取尿样 2.00~10.00ml(视铅浓度高低而定)于 50ml 烧杯中,加 2.0ml 硝酸钾溶液和 0.50ml 氯化汞溶液,再补加 1%硝酸至总体积为 20.0ml,作为试样溶液。试剂空白溶液用同样方法处理。

将三电极系统插入试样溶液中,按仪器操作条件进行富集、溶出测定,记录微分电位溶出曲线,确定溶出峰高值;然后加入铅标准应用液 40μl(视尿样铅含量而定,一般与试样溶液中铅含量接近),再进行富集、溶出测定,确定溶出峰高值。用同样方法测定试剂空白溶液的溶出峰高值。

5. 结果计算 按式(6-10)计算尿中铅的含量。

$$\rho = \frac{(h_1 - h_0) \times m_s}{(h_2 - h_1) \times V} \times \frac{1.020 - 1.000}{d - 1.000} \times 10^3 \tag{6-10}$$

式中:ρ 为尿样中铅的含量(μg/L);h_1 为试样溶液的铅溶出峰高值;h_2 为加标后试样溶液的铅溶出峰高值;h_0 为试剂空白溶液的铅溶出峰高值;m_s 为铅的加标量(μg);V 为尿样体积(ml);d 为尿样比重。

【注意事项】
(1)工作电极的性能是分析成败的关键,汞膜一定要均匀。
(2)不能用滤纸或其他纸张擦拭玻碳电极,以免损伤电极表面。电极沾污或损伤时,要用二氧化二铬抛光膏重新抛光。
(3)镀好汞膜的电极不能长时间浸泡在镀汞液或酸化的试样溶液中,以免汞膜被逐渐氧化而使其性能变坏。若电极暂时不用,将其浸泡在乙醇或去离子水中。

【思考题】
(1)微分电位溶出法与溶出伏安法相比,有何优点?
(2)如果试样溶液中含有铜、锌、铅和镉,溶出峰顺序如何?为什么?

(张丽萍)

实验八 氟离子选择性电极法测定尿中氟化物的含量

【实验目的】 掌握氟离子选择性电极法测定尿中氟化物的原理和方法;熟悉在半对数坐标纸上绘制标准曲线的方法;解测定尿中氟化物含量的卫生学意义。

【实验原理】 氟离子选择性电极简称氟电极,是对溶液中氟离子有特效电位响应的电极,可作为测定氟离子时的指示电极,其电极电位为式(6-11)。

$$\varphi_{F^-} = \varphi_F^0 - \frac{2.303RT}{F} \lg a_{F^-} \tag{6-11}$$

以氟电极为指示电极,饱和甘汞电极为参比电极,与待测溶液组成的原电池为:

(−)SCE│F⁻试液│氟ISE(+)

电池的电动势为式(6-12)。

$$E_{电池} = \varphi_{F^-} - \varphi_{甘汞} = \varphi_{F^-}^0 - \frac{2.303RT}{F} \lg a_{F^-} - \varphi_{甘汞} = K - \frac{2.303RT}{F} \lg a_{F^-} \tag{6-12}$$

当溶液中加入一定量总离子强度调节缓冲液后,氟离子的活度系数可为常数,则式(6-12)可转变为式(6-13)。

$$E_{电池} = K - \frac{2.303RT}{F} \lg f_{F^-} c_{F^-} = K - \frac{2.303RT}{F} \lg f_{F^-} - \frac{2.303RT}{F} \lg c_{F^-}$$
$$= K' - \frac{2.303RT}{F} \lg c_{F^-} \tag{6-13}$$

即电池电动势与溶液中氟离子浓度的对数呈线性关系,通过测量电池电动势,即可确定氟离子的浓度,用标准曲线法或标准加入法定量。

【仪器与试剂】
1. 仪器与器皿 pHS-3C 型酸度计；分析天平；氟离子选择性电极；饱和甘汞电极；磁力搅拌器；绝缘磁力搅拌棒。50ml 聚乙烯瓶；50ml 烧杯；50ml 容量瓶；5ml、10ml 刻度吸管。

2. 试剂 模拟尿溶液：称取 11.6g 氯化钠、2.0g 磷酸氢二铵溶于 800ml 水中，加浓硫酸 1.00ml，再用水稀释至 1000ml，摇匀；氟离子标准储备液（$1.000×10^3$μg/ml）：称取经 120℃ 干燥 2h 的氟化钠 0.2211g，用水溶解后，定容至 1000.00ml，摇匀，储存于聚乙烯瓶中；氟离子标准工作液 A_1（10.00μg/ml）：吸取氟离子标准储备液 1.00ml 于 100ml 容量瓶中，用总离子强度调节缓冲液与模拟尿溶液（1∶1，v/v）的混合溶液定容至刻度，混匀，储存于聚乙烯瓶中；氟离子标准工作液 A_2（100.0μg/ml）：吸取氟离子标准储备液 10.00ml 于 100ml 容量瓶中，用总离子强度调节缓冲液与模拟尿溶液（1∶1，v/v）的混合溶液定容至刻度，混匀，储存于聚乙烯瓶中；氟离子标准工作液 B（100.0μg/ml）：吸取氟离子标准储备液 10.00ml 于 100ml 容量瓶中，用水定容至刻度，混匀，储存于聚乙烯瓶中。总离子强度调节缓冲液：①TISAB 溶液：称取氯化钠 58.0g、枸橼酸三钠（$Na_3C_6H_5O_7·2H_2O$）3.4g，溶于 500ml 水中，加入 57.0ml 冰乙酸，再用 5mol/L 氢氧化钠溶液调节 pH 为 5.0～5.5，用水稀释至 1000ml，摇匀；②含氟 TISAB 溶液：按照 TISAB 溶液配制方法配制，在定容前，加入 2.00ml 氟离子标准工作液 B，最后用水稀释至 1000ml。本实验所用试剂均为分析纯试剂；实验用水为去离子水或石英亚沸蒸馏水。

【实验步骤】
1. 样品的采集与处理 采集晨尿或随机一次尿样 20～30ml 于清洁干燥的聚乙烯瓶中。若不能及时分析，则保存于冰箱中，2 周内完成测定。

2. 标准曲线的绘制

（1）标准系列溶液配制：取 9 个 50ml 容量瓶，按表 6-4 配制标准系列溶液。

表6-4 氟离子标准系列溶液

容量瓶编号	1	2	3	4	5	6	7	8	9
氟离子标准工作液 A_1（ml）	0.50	1.00	2.50	5.00					
氟离子标准工作液 A_2（ml）					1.00	2.50	5.00	10.00	25.00
氟离子浓度（μg/ml）	0.10	0.20	0.50	1.00	2.00	5.00	10.00	20.00	50.00

以上溶液均用 TISAB 溶液与模拟尿溶液（1∶1，v/v）的混合溶液稀释至刻度，混匀。

（2）预热仪器：打开酸度计和磁力搅拌器电源开关，将氟电极和饱和甘汞电极连接在酸度计上，预热 30min。

（3）清洗电极：将氟离子选择性电极和饱和甘汞电极插入水中，投入一根磁力搅拌棒，打开磁力搅拌器开关，调节适当搅拌速度，观察读数，直至电极清洗至电池电动势达 320mV 后，方可进行测定。如果电池电动势长时间达不到 320mV，可更换水继续清洗。

（4）测量标准系列溶液：电极清洗至电池电动势达 320mV 后，提起电极，用滤纸吸干电极上的水，分别取各浓度的氟标准系列溶液约 20ml 于 50ml 烧杯中，各投入一根磁力搅拌棒，在搅拌下依次由低浓度到高浓度分别测量电池电动势，当数值稳定后（30s 内变动小于 0.1mV）读数。

（5）绘制标准曲线：在半对数坐标纸上，以对数坐标表示氟离子浓度（横坐标），等距离坐标表示电位值（纵坐标），绘制标准曲线。

3. 样品测定

（1）标准曲线法：取尿样 10.00ml 于 50ml 烧杯中，加 TISAB 溶液 10.00ml（如样品氟含量低于 0.2000mg/L，测定时则加入含氟 TISAB 溶液），投入一根磁力搅拌棒，按测定标准系列溶液电池电动势的操作方法测定样品溶液电池电动势，由标准曲线上查得样品溶液中氟离子浓度。

（2）标准加入法：取尿样 10.00ml 于 50ml 烧杯中，再加入 10.00ml TISAB 溶液，按标准曲线法的步骤测定样品溶液电池电动势 E_1，然后加入氟离子标准工作液 B（小于 0.4ml）测定电池电动势 E_2，计算样品溶液中氟离子浓度。

4. 结果计算

（1）标准曲线法：尿样中加 TISAB 溶液测定时，用式（6-14）计算尿液中氟离子含量；尿样中加含氟 TISAB 溶液测定时，用式（6-15）计算尿液中氟离子含量。

$$c = 2 \times c_x \quad (6-14)$$

$$c = 2 \times (c_x - 0.1000) \quad (6-15)$$

式中：c 为尿液中氟离子含量，mg/L；c_x 为由标准曲线查得氟离子浓度，μg/ml。

（2）标准加入法

$$c = [(c_s \times V_s)/V_x]/(10^{\frac{\Delta E}{S}} - 1) \quad (6-16)$$

式中：c 为尿液中氟离子含量，mg/L；c_s 为加入的氟离子标准溶液浓度（应大于被测液浓度的 50～100 倍），μg/ml；V_s 为加入的氟离子标准溶液体积（不超过被测液体积的 1/100～1/50），ml；V_x 为尿样体积，ml；S 为电极的实测电极斜率（取负值），mV；ΔE 为 E_2 与 E_1 之差（ΔE 以 30～40mV 为宜），mV。

【注意事项】

（1）用磁力搅拌器搅拌时，标准溶液与样品溶液搅拌速度应相等，测定过程中应连续搅拌。插入电极前不要搅拌溶液，以免在电极表面附有气泡，从而影响测定的准确度。

（2）测定标准系列溶液时，应先测定低浓度溶液，后测定高浓度溶液。在测定了高浓度标准溶液后，氟离子选择性电极应在水中清洗至电池电动势达 320mV 后，再测定低浓度样品溶液。氟离子选择性电极用毕后，应用水清洗至电池电动势达 320mV 后储放，可延长使用寿命。

【思考题】

（1）用标准曲线法进行测定时，为什么当样品中氟离子含量低于 0.2000mg/L 时，测定时加入含氟 TISAB 溶液？

（2）为什么要用 TISAB 溶液与模拟尿溶液（1:1，v/v）的混合溶液稀释标准系列溶液？

（张凌燕）

实验九 尿中维生素 B_2 的测定

【实验目的】 掌握测定尿中维生素 B_2 的基本原理及方法；熟悉固相萃取法对样品进行分离纯化的技术；了解测定尿中维生素 B_2 的卫生学意义。

一、分子荧光分光光度法

【实验原理】 维生素 B_2 分子中有三个芳香环，且具有刚性平面结构，结构式为：

尿液通过硅镁吸附柱时，其中的维生素 B_2 被硅镁吸附剂吸附，再用弱酸性洗脱液洗脱维生素 B_2，洗脱液经适当稀释并控制 pH 为 6～7，在 350～440nm 波长激发光照射下发射黄绿色荧光，荧光峰在 535nm 附近。在一定实验条件下，荧光强度 F 与溶液中维生素 B_2 浓度 c 成正比,即 $F=Kc$,标准曲线法定量。

【仪器与试剂】

1. 仪器与器皿　分子荧光分光光度计;石英比色皿;托盘天平;分析天平;玻璃吸附柱(内径 0.8～1.0cm,柱长 8cm);脱脂棉;50ml、1000ml 容量瓶;50ml 烧杯;10ml 比色管;1ml、2ml、5ml 刻度吸管;100ml 量筒。

2. 试剂　维生素 B_2 标准储备液(25.0mg/L):称取 25.0mg 维生素 B_2,用 400ml 水加热溶解,加热前加冰乙酸 1～2ml,冷却后转移至 1000ml 容量瓶,用水定容,摇匀,储于棕色试剂瓶,冷藏备用;0.10mol/L 乙酸:取冰乙酸(无水乙酸)5.7ml,加水稀释至 1000.00ml;维生素 B_2 标准应用液(0.500μg/ml):吸取标准储备液 1.00ml 于 50ml 棕色容量瓶中,用 0.10mol/L 乙酸稀释至刻度,摇匀。临用现配;洗脱液:丙酮-冰乙酸-纯水按体积比 5:2:9 混匀;硅镁吸附剂(60～100 目)。实验所用试剂均为分析纯,实验用水为去离子水或石英亚沸蒸馏水(电阻率≥1MΩ·cm)。

【实验步骤】

1. 硅镁吸附柱制备　将玻璃吸附柱洗净,柱管下端轻轻塞少量脱脂棉,防止吸附剂流出。取 1.5g 左右硅镁吸附剂与适量水混合,慢慢装入吸附柱中(避免产生气泡和空隙,吸附剂量约为柱长 2/3),并用水测试洗脱流速,要求每分钟流出 60～80 滴水。

2. 工作曲线的绘制

(1)吸附:取维生素 B_2 标准应用液 0.00、0.50ml、1.00ml、1.50ml、2.00ml、2.50ml,分别过吸附柱,然后分别用 15～20ml 热水(60～70℃)淋洗,弃去淋洗液。

(2)洗脱:分别向每个吸附柱加入 5.00ml 洗脱液,待洗脱液流尽后再加不足 5ml 的水,流出液一并接入 10ml 比色管,用水定容,混匀,避光保存,待测。

(3)最佳激发光波长和荧光波长的确定:取标准系列中任一溶液,固定荧光波长 535nm,在 350～500nm 的激发光波长范围内,测定不同波长下的荧光强度。以激发波长为横坐标,荧光强度为纵坐标,绘制维生素 B_2 激发光谱,确定最佳激发波长 λ_{ex}。

固定激发光波长 λ_{ex},在 450～600nm 的荧光波波长范围内,测定不同波长下的荧光强度。以荧光波长为横坐标,荧光强度为纵坐标,绘制荧光光谱,确定最佳荧光波长 λ_{em}。

(4)绘制工作曲线:在 λ_{ex} 和 λ_{em} 的条件下,分别测定标准系列溶液的荧光强度,以维生素 B_2 的浓度 c 为横坐标,相对荧光强度 $\Delta F_x = F_x - F_0$(F_0 为试剂空白溶液荧光强度)为纵坐标,绘制工作曲线。

3. 样品测定　吸取尿样 5.00ml,按照上述方法进行吸附、洗脱和荧光强度测定。

4. 结果计算　根据样品测得的 $\Delta F_x=F_x-F_0$,从工作曲线上查出样品溶液中维生素 B_2 的浓度 c_x,并按式(6-17)计算尿样中维生素 B_2 的含量。

$$c = \frac{c_x \times 10}{V_x} \quad (6-17)$$

式中:c 为尿样中维生素 B_2 含量,μg/ml;c_x 为样品溶液中维生素 B_2 浓度,μg/ml;V_x 为尿样体积,ml。

【注意事项】

(1)维生素 B_2 在 pH6～7 的溶液中荧光强度最大,当 pH≥11 时,荧光消失。

(2)制备硅镁吸附柱前应先确定吸附剂中是否含荧光物质。可用洗脱液通过硅镁吸附柱,检查流出液是否有荧光物质。若有,则用丙酮浸洗硅镁吸附剂,烘干待用。制备硅镁吸附柱时,应将硅镁吸附剂与适量水混匀后装柱,以免柱内产生气泡和空隙。实验过程中,应保持柱内吸附剂湿润,防止出现干裂现象。

(3)本实验所有操作应尽量在暗处进行。分离过程中,标准系列溶液和尿样的洗脱速度应保持一致。

【思考题】
(1)实验中用热水淋洗吸附柱的作用是什么?
(2)使用固相萃取法对样品进行分离纯化的优缺点?

(靳 敏)

二、荧光猝灭法

【实验原理】 含有维生素 B_2 的尿液加稀酸后,在 430~440nm 激发光的照射下,发出黄绿色荧光,且稀溶液中维生素 B_2 浓度与荧光强度成正比。先测定酸稀释后尿液的荧光强度,然后加入适量低亚硫酸钠,尿中维生素 B_2 被还原为二氢维生素 B_2 而失去荧光,再测定荧光猝灭后尿液的荧光强度。2 次荧光强度读数之差值为尿液中维生素 B_2 的实际荧光强度,标准比较法定量。

【仪器与试剂】

1. 仪器与器皿 分子荧光分光光度计;石英比色皿;托盘天平;25ml 比色管;1ml、2ml 刻度吸管。

2. 试剂 0.15%硫酸溶液:取浓硫酸 0.30ml,缓慢加纯水至 200ml;维生素 B_2 标准储备液(25.0mg/L):称取 25.0mg 维生素 B_2,用少量 0.15%硫酸溶液溶解,需要时可加热助溶,冷却后转移至 1000ml 容量瓶中,再用 0.15%硫酸溶液定容,摇匀,储于棕色试剂瓶,冷藏备用;维生素 B_2 标准应用液(1.00mg/ml):取标准储备液 4.00ml 于 100ml 棕色容量瓶中,用 0.15%硫酸溶液定容至刻度,摇匀,临用现配;低亚硫酸钠。实验所用试剂均为分析纯;实验用水为去离子水或石英亚沸蒸馏水(电阻率 $\geq$ 1MΩ·cm)。

【实验步骤】

1. 最佳激发光波长与荧光波长确定 取适量的维生素 B_2 标准应用液,按照分子荧光分光光度法确定最佳激发波长 λ_{ex} 与荧光波长 λ_{em}。

2. 样品测定 取 1.00ml 尿样于 25ml 比色管中,用 0.15%硫酸溶液稀释至刻度,摇匀。在固定的激发光波长 λ_{ex} 和荧光波长 λ_{em} 处测定荧光强度。记下读数(F_x)后,取 5~10mg 低亚硫酸钠直接加入比色管中,摇匀,立即测定荧光强度并读数(F_0)。

3. 加标尿样测定 另取 1.00ml 尿样于 25ml 比色管中,加维生素 B_2 标准应用液 1.50ml,然后用 0.15%硫酸溶液稀释至刻度,混匀。在同样实验条件下测定荧光强度,记下读数(F_{x+s}),取 5~10mg 低亚硫酸钠直接加入比色管中,摇匀,立即测定荧光强度并读数(F_0')。

4. 结果计算 按式(6-18)计算尿中维生素 B_2 的含量。

$$c_x = \frac{F_x - F_0}{F_{x+s} + F_0' - F_x + F_0} \times (1.5 \times c_s) \quad (6-18)$$

式中:c_x 为尿样中维生素 B_2 含量,mg/ml;c_s 为标准应用液中维生素 B_2 浓度,mg/ml;F_x 为尿样的荧光强度;F_0 为尿样中加入低亚硫酸钠后的荧光强度;F_{x+s} 为加标尿样的荧光强度;F_0' 为加标尿样加入低亚硫酸钠后的荧光强度。

【注意事项】
（1）本实验所有操作应尽量在暗处进行。
（2）如遇尿样浑浊，难以直接读数，可将尿液按食品中维生素 B_2 测定方法稀释后，过硅镁吸附柱再进行测定。

【思考题】
（1）实验中测得的最佳激发光波长为什么比最佳荧光波长短？
（2）实验中加入低亚硫酸钠的作用是什么？

（靳　敏）

实验十　高效液相色谱法测定尿中马尿酸和甲基马尿酸的含量

【实验目的】　掌握高效液相色谱法测定尿中马尿酸和甲基马尿酸的原理和方法；熟悉尿样分析结果的校正方法；了解测定尿中马尿酸和甲基马尿酸的卫生学意义。

【实验原理】　尿液经酸化后用乙酸乙酯萃取其中的马尿酸和甲基马尿酸，反相 C_{18} 液相色谱柱分离，紫外检测器 254nm 波长处检测，以保留时间定性，峰面积或峰高定量。

【仪器与试剂】
1. 仪器与器皿　高效液相色谱仪（配紫外检测器）；离心机；恒温水浴箱；旋涡混合器；尿比重计；10μl 微量进样器；0.45μm 滤膜；10ml 具塞离心管；10ml 比色管；100ml 聚乙烯塑料瓶；100ml 容量瓶；1ml、5ml 刻度吸管。

2. 试剂　盐酸溶液（1：1，v/v）：盐酸和水等体积混合；马尿酸标准储备液（1.000mg/ml）：称取马尿酸 100.0mg，用水溶解并定容至 100.00ml，混匀；马尿酸标准应用液（10.0μg/ml）：取马尿酸标准储备液 1.00ml 于 100ml 容量瓶中，用水定容至刻度，混匀；甲基马尿酸标准储备液（1.000mg/ml）：称取甲基马尿酸 100.0mg，用水溶解并定容至 100.00ml，混匀；甲基马尿酸标准应用液（10.0μg/ml）：取甲基马尿酸标准储备液 1.00ml 于 100ml 容量瓶中，用水定容至刻度，混匀；马尿酸和甲基马尿酸混合标准溶液（各 1.000mg/ml）：称取马尿酸和甲基马尿酸各 100.0mg，用水溶解并定容至 100.00ml，混匀，4℃保存备用。盐酸、冰乙酸、氯化钠和乙酸乙酯为分析纯，甲醇、马尿酸和甲基马尿酸为色谱纯。实验用水为去离子水（电阻率 $\geqslant 10MΩ·cm$）。

【实验步骤】
1. 样品采集　用聚乙烯塑料瓶收集接触甲苯或二甲苯工人的班末尿，尽快测量比重，按 0.1%（v/v）的比例加浓盐酸，4℃冰箱中可保存 2 周。

2. 样品处理　取 1.00ml 尿样于离心管中，加入 0.1ml 盐酸溶液（1：1），0.3g 氯化钠，4.0ml 乙酸乙酯。旋涡混合器混合 1min，1000r/min 离心 5min。取 0.40ml 乙酸乙酯层于具塞试管中，置于低于 70℃水浴挥发至干。加 1.00ml 去离子水溶解残留物，经 0.45μm 滤膜过滤后进样分析。

3. 标准系列溶液配制　移取马尿酸和甲基马尿酸混合标准溶液 0.00、0.10ml、0.20ml 和 0.50ml 于 4 支 10ml 比色管中，用去离子水定容至 10.00ml，各管分别含马尿酸和甲基马尿酸 0.00、0.10mg、0.20mg 和 0.50mg。然后各管按样品处理步骤进行处理。

4. 仪器工作条件　色谱柱：C_{18}，150mm×4.6mm，5μm。柱温：35℃；流动相：甲醇-水-冰乙酸=20：80：0.01；流速：1ml/min；紫外检测器：波长 254nm。

5. 定性分析　分别取 10μl 马尿酸标准应用液、甲基马尿酸标准应用液和处理好的样品液进样，按仪器操作条件测定，根据保留时间定性分析。

6. 定量分析

（1）取 10μl 处理好的标准系列溶液进样，按仪器操作条件测定，以马尿酸或甲基马尿酸的峰面积为纵坐标，马尿酸或甲基马尿酸的质量（进样量为 10μl，相当于含 0.00、0.10μg、0.20μg 和 0.50μg）为横坐标，绘制标准曲线。

（2）取 10μl 处理好的样品液进样，按仪器操作条件测定，以保留时间定性，根据马尿酸和甲基马尿酸峰面积，从标准曲线上查出马尿酸和甲基马尿酸的含量（μg）。

7. 结果计算

按式（6-19）计算尿样中被测物的校正系数 κ，按式（6-20）计算尿中马尿酸和甲基马尿酸的浓度。

$$\kappa = \frac{1.020 - 1.000}{\text{实际比重} - 1.000} \tag{6-19}$$

$$c = \kappa \times \frac{m \times 1000}{V} \tag{6-20}$$

式中：c 为尿中马尿酸或甲基马尿酸的浓度，mg/L；m 为由标准曲线上查得的马尿酸或甲基马尿酸的质量，μg；V 为进样体积，μl。

【注意事项】

（1）样品中按 0.1%（v/v）比例加入盐酸，也可以按 0.1%（m/m）的比例加入百里酚，于 4℃ 保存，至少可以稳定 15 日。尿样酸化，用乙酸乙酯提取，提取液蒸干保存，至少可以稳定半年。

（2）流动相也可采用：①甲醇-0.01mol/L 磷酸氢二钾（用乙酸调 pH 3.01）=30：70；②甲醇-0.02mol/L 乙酸铵=15：85。

【思考题】

（1）测定马尿酸和甲基马尿酸，尿样为何要酸化处理？

（2）如果马尿酸和甲基马尿酸的分离度好，但分析时间过长，如何进行调整？

（李淑荣）

实验十一　三氯化铁分光光度法测定全血胆碱酯酶的活性

【实验目的】　掌握三氯化铁分光光度法测定全血胆碱酯酶活性的原理和方法；熟悉三氯化铁分光光度法测定全血胆碱酯酶活性的注意事项；了解测定全血胆碱酯酶活性的意义。

【实验原理】　在血液胆碱酯酶作用下，乙酰胆碱发生水解生成胆碱和乙酸，终止反应后，剩余的乙酰胆碱与碱性羟胺反应生成乙酰羟胺，后者在酸性条件下，与三氯化铁反应生成红棕色羟肟酸铁配合物，其溶液的吸光度与剩余乙酰胆碱的量成正比，于波长 520nm 测定吸光度，标准曲线法定量，从而间接测定血中胆碱酯酶的活性。

$$(CH_3)_3\overset{OH}{N}CH_2CH_2O\overset{O}{C}CH_3 + H_2O \xrightarrow{\text{胆碱酯酶}} (CH_3)_3\overset{OH}{N}CH_2CH_2OH + CH_3COOH$$

$$(CH_3)_3\overset{OH}{N}CH_2CH_2O\overset{O}{C}CH_3 \xrightarrow{\frac{NH_2OH}{NaOH}} (CH_3)_3\overset{OH}{N}CH_2CH_2OH + CH_3\overset{O}{C}-N\overset{H}{\underset{ONa}{}}$$

$$3\left[CH_3\overset{O}{C}-N\overset{H}{\underset{ONa}{}}\right] + FeCl_3 \longrightarrow \left[CH_3\overset{O}{C}-N\overset{H}{\underset{O}{}}\right]_3 Fe + 3NaCl$$

此法最低检测浓度 2.4μmol/L（20μl 血样），测定范围为 2.4～1000.0μmol/L。

【仪器与试剂】

1. 仪器与器皿 紫外-可见分光光度计；比色皿；分析天平；恒温水浴箱（±0.5℃）；采血针；血红蛋白吸管（20μl刻度）；1ml、2ml、5ml刻度吸管；10ml比色管；漏斗；100ml、1000ml容量瓶；100ml量筒；100ml烧杯。

2. 试剂 磷酸盐缓冲溶液（pH=7.20）：称取磷酸氢二钠（$Na_2HPO_4·12H_2O$）16.72g和磷酸二氢钾2.72g，用水溶解并稀释至1000ml，置4℃冰箱保存；盐酸羟胺溶液（139.0g/L）：称取13.90g盐酸羟胺，用水溶解并稀释至100ml；氢氧化钠溶液（140.0g/L）：称取14.00g氢氧化钠，用水溶解并稀释至100ml；碱性羟胺溶液：临用时用上述盐酸羟胺溶液与氢氧化钠溶液等体积混合；盐酸溶液（33.3%，v/v）：取33.3ml盐酸，加66.7ml水，混匀；三氯化铁溶液（100g/L）：称取10.0g三氯化铁（$FeCl_3·6H_2O$），加水约20ml，然后加0.84ml浓盐酸（ρ_{20}=1.19g/ml），溶解后转移至100ml容量瓶中，用水稀释至刻度，储于棕色瓶中；氯化乙酰胆碱标准储备液（70.0μmol/L）：称取氯化乙酰胆碱1.2716g，用pH=7.20的磷酸盐缓冲液溶解并稀释至100.00ml，置4℃冰箱内保存；氯化乙酰胆碱标准应用液（7.00μmol/ml）：临用时取标准储备液用pH=7.20的磷酸盐缓冲液稀释10倍。本实验所用试剂均为分析纯，水为去离子水或石英亚沸蒸馏水（电阻率≥1MΩ·cm）。

【实验步骤】

1. 样品采集和处理 用血红蛋白吸管取20μl耳垂血，注入预先加入0.98ml磷酸缓冲溶液的比色管中，立即测定。若不能立即测定，则取0.50ml静脉血，注入预先含肝素钠或草酸钾抗凝剂的比色管中，混匀，置于4℃冰箱可保存1周。

2. 乙酰胆碱标准曲线的绘制

（1）分别吸取0.00、0.20ml、0.40ml、0.60ml、0.80ml、1.00ml氯化乙酰胆碱标准应用液于6支10ml比色管中，依次加入2.00ml、1.80ml、1.60ml、1.40ml、1.20ml、1.00ml磷酸盐缓冲溶液，摇匀，各管中氯化乙酰胆碱含量分别为0.00、1.40μmol、2.80μmol、4.20μmol、5.60μmol、7.00μmol。

（2）各管加碱性羟胺溶液4.00ml，立即振摇2min。

（3）各管加33.3%盐酸溶液2.00ml，振摇2min。

（4）各管加100g/L的三氯化铁溶液2.00ml，摇匀，过滤。

（5）以试剂空白为参比，于520nm波长处测吸光度值，以氯化乙酰胆碱含量（μmol）为横坐标，吸光度为纵坐标，绘制标准曲线。

3. 样品测定

（1）取两支比色管，分别为样品管A和对照管B。向A管和B管中各加入0.98ml磷酸缓冲液及末梢血20μl，摇匀（避免产生泡沫），置37℃水浴中预热5~10min。

（2）A管中加入氯化乙酰胆碱标准应用液1.0ml，混匀，于37℃±0.05℃水浴中保温30min。立即加碱性羟胺溶液4.0ml，振摇3min终止反应；B管中碱性羟胺溶液4.0ml，振摇后，再加入1.0ml氯化乙酰胆碱标准溶液，于37℃±0.05℃水浴中保温30min。

（3）A管和B管以下操作按照乙酰胆碱μ标准曲线的绘制（3）~（5）步骤进行。

4. 结果计算

（1）被水解氯化乙酰胆碱的吸光度等于对照管B的吸光度与样品管A的吸光度之差。胆碱酯酶活性绝对值按式（6-21）计算。

$$胆碱酯酶活性绝对值 = \frac{c}{0.02} \tag{6-21}$$

式中：c为被水解氯化乙酰胆碱的吸光度从标准曲线上查得相应的氯化乙酰胆碱的量，

μmol。胆碱酯酶活性绝对值为 0.02ml 血经 37℃反应 30min 条件下测得，μmol/ml。

（2）按式（6-22）计算胆碱酯酶活性相对值。

$$胆碱酯酶活性相对值 = \frac{样品中胆碱酯酶活性绝对值}{正常参考值} \times 100\% \qquad (6-22)$$

式中：正常参考值即健康人胆碱酯酶活性绝对值。

【注意事项】

（1）取耳垂血时不应过度挤压。本法测定的结果包括血清假性胆碱酯酶和血球真性胆碱酯酶，选用的乙酰胆碱酯酶基质浓度对血球真性胆碱酯酶最适宜，此时测得的血液胆碱酯酶活性值，真性胆碱酯酶占 85%，结果基本上只代表血球真性胆碱酯酶活性值。采血时过度挤压，采得的血液中血清和组织液所占比例较多，血样被稀释，结果偏低。

（2）实验过程中取血量和加乙酰胆碱的量会影响测定结果的准确性，前者用血色素吸管，后者用 1ml 刻度吸管（需校正）。

（3）氯化乙酰胆碱在空气中易潮解，故除确定氯化乙酰胆碱标准品未水解外，称量时应使用具盖称量瓶，并快速称完。当新绘制的标准曲线低于原标准曲线时，则应考虑氯化乙酰胆碱是否发生水解。如因水解使乙酰胆碱的浓度低于原浓度的 15%，即不能使用，需要重新配制。

（4）加碱性羟胺溶液和 33.3%盐酸溶液时，必须严格掌握振摇时间，使其充分反应，否则会影响结果。

（5）水浴温度和保温时间对酶的作用效果有明显影响，必须严格控制。

（6）加三氯化铁溶液显色后，棕红色铁络合物易褪色，温度越高，褪色越快。故应在 20min 内比色完毕。如有大批样品需要分析，可分批加三氯化铁溶液。

（7）计算胆碱酯酶活性百分数，应以本地区正常人全血胆碱酯酶活性为基准。各地区测定正常值，例数不应少于 30 人。

【思考题】

（1）在测定全血胆碱酯酶活性时，为什么必须严格控制水浴温度和时间？

（2）取耳垂血时应注意什么？

（靳　敏）

实验十二　顶空气相色谱法测定血中乙醇的含量

【实验目的】　掌握顶空气相色谱法测定血中乙醇的原理和方法；熟悉内标物的选择原则；了解测定血中乙醇含量的卫生学意义。

【实验原理】　乙醇具有挥发性，在密闭顶空瓶中，一定温度下，乙醇可在气液两相间达到动态平衡，气相中乙醇浓度和液相中乙醇浓度呈正比。叔丁醇作内标物，气相中乙醇经石英毛细管柱分离，火焰离子化检测器检测，保留时间（或相对保留值）定性，内标标准曲线法定量。

【仪器与试剂】

1. 仪器与器皿　气相色谱仪（配火焰离子化检测器）；顶空进样器（配 1ml 定量进样环）；10ml 样品瓶；硅橡胶垫；密封钳；铝帽；100μl 精密移液器；100ml 容量瓶；1ml 刻度吸管。

2. 试剂　乙醇标准储备液（10.00mg/ml）：称取 1.000g 乙醇，用去离子水定容至 100.00ml，4℃密封保存，有效期为 6 个月；叔丁醇标准储备液（4.0mg/ml）：称取叔丁醇 0.400g，用去离子水定容至 100.00ml，4℃密封保存，有效期为 12 个月；叔丁醇标准应用液（40.0μg/ml）：

取 1.00ml 叔丁醇标准储备液于 100ml 容量瓶中，用水定容到刻度，4℃密封保存，有效期为 6 个月。乙醇和叔丁醇为色谱纯，实验用水为去离子水或石英亚沸蒸馏水（电阻率≥10MΩ·cm）。

【实验步骤】

1. 样品采集 采集静脉血 2ml 于真空抗凝管，0～4℃保存，尽快分析。或用取血管采集手指末梢血 0.10ml。

2. 样品处理 准确移取血样 0.10ml 及叔丁醇标准应用液 0.50ml 于样品瓶，盖上硅橡胶垫，用密封钳加封铝帽，混匀。

3. 仪器工作条件 色谱柱：适宜醇类分离的石英毛细管柱（30m×0.32mm×1.8μm）；柱温：40℃；载气流量：氮气（纯度≥99.999%），流速 8ml/min；进样口温度：150℃；检测器温度：250℃；加热箱温度：65℃；定量环温度：105℃；传输线温度：110℃；气相循环时间：3.5min；样品瓶加热平衡时间：10.0min；样品瓶加压时间：0.10min；定量环充满时间：0.10min；定量环平衡时间：0.05min。

4. 标准系列溶液配制 分别吸取乙醇标准储备液 0.00、0.10ml、0.20ml、0.50ml、1.00ml、2.00ml 和 3.00ml 于 10ml 比色管中，用水稀释并定容到 10.00ml，混匀。该系列标准溶液乙醇的浓度分别为 0.10mg/ml、0.20 mg/ml、0.50 mg/ml、1.00 mg/ml、2.00 mg/ml 和 3.00mg/ml，4℃密封保存，有效期为 3 个月。

5. 定性分析 移取某一含乙醇标准溶液 0.10ml 和 0.50ml 叔丁醇标准应用液于样品瓶，盖上硅橡胶垫，用密封钳加封铝帽，混匀。按照仪器工作条件进行测定。样品溶液按照仪器工作条件进行测定。以叔丁醇为内标，计算乙醇的相对保留值。将样品乙醇色谱峰的保留时间（或相对保留值）与乙醇标准对照品的保留时间（或相对保留值）比较，相对误差<2%，且空白对照的内标物色谱峰正常而无乙醇色谱峰，则样品中含有乙醇；如果样品溶液中内标物色谱峰正常，而无乙醇色谱峰，则样品中不含乙醇。

6. 定量分析

（1）内标标准曲线法：分别移取乙醇标准系列溶液 0.10ml 于 7 个样品瓶中，均加入叔丁醇标准应用液 0.50ml，盖上硅橡胶垫，用密封钳加封铝帽，混匀，按照仪器工作条件进行测定。以乙醇标准溶液浓度为横坐标，乙醇和叔丁醇的峰面积比为纵坐标绘制标准曲线。样品溶液按照仪器工作条件进行测定，从标准曲线上查出样品溶液中乙醇含量，即血液样品中乙醇含量（mg/ml）。

（2）内标单点校正法：血液样品乙醇浓度在乙醇标准溶液浓度的±30%内可用单点法定量。

移取乙醇标准溶液 0.10ml 于样品瓶中，加入叔丁醇标准应用液 0.50ml，盖上硅橡胶垫，用密封钳加封铝帽，混匀。按照仪器工作条件测定标准溶液和样品溶液。

7. 结果计算 采用内标单点校正法测定，按式（6-23）计算血液样品中乙醇含量。

$$c = \frac{A_{样} \times A_{标i} \times c_{标}}{A_{标} \times A_{样i}} \quad (6\text{-}23)$$

式中：c 为血液样品中乙醇浓度，mg/ml；$A_{样}$ 为血液样品中乙醇的峰面积；$A_{标}$ 为标准溶液中乙醇的峰面积；$A_{标i}$ 为标准溶液中内标物的峰面积；$A_{样i}$ 为血液样品在中内标物的峰面积；$c_{标}$ 为标准溶液中乙醇浓度，mg/ml。

【注意事项】

（1）实验过程中血液样品应采用抗凝剂处理，以免出现凝血现象。

（2）内标物叔丁醇中不应含有乙醇成分。

【思考题】
（1）顶空气相色谱法适用于哪些物质的测定？
（2）实验采用内标法进行定量分析，请问如何选择内标物？

（李淑荣）

实验十三　放射免疫分析法测定血清中睾酮的含量

【实验目的】　掌握放射免疫分析法测定血清中睾酮的原理；熟悉放射免疫分析法测定血清中睾酮的方法及应用；了解雄性激素睾酮在青春期前后的动态变化。

【实验原理】　放射免疫分析法（radioimmunoassay，RIA）是高灵敏度的放射性核素示踪技术与高度特异的免疫化学技术相结合的一项分析技术，具灵敏度高、特异性强、重复性好、操作简便、便于组装试剂盒等优点。放射免疫分析法的基本原理是竞争结合，即放射性核素标记的睾酮抗原（*Ag）和待测样品中未标记睾酮抗原（Ag）与固定量特异性睾酮抗体（Ab）竞争结合。若*Ag和Ab的量固定，两者结合所形成的*Ag-Ab复合物受Ag含量制约。若反应系统中Ag含量高，其对Ab的竞争结合能力即强，Ag-Ab复合物生成量增加，*Ag-Ab复合物则相对减少。因此，*Ag-Ab复合物形成与Ag含量间呈一定负相关函数关系。待抗原抗体反应平衡后加入免疫分离剂，使结合部分与游离部分分离，离心后，抽弃上清液，用放免测量仪测定沉淀物的放射性计数（cpm）。通过标准曲线反算血清中睾酮的含量。

【仪器与试剂】

1. 仪器与器皿　^{125}I 放免测量仪；4000r/min 离心沉淀机；恒温水浴锅；振荡混匀器；负压吸液器；微量加样器；放免测量专用试管。

2. 试剂　血清睾酮放射免疫分析试剂盒：标准品、^{125}I-标记物、抗体、免疫分离剂、质控血清。

【实验步骤】

1. 采集血样　采集待检者静脉血3~5ml。进行人群采样时，应尽可能保证时间的一致性。血清或血浆（肝素抗凝）样本可在4℃下保存1周，或-20℃下保存半年；还应避免血样的反复冻融。

2. 样品测定

（1）打开血清睾酮放射免疫分析试剂盒，首先对试管标号：T（总计数），NSB（非特异结合），S_0（最大结合）和S_1~S_5（标准品），QC（质控血清）及U（样本），然后按表6-5进行加样。

表6-5　放射免疫分析法测定血清中睾酮加样表　　　　　　　　（单位：μl）

试管号	T	NSB	S_0	S_1~S_5	QC	U
零标准	-	200	100	-	-	-
标准品	-	-	-	100	-	-
质控血清	-	-	-	-	100	-
样本	-	-	-	-	-	100
标记物	100	100	100	100	100	100
抗体	-	-	100	100	100	100

注：表中"-"表示不加试剂。

（2）摇匀，37℃温育1h；然后在除T试管外的其他各试管中加500μl分离剂。

（3）摇匀后，室温放置15min，3500r/min离心20min，抽弃上清液（T管除外），测沉淀的放射性计数。

3. 结果计算

（1）按式（6-24）分别计算出各标准管、样品管结合率。

$$\frac{B}{B_0} = \frac{B - NSB}{B_0 - NSB} \times 100\% \tag{6-24}$$

式中：B 为每对试管计数的均值，B_0 为最大结合双管计数的均值，NSB 为非特异双管计数的均值。

（2）非特异结合率和最大结合率分别为：NSB/T、B_0–NSB/T，其中 NSB、T、B_0 为扣除本底的净计数。

（3）以各标准管的 B/B_0 为纵坐标，睾酮标准品浓度为横坐标，在 logit-log 双对数坐标纸上做标准曲线。

（4）根据待测样品的结合率，从坐标曲线上查出相应的睾酮含量，与表6-6中不同发育阶段血清睾酮含量正常参考值进行比较。

表6-6 不同发育阶段血清睾酮含量正常参考值　　（单位：ng/ml）

发育阶段	女性	男性
成人	0.04~1.00	2.60~13.20
青春期前	0~0.30	0~0.45

注：不同厂家生产的试剂盒测定结果有一定的差异，以上数据仅供参考。

【注意事项】

（1）试剂使用前可先平衡至室温，液体组分使用前轻轻摇匀，勿剧烈振荡。

（2）注意加样的准确性，如加样枪内有气泡，所加样品沾到管壁上等均影响准确性。

（3）吸取不同试剂应用不同的加样头，同一系列的试剂（如标准）可用同一加样头，但取样顺序应由低浓度至高浓度。

（4）离心时离心机的转速应达到 3500r/min。

（5）吸弃上清时，注意不要丢失沉淀。

【思考题】

（1）实验过程中哪些因素可能会影响到测试结果的准确性？

（2）本实验中加入分离剂的作用是什么？

（张利霞）

实验十四　黄嘌呤氧化酶法测定小牛血清中 T-SOD 的活力

【实验目的】　掌握用黄嘌呤氧化酶法测定生物样品中总超氧化物歧化酶（T-SOD）活力大小的实验方法；熟悉黄嘌呤氧化酶法测定生物样品中 T-SOD 活力的实验原理；了解自由基对机体的损害作用。

【实验原理】　黄嘌呤及黄嘌呤氧化酶反应系统产生超氧阴离子自由基，该自由基能够氧化羟胺生成亚硝酸盐，加入显色剂后成紫红色，用可见光分光光度计测其对 550nm 波长处的吸光度。当被测样品中含有 SOD 时，可抑制超氧阴离子自由基活力，使形成的亚硝酸盐减少，最终导致显色变浅，比色时测定管的吸光度值低于对照管的吸光度值，通过吸光度减小值计算被测样品中 T-SOD 的活力。

【仪器与试剂】

1. 仪器与器皿　可见分光光度计；旋涡混匀器；50μl、100μl、1000μl 微量移液器；5ml 吸管；5ml 试管；恒温水浴箱；试管架。

2. 试剂　双蒸水；SOD 测定试剂盒，包括 1、2、3、4 号试剂和显色剂（5 号：6 号：冰乙酸=3：3：2，临用现配，避光保存）。

【实验步骤】

1. 加样　每个小组取 5ml 试管 1 支作为测定管，每个大组取 5ml 试管 2 支作为对照管，按表 6-7 顺序加样。

表6-7　测定管和对照管的加样量

试剂	测定管	对照管
1号	1.0ml	1.0ml
小牛血清	50μl	—
双蒸水	—	50μl
2号	0.1ml	0.1ml
3号	0.1ml	0.1ml
4号	0.1ml	0.1ml

注：表中"—"表示不加试剂。

2. 样品测定　将测定管和对照管分别在旋涡混匀器上混匀 15s，将两管置于 37℃ 水浴孵育 40min。取出后各加 2ml 显色剂，摇匀，室温放置 10min。于波长 550nm 处，用 1cm 光径比色皿，以双蒸水为参比测定吸光度。

3. 结果计算　按式（6-25）计算样品中 T-SOD 的活力。

$$T\text{-}SOD 活力（U/ml）= \frac{对照管 OD 值 - 测定管 OD 值}{对照管 OD 值} \div 50\% \times 稀释倍数 \quad (6\text{-}25)$$

式中：50% 为每毫升反应液中 SOD 抑制率达 50% 时，所对应的 SOD 量为一个 SOD 活力单位，U；稀释倍数为反应液与所取样品的体积比。

4. 结果评价　小牛血清的 SOD 正常参考值范围为 123.691U/ml±20.008U/ml，将实验测定结果与之比较，评价所测样品 SOD 的活力大小。

【注意事项】

（1）此方法可检测动物血清、血浆、脑脊液、胸腔积液、腹水、肾透析液、尿液、红细胞、白细胞、血小板、心肌培养细胞、肿瘤培养细胞等 SOD 活力。

（2）加样量要准确，而且严格按照顺序加样。

（3）加完显色剂应在规定的时间内比色。

（4）水浴时要严格控制握好温度。

【思考题】

（1）机体内自由基是如何产生的？

（2）简述自由基的解毒机制。

（贾玉巧）

第七章 卫生微生物检测

【能力培养目标】 本章主要选择在疾病控制、预测、预报、预警和卫生监督、检测及预防保健中常用的国际标准或规范的方法和技术，通过实验教学，使学生掌握各种环境中微生物检测过程中的所遵守的采样原则、运送原则及检验原则，并掌握操作技能，进而提高学生的分析和解决实际问题的能力。

实验一 细菌涂片的制备和革兰染色

【实验目的】 掌握革兰染色的原理和方法；熟悉细菌涂片制作方法；了解在显微镜下观察和描述细菌的基本形态。

【实验原理】 革兰染色原理归纳为以下3种学说。

1. 细胞壁学说 革兰阳性菌细胞壁结构致密，肽聚糖层厚，脂质含量少，乙醇不易透入脱色；革兰阴性菌细胞壁结构疏松，肽聚糖层薄，且脂质含量多，乙醇溶解脂质后易渗入细胞而脱色。

2. 等电点学说 革兰阳性菌等电点（pI 2~3）比革兰阴性菌（pI 4~5）低，在相同pH条件下，革兰阳性菌所带负电荷比革兰阴性菌多，故与带正电荷的碱性染料（结晶紫）结合较牢固，不易被乙醇脱色。

3. 核糖核酸镁盐学说 革兰阳性菌菌体含大量核糖核酸镁盐，可与碘、结晶紫牢固结合，使已着色的细菌不被乙醇脱色，革兰阴性菌菌体含核糖核酸镁盐极少，故易被乙醇脱色。

【仪器与试剂】

1. 仪器与器皿 普通光学显微镜；酒精灯；载玻片；接种环。

2. 培养基与试剂 普通琼脂斜面；肉汤培养基；革兰染色液；生理盐水。

3. 其他 菌种（葡萄球菌、蜡样芽胞杆菌、大肠埃希菌）；标记笔；擦镜液等。

【实验步骤】

1. 细菌涂片制备

（1）载玻片准备：玻片为去除油污事先浸泡在95%乙醇中，取一张清洁载玻片在火焰上烧去黏附乙醇，待冷，做好标记。

（2）涂片：若标本为肉汤培养物，混匀标本，将接种环烧灼灭菌，冷却后取菌液直接涂布于载玻片上，涂布直径1~2cm范围，随后将接种环再烧灼灭菌。若标本为固体培养物，先在载玻片上放置1~2接种环生理盐水，将接种环烧灼灭菌，冷却后在培养基菌落上蘸取细菌，与载玻片上的生理盐水混合、磨匀，涂成1cm×1cm大小的区域，取菌量不可太多，使生理盐水研磨至灰白色为宜，随后将接种环再烧灼灭菌。

（3）干燥：涂片最好在室温下自然干燥，或将标本接种面向上，置于酒精灯火焰约16cm高处慢慢烘干，切不可放在火焰上烧干。

（4）固定：将干燥后的标本片用片夹夹住，使涂抹面向上缓慢通过火焰3次，然后自然冷却。这样既可杀死细菌，又能将细菌固着于玻片上，以免玻片上的细菌在染色过程中被水冲洗掉；又可使细菌蛋白凝固而易着色。

2. 革兰染色

（1）初染：在固定好并冷却了的涂片上滴加结晶紫2～3滴，染色1min后，用细流水从玻片的一端把游离的染液洗去，甩去积水。

（2）媒染：滴加卢戈（Lugol）碘液数滴，染色1min后，用细流水冲洗，甩干。碘液为媒染剂，使结晶紫染料与细菌结合更加牢固。

（3）脱色：滴加95%乙醇数滴，轻轻晃动玻片，直至玻片上流下的乙醇液无紫色，需0.5～1min（灵活掌握时间），用流水冲洗，甩去积水。

（4）复染：滴加稀释石炭酸复红（或沙黄）染液数滴，染色1min后，用细流水冲洗。待标本片自然干燥或用吸水纸吸干后，在涂菌处滴加一滴香柏油，然后用油镜观察。

3. 染色结果 在油镜下观察，革兰阳性菌被染成紫色或紫蓝色，革兰阴性菌被染成红色。同时可以观察细菌的形态、大小、排列等生物学特征。本实验所用细菌其染色结果为：葡萄球菌染成紫色，为革兰阳性菌，呈葡萄状排列的球菌；蜡样芽胞杆菌为革兰阳性大杆菌，两端稍钝圆，单个或链状排列，芽胞椭圆形，位于菌体中央或次末端，小于菌体；大肠埃希菌染成红色，为革兰阴性菌，单个散在分布的杆菌。

【注意事项】

1. 操作因素 涂片太厚或太薄，菌体分散不均匀，可影响染色结果。固定时应避免菌体过分受热。脱色时间要根据涂片厚薄灵活掌握。

2. 染液因素 所有染液应防止水分蒸发而影响浓度，特别是卢戈碘液久存或受光作用后易失去媒染作用。脱色用的乙醇以95%浓度为宜，若试剂瓶密封不良或涂片上积水过多，可使乙醇浓度降低而减弱其脱色能力。

3. 细菌因素 不同时间的细菌培养物，染色结果有差异，如葡萄球菌幼龄菌染成紫色，而老龄菌染成红色。细菌染色一般用18～24h的细菌培养物，菌龄过长影响细菌染色性。

【思考题】

（1）哪些细菌适合做直接涂片检查？

（2）革兰染色结果能为临床提供哪些信息？

（马淑一　于敬达）

实验二　培养基制备技术

【实验目的】 掌握培养基的概念和分类；熟悉常用培养基制备的一般程序；了解常用培养基的制备技术和用途。

【实验原理】 培养基按物理性状不同可分为固体、半固体和液体培养基；按性质和用途不同又可细分为基础培养基、营养培养基、鉴别培养基、选择培养基和特殊培养基。根据物理性状和用途等不同常将培养基分装于试管或平皿等容器中。

常用培养基制备的一般程序是：调配成分→溶解→校正pH→过滤→分装→灭菌→质量检验→保存。配制培养基时可以按照培养基配方调配各种基本成分，也可购买半成品的商品培养基干粉制剂直接配制。

【仪器与试剂】

1. 仪器与器皿 高压蒸汽灭菌锅；水浴箱（或电炉子）；小型药物天平；药匙；称量纸；三角烧瓶；量筒；吸管；精密pH试纸；试管；硅胶塞；牛皮纸（或报纸）；棉线；玻璃棒；玻璃纸；无菌平皿等。

2. 培养基与试剂 普通营养琼脂干粉；脱纤维羊血；半固体培养基；SS 培养基干粉；克氏双糖铁培养基干粉；1mol/L 氢氧化钠溶液；麦康凯培养基成分；蒸馏水。

【实验步骤】

1. 常用培养基制备的一般程序及方法

（1）调配成分：根据培养基配方及使用方法，准确计算、称量各基本成分或干粉制剂装于三角烧瓶中，加入定量蒸馏水充分混合。

（2）溶解：将盛有混合物的三角烧瓶置于沸水浴或流动蒸汽灭菌器中加热溶解，呈半透明状。

（3）校正 pH：将培养基 pH 校正到适合细菌生长的最适 pH，一般病原菌的最适 pH 为 7.2～7.6。校正培养基 pH 的常用试剂有 1mol/L 氢氧化钠溶液、1mol/L 碳酸钠溶液和 1mol/L 盐酸溶液（注意：培养基高压灭菌后，用氢氧化钠和盐酸校正的 pH 会下降 0.1～0.2，而用碳酸钠溶液校正的 pH 会上升 0.1～0.2）；校正培养基 pH 的方法有精密 pH 试纸法、比色法和电子 pH 计法等。

（4）过滤：培养基中若存在杂质或沉淀物时需要过滤澄清。液体培养基用滤纸趁热过滤，固体培养基用双层纱布夹脱脂棉趁热过滤。

（5）分装

1）液体培养基、半固体培养基：灭菌前分装于洁净试管中，分装至试管的下 1/4～1/3 处，加塞，5～10 支试管用牛皮纸盖帽，棉线扎捆，标明培养基名称、制作日期。灭菌后直立放置。

2）固体斜面培养基：灭菌前分装于洁净试管中，分装到试管的下 1/3～1/2 处，加塞，5～10 支试管用牛皮纸盖帽，棉线扎捆，标明培养基名称、制作日期。灭菌后趁热摆成斜面，斜面长度为试管长度的 2/3，并保持斜面下端距离管底有 1cm 以上柱高，同时斜面上端距离试管塞 1cm 以上。

3）琼脂高层培养基：灭菌前分装于洁净试管中，分装到试管的下 2/3 处，加塞，5～10 支试管用牛皮纸盖帽，棉线扎捆，标明培养基名称、制作日期。灭菌后直立放置。

4）固体平板培养基：将培养基分装于三角烧瓶（培养基的量要小于三角烧瓶最大容量），先用玻璃纸或棉塞封口，再用牛皮纸盖帽、棉线扎口。灭菌后将培养基冷却至 50℃左右，以无菌操作，倾注于平皿内（内径为 9cm 的平皿倾注 15～20ml 培养基），即刻水平旋转 1～2 周，使培养基均匀平铺于皿底。倾注过程中一定要无菌操作，最好在无菌设备中进行，倾注时平皿开口越小越好，能倒入培养基即可，以防止空气中的微生物尘埃等污染培养基。待培养基凝固后，在皿底面上标明培养基名称、制作日期，底上盖下倒置保存。

（6）灭菌：根据培养基中营养物质耐热性的不同分别采取相应的物理灭菌法。

1）培养基成分均耐高热时常用高压蒸汽灭菌法，这也是最常用、最可靠的培养基灭菌方法。常用灭菌条件为 103.43kPa（121.3℃）15～20min；含糖培养基用 68.95kPa（115.6℃）10～15min，以免破坏糖类物质。

2）培养基中含有不耐高热营养物质（如糖类、明胶和牛乳等）时，常用流通蒸汽灭菌法，方法是 80～100℃加温 30min，每日 1 次，连续 3 日。

3）培养基中富含蛋白质（如血清或鸡蛋清）时需用血清凝固器灭菌，方法是将需灭菌的培养基摆放在血清凝固器内（一般做成斜面），第一日 75℃加热 30min，第二日 80℃加热 30min，第三日 85℃加热 30min，在 3 次灭菌间隙将培养基取出，置 35℃恒温箱中过夜。

4）对液态高营养的不耐热培养基，如血清、细胞培养液等，可采用滤过除菌。

（7）质量检验：制备好的培养基须经性状检查、无菌检验和效果检验均合格才可使用。

1）性状检查：液体培养基应外观清澈透明；半固体培养基应质地均匀，呈半固态；固体斜面培养基应质地均匀，凝固后斜面稳定，不下滑；平板培养基应质地均匀，表面光滑、平整，薄厚适宜。

2）无菌检验：将制备好的培养基置于35℃培养24h，以无任何细菌生长为合格。

3）效果检验：将已知的标准菌株接种于待检培养基中，经培养后检查标准菌的生长繁殖状况和生化反应是否与预期的结果符合。

（8）保存：制备好且标记清楚的培养基置于4℃冰箱保存备用，严格灭菌后的培养基一般可保存1周以上，但不宜过久。注意平板培养基应底上盖下倒置保存，以防止盖内水蒸气落在培养基表面，使得培养基表面黏滞易污染且不易接种；液体、半固体等培养基应直立保存。

2. 常用培养基的制备技术

（1）营养肉汤培养基：用量筒准确量取所需蒸馏水，先倒入三角烧瓶一部分，随后按照营养肉汤成分配方（蛋白胨10g，牛肉浸出粉3g，氯化钠5g，蒸馏水1000.0ml）或干粉制剂说明书用法准确计算、称量所需粉剂，置于已经盛有部分蒸馏水的三角烧瓶中，最后将量筒内剩余蒸馏水全部倒入三角烧瓶，充分混匀、加热溶解后，用1mol/L氢氧化钠校正pH到7.5～7.6（高压后可降到培养基要求的7.4），分装于试管中，加塞扎捆标记后高压蒸汽121℃灭菌20min。取出后直立放置，待冷却后置于4℃保存备用。可用于一般细菌的增菌培养。

（2）营养琼脂培养基：用量筒准确量取所需蒸馏水，先倒入三角烧瓶一部分，之后按照营养琼脂成分配方（蛋白胨10g，牛肉膏3g，氯化钠5g，琼脂粉20g，蒸馏水1000.0ml）或干粉制剂说明书用法准确计算、称量所需粉剂，置于已经盛有部分蒸馏水的三角烧瓶中，最后将量筒内剩余蒸馏水全部倒入三角烧瓶，充分混匀、加热煮沸溶解后呈半透明状，校正pH到7.2～7.4。若制作固体斜面则先分装于试管中，加塞扎捆标记后高压蒸汽121℃灭菌20min，高压后趁热摆成斜面，凝固后置于4℃保存，可用于一般细菌菌种的传代保存；若制作固体平板，则直接封装在三角烧瓶中，高压蒸汽121℃灭菌20min，灭菌后以无菌操作倾注平板，待凝固后标记、倒置于4℃保存，可用于对营养要求不高细菌的分离培养和纯化。

（3）半固体营养琼脂培养基：配方为蛋白胨10g，牛肉膏3g，氯化钠5g，琼脂粉5g，蒸馏水1000.0ml，pH为7.4，具体做法同肉汤培养基。可用于观察细菌的动力和保存菌种。

（4）血琼脂平板：将灭菌后的营养琼脂冷却到50℃左右，以无菌操作加入10%的无菌脱纤维羊血（或兔血），立即混匀，避免产生气泡，然后以无菌操作分装于无菌试管或平皿，制成血琼脂斜面或血琼脂平板。血琼脂斜面可用于保存营养要求高的细菌；血琼脂平板可用分离培养细菌和检测其溶血性。

（5）巧克力色琼脂平板：基于血琼脂平板制备基础之上，特点在于灭菌后的营养琼脂冷却到70～80℃时加入无菌脱纤维血液，且在80℃水浴中摇匀15～20min，使血液的色泽由鲜红转变为巧克力色，然后冷至50℃左右，以无菌操作倾注平板即制成巧克力色琼脂平板。可用于分离培养奈瑟菌属、流感嗜血杆菌属等对营养要求较高的细菌。

（6）麦康凯琼脂平板：按照配方基本成分（蛋白胨20g，氯化钠5g，胆盐5g，乳糖10g，5g/L中性红水溶液5ml，琼脂20g，蒸馏水1000.0ml）自行配制时，先将除乳糖、中性红之外的成分混合加热溶解，pH调至7.2之后，再加入乳糖、中性红，混匀后高压灭菌115℃15min，取出冷却至50℃左右，以无菌操作倾注平板，凝固后标记、倒置于4℃保存，可用于肠杆菌科细菌的分离培养与鉴定。

【注意事项】

（1）要防止加热溶解时培养基粘瓶底烧结，可先在三角烧瓶底部加入部分量好的蒸馏水，再加入称量好的固体成分，最后将量筒内剩余的蒸馏水全部倒入三角烧瓶。

（2）制备培养基最好用玻璃器皿（烧瓶、烧杯）。若制备大量培养基时可用铝锅或搪瓷桶，但不能用铁、铜器皿，因为铁离子进入培养基达到一定浓度会抑制细菌生长，而铜离子会抑制细菌毒素产生。

（3）在按照配方自行配制培养基时，若培养基中有染料、胆盐和指示剂等成分，应在校正pH之后加入。

（4）灭菌后的培养基要冷至50℃左右再倾注平板。若温度过高，平板会出现很多冷凝水，不宜长期保存；若温度过低，则培养基在未倾注前就会出现凝块，倒入凝固后培养基表面会凹凸不平。可在无菌室或接种罩内倾注培养基后，将皿盖稍开一缝隙，在紫外灯照射下待凝。这样便于蒸汽散发，减少平板内冷凝水。

（5）倾注血液琼脂平板时，由于加入血液时琼脂表面容易产生气泡，倾注时应适时转动锥形瓶，使气泡附于瓶壁，以减少血平板表面的气泡。

（6）如需制备十分澄清的培养基，可用卵蛋白加热澄清法。其方法为：取一个鸡蛋的卵蛋白加水20ml，搅拌至出现泡沫，倒入1000ml液体或熔化的固体培养基中混匀。然后在流动蒸汽中加热30~60min，使培养基中不溶性物质附着于凝固蛋白，取出后以纱布夹脱脂棉（固体培养基）或滤纸（液体或半固体培养基）过滤即可。

【思考题】
（1）培养基按用途进行分类可分为哪几种？
（2）细菌分离培养和鉴定常用的培养基有哪些特点？

（马淑一　于敬达）

实验三　空气中细菌的检测与消毒剂消毒效果评价

【实验目的】　掌握沉降平板法的原理；熟悉消毒效果的评价方法；了解常用消毒剂的使用范围和适用浓度。

【实验原理】　通常以室内1m³空气中细菌总数为50~1000个以上作为空气污染的指标。在本次实验中测量空气中微生物含量，主要是利用空气的自然沉降法，其原理为：利用微生物气溶胶粒子受重力作用沉降到敞开的营养琼脂平板上，对空气中细菌进行采样计数。

【仪器与试剂】

1. 仪器与器皿　恒温水浴箱；灭菌100ml三角烧瓶（含玻璃珠）；灭菌平皿；无菌1ml、10ml吸管；灭菌试管；灭菌5cm×5cm空心规格板；试管架；喷雾器；酒精灯。

2. 培养基与试剂　普通营养琼脂培养基；50℃液态灭菌普通营养琼脂培养基；无菌生理盐水；1:500的84消毒液。

3. 其他　消毒棉签；火柴；蜡笔。

【实验步骤】

1. 空气中细菌的检测方法

1）于室内四角及中央各放营养琼脂平板（或血琼脂平板）一个，同一时间揭开皿盖，暴露20min。置37℃孵育24h。

2）计数5个平板菌落总数并算出每立方米空气中所含细菌数。参考表7-1做出评价。

$$每平方米空气中的细菌数 = \frac{50000N}{AT} \quad (7\text{-}1)$$

式中：A为所用平皿面积，cm^2；T为暴露于空气的时间，min；N为培养后平皿上菌落个数。

表7-1　居室内空气卫生细菌学评价参考标准

空气评价	夏季标准（个/m³）		冬季标准（个/m³）	
	细菌总数	绿色和溶血性链球细菌数	细菌总数	绿色和溶血性链球菌数
清洁空气	<1500	<16	<4500	<24
污染空气	>1500	>36	>7000	>36

2. 物体表面消毒及效果评价

（1）消毒前的采样：选择可能被污染的对象（如桌面、墙面）放上灭菌5cm×5cm空心规格板，取一支无菌棉签用生理盐水浸湿，在规格板的空心处，有顺序的涂擦，然后将棉签放入盛有25ml生理盐水的三角烧瓶中，制成原液，充分混匀，备用。

（2）消毒后的采样：选择与消毒前污染程度差不多的部位，用装有84消毒液的喷雾器喷雾消毒，待干（20min左右），用上述同样方法采样，并制成原液备用。

（3）将消毒前后的样品用无菌生理盐水做1:10、1:100、1:1000、1:10 000的倍比稀释。

（4）用无菌操作的方法：取不同稀释度液体1ml注于直径90mm的无菌平皿，每个稀释度做两个平行样，做一个空白对照，然后加入已熔化并冷却至50℃的营养琼脂15ml，立即在平面上向同一方向平稳转动，使之混匀，待凝固后翻转平板。

$$1ml\text{标本中活菌数}=\text{全平板 cfu}\times\text{稀释倍数} \tag{7-2}$$

（5）菌落计数方法

1）平板菌落计数时，可用肉眼观察，必要时用放大镜检查，以防遗漏。记下各平板上的菌落数后，应求出同一稀释度的平均菌落数，供下一步计算时应用。

2）在求同一稀释度的平均数时，若其中一个平板有较大片状菌落时，则不宜采用，而应以无片状菌落生长的平板作为该稀释度的平均菌落数。

3）若片状菌落不足平板一半，而其余中菌落数分布均匀，则计数后乘2代表全平板菌落数，然后再求该稀释度的平均菌落数。

（6）不同稀释度平均菌落数的确认

1）应选择平均菌落数在30～300之间的稀释度，乘以稀释倍数进行报告（表7-2例1）。

2）若有两个稀释度的生长菌落数均在30～300之间，则应视两者之比进行决定，若其比值小于2，应报告平均数。若其比值大于2则报告其中较小的数字（表7-2例2和例3）。

3）若所有平均菌落数均大于300，则应按稀释度最高的平均菌落数乘以稀释倍数进行报告（表7-2例4）。

4）若所有稀释度的平均菌落数均小于30，则应按稀释度最低的平均菌落数乘以稀释倍数进行报告（表7-2例5）。

5）若所有稀释度的平均菌落数均不在30～300之间，其中一部分大于300或小于30时，则以最接近30或300的平均菌落数乘以稀释倍数进行报告（表7-2例6）。

6）若所有稀释度的菌落数均不可计数，则以最高稀释倍数无法计数进行报告（表7-2例7）。

7）所有稀释度均未见菌落：则报告小于10，而不报告0（表7-2例8）。

表7-2　稀释度的选择及细菌数报告方式

例子	稀释液及菌落数			相邻稀释度菌落数在30～300间的比值	菌落总数（cfu/ml）	报告方式（cfu/ml）
	10^{-1}	10^{-2}	10^{-3}			
1	1365	164	20	—	16 400	16 000或1.6×10^4
2	2760	295	46	1.6	37 750	38 000或3.8×10^4

续表

例子	稀释液及菌落数			相邻稀释度菌落数在30~300间的比值	菌落总数（cfu/ml）	报告方式（cfu/ml）
	10^{-1}	10^{-2}	10^{-3}			
3	2890	271	60	2.2	27 100	27 000 或 $2.7×10^4$
4	不可计	4650	513	—	513 000	510 000 或 $5.1×10^5$
5	27	11	5	—	270	270 或 $2.7×10^2$
6	不可计	305	12	—	30 500	31 000 或 $3.1×10^4$
7	不可计	不可计	不可计	—	—	10^{-3} 无法计数
8	0	0	0	—	—	小于10

（7）菌落数报告方式

1）菌落数<100时按实数报告，未见菌落数者报告为小于10。

2）菌落数>100时，采用两位有效数字，在两位有效数字后面的数值，以四舍五入法计算，也用10的指数表示。

3）在报告菌落数为"无法计数"时，应注明待检标本的稀释倍数。具体报告方式见表7-2例7。

根据消毒前后的菌落数，利用式（7-3）计算消毒前后细菌减少的百分比。

$$消毒前后细菌减少的百分比 = \frac{消毒前菌落 - 消毒后菌落数}{消毒前菌落数} 100\% \quad (7-3)$$

根据计算结果，评价该次消毒的效果。一般以90%以上为很好，80%~89%为良好，70%~79%为较好，60%~69%为一般，60%以下为不合格。

【思考题】

（1）菌落计数的方法有哪些？

（2）如何对消毒效果进行有效评价？

（马淑一　于敬达）

实验四　水中大肠菌群的测定

【实验目的】　掌握水中大肠菌群的测定原理和测定意义；熟悉用稀释平板计数法测定水中大肠菌群的方法；了解多管发酵法测定水中总大肠菌群的检测方法。

【实验原理】　水的大肠菌群数是指100ml水检样内含有的大肠菌群实际数值，以大肠菌群最可能数（most probable number，MPN）表示。目前，国际上已公认大肠菌群的存在是粪便污染的指标。因而对饮用水必须进行大肠菌群的检查。水中大肠菌群的检验方法，常用发酵法（亦称多管发酵法或三步发酵法）和滤膜法。

1. 发酵法实验原理　根据大肠菌群能发酵乳糖产酸产气的特征，以及具备革兰染色阴性、无芽胞、呈杆状等有关特性，通过三个步骤进行检验求得水样中的总大肠菌群数的特性进行检验。试验结果以最可能数（MPN）表示。

2. 滤膜法实验原理　滤膜法所使用的滤膜是一种微孔滤膜，将水样注入已灭菌的放有滤膜的滤器中，经过抽滤，细菌即被均匀地截留在膜上，然后将滤膜贴于大肠菌群选择性培养基上进行培养，计数和鉴定滤膜上生长的大肠菌群的菌落，计算出每升水样中所含大肠菌群数。

一、发 酵 法

【仪器与试剂】

1. 仪器与器皿　高压蒸汽灭菌器；恒温培养箱；光学显微镜；灭菌培养皿（直径100mm）；灭菌试管（5mm×150mm）；灭菌吸管（1ml、5ml、10ml）；灭菌三角烧杯（200ml、500ml、2000ml）；锥形瓶（500ml、1000ml）；采样瓶；灭菌的带塞三角瓶；载玻片；酒精灯；镍铬丝接种棒。

2. 培养基与试剂　品红亚硫酸钠培养基；乳糖蛋白胨培养液；乳糖胆盐蛋白胨培养基；伊红-亚甲蓝（EMB）琼脂培养基；乳糖发酵管；革兰染色液。

【实验步骤】

1. 生活饮用水

（1）水样的采集：先将自来水龙头用酒精灯火焰灼烧灭菌，再开放水龙头使水流5min，以灭菌三角瓶接取水样以备分析。

（2）初发酵试验：在2个装有已灭菌的50ml的3倍浓缩乳糖蛋白胨培养液的大试管或烧瓶中（内有倒管），以无菌操作各加入已充分混匀的水样100ml。在10支装有已灭菌的5ml的3倍浓缩乳糖蛋白胨培养液的试管中（内有倒管），以无菌操作加入充分混匀的水样10ml，混匀后置于37℃恒温箱内培养24h。

（3）平板分离：上述各发酵管经培养24h后，将产酸产气及只产酸的发酵管分别接种于伊红-亚甲蓝培养基或品红亚硫酸钠培养基上，置于37℃恒温箱内培养24h，挑选符合下列特征的菌落进行革兰染色。

1）伊红-亚甲蓝培养基上：深紫黑色，具有金属光泽的菌落；紫黑色，不带或略带金属光泽的菌落；淡紫红色，中心色较深的菌落。

2）品红亚硫酸钠培养基上：紫红色，具有金属光泽的菌落；深红色，不带或略带金属光泽的菌落；淡红色，中心色较深的菌落。

（4）复发酵试验：上述涂片镜检的菌落如为革兰阴性无芽胞的杆菌，则挑选该菌落的另一部分接种于装有普通浓度乳糖蛋白胨培养液的试管中（内有倒管），每管可接种源于同一初发酵管（瓶）的最典型菌落1~3个，然后置于37℃恒温箱中培养24h，有产酸、产气者（不论倒管内气体多少皆认为产气），即证实有大肠菌群存在。根据证实有大肠菌群存在的阳性管（瓶）数查表7-3"大肠菌群检数表"，报告每升水样中的大肠菌群数。

表7-3　大肠菌群检数表

100ml 水量的阳性管数	100ml 水量的阳性瓶数		
	0	1	2
	1L 水样中大肠菌群数	1L 水样中大肠菌群数	1L 水样中大肠菌群数
0	<3	4	11
1	3	8	18
2	7	13	27
3	1118	38	
4	14	24	52
5	18	30	70
6	22	36	92
7	27	43	120
8	31	51	161
9	36	60	230
10	40	69	>230

2. 池水、河水、湖水等地面水源水

（1）采样：在距岸边 5m 处，取距水面 10～15cm 的深层水样，先将灭菌的具塞三角瓶，瓶口向下浸入水中，然后翻转过来，除去玻璃塞，水即流入瓶中，盛满后，将瓶塞盖好，再从水中取出。如果不能在 2h 内检测的，需放入冰箱中保存。

（2）初发酵：于各装有 5ml 的 3 倍浓缩乳糖蛋白胨培养液的 5 个试管中（内有倒管），分别加入 10ml 水样；于各装有 10ml 乳糖蛋白胨培养液的 5 个试管中（内有倒管），分别加入 1ml 水样；再于各装有 10ml 乳糖蛋白胨培养液的 5 个试管中（内有倒管），分别加入 1ml 1∶10 稀释的水样。共计 15 管，三个稀释度。将各管充分混匀，置于 37℃恒温箱内培养 24h。

（3）平板分离和复发酵试验的检验步骤同"生活饮用水检验方法"。

（4）根据证实总大肠菌群存在的阳性管数，查表 7-4 "最可能数（MPN）表"，即求得每 100ml 水样中存在的总大肠菌群数。我国目前系以 1L 为报告单位，故 MPN 值再乘以 10，即为 1L 水样中的总大肠菌群数。

表7-4　最可能数（MPN）表

出现阳性份数			每100ml水样中细菌数的最可能数	95%可信限值	
10ml 管	1ml 管	0.1ml 管		下限	上限
0	0	0	<2		
0	0	1	2	<0.5	7
0	1	0	2	<0.5	7
0	2	0	4	<0.5	11
1	0	0	2	<0.5	7
1	0	1	4	<0.5	11
1	1	0	4	<0.5	15
1	1	1	6	<0.5	15
1	2	0	6	<0.5	15
2	0	0	5	<0.5	13
2	0	1	7	1	17
2	1	0	7	1	17
2	1	1	9	2	21
2	2	0	9	2	21
2	3	0	12	3	28
3	0	0	8	1	19
3	0	1	11	2	25
3	1	0	11	2	25
3	1	1	14	4	34
3	2	0	14	4	34
3	2	1	17	5	46
3	3	0	17	5	46
4	0	0	13	3	31
4	0	1	17	5	46
4	1	0	17	5	46
4	1	1	21	7	63
4	1	2	26	9	78

续表

出现阳性份数			每100ml水样中细菌数的最可能数	95%可信限值	
10ml管	1ml管	0.1ml管		下限	上限
4	2	0	22	7	67
4	2	1	26	9	78
4	3	0	27	9	80
4	3	1	33	11	93
4	4	0	34	12	93
5	0	0	23	7	70
5	0	1	34	11	89
5	0	2	43	15	110
5	1	0	33	11	93
5	1	1	46	16	120
5	1	2	63	21	150
5	2	0	49	17	130
5	2	1	70	23	170
5	2	2	94	28	220
5	3	0	79	25	190
5	3	1	110	31	250
5	3	2	140	37	310
5	3	3	180	44	500
5	4	0	130	35	300
5	4	1	170	43	190
5	4	2	220	57	700
5	4	3	280	90	850
5	4	4	350	120	1000
5	5	0	240	68	750
5	5	1	350	120	1000
5	5	2	540	180	1400
5	5	3	920	300	3200
5	5	4	1600	640	5800
5	5	5	≥2400		

例如，某水样接种10ml的5管均为阳性；接种1ml的5管中有2管为阳性；接种1∶10的水样1ml的5管均为阴性。从最可能数（MPN）表中查检验结果5-2-0，得知100ml水样中的总大肠菌群数为49个，故1L水样中的总大肠菌群数为49×10=490个。

对污染严重的地表水和废水，初发酵试验的接种水样应做1∶10、1∶100、1∶1000或更高倍数的稀释，检验步骤同"水源水"检验方法。

如果接种的水样量不是10ml、1ml和0.1ml，而是较低或较高的三个浓度的水样量，也可查表求得MPN，再经下面公式换算成每100ml的MPN值。

接种水样总量300ml（100ml 2份，10ml 10份）表7-3；接种5份10ml水样、5份1ml水样、5份0.1ml水样时，不同阳性及阴性情况下100ml水样中细菌数的MPN和95%可信限值，见表7-4。

3. 水源水 操作步骤同生活用水或食品生产用水的检验。同时应注意,接种量1ml及1ml以内用单倍乳糖胆盐发酵管;接种量在1ml以上者,应保证接种后发酵管(瓶)中的总液体量为单倍培养液量。然后根据证实有大肠菌群存在的阳性管(瓶)数,查表7-5、表7-6、表7-7、表7-8、表7-9、表7-10,报告每升水样中的大肠菌群数(MPN)。

(1)采样:用于检验的水样量,应根据预计水源水的污染程度选用下列各量。

1)严重污染水:1ml、0.1ml、0.01ml、0.001ml各1份。

2)中度污染水:10ml、1ml、0.1ml、0.01ml各1份。

3)轻度污染水:100ml、10ml、1ml、0.1ml各1份。

4)大肠菌群变异不大的水源水:10ml 10份。

(2)初步发酵试验:在2个各装有50ml的3倍浓缩乳糖胆盐蛋白胨培养液(可称为3倍乳糖胆盐)的三角瓶中(内有倒置杜氏小管),以无菌操作各加水样100ml。在10支装有5ml的3倍乳糖胆盐的发酵试管中(内有倒置小管),以无菌操作各加入水样10ml。如果饮用水的大肠菌群数变异不大,也可以接种3份100ml水样。摇匀后,37℃培养24h。

(3)平板分离:经24h培养后,将产酸产气及只产酸的发酵管(瓶),分别划线接种于伊红-亚甲蓝琼脂平板(EMB培养基)上,37℃培养18~24h。大肠菌群在EMB平板上,菌落呈紫黑色,具有或略带或不带金属光泽,或者呈淡紫红色,仅中心颜色较深;挑取符合上述特征的菌落进行涂片,革兰染色,镜检。

(4)复发酵试验:将革兰阴性无芽胞杆菌的菌落的剩余部分接于单倍乳糖发酵管中,为防止遗漏,每管可接种来自同一初发酵管的平板上同类型菌落1~3个,37℃培养24h,如果产酸又产气者,即证实有大肠菌群存在。

(5)报告:根据证实有大肠菌群存在的复发酵管的阳性管数,查表7-5或表7-6,报告每升水样中的大肠菌群数(MPN)。

表7-5 大肠菌群检索表(饮用水)

10ml水量阳性管数	每升水样中大肠菌群数			备注
	0	1	2	
0	<3	4	11	
1	3	8	18	
2	7	13	27	
3	11	18	38	
4	14	24	52	
5	18	30	70	接种水样总量300ml(100ml 2份,10ml 10份)
6	22	36	92	
7	27	43	120	
8	31	51	161	
9	36	60	230	
10	40	69	>230	

表7-6 大肠菌群数变异不大的饮用水

阳性管数	0	1	2	3	接种水样总量300ml(3份100ml)
每升水样中大肠菌群数	<3	4	11	>18	

表7-7　大肠菌群检索表（严重污染水）

接种水样量/ml				每升水样中大肠菌群数	备注
1	0.1	0.01	0.001		
-	-	-	-	<900	接种水样总量为 1.111（1ml、0.1ml、0.01ml、0.001ml各一份）
-	-	-	+	900	
-	-	+	-	900	
-	+	-	-	950	
-	-	+	+	1800	
-	+	-	+	1900	
-	+	+	-	2200	
+	-	-	-	2300	
-	+	+	+	2800	
+	-	-	+	9200	接种水样总量为 1.111（1ml、0.1ml、0.01ml、0.001ml各一份）
+	-	+	-	9400	
+	-	+	+	18 000	
+	+	-	-	23 000	
+	+	-	+	96 000	
+	+	+	-	238 000	
+	+	+	+	>238 000	

表7-8　大肠菌群检索表（中度污染水）

接种水样量/ml				每升水样中大肠菌群数	备注
10	1	0.1	0.01		
-	-	-	-	<90	
-	-	-	+	90	
-	-	+	-	90	
-	+	-	-	95	
-	-	+	+	180	
-	+	-	+	190	
-	+	+	-	220	
+	-	-	-	230	接种水样总量为 11.11（10ml、1ml、0.1ml、0.01ml各一份）
-	+	+	+	280	
+	-	-	+	920	
+	-	+	-	940	
+	-	+	+	18 00	
+	+	-	-	23 00	
+	+	-	+	96 00	
+	+	+	-	238 00	
+	+	+	+	>238 00	

表7-9 大肠菌群检索表（轻度污染水）

接种水样量/ml				每升水样中大肠菌群数	备注
100	10	1	0.1		
-	-	-	-	<9	接种水样总量为 111.1（100ml、10ml、1ml、0.1ml 各一份）
-	-	-	+	9	
-	-	+	-	9	
-	+	-	-	9.5	
-	-	+	+	18	
-	+	-	+	19	
-	+	+	-	22	
+	-	-	-	23	
-	+	+	+	28	接种水样总量为 111.1（100ml、10ml、1ml、0.1ml 各一份）
+	-	-	+	92	
+	-	+	-	94	
+	-	+	+	180	
+	+	-	-	230	
+	+	-	+	960	
+	+	+	-	2380	
+	+	+	+	>2380	

表7-10 大肠菌群变异不大的水源水

阳性管数	0	1	2	3	4	5	6	7	8	9	10
每升水样中大肠菌群数	<10	11	22	36	51	69	92	120	160	230	>230
备注	接种水样总量100ml（10ml 10份）										

二、滤膜法

【仪器与试剂】

1. 仪器与器皿 抽气设备；恒温培养箱；光学显微镜；酒精灯；镍铬丝接种棒；载玻片；滤器（容量500ml）；滤膜（3号）；无齿镊子；灭菌培养皿（直径100mm）；灭菌试管（5mm×150mm）；灭菌吸管（1ml、5ml、10ml）；灭菌三角烧杯（200ml、500ml、2000ml）；锥形瓶（500ml、1000ml）；采样瓶；灭菌的带塞三角瓶。

2. 培养基与试剂 品红亚硫酸钠培养基；乳糖蛋白胨培养液；革兰染色液。

【实验步骤】

1. 准备工作

（1）滤膜灭菌：将3号滤膜放入烧杯中，加入蒸馏水，置于沸水浴中蒸煮灭菌3次，每次15min。前2次煮沸后需换无菌水洗涤2～3次，以除去残留溶剂。

（2）滤器灭菌：准备容量为500ml的滤器，用点燃的乙醇棉球火焰灭菌，也可用121℃高压灭菌20min。

（3）滤膜鉴定试验：用滤膜过滤已知大肠菌群悬液，过滤后，将滤膜贴于品红亚硫酸钠培养基上，经37℃培养16~18h，滤膜上应生长出大肠菌群典型特征的菌落。随即过滤，将滤液接种于乳糖蛋白胨培养液，经37℃培养24h，应无产酸产气现象，即证实滤膜能将大肠菌群全部截留在滤膜上，滤膜经过鉴定，符合要求可以使用。

2. 过滤水样

（1）用无菌镊子夹取灭菌滤膜边缘部分，将粗糙面向上贴放于已灭菌的滤床上，轻轻地固定好滤器漏斗。水样摇匀后，取333ml注入滤器中，加盖，打开滤器阀门，在-50kPa压力下进行抽滤。

（2）水样滤完后再抽气约5s，关上滤器阀门，取下滤器，用无菌镊子夹取滤膜边缘部分，移放在品红亚硫酸钠培养基上，滤膜截留细菌面向上与培养基完全紧贴，两者间不得留有间隙或气泡。若有气泡需用镊子轻轻压实，倒放在37℃培养箱内培养16~18h。

3. 结果判定

（1）挑选符合下列特征的菌落进行革兰染色，镜检。

1）紫红色，具有金属光泽的菌落。

2）深红色，不带或略带金属光泽的菌落。

3）淡红色，中心颜色较深的菌落。

（2）凡是革兰阴性无芽胞杆菌，需再接种于乳糖蛋白胨半固体培养基，37℃培养6~8h，产气者，则判定为大肠菌群阳性。

（3）1L水样中大肠菌群数等于滤膜法生长的大肠菌群菌落数乘以3。

（马淑一　于敬达）

实验五　肉中沙门菌的检测

【实验目的】 掌握沙门菌的形态、染色特性、培养特性、生化反应及检验程序；熟悉沙门菌的血清学鉴定方法。

【实验原理】

1. 氧化酶试验原理　氧化酶是细胞色素呼吸酶系统的最终呼吸酶。具有氧化酶的细菌，首先使细胞色素 c 氧化，再由氧化型细胞色素 c 使对苯二胺氧化，生成有色的醌类化合物。

2. 过氧化氢酶（触酶）试验原理　具有过氧化氢酶（触酶）的细菌，能催化 H_2O_2 生成水和新生态氧，继而形成分子氧出现气泡。

3. 硝酸盐还原试验原理　硝酸盐还原反应包括两个过程：一是在合成过程中，硝酸盐还原为亚硝酸盐和氨，再由氨转化为氨基酸和细胞内其他含氮化合物；二是在代谢过程中，硝酸盐或亚硝酸盐代替氧作为呼吸酶系统中的终末受氢体。能使硝酸盐还原的细菌从硝酸盐中获得氧而形成亚硝酸盐和其他还原性产物。但硝酸盐还原的过程因细菌不同而异，有的细菌仅使硝酸盐还原为亚硝酸盐；有的细菌则可使其还原为亚硝酸盐和离子态的铵；有的细菌能使硝酸盐或亚硝酸盐还原为氮。

【仪器与试剂】

1. 仪器与器皿　高压灭菌器；恒温培养箱；均质器；振荡器；电子天平；接种环；接种针；酒精灯；载玻片；无菌吸管或微量移液器；无菌试管。

2. 培养基与试剂　缓冲蛋白胨水（BPW）；四硫酸钠煌绿增菌液（TTB）；亚硫酸盐胱氨酸增菌液（SC）；麦康凯琼脂（MAC）平板；SS琼脂平板；亚硫酸铋琼脂（BS）平板；HE琼脂；动力吲哚尿素培养基；西蒙柠檬酸盐（枸橼酸盐）培养基；尿素培养基；克氏双糖铁培

养基；葡萄糖蛋白胨水培养基；硝酸盐培养基；甲基红试剂；VP 试剂；硝酸盐 A、B 试剂；沙门菌 A~F 多价诊断血清；沙门菌因子诊断血清；3%过氧化氢溶液；革兰染色液；生理盐水。

3. 其他　变质肉；pH 试纸。

【实验步骤】

1. 标本采集及运送

（1）采样是食品检验中的一个重要环节，所采样品应具有代表性。采样的数量应能反映该食品和满足检验项目对样品量的需要，一式 3 份，供检验、复检、备查或仲裁。

（2）采样必须用灭菌器具，选用硬质玻璃瓶或聚乙烯制品，严格执行无菌操作。

（3）样品可分为大、中和小样三类。大样指一整批食品；中样指从样品各部分随机抽的混合样品，以 200g 为准；小样指做分析用的检样，以 25g 为准。食品微生物检验一般取小样。

（4）根据食品的种类采取不同的采样方法。如固体粉末和液体、半流体饮食品应先混匀后取样；袋、罐、瓶装食品应取未开封的完整体，应根据批号随机取样，同一批号取样件数，250g 以上的包装不得少于 6 个；250g 以下的包装不得少于 10 个。冷冻食品在冷冻状态取样，非冷冻食品需在 0~5℃保存。

（5）样品采集后应立即送检，一般不应超过 3h。

（6）样品在检验结束后，一般应保留 1 个月，以备需要时复检。易变质食品不予保留，保存时应加封并尽量保持原状。

2. 检验方法　食品中沙门菌的检验方法有四个基本步骤：即前增菌或选择性增菌、选择性平板分离沙门菌、生化试验（鉴定到属）、血清学分型鉴定。

（1）前增菌：将标本 25g 加入装有 225ml BPW 的无菌均质杯中，以 8000~10 000r/min 均质 1~2min；或置于盛有 225ml BPW 的无菌均质袋中，用拍击式均质器拍打 1~2min；或用乳钵加灭菌砂磨碎；无菌操作将样品转至 500ml 锥形瓶中，如使用均质袋，可直接进行培养，于 36℃±1℃培养 8~18h。如为冷冻产品，应在 45℃以下不超过 15min 或 2~5℃不超过 18h 解冻。

（2）增菌：轻轻摇动培养过的样品混合物，取 1ml，转种于 10ml TTB 内，于 42℃±1℃培养 18~24h。同时，取 1ml 接种于 100ml SC 内，36℃±1℃培养 18~24h。

（3）分离培养：取增菌液分别接种到 MAC 琼脂平板、SS 琼脂平板、BS 琼脂平板、HE 琼脂，36℃±1℃培养 18~24h。

（4）菌落观察：由于本菌不分解乳糖可少量分解蛋白质产碱，所以在 SS 琼脂和 MAC 琼脂平板上形成无色或淡黄色、半透明、圆形、凸起、边缘整齐的光滑湿润小菌落，产 H_2S 的菌株可在 SS 平板上形成中心带黑褐色的小菌落；在 HE 琼脂平板上，菌落为蓝绿色、蓝色或黄色，产 H_2S 的菌株其菌落中心黑色或几乎全黑色；在 BS 琼脂平板上，产 H_2S 的菌株的菌落为黑色有金属光泽、棕褐色或灰色，菌落周围培养基可呈黑色或棕色，有些菌株不产生 H_2S，形成灰绿色的菌落，周围培养基不变。

（5）生化反应

1）氧化酶试验：取氧化酶纸片，刮取 SS 琼脂上的较大的菌落，观察纸片颜色的变化，呈蓝紫色为阳性，不变色为阴性（如试剂为盐酸二甲基对苯二胺，阳性者则为红色），沙门菌氧化酶试验为阴性。

2）初步试验鉴定：将沙门菌分别接种在克氏双糖铁琼脂、动力吲哚尿素培养基、葡萄糖蛋白胨水管和硝酸盐培养基管中，经 35℃孵育 18~24h 后，加入相应试剂，观察结果，同时做过氧化氢酶（触酶）试验。

（6）沙门菌的血清学分型鉴定：待检菌形态、培养、生化反应疑为沙门菌，可选用沙门菌的多价诊断血清进行玻片凝集。首先用 A~F 群多价诊断血清做玻片凝集试验，在试验时应以生理盐水作对照。血清凝集试验在 5min 内不出现凝集者可确定为阴性。但若生化反应比较典型，应考虑选用 Vi 凝集试验（伤寒和丙型副伤寒沙门菌具有 Vi 抗原），若凝集，则用无菌生理盐水将菌洗下，制成浓厚的悬液，100℃水浴 15min（破坏 Vi 抗原），再与 A～F 群多价"O"诊断血清做凝集试验。若与 A～F 群多价"O"血清发生凝集，应再与沙门菌"O"单价因子血清分别做玻片凝集试验，以确定该菌株属于的群别。一般先选用本地区检出率最高血清型的相应血清做玻片凝集反应。若已确定是何种血清型沙门菌，再分别用 H 因子血清先检查第一相抗原，然后检查第二相抗原，最后确定该菌种属于哪一型沙门菌。

综合上述生化和血清学试验的结果，对食品中沙门菌做出菌型判断，并报告结果。

【注意事项】

（1）严格遵守无菌操作规范。

（2）采样必须注意样品的生产日期、批号和代表性和均匀性，采样后立即送检。

（3）挑选典型菌落进行生化反应。

（4）血清学试验中取菌量要适宜，保证抗原-抗体的最佳比例。

【思考题】

（1）沙门菌检测的步骤有哪些？

（2）食品等卫生学检验的样本采集应掌握什么原则？

（3）如何做沙门菌血清凝集试验？

（4）用血清凝集试验解释结果应注意什么？

（于敬达　马淑一　刘永华）

实验六　奶粉中金黄色葡萄球菌的检测

【实验目的】　掌握金黄色葡萄球菌检测的基本程序；熟悉金黄色葡萄球菌检测的基本方法与步骤。

【实验原理】

1. 血浆凝固酶试验原理　致病性葡萄球菌能产生一种凝固人和兔血浆的酶，可分为结合型血浆凝固酶与游离型血浆凝固酶两种。结合型血浆凝固酶直接作用于血浆中的纤维蛋白原变成纤维蛋白而附着于细菌表面，发生凝集，可用玻片法测出；分泌至菌体外的游离型凝固酶，作用类似凝血酶原，可被人或兔血浆中协同因子激活变成凝固酶样物质，使液态的纤维蛋白原变成固态的纤维蛋白，进而使血浆凝固，可用试管法测出。

2. 耐热核酸酶测定原理　致病性葡萄球菌能产生一种耐热核酸酶，能将 DNA 水解成由几个单核苷酸组成的寡核苷酸链。水解后的 DNA 短链与甲苯胺蓝结合，使甲苯胺蓝核酸琼脂显粉红色。非致病性葡萄球菌虽然也能产生 DNA 酶，但不耐热。因此耐热 DNA 酶测定可作为鉴定致病性葡萄球菌的重要指标。

3. 甘露醇发酵试验原理　致病性葡萄球菌多能发酵甘露醇产酸，使培养基由紫色变为黄色。

【仪器与试剂】

1. 仪器与器皿　恒温培养箱；光学显微镜；接种环；接种针；载玻片。

2. 培养基与试剂　普通营养琼脂平板；血琼脂平板；Baird-Parker 平板；7.5%氯化钠肉汤培养基；胰酪胨大豆肉汤培养基；甘露醇发酵管；甲苯胺蓝核酸琼脂平板；葡萄糖微量发酵管；新鲜 EDTA 抗凝血浆（人或兔）；3% 过氧化氢溶液；革兰染色液；生理盐水等。

3. 其他　可疑奶粉；香柏油；擦镜液。

【实验步骤】
1. 样品的采取和送检
(1) 散装或大型包装的乳品检样：用灭菌刀、勺取样。在采集另一件样品前，应将用过的刀、勺清洗灭菌。采样时应注意采取不同的部位，使样品有代表性。样品放入灭菌器内，及时送检。
(2) 小型包装的乳品检样：应采取整件包装，奶粉 1 瓶或 1 包。采样时应注意包装的完整性。
(3) 成批产品质量的检样：采样量一般以 1‰ 的比率抽取，应注意代表性，不足千件者抽取 1 件。

2. 检样处理
(1) 罐（瓶）装乳粉：将罐或瓶表面先用温水洗净，再用点燃的乙醇棉球消毒瓶或罐的上表面，然后用灭菌的开罐器打开罐或瓶面，以无菌程序称取 25g 检样，放入装有玻璃珠的三角烧瓶内，然后徐徐加入 225ml 温热的灭菌生理盐水（先加少许使乳粉调成糊状，再全部加入，以免奶粉结块）。振摇均匀，使充分溶解后即为 1∶10 稀释液。
(2) 袋装乳粉：可用 75% 的乙醇棉球擦拭消毒袋口后，以无菌程序开封取样，以后操作同罐（瓶）装乳粉。

3. 增菌培养　用无菌吸管吸取上述稀释液 5ml 加入 7.5% 氯化钠肉汤或胰酪胨大豆肉汤 45ml 培养基内，置 37℃ 温箱培养 24h。增菌后肉汤中呈浑浊生长，胰酪胨大豆肉汤内有时液体澄清，菌量多时呈浑浊生长。

4. 分离培养　直接取可疑奶粉或增菌培养物划线接种至血平板或 Baird-Parker 平板，经 37℃ 孵育 18~24h 后观察菌落。取可疑菌落做革兰染色镜检。根据形态染色特性，然后进一步做生化反应鉴定。

5. 生化反应
(1) 过氧化氢酶（触酶）试验：本试验用于初步区别葡萄球菌和链球菌，前者为阳性，后者为阴性。
(2) 血浆凝固酶试验
1) 方法
玻片法：取人或兔血浆和盐水各一滴，分别置于洁净的玻片上，挑取可疑菌落分别与血浆和盐水混合；试管法：取试管 2 支，各加 0.5ml 人或兔血浆和生理盐水，挑取被检菌分别加入血浆中并混匀，于 37℃ 水浴 3~4h。
2) 结果判断、解释和报告：玻片法以血浆中有明显颗粒出现而盐水中无自凝现象判为阳性，反之，细菌在血浆中呈均匀混浊则为阴性；试管法以血浆凝固判为阳性，反之，试管内血浆不凝固仍流动的，则为阴性。若阴性，应继续观察到 24h，仍不凝固者为阴性。
3) 临床意义：血浆凝固酶试验被广泛用于常规鉴定金黄色葡萄球菌与其他葡萄球菌，常作为鉴定葡萄球菌致病性的主要依据之一，金黄色葡萄球菌的本试验为阳性，表皮和腐生葡萄球菌为阴性。
(3) 耐热核酸酶测定
1) 方法
玻片法：取熔化好的甲苯胺蓝核酸琼脂 3ml 均匀浇在载玻片上，待琼脂凝固后打上 6~8 个孔径 2~5mm 的小孔，各孔分别加 1 滴经沸水浴 3min 处理过的待检菌和阳性、阴性对照葡萄球菌培养物，37℃ 孵育 3h，观察有无粉红色圈及其大小。
平板法：在已形成葡萄球菌菌落的平板上挑选待检菌并做好标记，置 60℃ 烤箱加热 2h（使不耐热的 DNA 酶灭活），取出后平板上倾注 10ml 已预先熔化的甲苯胺蓝核酸琼脂，37℃ 孵育

3h，观察菌落周围有无粉红色圈。

划线刺中法：将24h肉汤培养物沸水浴处理15min，用接种划线刺中于甲苯胺蓝DNA琼脂平板上，37℃±1℃培养24h，观察刺中线周围有无淡粉红色出现。

2）结果判断、解释和报告：玻片法孔外出现粉红色圈的为阳性；平板法葡萄球菌菌落周围有粉红色圈的为阳性。金黄色葡萄球菌的本试验为阳性，表皮和腐生葡萄球菌为阴性。

（4）甘露醇发酵试验

1）方法：将待检菌分别接种于2支甘露醇发酵管，其中一支滴加灭菌的液状石蜡（不低于1cm），35℃培养18~24h后观察结果。

2）结果判断、解释和报告：2支培养基均混浊，由紫色变为黄色为甘露醇发酵试验阳性，2支都为紫色或只有一支变为黄色为阴性。金黄色葡萄球菌的本试验为阳性，表皮和腐生葡萄球菌为阴性。

（5）肠毒素测定

1）琼脂扩散试验：金黄色葡萄球菌肠毒素与肠毒素抗血清在琼脂板上可形成白色沉淀线。

2）ELISA法：利用双抗体夹心法，测定标本中金黄色葡萄球菌产生的肠毒素。

3）动物试验：金黄色葡萄球菌产生的肠毒素是一种耐热性蛋白质，通常在100℃ 30min不被破坏，注入动物后可产生食物中毒的症状。

综合上述试验的结果，对食品是否污染金黄色葡萄球菌做出判断，并报告结果。

【注意事项】

（1）严格遵守无菌操作规范。

（2）过氧化氢酶（触酶）试验中不宜使用血琼脂平板上生长的菌落，因红细胞含有过氧化氢酶（触酶），可致结果呈假阳性反应；此外，3%过氧化氢溶液应新鲜配制。

（3）挑选典型菌落进行生化反应。

【思考题】

（1）试述金黄色葡萄球菌的检测步骤？

（2）葡萄球菌引起食物中毒的发病机制是什么？

（3）怎样判定由葡萄球菌引起的食物中毒？

（于敬达　马淑一　刘永华）

实验七　变质食品中蜡样芽胞杆菌的检测

【实验目的】　掌握蜡样芽胞杆菌检测的主要步骤和方法；熟悉蜡样芽胞杆菌菌落的观察方法和生化反应结果的判断。

【实验原理】　乳光反应实验原理：本菌能产生卵磷脂酶，在有Ca^{2+}存在时，能迅速分解卵磷脂，生成甘油酯和水溶性磷酸胆碱，故在菌落周围出现乳白色混浊环，称乳光反应或卵黄反应。

【材料与试剂】

1. 仪器与器皿　恒温培养箱；光学显微镜；菌落计数器；接种环；接种针；L形玻璃棒；载玻片。

2. 培养基与试剂　营养琼脂平板；血琼脂平板；甘露醇卵黄多黏菌素琼脂平板（MYP）；10%卵黄琼脂；L-酪氨酸琼脂培养基；胰酪胨大豆羊血琼脂（TSSB）；溶菌酶肉汤；硝酸盐肉汤；葡萄糖发酵管；麦芽糖发酵管；蔗糖发酵管；木糖发酵管；乳糖发酵管；甘露醇发酵管；

蛋白胨水；葡萄糖蛋白胨水；枸橼酸盐培养基；明胶培养基；革兰染色液；3%过氧化氢；VP试剂；吲哚试剂；鞭毛染色液；无菌磷酸盐缓冲液；无菌生理盐水等。

3. 其他 变质米饭；香柏油；擦镜液；小鼠；家兔等。

【实验步骤】

1. 样品的保存与送检 样品应保持在6℃以下运送并尽可能不使其冷冻。送达实验室后，应保存于4℃并尽快进行检验。如在4日内不能进行检验，应将样品储存在-20℃，检验前再于室温下解冻。脱水食品可在室温下送检和储存。

2. 样品的制备

（1）用无菌操作的方法称取可疑食品50g放于无菌均质杯中。

（2）加450ml无菌磷酸盐缓冲液于均质杯中以18 000～20 000r/min离心，2min，制成1:10样品稀释液。

（3）取1:10稀释液10ml加到含有90ml无菌磷酸盐缓冲液的稀释瓶中，充分混匀制成1:100的稀释液。

（4）每个稀释度换用1支10ml灭菌吸管，按上述操作程序进行10倍递增稀释直至10^{-6}。

3. 活菌计数

（1）倾注平板法将标本用无菌生理盐水稀释成不同浓度：10^{-1}、10^{-2}、10^{-3}、10^{-4}、10^{-5}等，取不同稀释度的标本各1ml分别注入直径90mm无菌平皿，迅速加入溶化并冷却至约50℃的营养琼脂15ml，轻轻转动平板使之充分混匀，待凝固后翻转平板。置35℃温箱孵育18～24h，计数菌落形成单位（colony forming unit, cfu），按式（7-4）计算出每ml标本中的细菌数：

$$1ml 标本中的活菌数 = 全平板 cfu \times 稀释倍数 \quad (7-4)$$

（2）乳光反应计数法按"倾注平板法"将检样稀释成不同稀释度，取各稀释液0.1ml加于MYP上，以灭菌L形玻璃棒均匀涂布于整个琼脂表面，每个稀释度接种2个卵黄琼脂平板。置35℃培养6h，本菌在此平板上产生乳光反应，易于识别。选取菌落数在30左右的平板进行计数。计数后从中挑取5个可疑菌落进一步做证实试验。根据证实为蜡样芽胞杆菌的菌落数计算出该平皿内的蜡样芽胞数，然后乘上稀释倍数即得每克样品中所含蜡样芽胞杆菌数。如10^{-4}稀释液的平皿内菌落数为25个，取5个鉴定，其中4个证实为该菌，则1g（ml）检样中的蜡样芽胞杆菌数为：$25 \times 4/5 \times 10^4 \times 10 = 2 \times 10^6$。

4. 形态观察 板上的可疑菌落进行涂片革兰染色可见革兰阳性大杆菌，两端稍钝圆，多数呈链状排列，少数有单个、成双或不规则排列。培养6h后形成芽胞，芽胞椭圆形，位于菌体中央或次末端，不突出菌体。鞭毛染色可见有周鞭毛，无荚膜。

5. 菌落观察 疑食物或培养物加适量生理盐水研磨后划线接种于普通营养琼脂平板和血琼脂平板上，经35℃孵育18～24h后观察菌落。在普通营养琼脂平板上形成圆形、凸起、表面粗糙、边缘呈扩散状、不透明的菌落，应光看呈白蜡状；在血琼脂平板上出现的菌落呈浅灰色似毛玻璃状外观，并有明显的草绿色或透明的溶血环。在卵黄琼脂平板上由于产生卵磷脂酶分解培养基中的卵磷脂，菌落周围形成乳白色混浊环。

6. 生化反应

（1）碳水化合物试验：将普通营养琼脂平板和血琼脂平板上的单个可疑菌落分别接种到葡萄糖、麦芽糖、蔗糖、乳糖、甘露醇、微量发酵管和葡萄糖蛋白胨水，枸橼酸盐培养基上，35℃孵育18～24h后观察结果。该菌能分解葡萄糖、麦芽糖、蔗糖，不分解乳糖、甘露醇、木糖，不产生吲哚，过氧化氢酶（触酶）、VP试验阳性。枸橼酸盐利用试验阳性。

（2）含氮化合物试验：将可疑菌落分别接种到明胶培养基，经35℃孵育18～24h后观察结果。该菌可液化明胶。

（3）乳光反应

1）方法：用接种针挑取可以菌落点种在10%卵黄琼脂平板上，35℃孵育3h。

2）结果和意义：3h无菌落生长，但在点种处可出现混浊环，6h后混浊环直径可扩大至5～6mm。用于测定细菌能否产生卵磷脂酶，也可以此来计数菌落。

（4）过氧化氢酶（触酶）试验：阳性。

（5）L-酪氨酸分解试验：接种于L-酪氨酸琼脂培养基上，35℃培养48h，阳性反应菌落周围培养基应出现澄清透明区（表示产生酪蛋白酶）。阴性时应继续培养72h再观察。

（6）溶菌酶试验：用直径2mm接种环取纯菌悬液一环，接种于溶菌酶肉汤中，35℃培养24h。该菌在含0.001%的溶菌酶的培养基中能正常生长。如出现阴性反应，应继续培养24h。

（7）硝酸盐还原试验：接种于硝酸盐肉汤中。35℃培养24h。加硝酸盐试剂后应为阳性反应。

7. 蜡样芽胞杆菌与类似菌的鉴别试验

（1）动力试验：用接种针挑取培养物穿刺接种于动力培养基中，30℃培养24h。有动力蜡样芽胞杆菌应沿穿刺线呈扩散生长，而蕈状芽胞杆菌常常呈绒毛状生长，形成所谓的蜂巢状扩散。也可用悬滴法检查。蜡样芽胞杆菌和苏云金芽胞杆菌通常运动极为活泼，而炭疽杆菌则不运动。

（2）根状生长试验：用接种环取培养物接种于营养琼脂平板上，30℃培养18～24h。蜡样芽胞杆菌群的多数菌株形成粗糙的似毛玻璃状或融蜡状的菌落。其中唯独蕈状芽胞杆菌则形成根状生长的特征。

（3）溶血试验：取培养物接种于胰酪胨大豆羊血琼脂平板上，30～32℃培养24h。蜡样芽胞杆菌落周围呈现β型完全溶血的溶血环。苏云金芽胞杆菌和蕈状芽胞杆菌呈现弱的溶血现象，而炭疽芽胞杆菌通常为不溶血。

（4）蛋白质结晶毒素试验：取经30℃培养24h并于室温放置2～3日的营养琼脂培养物少许于载玻片上，滴加蒸馏水混涂成薄膜。经自然干燥，微火固定后，于涂膜加甲醇30min后倾掉，再通过火焰干燥，于载片上滴满0.5%碱性复红液，放火焰上加热微见蒸汽（勿使染液沸腾）后持续1.5min，移去火焰，使载片放置0.5min再倾去染液。用洁净自来水彻底清洗、晾干、镜检。观察有无游离芽胞和染成黑色的菱形毒素结晶体。如发现游离芽胞形成的不丰富，应将培养物置室温2～3日再行检查。苏云金芽胞杆菌用此法检测为阳性，而蜡样芽胞杆菌群的其他菌种则为阴性。

8. 动物试验

（1）毒力试验：将研磨后的可疑食物或培养物3～5ml接种于18～20g小鼠腹腔内。小鼠于接种后12～18h内死亡，解剖死亡小鼠，取心血涂片，做革兰染色，可见蜡样芽胞杆菌典型形态。

（2）毒素测定

1）呕吐型肠毒素：米饭中加入食盐，使氯化钠含量为0.95%，经115℃ 15min灭菌后，将分离菌接种于其内，置30℃温箱内培养18～20h取出，将其用淀粉酶处理，经聚乙二醇透析浓缩后，用导管投入猴子或小猫的胃内，观察其是否发生呕吐。

2）腹泻型肠毒素

A. 家兔肠管结扎试验：在家兔回肠部，于10～15cm的间隔进行结扎，共可扎6段，段与段之间应留有2cm的间隔。在所结扎的回肠袢内注入培养物滤液2ml，6～8h后剖腹检查其中肠液潴留情况。一般说来，如果积累的液体量对肠袢长度的比例（V/L）在0.5以上，即有诊断价值。

B. 毒素致死试验：从小白鼠（20～25g）尾静脉注入培养物滤液0.1～0.4ml，观察1～2h，观察小白鼠是否死亡。当毒素量多时，小白鼠在 1min 内就死去，即有诊断价值。

【注意事项】

（1）因暴露于空气中的食品在一定程度上受到蜡样芽胞杆菌的污染，故不能因分离出本菌就认为是引起食物中毒的病原菌。一般认为，蜡样芽胞杆菌数大于 10^5 个/g（或 10^5 个/ml），即有发生食物中毒的可能性。

（2）蜡样芽胞杆菌在 20～40℃、pH 为 4.0～9.3 条件下，本菌污染食品后可迅速繁殖，并产生大量肠毒素，进食后可引起食物中毒。

（3）对蜡样芽胞杆菌引起食物中毒的细菌学检验，除分离鉴定细菌及活菌计数外，必要时还应进行肠毒素测定。

【思考题】

（1）试述蜡样芽胞杆菌的检测步骤？

（2）怀疑由蜡样芽胞杆菌引起的食物中毒，在检验时应注意什么？

（3）炭疽芽胞杆菌和枯草芽胞杆菌同属革兰阳性杆菌，在生化反应方面如何进行区分？

（4）为避免杂菌生长，食物中毒检样在分离培养基时宜使用选择性培养基（如甘露醇卵黄多黏菌素琼脂平板），试说明该培养基在分离培养时各组成成分对于蜡样芽胞杆菌分离所起的作用？

（于敬达　马淑一）

实验八　化妆品中铜绿假单胞菌的检测

【实验目的】　掌握铜绿假单胞菌检测的主要步骤、方法及如何对其生化反应结果进行判断；熟悉化妆品标本的采集原则；了解如何对铜绿假单胞菌菌落进行观察。

【仪器与试剂】

1. 仪器与器皿　恒温培养箱；高压灭菌器；灭菌平皿；灭菌刻度吸管；酒精灯；广口瓶；三角烧瓶；接种环；接种针；载玻片。

2. 培养基与试剂　SCDLP 液体培养基；普通营养琼脂平板；琼脂平板；麦康凯平板；KIA；十六烷三甲基溴化铵琼脂培养基；乙酰胺培养基；绿脓菌素测定用培养基（PDP 琼脂培养基）；明胶培养基；麦芽糖、木糖微量发酵管；硝酸盐培养基；枸橼酸盐培养基；葡萄糖蛋白胨水；肉汤培养基；1% 盐酸二甲基对苯二胺（氧化酶试剂）；硝酸盐还原试剂；吲哚试剂；3% H_2O_2；氯仿；1mol/L 的盐酸；革兰染色液；灭菌生理盐水等。

3. 其他　可疑化妆品；香柏油；擦镜液。

【实验步骤】

1. 样品的前处理

（1）亲水性样品（水包油型）：可取 10g 加到 90ml 带玻璃珠的灭菌生理盐水中，如样品量少于 10ml，仍按 10 倍稀释法进行。如为 5ml 则加 45ml 灭菌生理盐水，混匀后，制成 1：10 稀释液。

（2）疏水性样品（油包水型）：取样品 10g 先加 10ml 灭菌液状石蜡混匀，再加 10ml 灭菌的吐温 80，在 40～44℃水中振荡混匀 10min，加入灭菌生理盐水 75ml，在 40～44℃水浴中乳化，制成 1：10 悬液。或用均质器，将加有助溶剂、稀释液的样品放入均质器，均质 3～5min 后，取上清液待检（上清液的稀释倍数为 1：10）。

（3）膏、霜、乳剂半固体状样品

1)亲水性样品取10g加到90ml带玻璃珠的灭菌生理盐水的锥形瓶中,充分振荡混匀,放30~32℃水浴中静置15min,用其上清液作为1:10的稀释液。

2)疏水性样品称取10g,放到灭菌的研钵中,加10ml灭菌液状石蜡,研磨成黏稠状,再加10ml灭菌吐温80,研磨待溶解后,加70ml灭菌生理盐水,在40~44℃水浴中充分混匀,制成1:10稀释液。

(4)固体样品:取10g加到90ml带玻璃珠的灭菌生理盐水的锥形瓶中,充分振荡混匀,放30~32℃水浴中静置15min后取出,充分振荡混匀,再到30~32℃水浴中静置15min,取上清液作为1:10的稀释液。

如有均质器,上述亲水性膏、霜、乳剂等,可称10g样品加90ml的灭菌生理盐水,均质1~2min;疏水性膏、霜及眉笔、口红等,称取10g样品加90ml SCDLP液体培养基,或1g样品加1ml灭菌液状石蜡、1ml灭菌吐温80、7ml灭菌生理盐水,均质3~5min。

2. 增菌培养 取1:10稀释样品10ml加入90ml SCDLP液体培养基中,置37℃培养18~24h,进行增菌。如有铜绿假单胞菌生长,则培养基表面有一薄层菌膜,培养液呈黄绿色或蓝绿色。

3. 分离培养 从增菌液的菌膜处挑去培养物,划线接种于普通营养琼脂平板、麦康凯平板、十六烷三甲基溴化铵平板和血琼脂平板上,经37℃孵育18~24h后观察菌落特征及色素等。

(1)本菌为专性需氧菌,在普通营养琼脂平板上形成圆形、大小不一、边缘不整齐、扁平、光滑、湿润而常呈融合状态的菌落,琼脂被染成蓝绿色或黄绿色。

(2)在血琼脂平板上形成大而扁平、湿润、有金属光泽、有生姜味的灰绿色或蓝绿色菌落,菌落周围出现的菌落呈有透明的溶血环。

(3)在麦康凯平板上形成微小、半透明菌落,48h后菌落中央常呈棕绿色。十六烷三甲基溴化铵平板具有较强的选择性,大肠埃希菌不能生长,革兰阳性菌生长较差,而铜绿假单胞菌则生成无定型扁平菌落,向周边扩散或略有蔓延、表面湿润,菌落呈灰白色,菌落周围培养基常扩散有水溶性色素。

4. 染色镜检 将可疑菌落进行涂片革兰染色可见革兰阴性球杆状或长丝状,成双或成链排列。不染色标本动力观察,运动活跃;鞭毛染色,一端有1~3根红色的鞭毛。

5. 生化反应 将上述几个平板上的可疑菌落接种到各种生化培养基中。

(1)氧化酶、触酶试验、本菌均阳性。

(2)绿脓菌素提取试验:取营养琼脂斜面培养物接种于绿脓菌素测定用培养基(PDP)斜面上,36℃±1℃培养24h后,观察斜面有无色素,如有色素,在试管内加氯仿3~5ml,以无菌玻棒搅碎培养基并充分振摇。使培养物中的色素完全萃取在氯仿液内。静置片刻,待氯仿分层,用吸管将氯仿移至另一试管中,加入盐酸试液(1mol/L)约1ml,振摇后静置片刻,如在盐酸液层内出现粉红色即为阳性反应,无粉红色出现为阴性反应。本试验可用未接种的PDP琼脂培养基斜面作阴性对照,阴性对照试验应呈阴性。如培养基斜面无色素产生,应于室温培养1~2日再按上法试验。凡经再次检验,绿脓菌素试验仍为阴性者应继续以下试验。

(3)42℃生长试验:挑去纯培养物,接种在普通琼脂斜面培养基上,放41~42℃培养箱中,培养24~48h。铜绿假单胞菌能生长,为阳性,而近似的荧光假单胞菌则不能生长。

(4)明胶液化试验:以接种针蘸取营养琼脂斜面培养物少许,穿刺接种于明胶培养基中,穿刺深度应接近培养基的底部,于36℃±1℃培养24h。取出放入0~4℃冰箱内10~30min。如培养基呈溶液状,即为明胶液化试验阳性反应;如明胶呈凝固状,为阴性反应。

(5)硝酸盐还原产气试验:以接种环蘸取少许营养琼脂斜面培养物接种于硝酸盐胨水培养基中,置36℃±1℃培养24h,观察结果。如在培养基内的小倒管中有气体产生,即为阳性反应，表明该培养物能还原硝酸盐，并将亚硝酸盐分解产生氮气。小倒管内无气泡者为阴性反应。

（6）血清学分型

1）噬菌体分型：所应用的噬菌体现有 24 株，分型率达 90%。

2）血清学分型：利用 O 抗原进行分型，目前可分 20 个血清型。

3）质粒指纹图分析：此项技术是对同种细菌的不同株进行同源性分析的一种方法。根据细菌携带质粒的情况进行分析。

6. 结果评价

（1）被检样品经增菌分离培养后，在分离平板上有典型或可疑菌落生长，经证实为革兰阴性杆菌，氧化酶及绿脓菌素试验皆为阳性者，即报告 1g 或 1ml 供试品检出铜绿假单胞菌。

（2）如绿脓菌素试验阴性，而液化明胶、硝酸盐还原产气和 42℃生长试验三者皆为阳性时，亦报告 1g 或 1ml 供试品检出铜绿假单胞菌。

（3）凡与以上结果不符合时，报告 1g 或 1ml 供试品未检出铜绿假单胞菌。

【注意事项】

（1）明胶液化试验应注意：试验接种前，培养基应为固态，否则需将培养基置冰箱内使之凝固后，再穿刺接种。此外，试验应同时设未接种细菌的阴性对照管，与试验管同时培养并观察结果。

（2）在缺乏十六烷基三甲基溴化铵培养基时也可用乙酰胺培养基进行分离，将菌液划线接种于平板上，放 37℃培养 24h，铜绿假单胞菌在此培养基上生长良好，菌落扁平，边缘不整，菌落周围培养基略带粉红色，其他菌不生长。

【思考题】

（1）试述铜绿假单胞菌的检测步骤？

（2）化妆品等卫生学检验的样本采集、处理方式应掌握什么原则？

（于敬达　马淑一）

实验九　物体表面乙型肝炎表面抗原的检测

【实验目的】　掌握乙肝病毒 HBsAg 检测的原理和方法；熟悉物体表面乙肝病毒 HBsAg 样本采样方法。

【实验原理】　酶联免疫吸附实验（ELISA）双抗体夹心法：属于非竞争结合测定，是检测抗原最常用的方法，适用于检测含有至少 2 个抗原决定簇的多价抗原。将单克隆乙肝抗体（抗 HBs）吸附于固相载体上，加入待测标本及酶标抗体（多克隆抗-HBs-HRP），当标本中存在 HBsAg 时，该 HBsAg 与包被抗-HBs 结合并与酶标抗体结合形成抗-HBs-HBsAg-抗 HBs-HRP 复合物，加入 TMB 底物溶液显色测定，固相载体上的酶催化底物呈现有色产物，根据颜色反应的程度进行该抗原的定性或定量检测。

【仪器与试剂】

1. 仪器与器皿　全自动酶免分析仪；水浴箱或恒温箱；微孔振荡器；洗板机或洗瓶机；酶标仪；微量移液器。

2. 试剂　HBsAg 成套试剂盒（含酶联板、酶结合物、阳性对照、阴性对照、洗涤液、显色剂、终止液、封片纸、自封塑料袋）。

3. 其他　待检血清标本。

【实验步骤】

1. 样本采集 用棉拭子蘸 1%血清磷酸盐缓冲液（pH 7.2～7.4），对医院门把手、水龙头和医疗器械等表面涂抹 10 次，对桌面、样品台、床头柜等用规格板涂抹采样 $100cm^2$。将棉拭子浸入 1.5ml 磷酸盐缓冲液中，带回实验室。将样品置 4℃冰箱内过夜，取浸出液用酶联免疫吸附实验检测 HBsAg。

2. 检测步骤

（1）实验准备：从冷藏环境中取出试剂盒，在室温下平衡 30min，同时将试剂盒中的浓缩洗涤液做 1∶20 稀释。

（2）加样：按待测样本的数量取一定量的预包被酶联板。每次实验设空白对照 1 孔，阴性对照、阳性对照各 2 孔。在反应孔中依次加入阴、阳性对照及待检标本各 50μl。

（3）加酶结合物：每孔加 50μl 酶结合物，空白对照孔不加，充分混匀，贴上封片纸，置 37℃温育 30min。

（4）洗板

1）手工洗板：弃去反应板条孔内液体，在吸水纸上拍干；用洗涤液注满每孔，静置 5～10s，弃去孔内洗涤液，在滤纸上拍干，如此反复至少 5 次，拍干。

2）洗板机洗板：选择洗涤 5 次程序洗板，洗液应注满每孔，并确保每次吸净无残留，最后在吸水纸上拍干。

（5）加显色剂：先加显色剂 A，每孔 50μl；再加显色剂 B，每孔 50μl；充分混匀，放置 37℃避光孵育 10～20min，期间观察数次，待显色充分。

（6）终止反应：每孔加入终止液 50μl，混匀。

（7）结果计算

1）定性结果判定肉眼观察，空白对照及阴性对照不显色（或有轻微颜色变化），阳性对照出现明显的颜色变化，判定实验成立。此时受检样本显色若深于阴性对照者可判为阳性。

2）定量结果判定利用酶标仪读数，采用反应底物的最大吸收波长测定各孔吸光度值，实验选用 TMB 作为底物，继而选择单波长 450nm（以空白孔校零）或双波长 450/630nm 进行测定，读取各孔 OD 值。读数须在反应后 10min 内完成。

样本 OD 值/阴性对照 OD 值≥2.1 判断为阳性，否则为阴性。

阴性对照 OD 值低于 0.05 作 0.05 计算，高于 0.05 按实际 OD 值计算。

（8）结果评价：酶标仪判定结果需设定界值，判定界值准则如下。

1）阴性标本的 2.1 倍处的 OD 值为线性中间点，因此点稳定且较为敏感，故以阴性对照 2.1 倍为界值。

2）若以（阳性+阴性）/2 为界值，则认为在阳性 OD 值的 50%处的变化最为稳定和敏感。

3）结果分析：阴性结果表明样本中不含 HBsAg，或样本中的 HBsAg 含量低于试剂盒的检测范围。阳性结果表明样本中含有 HBsAg，或非特异反应因素。

【注意事项】

（1）从冷藏环境中取出的试剂盒内全部瓶装试剂及待测标本所需微孔反应条应置 37℃平衡 30min 后方可使用，余者应及时封存于冰箱中以备后用。在平衡试剂的同时，待测标本需置室温平衡 30min 后再进行测试。

（2）实验用试剂盒应视为有传染性物质，按传染病实验室检查规程处理。同时按有关实验室规程处理使用组分及样品。

（3）严格控制反应温度和时间，加样量要准确，使用微量移液器手工加样时，每次应该更换吸头吸取样本。试剂使用前应摇匀，并弃去 1～2 滴后垂直匀速滴加。要避免将组分中的液体触到或溅到微孔边缘上，特别是酶结合物。样品不得混血或严重溶血，样品离心要充分。实验结果判定以酶标仪读数为准。

（4）试剂盒置 2~8℃保存，不得使用过期试剂。不同批号的试剂不可混用。封片纸不能重复使用。

（5）待测标本不可用 NaN_3 防腐，如需稀释标本，用小牛血清稀释。

（6）**浓缩洗涤液系高浓度磷酸盐**，可能会形成结晶，如未完全溶解，会影响实验结果，同时可能会堵住自动加样器或洗板机管道。若出现结晶，放置 37℃充分溶解，然后稀释混匀使用。

（7）用水浴锅反应时，反应板应浸放于水中 1/3，底部以网格支撑物支撑，水温严格控制在 37℃。

（8）**洗板**：以洗板机洗板时，洗板机的加液量至关重要，既要避免洗液过量溢出，又能充满反应微孔中，洗板次数不应该少于 5 次，并经常注意检查加液头是否堵塞；手工洗板时，勿使用带纸屑的吸水材料拍板，以防外源性过氧化物酶类似物或氧化还原物质与显色剂发生反应，影响检测结果的准确性；洗板时所用的吸水纸切勿反复使用，以免造成反应板污染，结果或呈假阳性；洗板机最好在每次使用前、后，用蒸馏水或去离子水清洗干净，以防止管路堵塞或腐蚀。

（9）皮肤和眼睛不慎接触试剂，必须用大量清水对该部位进行扩大清洗和消毒。

（10）阳性结果的样本需要再进行重复实验，只有经过重复或在重复实验仍为阳性结果的样本，可认为是 HBsAg 阳性。所有重复结果为阳性的样本应经过适当的手段进行确认。阳性结果的样本如复检为阴性结果应被认为是阴性样本，重复实验不出现阳性结果的可能为下列一个或多个技术问题引致：①由于仪器或加样器造成的交叉污染；②显色剂被金属离子污染；③由于试剂滴漏造成的交叉污染；④不充分的洗板或最后吸去不彻底。

【思考题】

（1）如以阴性标本对照的均值加上 2 个标准差为界值，即 $\overline{X}+2s$，此法认定测定值高于 $\overline{X}+2s$，表明肯定不是零值，应判定为阳性。试分析为何有不同的界值确定原则。

（2）试讨论由技术问题造成复检结果与初始结果存在差异的可能性。

（于敬达　马淑一）

实验十　粮食中真菌的检测

【实验目的】　掌握分离培养和鉴定霉菌的方法与特点，以及常见产毒霉菌的镜下鉴别特征；了解粮食中真菌检测的卫生学意义和基本过程。

【仪器与试剂】

1. 仪器与器皿　普通光学显微镜；恒温培养箱；振荡器；天平；显微镜；玻塞三角瓶；酒精灯；载玻片；盖玻片；接种环；接种针；试管（15mm×150mm）；吸管（1ml 和 10ml）；广口瓶；金属勺；刀；试管架等。

2. 培养基与试剂　马铃薯-葡萄糖-琼脂培养基（PDA）；孟加拉红（虎红）培养基；高盐察氏培养基；革兰染色液；灭菌生理盐水等。

3. 其他　标记笔；擦镜液；牛皮纸袋；橡皮乳头等。

【实验步骤】

1. 采样　为了准确测定霉菌和酵母菌数，真实地反映被检食品的卫生质量，首先应注意样品的代表性。对大的固体食品样品，要用灭菌刀或镊子从不同部位采取试验材料，再混合磨碎。如样品不太大，最好把全部样品放到灭菌均质器杯内搅拌 2min。液体或半固体样品可用迅速颠倒容器 25 次来混匀。

2. 样品的稀释　为了减少稀释倍数的误差，在连续递增稀释时，每一稀释度应更换一根吸管。在稀释过程中，为了使霉菌的孢子充分散开，需用灭菌吸管反复吹吸 50 次。

3. 培养基的选择　在霉菌和酵母菌计数中，主要使用以下几种选择性培养基。

（1）马铃薯-葡萄糖琼脂培养基（PDA）：霉菌和酵母菌在 PDA 培养基上生长良好。用 PDA 作平板计数时，必项加入抗生素以抑制细菌。

（2）孟加拉红（虎红）培养基：该培养基中的孟加拉红和抗生素具有抑制细菌的作用。孟加拉红还可抑制霉菌菌落的蔓延生长。在菌落背面由孟加拉红产生的红色有助于霉菌和酵母菌菌落的计数。

（3）高盐察氏培养基：粮食和食品中常见的曲霉和青霉在该培养基上分离效果良好，它具有抑制细菌和减缓生长速度快的毛霉科菌种的作用。

4. 倾注培养　每个样品应选择 3 个适宜的稀释度，每个稀释度倾注 2 个平皿。培养基熔化后冷却至 45℃，立即倾注并旋转混匀，先向一个方向旋转，再转向相反方向，充分混合均匀。培养基凝固后，把平皿翻过来放温箱培养。大多数霉菌和酵母在 25～30℃ 的情况下生长良好，因此培养温度 25～28℃。培养 3 日后开始观察菌落生长情况，共培养 5 日观察记录结果。

5. 菌落计数及报告　选取菌落数 10～150 之间的平板进行计数。一个稀释度使用两个平板，取 2 个平板菌落数的平均值，乘以稀释倍数报告。固体检样以 g 为单位报告，液体检样以 ml 单位报告。关于稀释倍数的选择可参考细菌菌落总数测定。

6. 霉菌直接镜检计数法　对霉菌计数可以采用直接镜检的方法进行计数。

7. 结果报告　在显微镜下，凡有以下特征之一的丝状均可判定为霉菌菌丝。

（1）平行壁：霉菌菌丝呈管状，多数情况下，整个菌丝的直径是一致的。因此在显微镜下菌丝壁看起来像两条平行的线。这是区别霉菌菌丝和其他纤维时最有用的特征之一。

（2）横隔：许多霉菌的菌丝具有横隔，毛霉、根霉等少数霉菌的菌丝没有横隔。

（3）菌丝内呈粒状：薄壁、呈管状的菌丝含有原生质，在高倍显微镜下透过细胞壁可见其呈粒状或点状。

（4）分枝：如菌丝不太短，则多数呈分枝状，分枝与主干的直径几乎相同，有分枝是鉴定霉菌得出可靠结果的特征之一。

（5）菌丝的顶端：常呈钝圆形，无折射现象。

1）一根菌丝长度超过视野直径 1/6。

2）一根菌丝长度加上分枝的长度超过视野直径 1/6。

3）两根菌丝总长度超过视野直径 1/6。

4）三根菌丝总长度超过视野直径 1/6。

5）一丛菌丝可视为一个菌丝，所有菌丝（包括分枝）总长度超过视野直径 1/6。

8. 计算阳性视野比例　根据对所有视野的观察结果，计算阳性视野所占比例，并以阳性视野百分数（%）报告结果。计算公式见式（7-5）：

$$每件样品阳性视野(\%) = \frac{阳性视野数}{观察视野数} \times 100 \qquad (7-5)$$

【注意事项】

（1）由于霉菌检测耗时较长，期间又需要多次观察，因此实验前一定要做好实验计划，明确观察记录的时间。

（2）霉菌孢子通过空气传播，所以实验时应减少空气流通，操作时手脚要快，动作要轻，特别是培养过程中，如果观察时动作过大，早期生长出的霉菌孢子就会在培养基内扩散，形成新的菌落，导致结果不准确。

（3）实验前应认真做好全面的消毒工作，包括操作人员手指、实验室空间、实验台等，实验后应第一时间将有霉菌的培养物高压灭菌，防止进一步扩散。

（4）对使用的菌株的生理、生态、形态、毒理、致病性必须有充分的了解，并做好相应的防护措施，防止污染其他物品。

【思考题】

（1）显微镜观察到哪种丝状物时可判定为霉菌菌丝？

（2）如何对粮食中的霉菌进行菌落计数？

（于敬达　马淑一）

第八章 数据资料的统计分析（SPSS 统计软件在医学中的应用）

【能力培养目标】 统计学是一门需理论联系实际操作的课程，本章节的实验内容贴近实际，对于每一个例题都配以详尽的输出结果解释，便于学生理解和学习。通过本章的学习学生可以熟练采用 SPSS 建立数据库、整理数据，理清数据类型、掌握不同类型数据的统计学描述及分析方法、不同方法的适用条件及适用条件的检验，单因素分析与多因素分析的适用条件、基本指标的解释及应用。以培养学生科学思维、初步科研能力、创新意识和创新能力，促进学生知识、能力、素质的协调发展，同时使学生牢固掌握统计学方法。

实验一 数据库的建立、导入与导出和数据文件的整理

一、目的要求

（1）掌握 SPSS 软件的打开、退出，数据文件的保存，数据库结构的建立；新数据文件的整理和操作方法；数据文件的编辑功能，新变量的定义方法。

（2）熟悉 SPSS 软件的应用；SPSS 软件的操作界面；Data 菜单中的常用条目。

（3）了解 SPSS 软件在医学中的地位和作用；Transform 菜单中的其他条目。

二、实例分析与电脑操作

（一）SPSS 统计软件的介绍

1. SPSS 统计软件的概述 SPSS 是软件英文名称的首字母缩写，意为"statistical product and service solutions"，意为"统计产品与服务解决方案"。

SPSS 现在的最新版本为 22.0，SPSS 统计软件由于用户界面友好，使用方便，统计功能强大，用户分布于多个领域和行业，在国际学术界有条不成文的规定，即在国际学术交流中，凡是用 SPSS 软件完成的计算和统计分析，可以不必说明算法，由此可见其影响之大和信誉之高。

SPSS 中使用的对话框主要有两类，一类是文件操作对话框。另一类是统计分析对话框。有关对话框的详细操作将在后面的统计方法的实验操作中解释。

2. 主要窗口及其功能 SPSS17.0 统计软件主要有四大窗口：数据编辑窗口（Data Editor）、结果输出窗口（Viewer）、程序编辑窗口（Syntax Editor）和脚本编辑窗口（Script），这里只介绍前两种窗口。

（1）数据编辑窗口：SPSS 是一个数据分析系统，启动 SPSS，关闭操作对话框后首先进入 SPSS 的数据编辑窗口，如图 8-1 所示。

SPSS 的数据编辑窗口有两个视图区，一个是数据视图区（Data View），另外一个是变量视图区（Variable View），如图 8-2。Variable View 视图区用于定义变量的名称、类型、宽度等信息；Data View 视图区用于向定义好格式的数据文件中输入数据。Variable View 视图区和 Data View 视图区，可以通过单击窗口底端相应的标签在这两个区之间进

行切换。

（2）结果输出窗口（Output Viewer）：软件进行统计分析时，结果输出窗口将被自动打开或者选择 File→New→Output，打开新的输出窗口，如图 8-2 所示。

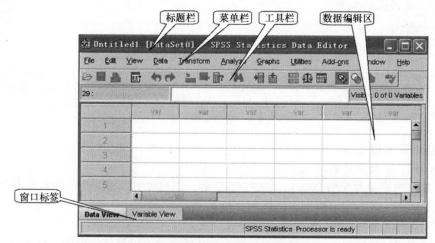

图 8-1　SPSS17.0 软件的数据编辑窗口

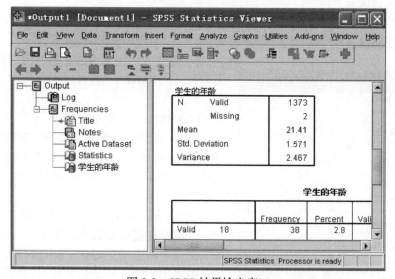

图 8-2　SPSS 结果输出窗口

结果输出窗口分为两部分，左半部分为输出结果的标题，称为标题窗；右半部分为统计分析的具体输出内容，称内容窗。

（二）数据库的建立

在数据编辑窗口，单击 Variable View 标签，程序切换到变量视图窗口，如图 8-3 所示。该视图用于定义数据的格式，每一行代表对一个变量的定义，每一列则代表定义该变量时用到的某种属性，如名称（Name）、变量类型（Type）等。定义变量即要定义变量名、变量类型、变量长度、变量标签（或值标签）和变量的格式，操作步骤如下：单击数据编辑窗口中的（Variable View）标签，显示如图所示的变量定义视图，在变量视图中定义变量。每一行存放一个变量的定义信息，包括 Name、Type、Width、Decimal、Label、Value、Missing、Columns、Align、Measure 等。

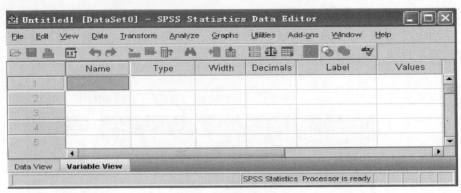

图 8-3 变量编辑窗口

1. 变量信息的定义

（1）Name：定义变量名。

SPSS 默认的变量为 VAR00001、VAR00002 等，用户也可以根据自己的需要来命名变量。SPSS 变量命名有一定的命名规则，具体内容如下。

1）变量名最长不超过 64 个字符（32 个汉字）。

2）变量名必须以字母、汉字或字符@开头，其他字符可以是任何字母、数字或_、@、#、$等符号，不能以圆点.结尾。

3）变量中不能有空格或某些特殊符号，如！、？、*等。

4）对变量名英文字母的大小写不作区分。

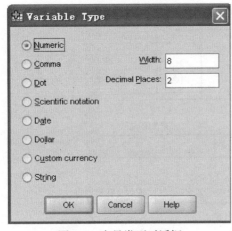

图 8-4 变量类型对话框

5）变量名不能与 SPSS 的关键词相同，即不能用如 ALL、AND、WITH、OR、BY、EQ、GE、TO 等。

（2）Type：定义变量类型。

SPSS 变量有 3 种基本类型：数值型、字符型、日期型。系统默认变量类型为标准数值型变量 Numeric，默认总长度为 8，小数位数为 2，如图 8-4 所示。

（3）Variable Labels：变量标签。

变量标签是对变量名附加的进一步说明，需要用变量标签对变量名的含义加以解释。在统计分析过程的输出中会在与变量名相对应的位置显示该变量的标签，有助于分析输出结果得出结论。

（4）Value Labels：变量值标签。

变量值标签是关于变量各个取值的涵义说明。对分类变量往往要定义其取值的标签。如对性别进行分类，如图 8-5 定义变量的值标签。

（5）Missing：缺失值的处理方式。

（6）Columns：变量在 Date View 中所显示的列宽（默认列宽为 8）。

（7）Align：数据对齐格式（默认为右对齐）。

（8）Measure：数据的测度方式。系统给出名义尺度、定序尺度和等间距尺度三种（默认为等间距尺度）。

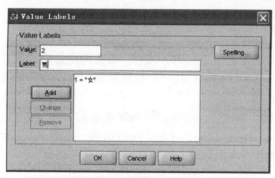

图 8-5 变量值标签对话框

定义了变量的各种属性后，回到数据编辑窗口下 Data View（数据视图）表中，就可以直接在表中录入数据。数据编辑器的二维表格中顶部标有定义的变量名，左侧标有观测量序号。一个变量名和一个观测量序号就指定了唯一的一个单元格。输入数据后可以点击 File（文件管理菜单）下的 Save 或 Save as 保存数据文件。另外对于统计分析的结果也可以作为文件保存起来。

（三）数据库的导入与导出

SPSS 除了可以打开以 SPSS Statistics 格式保存的文件以外，还可以打开 Excel、SAS、Stata、制表符分隔文件和其他文件，而无需将文件转换为中间格式或输入数据定义信息，这跟其他系统打开文件的方式相同，打开文件的类型有 SPSS（*.sav），Excel（*.xls）及 dBASE（*.dbf）等文件类型。

点击 File→Open→Data，就会出现打开数据文件窗口，如图 8-6 所示，选择数据库所在的位置和类型，点击 Open 按钮。

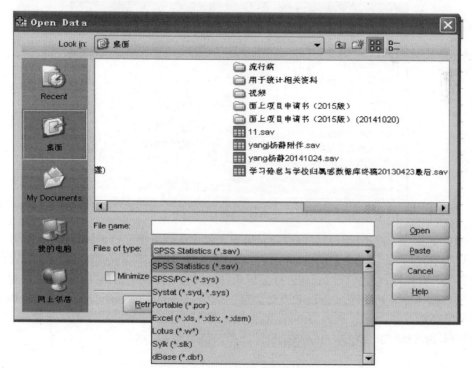

图 8-6 打开数据文件的窗口

(四)数据的整理

在很多时候需要对数据做进一步的加工处理,才能调用分析过程,对数据进行统计分析。数据文件的管理主要是一些关于数据的排序、行列转置、文件的合并与分割,观察值的选择与加权,数据的变换与计算等。

1. 查找指定的观测量(数据) 查找指定的观测数据的命令是 Go to Case。

在数据窗口单击 Edit→Go to Case,弹出一个对话框,如图 8-7 所示:输入要找的观测量的序号后,点 Go 按钮,数据表中光标就会指到选定的观测量个体。

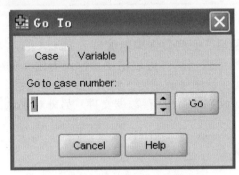

图 8-7 Go to Case 对话框

2. 数据的排序 排序是一种常见的操作,步骤为:Data→Sort Cases 进入 Sort Cases 对话框,如图 8-8 所示。在 Sort Order 中选中需排序的变量,可有多个变量作为 Sort by 变量,排序结果与这多个变量在其中出现的先后顺序有关。其中有两种排序方式:Ascending 表示升序,Descending 表示降序。

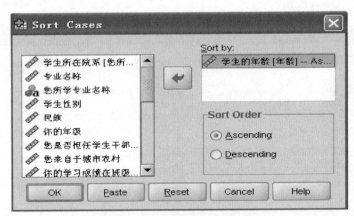

图 8-8 观测值排序对话框

3. 数据的拆分 在进行数据处理时经常要对文件中的观测量进行分组分析,如按男女统计成绩。这里的拆分并非将一个数据文件拆分为两个或者更多的文件,而是按性别变量进行排序,创造按男生和女生考试成绩数据分别进行分析条件的过程。如将上例数据文件进行分组,步骤如下:按 Data→Split File 打开 Split File 对话框,选择 Compare groups,激活 Groups Based on 栏,将分组变量,如:sex,选入 Groups Based on 栏中,因原来数据文件未对变量 sex 进行排序,故保留 Sort the file by grouping variables 选项,如图 8-9 所示。

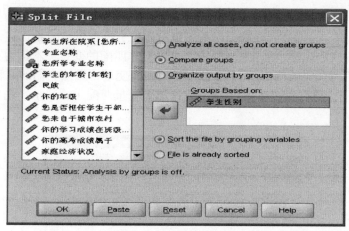

图 8-9　Split File 对话框

4. 数据的选择　有时为了进行特定的分析,需要从所有的数据资料中选择出一些数据进行统计分析。如选择女性(sex=1)和蒙古族(民族=2)的观察值。步骤如下。

从 Data 菜单选择 Select Cases 命令项,弹出 Select Cases 对话框。在该对话框的 Select 栏中选择挑选数据子集的方式(单选):All case:选择所有数据;If condition is satisfied:按指定条件选择数据。

单击 If 按钮,打开 Select Case:If 对话框,如图 8-10 所示,先选择变量,然后定义条件,点击 Continue 按钮返回主对话框,点击 OK 即可。

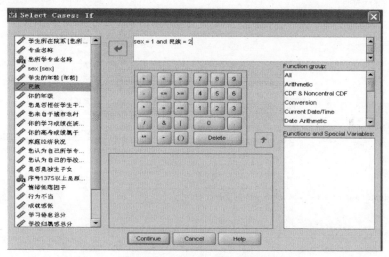

图 8-10　Select Cases 对话框

在 Output 窗口中一般选择 Use filter variable:用指定变量作过滤。先选择一个变量,系统自动在数据管理器中将该变量值为 0 的观测单位标上删除记号,系统对标有删除记号的观测单位不作分析。

5. 合并文件　合并文件的功能是某处外部文件与当前数据合并成一个新工作数据。

新工作数据包括病例或变量的增加。注意,增加变量时外部文件与当前数据必须是升序排列文件。从 Data →Merge files 可以看到下一级菜单中有两个命令项:Add Cases 和 Add Variables。

点击 Add Cases，进入 Add Case：Read file 读取外部文件增加病例（数据纵向合并）对话框，如图 8-11 所示，选择合并数据库后可以看到所有匹配的变量都已进入右边，未匹配的变量都在左边的 Unpaired Variables 框中，可以将非匹配的变量（本例为：其他收入）移入到右边。非匹配变量中如果有两个来自不同文件的变量，虽然它们的名称不同，但数据的性质和意义相同，可以通过单击 Pair 来使这两个变量匹配（方法是：先选中两个变量后按 Pair 键）。

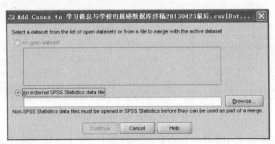

图 8-11　Add Cases：Read file 读取外部文件增加病例对话框

从 Data→Merge files → Add Variables，进入 Add Variables：Read file 读取外部文件增加变量（数据横向合并）对话框，如图 8-11 所示，选取外部文件后出现图 8-12 Add Variables from 增加变量对话框。

图 8-12　Add Variables from 增加变量对话框

Excluded Variables：拒绝变量栏，外部文件与当前数据的同名变量，拒绝加到新工作区中。
New Working Data：新工作数据变量栏。
Match Case on Key Variable in Sort：排序文件中按关键变量匹配病例选项；Both files provide case：由外部文件和当前数据两者提供病例；Non-active dataset is keyed table：外部文件为关键表，以当前数据为基准，外部文件匹配当前数据的关键变量值，如果匹配成功，外部文件的新变量值加入到当前数据的新变量中匹配不成功则不加入；Active dataset is keyed table：当前数据为关键表，以外部文件为基准，当前数据匹配外部文件的关键变量值，如果匹配成功，外部文件的新变量值加入到当前数据的新变量中，匹配不成功则舍去当前数据的该病例。

Key Variables：关键变量栏，在拒绝变量栏选择某变量作为关键变量。

Indicate case source as variable：指示病例来源的变量选项，数值 0 表示原工作数据的病例，数值 1 表示外部文件的病例，选择该项可以输入任意变量名作为指示病例来源的变量，系统默认值的变量名为 source01。

（*）=Active Datase 星号表示工作数据文件。

（+）=E：\chengxu\spss\cars.sav 加号表示外部文件。

（五）数据的转换

1. 用已存在的变量生成新变量 对于已存在的数据变量，根据需要进行计算生成新变量的命令是 Compute。在数据窗口单击 Transform→ Compute Variable，打开 Compute Variable 对话框，如图 8-13 所示。

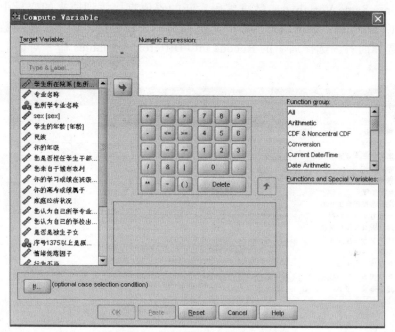

图 8-13 Compute Variable 对话框

在对话框左上方 Target Variable 栏中，键入即将生成的新变量的名称，并单击 Type & Lable 按钮确定变量标签及数据类型。对话框的左下栏中给出了数据文件中所有可用的变量列表，使用者可以用右箭头按钮从中选取所需的变量进入右上方的 Numeric Expression 栏中。Numeric Expression 栏是建立数学表达式，该栏存放运算表达式，运算表达式中所需要的常用函数可以从下的 Functions 列表中直接选取，在表达式中，字符常量需用单引号或双引号括起。这些常用函数和其他语言中的函数名称类似，在框中按字母顺序排列，用鼠标选中某个函数，用 Functions 右面的上箭头按钮加入数值表达式中，对话框中间是一个小键盘，可以用来输入数字、运算符号等。Compute Variable 对话框的下面的 If 按钮，可以选一部分满足某种条件的观测个体来做运算，不满足条件观测，其新变量值缺失。

2. 重新赋值（Recode） 问卷调查中，正向问题和负向问题往往会同时出现在一张问卷中，造成答案的编码和实际赋值不符，因此需要将某些变量值重新赋值。数据处理中更为多见的是根据某一变量建立新的分类变量。Transform 菜单下有 2 条编码命令。对变量数据的重新分组（编码），是指给每个变量值重新赋予一个码来描述他们的某些属性。码数相同的即为一组。例如，可以对年龄重新分组，19 岁及以下年龄赋予一个编码 1，20~29 岁的年龄码赋予 2，30~39 岁年龄码赋予 3，依此类推，这些码只能取正整数值。从某种程度上来讲，编码也可以看作分组：一个组对应一个组号，这样就把这些人按年龄分为几个组，一目了然。变量重新编码命令为 Recode，可以根据用户的需要指定特别的码值。自动编码的具体操作如下。

在数据窗口单击 Transform Automatic Recode 打开 Automatic Recode 对话框，从左侧的变量列表中选出被将重新编码的原变量，在 New Name 按钮右边空白栏中输入新的码值的变量名，点 New Name 按钮放到上面的栏中。对话框底下有 2 个选项，以确定编码是从最小的开始，还是从最大的开始，点 OK 执行这条命令。需要注意码与秩是不同的，学习时注意它们的区别。

如果用户需要自定义分组的条件，可选择 Recode 命令。Recode 命令有 2 个选项，即①Recode into Same Variables：数据编码后新的码值直接放到原来的变量中；②Recode into Different Variables：数据编码后新的码值存到一个新变量中。为了避免数据丢失，尽量不要轻易选择前者。选择后者的 Recode into Different Variables 命令对话框，如图 8-14 所示。

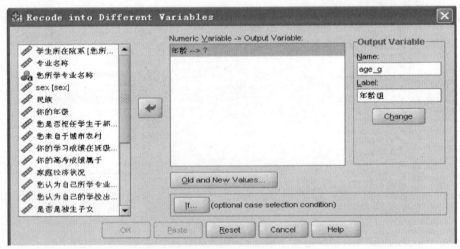

图 8-14　重新赋值为不同变量对话框

选择需要重新分组（编码）的变量进入 Numeric Variable→Output Variable 框中（如年龄），并在右边的 Output Variable 框中定义新的变量名及变量标签，单击 Old and New Values 按钮，打开对话框（Old and New Values 对话框），如图 8-15，最左侧有 6 个选项，用来确定原变量的取值区间(或单个变量值)，它们将被赋予一个相同的新码值，新的码值在右上方的 New Value 栏中填入。填好后 Add 按钮就被激活，单击此按钮，就将旧的变量区间（值）及新的码值添加到 Old->New 栏中。重复以上步骤，把所有的区间一个一个都输入后，点 Continue 按钮回到 Recode into Different Variables 菜单，点 OK 按钮执行命令，即在数据窗口可得到需要的分组赋值变量。

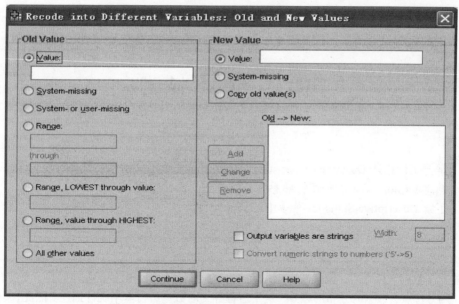

图 8-15　重新赋值 Old and New Values 对话框

3. 缺失值的替代方式　在实际工作中，因各种原因会出现数值缺失现象，如果用户希望对缺失值进行定义，可以采用以下的操作：在数据窗口点击 Transform→Replace Missing Values，打开 Replace Missing Values 对话框，如图 8-16 所示。

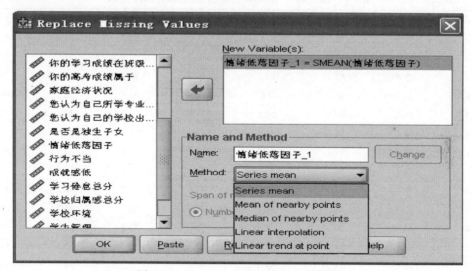

图 8-16　Replace Missing Values 对话框

New Variable 框内选择需要估计缺失值的变量，系统可以自动产生替代缺失值的新变量，也可定义新变量。然后在 Name and Method 的下拉菜单中选择缺失值的替代方式。五种方式依次是：

Series mean：用该变量所有非缺失值的平均值替代缺失值。

Mean of nearly point：用缺失值相邻点的非缺失值的平均数据替代缺失值；选此项后，激活邻近点长度选项（Span of nearby points），选择临近的有效值的个数。

Median of nearly point：用缺失值相邻点的非缺失值的中位数替代缺失值。

Linear interpolation：用缺失值相邻点的非缺失值的中点值替代缺失值。

Linear trend at point：线性趋势法。用线性回归方法估计和替代缺失值。

（郝金奇）

实验二 统计描述

一、目的要求

（1）掌握统计描述 Descriptive Statistics、Frequencies 菜单的作用和操作方法。
（2）熟悉 Explore 菜单的作用；熟悉制作统计图的操作过程。
（3）了解 Descriptive Statistics 菜单中的其他条目。

二、实例分析与电脑操作

在建立了数据文件之后，需要对数据做进一步的考察，如了解数据的基本特征，数据的均值、标准差、四分位点，数据的分布形态等，这个过程称为对数据进行基本统计描述。因此，数据的基本统计描述目的是：了解数据的基本特征和基本分布形状，为进一步分析做好充分准备。

例 8-1：某年某地 120 例 6～7 岁正常男童胸围（cm）测量结果，如表 8-1 所示。利用原始数据，选用合适的统计指标描述胸围数据的平均水平和变异度。

表8-1　120例6～7岁正常男童胸围（cm）测量结果

51.6	54.1	51.3	56.6	51.2	53.6	56.0	58.3
54.0	56.9	55.5	57.7	56.0	57.4	55.2	53.6
57.7	55.5	57.4	53.5	56.3	54.0	57.5	55.4
58.3	55.4	55.9	53.3	54.1	55.9	57.2	56.1
53.8	57.7	56.0	8.6	57.6	56.0	58.1	49.1
51.3	53.8	50.5	53.8	56.8	56.0	54.5	51.7
57.3	54.8	58.1	56.5	51.3	50.2	55.5	53.6
52.1	55.3	58.3	53.5	53.1	56.8	54.5	56.1
54.8	54.7	56.2	53.7	53.4	58.1	56.6	56.7
53.4	57.1	54.4	53.7	54.1	59.0	56.2	55.7
53.1	55.9	56.6	56.4	50.4	53.3	56.7	50.8
51.4	54.6	56.1	58.0	54.2	53.8	55.3	55.9
56.1	61.8	56.7	52.7	52.4	51.4	53.5	56.6
59.3	56.8	58.1	59.0	53.1	54.2	54.0	54.7
59.8	53.9	52.6	54.6	52.7	56.4	55.5	54.4

（一）Frequencies 过程：频数分布分析

对于一组数据，考察不同的数据出现的频数，或者是数据所落入指定的区域内的频数，可以了解数据的分布状况。以例 8-1 数据文件为例，具体操作如下。

（1）打开数据文件后，单击 Analyze→Descriptive Statistics→Frequencies 打开频数分析对话框如图 8-17 所示。

第八章 数据资料的统计分析（SPSS 统计软件在医学中的应用）

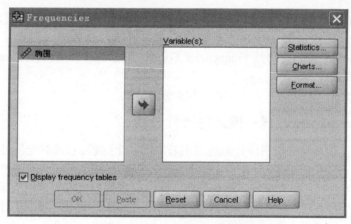

图 8-17 Frequencies 对话框

（2）在左边的变量框中选中一个或多个变量送入 Variable（s）。

（3）选中 Display frequency tables 要求输出分布表。

（4）单击 Statistics 按钮，单击后弹出 Statistics 对话框，如图 8-18 所示，用于定义需要计算的其他描述统计量，在 Frequencies：Statistics 对话框中选择要求输出的统计量。

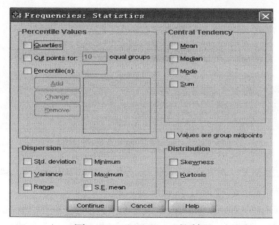

图 8-18 Statistics 对话框

Percentile Values 复选框组，定义需要输出的百分位数：可计算四分位数、直接指定某个百分位数，如直接指定输出 P2.5 和 P97.5。

Central Tendency 复选框组用于定义描述集中趋势的一组指标：均数、中位数、众数、总和。

Dispersion 复选框组用于定义描述离散趋势的一组指标：标准差、方差、全距、最小值、最大值、标准误。

Distribution 复选框组用于定义描述分布特征的两个指标：偏度系数和峰度系。

（5）单击 Charts 按钮，得到 Frequencies：Charts 对话框（图 8-19），在对话框中有 Chart Type 图形栏（单选），选择输出的图形类型：None 不输出图形（系统默许）、Bar charts 条形图、Pie charts 饼图、Histograms 直方图。

Chart Values：选择图形中分类值的表现形式：

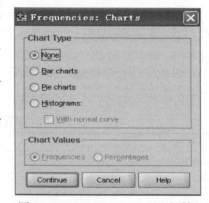

图 8-19 Frequencies Charts 对话框

①Frequencies，直方图纵轴为频数，饼图中每块表示属于该组观测值频数；②Percentage，直方图纵轴为百分比，饼图中每块表示该组的观测量数占总数的百分比。

（6）单击 Format 按钮，得到 Frequencies Format 对话框。在 Frequencies Format 对话框中选择变量的排列顺序。

本例中均选择系统默认项。点击 OK，得到输出结果。

（二）Descriptives 过程：描述性统计分析

Descriptives 过程是连续资料统计描述应用最多的一个过程，它可对变量进行描述性统计分析，计算并列出一系列相应的统计指标。这和其他过程相比并无不同，但该过程还有个特殊功能，就是可将原始数据转换成标准正态评分值，并以变量的形式存入数据库供以后分析。

打开数据文件例 1 后，单击 Analyze→Descriptive tatistics→Descriptives 打开频数分析对话框如图 8-20 所示。

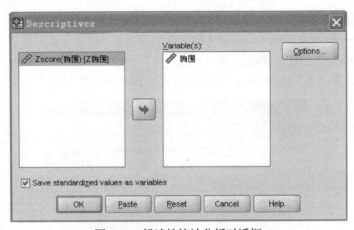

图 8-20　描述性统计分析对话框

将分析的变量胸围选入 Variable（s）框内。Save standardized values as variables 复选框，确定是否将原始数据的标准正态评分存为新变量。

点击 Options 钮，弹出 Options 对话框，大部分内容均在前面 Frequencies 过程的 Statistics 对话框中见过，只有最下方的 Display Order 单选钮组是新的，可以选择为变量列表顺序，字母顺序，均数升序或均数降序。

（三）探索性分析（Explore 过程）

Explore 过程对数据进行探索性分析，了解资料的总体特征。该过程能够完成的主要功能有：①计算描述统计量；②进行正态性检验；③进行方差齐性检验；④绘制箱式图、茎叶图、直方图、正态 Q-Q 图；⑤探查数据中的极端值。

例 8-2：包头市某医院 2013 年不同性别的 10 岁儿童血红蛋白含量测量结果见表 8-2，试进行探索性分析。

表8-2　某医院10岁儿童血红蛋白含量测量结果

性别	血红蛋白含量（g/L）									
男	12.83	15.50	12.25	10.88	8.36	11.66	13.66	12.56	8.99	14.56	11.35
	12.40	11.36	12.78	12.56	11.56	12.35	13.65	12.55	13.78	10.98	
女	10.06	9.65	8.54	7.78	10.57	9.87	11.35	8.05	14.03		
	15.09	8.67	8.56	14.67	7.88	9.87	10.09	16.04	11.67	8.78	

1. 数据准备 定义 2 个变量：性别和血红蛋白值。
2. 统计分析
1）选择菜单。点击 Analyze→Descriptive Statistics→Explore，弹出 Explore 主对话框，如图 8-21 所示。

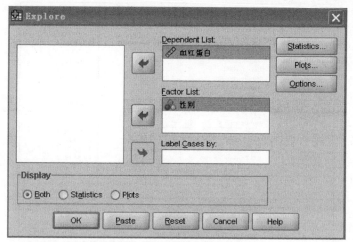

图 8-21 探索性分析对话框

在对话框左侧的变量列表中选血红蛋白变量点击钮使之进入 Dependent List 框，再选性别点击按钮使之进入 Factor List 框。

2）点击 Statistics 钮，弹出 Explore：Statistics 对话框（图 8-22），有如下选项。

Descriptives：输出均数、中位数、众数、5%修正均数、标准误、方差、标准差、最小值、最大值、全距等指标。

M-estimators：M 估计值，描述平均水平，其意义同均数和中位数。

Outliers：输出五个最大值与五个最小值。

Percentiles：输出第 5%、10%、25%、50%、75%、90%、95%位数。

本例选择 Descriptives，点击 Continue 钮返回 Explore 对话框。

3）点击 Plots 钮弹出 Explore：Plots 对话框（图 8-23），在 Boxplot 栏内选 Factor levels together 项要求按组别进行箱图绘制；在 Descriptive 栏内选 Stem-and-leaf 项要求做茎叶情形描述。之后点击 Continue 钮返回 Explore 对话框，再点击 OK 钮即可。

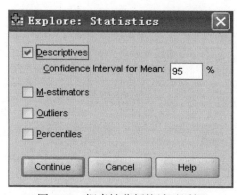

图 8-22 探索性分析统计对话框

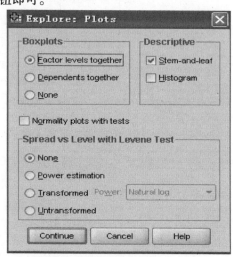

图 8-23 探索性分析绘图对话框

3. 结果 例 8-2 的 SPSS 输出结果如下。

1）描述性统计量：见图 8-24。

性别			Statistic	Std. Error
血红蛋白	男	Mean	12.2176	.36113
		95% Confidence Interval for Mean — Lower Bound	11.4643	
		95% Confidence Interval for Mean — Upper Bound	12.9709	
		5% Trimmed Mean	12.2504	
		Median	12.4000	
		Variance	2.739	
		Std. Deviation	1.65489	
		Minimum	8.36	
		Maximum	15.50	
		Range	7.14	
		Interquartile Range	1.88	
		Skewness	-.470	.501
		Kurtosis	.975	.972
	女	Mean	10.5905	.59138
		95% Confidence Interval for Mean — Lower Bound	9.3481	
		95% Confidence Interval for Mean — Upper Bound	11.8330	
		5% Trimmed Mean	10.4439	
		Median	9.8700	
		Variance	6.645	
		Std. Deviation	2.57775	
		Minimum	7.78	
		Maximum	16.04	
		Range	8.26	
		Interquartile Range	3.11	
		Skewness	.989	.524
		Kurtosis	-.183	1.014

图 8-24 描述性统计量结果

2）正态性检验结果：见图 8-25。

Tests of Normality

	性别	Kolmogorov-Smirnov[a]			Shapiro-Wilk		
		Statistic	df	Sig.	Statistic	df	Sig.
血红蛋白	男	.127	21	.200*	.958	21	.470
	女	.209	19	.029	.866	19	.012

a. Lilliefors Significance Correction
*. This is a lower bound of the true significance.

图 8-25 正态性检验结果

3）箱图与极端值：见图 8-26。

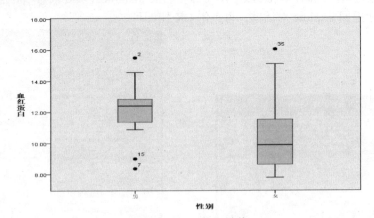

图 8-26 箱图与极端值

（四）统计图

图与表相比，在表达上更生动、更直观，SPSS 可以生成二十多种图形，具有很强的图形表达能力。其中在 Graphs 菜单中可以生成很多图形。

1. 条形图（Bar） 条形图用等宽直条的长度表示参与比较的指标大小,用于性质相似的间断性资料的比较。调用 Graphs 菜单的 Bar 过程,可绘制直条图。

例 8-3:某医生调查了某地工人不同文化程度和性别感冒的 2 周患病率,结果见表 8-3。试绘制条形图。

表8-3 2013年某市不同性别、文化程度工人感冒的2周患病率

文化程度	男性		女性	
	调查人数	患病率（%）	调查人数	患病率（%）
初中及以下	1045	12.60	1824	12.30
高中及中专	641	8.40	1033	6.90
大学及以上	143	5.30	429	4.00

（1）简单条形图

第 1 步:建立三个变量:文化程度、性别和患病率。

第 2 步:点击 Graphs→Legacy Dialogs→Bar 过程,如图 8-27 对话框,选择 Simple 和 Summaries for groups of cases。

第 3 步:单击 Define,打开对话框,并按如图 8-28 所示进行设置。表示绘制不同文化程度工人感冒的 2 周患病率情况的简单条形图。

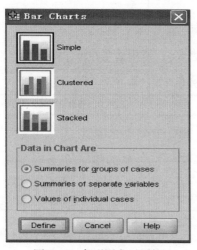

图 8-27 条形图主对话框

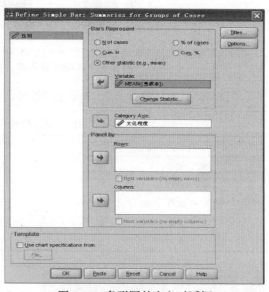

图 8-28 条形图的定义对话框

第 4 步:打开 Change Summary,可看到许多表示条形高度含义的函数,这里选 Mean（平均值）。

第 5 步:打开 Title 按钮,设置图形的名称,单击 OK 运行,结果如图 8-29 所示。

（2）分类条形图（Clustered Bar Charts）:沿用上例的数据,具体步骤如下。

第 1 步:如图 8-27,选择 Clustered 和 Summaries for group of cases。

第 2 步:打开 Define,在 Define Clusters by 中选"性别"变量,即按性别进行分类汇总,运行结果如图 8-30 所示。分类条形图的横坐标为文化程度）,纵坐标为患病率值。

2. 饼图（Pie Chart） 又称为圆图或饼形图,用同一圆形中扇形的弧度表示各部分所占的比重。

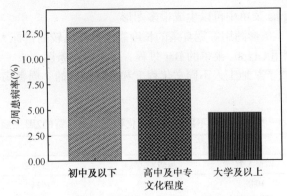

图 8-29　不同文化程度工人感冒 2 周患病率比较

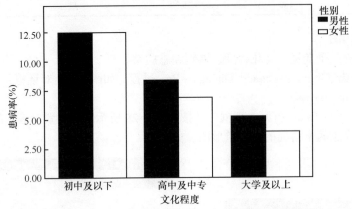

图 8-30　不同文化程度、性别工人感冒的患病率情况

例 8-4：某工厂统计了 2013 年生产性外伤例数见表 8-4，请用适当的统计图描述。

表8-4　2013年某市机械厂生产性外伤分类的病例数

外伤类型	病例数	百分比（%）
创伤	321	55.44
眼外伤	128	22.11
烧伤	89	15.37
其他	41	7.08
合计	579	100.00

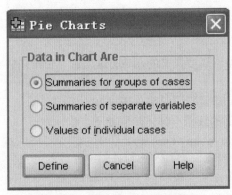

图 8-31　Bar Charts 主对话框

第 1 步：按 Graphs→Legacy Dialogs→Pie 顺序打开 Pie Charts 主对话框，选择 Data in Charts Are 中的 Summaries for group of cases，如图 8-31 所示。

第 2 步：打开 Define，将外伤类型定义为 Define Slice by（分组变量），并按个案数（N of cases）或个案百分比（% of cases）汇总，见图 8-32，单击 OK 运行即可。结果如图 8-33 所示。

3. 线图（Line Chart）　是在直角坐系中用线段的升降表示某一事物量的变化趋势或某事物的量随时间变化的过程，适用于连续性资料，共有 3 种类型。

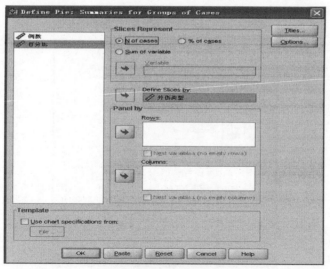

图 8-32　饼图定义对话框

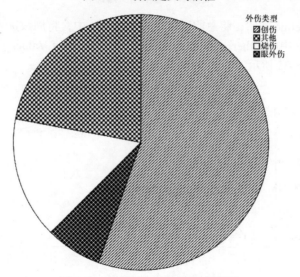

图 8-33　机械厂生产性外伤的饼图

例 8-5：某医生在家兔服药后血清总胆固醇的变化如表 8-5 所示，请用适当统计图描述变化情况。

表8-5　家兔服药后血清总胆固醇的变化情况

指标	服药后（周）						
	1	2	4	6	8	10	12
总胆固醇（mg/dl）	53.6	716.3	875.9	1301.4	1232.5	1124.1	1038.6

（1）简单线图（Simple Line Chart）：具体步骤如下。

第 1 步：按 Graphs→Legacy Dialogs→Line 顺序打开 Line Charts 主对话框，见图 8-34，选 Simple 及 Data in Charts Are 中的 Summaries for groups of cases。

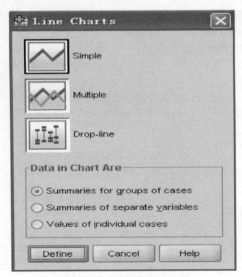

图 8-34 线图主对话框

第 2 步：打开 Define 按钮，将总胆固醇选入 Variable 中，将周数选入 Category Axis 中，并选择 Line Represent 中的 Other summary function 中的 Mean of Values（表示平均值），单击 OK 运行，结果如图 8-35 所示。

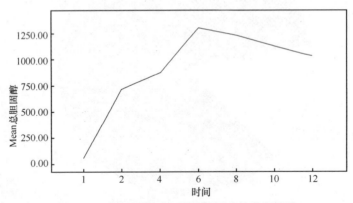

图 8-35 家兔服药后血清总胆固醇的变化情况

（2）多重线图（Multiple Line Charts）和垂直线图（Drop-line Line Charts），请同学们结合参考资料自己尝试。

4. 散点图（Scatterplot）

例 8-6：12 名成年人的年龄与舒张压数据见表 8-6，试做散点图。

表8-6　12名成年人的年龄与舒张压结果

年龄（岁）	50	53	35	26	34	38	36	33	39	40	45	43
舒张压（mmHg）	108	96	68	72	79	87	78	76	74	89	93	90

具体步骤如下：

第 1 步：按 Graphs→Legacy Dialogs→Scatter 顺序打开 Scatter/Dot 主对话框，选择 Simple，如图 8-36 所示。

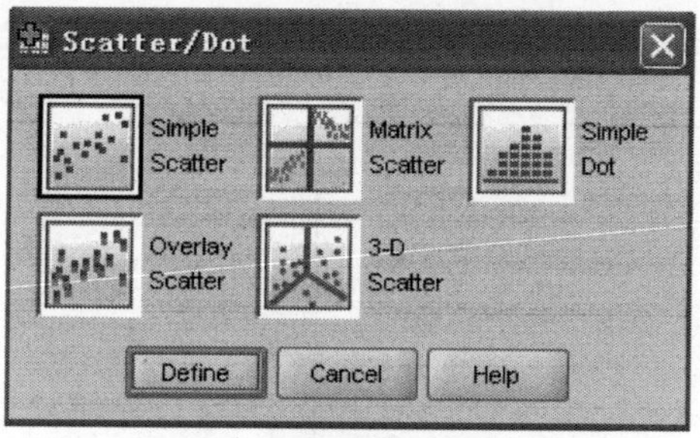

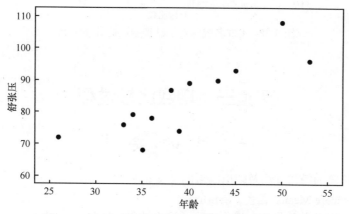

图 8-36 散点图主对话框

第 2 步：打开 Define，设定 Y Axis 为舒张压，X Axis 为年龄，单击 OK 运行即可。结果如图 8-37。

图 8-37 12 名成年人的年龄与舒张压数据的散点图

5. 直方图（histogram）

例 8-7：某医院用随机抽样方法检查了 120 名成年女子的红细胞数（T/L），其测量结果如表 8-7，请绘制红细胞数的直方图。

表8-7 120名成年女子的红细胞数的测量值（10^{12}/L）

3.96	4.23	4.42	3.59	5.12	4.02	4.32	3.72	4.76	4.16	4.61	4.26
4.63	3.91	4.41	3.52	5.03	4.01	4.30	4.19	4.75	4.14	4.57	4.26
4.56	3.79	3.89	4.21	4.95	3.98	4.29	3.67	4.69	4.12	4.56	4.26
4.66	4.28	3.83	4.20	5.24	4.02	4.33	3.76	4.81	4.17	3.96	3.27
4.61	4.26	3.96	4.23	3.76	4.01	4.29	3.67	3.39	4.12	4.27	3.61
4.98	4.24	3.83	4.20	3.71	4.03	4.34	4.69	3.62	4.18	4.26	4.36
5.28	4.21	4.42	4.36	3.66	4.02	4.31	4.83	3.59	3.97	3.96	4.49
5.11	4.20	4.36	4.54	3.72	3.97	4.28	4.76	3.21	4.04	4.56	4.25
4.92	4.23	4.47	3.60	5.23	4.02	4.32	4.68	4.76	3.69	4.61	4.26
3.89	4.21	4.36	3.42	5.01	4.01	4.29	3.68	4.71	4.13	4.57	4.26

具体步骤如下：

第 1 步：按 Graphs→Legacy Dialogs→Histogram 打开 Histogram 主对话框，设定 Variable 为红细胞数。

第 2 步：选上 Display normal curve（显示正态曲线），单击 OK 运行即可。结果如图 8-38 所示。

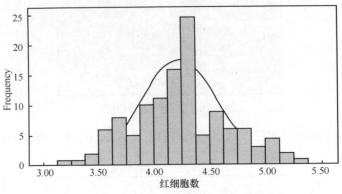

图 8-38　120 名成年女子红细胞数的分布情况

（郝金奇）

实验三　均数比较过程

一、目　的　要　求

（1）掌握 t 检验的操作方法及输出结果的含义。
（2）熟悉 Compare Means 菜单中条目的功能。
（3）了解 Means 菜单的作用和操作方法及输出结果的解释。

二、实例分析与电脑操作

（一）单样本 t 检验

例 8-8：某地区为了分析蒙古族初中学生的营养状况，随机调查了牧区蒙古族 30 名初中生的身高和体重，他们的营养状况指标体重指数如表 8-8，试与 10 年前同年龄组初中生的营养状况指标进行比较。10 年前大量调查的同年龄组男孩的体重指数均数为 19.35（kg/m^2）。

表8-8　30名初中生的体重指数的测量值　　　　　　　　（单位:kg/m^2）

21.6	20.1	19.1	20.8	18.6	22.1	19.8	21.0	21.3	20.5
21.7	19.8	20.2	21.1	20.2	21.7	22.1	21.9	22.8	20.7
20.3	20.0	19.9	19.1	20.8	20.4	20.6	22.0	21.3	22.9

操作过程：调用 SPSS 的 Analyze 菜单 Compare Means 中的 One-Sample T Test 过程实现。

1. 数据准备

（1）建立数据库：单击窗口左下角的 Variable View（变量视图），定义变量名为 TZZS，在 Label（变量名标签）框中输入体重指数，如图 8-39 所示。

（2）输入数据：点击数据编辑窗口左下角的 Data View（数据视图），按顺序输入相应的数据，如图 8-40 示。

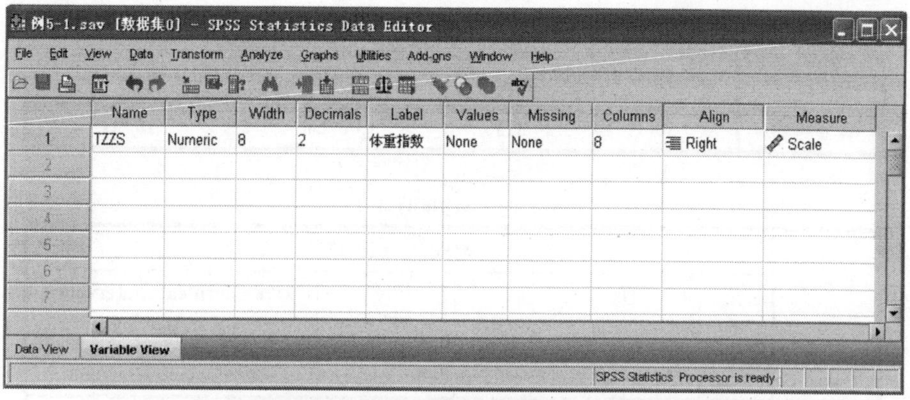

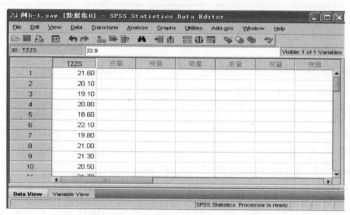

图 8-39　SPSS 的 Variable View 窗口

图 8-40　SPSS 的 Data View 窗口

2. 统计分析　选择菜单 Analyze→Compare Means→One-Sample T Test，弹出 One-Sample T Test（单样本 t 检验）主对话框。选择变量体重指数[TZZS]，单击中间的 ➡️，将其送入 Test Variable（s）（分析变量）框中；在 Test Value（用于输入已知总体均数）框中输入 19.35，如图 8-41 所示，单击 OK，输出结果。

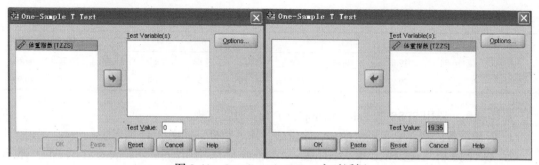

图 8-41　One-Sample T Test 主对话框

3. 结果 例 8-8 的 SPSS 输出结果如图 8-42 所示。

T-Test

One-Sample Statistics

	N	Mean	Std. Deviation	Std. Error Mean
体重指数	30	20.8133	1.06924	.19521

One-Sample Test

	检验值 = 19.35					
	t	df	Sig. (2-tailed)	Mean Difference	95% Confidence Interval of the Difference	
					Lower	Upper
体重指数	7.496	29	.000	1.46333	1.0641	1.8626

图 8-42 例 8-8 的 SPSS 输出结果

4. 解释

(1) 第一个表格为统计描述表，描述了分析变量的基本情况。从左到右依次为例数（N）、均数（Mean）、标准差（Std. Deviation）、标准误（Std. Error Mean）。本例 $n=30$，$\bar{x}=20.8133(kg/m^2)$，$s=1.069（kg/m^2）$，$S_{\bar{x}}=0.19521(kg/m^2)$。

(2) 第二个表格为单样本 t 检验的统计分析结果，第一行注明了用于比较的已知总体均数为 19.35；第二行依次为 t 值（t）、自由度（df）、双侧 P 值[Sig.（2-tailed）]、两均数的差值（Mean Difference）、差值 95% 可信区间（95% Confidence Interval of the Difference）的下限（Lower）和上限（Upper）。本例 $t=7.496$，$v=29$，双侧 $P=0.000$，按 $\alpha=0.05$ 水准，拒绝 H_0，差异有统计学意义，可认为该地区蒙古族初中学生的营养状况指标体重指数高于 10 年前本地区同年龄初中生的体重指数。

（二）配对 t 检验

例 8-9：某地用溴酚法与改进淀粉显色法测定碘盐含碘量（mg/kg），资料见表 8-9。请问两法测定碘盐含碘量的结果是否相同？

表8-9 用溴酚法与改进淀粉显色法测定碘盐含碘量（单位:mg/kg）

样品号	1	2	3	4	5	6	7	8	9	10
溴酚法	16.84	19.02	10.44	14.87	22.31	24.83	26.89	31.06	36.76	41.67
改进法	16.79	19.22	10.40	15.14	21.89	24.82	27.00	31.42	36.07	40.99

操作过程：调用 SPSS 的 Paired-Samples T Test 过程实现。

1. 数据准备 定义变量：溴酚法、改进法。输入数据，如图 8-43 所示。

2. 统计分析 选择菜单 Analyze→Compare Means→Paired-Samples T Test，弹出 Paired-Samples T Test（配对 t 检验）主对话框。依次选中两个成对变量治疗前和治疗后，单击中间的 ←，将其成对送入 Paired Variables（配对变量）框中，如图 8-44 所示。单击 OK，输出结果。

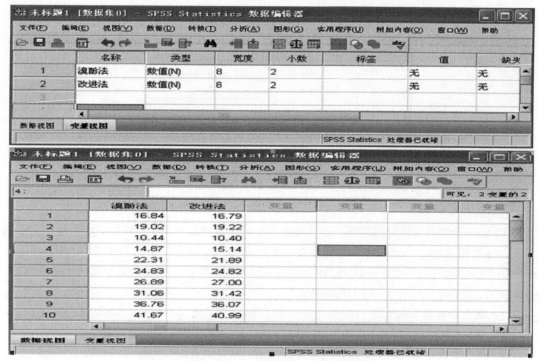

图 8-43 SPSS 的 Data View 窗口

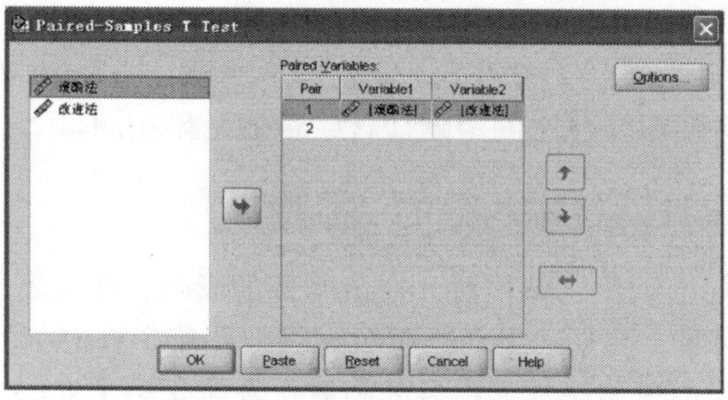

图 8-44 Paired-Samples T Test 主对话框

3. 结果 例 8-9 的 SPSS 输出结果如图 8-45 所示。

Paired Samples Statistics

		Mean	N	Std. Deviation	Std. Error Mean
Pair 1	溴酚法	24.4690	10	9.87637	3.12318
	改进淀粉显色法	24.3740	10	9.66333	3.05581

Paired Samples Correlations

		N	Correlation	Sig.
Pair 1	溴酚法 & 改进淀粉显色法	10	.999	.000

Paired Samples Test

	Paired Differences					t	df	Sig. (2-tailed)
				95% Confidence Interval of the Difference				
	Mean	Std. Deviation	Std. Error Mean	Lower	Upper			
Pair 1 溴酚法 - 改进淀粉显色法	.09500	.37763	.11942	-.17514	.36514	.796	9	.447

图 8-45 例 8-9 的 SPSS 输出结果

4. 解释

（1）第一个表格为统计描述表，分别描述了配对变量的基本情况：均数（Mean）、对子数（N）、标准差（Std. Deviation）、标准误（Std. Error Mean）。本例对子数 $n=10$，溴酚法 $\bar{x}_1 = 24.4690$(mg/kg)，$s_1 = 9.8764$（mg/kg），$s_{\bar{x}} = 3.1232$(mg/kg)；改进法 $\bar{x}_2 = 24.3740$(mg/kg)，$s_2 = 9.6633$（mg/kg），$S_{\bar{x}_2} = 3.0558$(mg/kg)。

（2）第二个表格为配对变量间的相关分析，本例对子数 $n=15$，相关系数（Correlation）$r = 0.999$，$P = 0.000$。

（3）第三个表格为配对 t 检验的统计分析结果，从左到右依次为差值的均数（Mean）、标准差（Std. Deviation）、标准误（Std. Error Mean）、差值的 95%可信区间（95% Confidence Interval of the Difference）的下限（Lower）和上限（Upper）、t 值（t）、自由度（df）、双侧 P 值[（Sig.(2-tailed)］。本例 $t=0.796$，$v=9$，$P=0.447$，按 $\alpha=0.05$ 水准，不拒绝 H_0，差异无统计学意义，可以认为用溴酚法与改进淀粉显色法测定碘盐含碘量的结果相同。

（三）完全随机设计两样本均数的 t 检验

例 8-10：为了了解稀土氧化物颗粒对大白鼠肺部的影响，研究者 11 例大白鼠进行灌肺，以正常大白鼠 11 例为对照，测量两组动物超氧化物歧化酶（SOD）的活性（10^3U/L），结果如表 8-10。请问被灌肺大白鼠与正常大白鼠的超氧化物歧化酶（SOD）的活性是否相同？

表8-10 两组大白鼠超氧化物歧化酶（SOD）的活性（10^3U/L）测定结果

分组	超氧化物歧化酶（SOD）的活性（10^3U/L）										
灌肺组	29.32	30.12	28.62	30.78	31.62	29.06	31.97	29.43	33.37	29.20	32.78
正常组	33.25	34.56	35.21	34.14	30.89	33.64	35.64	32.57	35.71	33.02	34.82

操作过程：调用 SPSS 的 Independent-Samples T Test 过程实现。

1. 数据准备

（1）建立数据库：激活 SPSS 的数据编辑窗口，单击窗口左下角的 Variable View（变量视图），定义变量，第一个变量名为组别（在 Values（变量值标签）中定义：1=灌肺组，2=正常组）；第二个变量名为 SOD（在 Label 框中输入"超氧化物歧化酶活性"），如图 8-46 所示。

（2）输入数据：点击数据编辑窗口左下角的 Data View（数据视图），按顺序输入相应的数据，如图 8-47 所示。

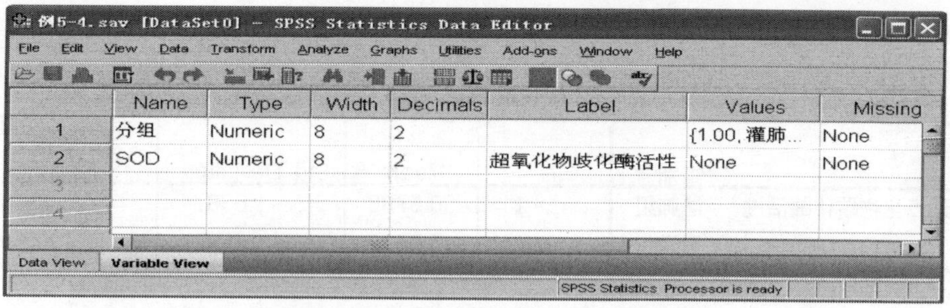

第八章 数据资料的统计分析（SPSS 统计软件在医学中的应用）

图 8-46 SPSS 的 Variable View 窗口

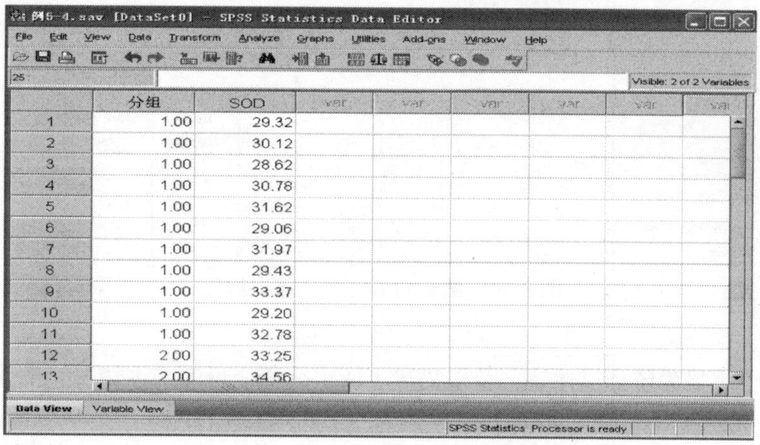

图 8-47 SPSS 的 Data View 窗口

2. 统计分析 选择菜单 Analyze→Compare Means→Independent-Samples T Test，弹出 Independent-Samples T Test（两独立样本 t 检验）主对话框。①选择变量"超氧化物歧化酶活性"，单击第一个 ，将其选入 Test Variable（s）框中；②选择变量"分组"，单击第二个 ，将其选入 Grouping Variable（分组变量）框中，如图 8-48 所示；③单击 Grouping Variable 下方的 Define Groups（定义分组变量值），弹出 Define Groups 子对话框，在 Use specified values（使用指定数值）的 Group 1 框中输入 1，Group2 框中输入 2，如图 8-49 所示，单击 Continue 返回，再单击 OK，输出结果。

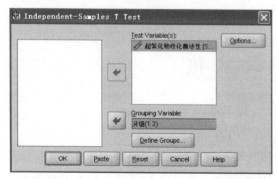

图 8-48 Independent-Samples T Test 主对话框

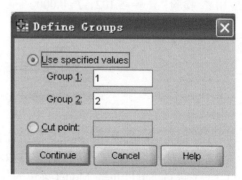

图 8-49 Define Groups 子对话框

3. 结果 例8-10 的 SPSS 输出结果如图 8-50 所示。

Group Statistics

	组别	N	Mean	Std. Deviation	Std. Error Mean
超氧化物歧化酶活性	灌肺组	11	30.5700	1.63874	.49410
	正常组	11	33.9500	1.46374	.44133

Independent Samples Test

		Levene's Test for Equality of Variances		T-test for Equality of Means					95% Confidence Interval of the Difference	
		F	Sig.	t	df	Sig. (2-tailed)	Mean Difference	Std. Error Difference	Lower	Upper
超氧化物歧化酶活性	Equal variances assumed	.501	.487	-5.102	20	.000	-3.38000	.66250	-4.76196	-1.99804
	Equal variances not assumed			-5.102	19.750	.000	-3.38000	.66250	-4.76308	-1.99692

图 8-50 例 8-11 的 SPSS 输出结果

4. 解释

（1）第一个表格为统计描述表，分别描述了两组分析变量的基本情况：例数（N）、均数（Mean）、标准差（Std. Deviation）、标准误（Std. Error Mean）。本例灌肺组 $n_1=11$，$\bar{\chi}_1 = 30.5700(1000U/L)$，$S_1 = 1.63874(1000U/L)$，$S_{\bar{\chi}_1} = 0.49410(1000U/L)$；正常人 $n_2=11$，$\bar{\chi}_2 = 33.9500(1000U/L)$，$S_2 = 1.46374(1000U/L)$，$S_{\bar{\chi}_2} = 0.44133(1000U/L)$。

（2）第二个表格为统计分析结果,分为两部分:第一部分为 Levene's 方差齐性检验（Levene's Test for Equality of Variances），用于判断两总体方差是否相等，本例方差齐性检验结果为 $F=0.501$，$P=0.487$，可认为两总体方差相等即方差齐性；第二部分分别为两总体方差齐（Equal variances assumed）和方差不齐（Equal variances not assumed）时的 t 检验结果。现两总体方差齐，应选用方差齐时的 t 检验结果，即 $t=-5.102$，$v=20$，$P=0.000$，按 $\alpha=0.05$ 水准，拒绝 H_0，接受 H_1，差异有统计学意义，可认为灌肺组和正常组大白鼠的超氧化物歧化酶活性不同；如果方差不齐，则应用 t' 检验，$t' = -5.102$，$P=0.000$。

（郝金奇）

实验四 方差分析

一、目的要求

（1）掌握完全随机设计、随机区组设计方差分析的操作方法。
（2）熟悉样本均数比较及各个样本均数间的两两比较的方法及结果解读。
（3）了解 General Linear Model 菜单的其他条目。

二、实例分析与电脑操作

（一）单因素方差分析

例 8-11：某医生对不同严重程度的脑卒中患者的血压进行分析，根据问卷评分为轻、中、重,结果见表 8-11,请分析不同严重程度的脑卒中患者舒张压是否相同?

表8-11 不同严重程度的脑卒中患者舒张压测量结果(mmHg)

严重程度	n	舒张压(mmHg)													
轻度	15	136	132	120	120	130	135	120	130	135	131	133	128	134	131	130
中度	15	132	135	140	150	143	135	140	135	135	136	140	143	139	141	140
重度	15	151	163	162	169	167	159	172	165	160	155	161	173	170	171	168

1. 数据准备 单击变量窗口,定义变量名:实际观察值定义为舒张压,组别变量用严重程度表示,按顺序输入数据。

2. 统计分析

1)单击 Analyze → Compare Means → One-Way ANOVA,打开 One-Way ANOVA 对话框。

弹出 One-Way ANOVA 对话框(图 8-51),从对话框左侧的变量列表中选入需要分析的变量舒张压,点击 → 钮使之进入 Dependent List 框,选严重程度点击 → 钮使之进入 Factor 框。

2)单击 Options 按钮,打开 Options 对话框(图 8-52)。选择要求输出的统计量,并按要求的方式显示这些统计量,在该对话框中还可以选择对缺失值的处理要求。各组选择项的含义如下。

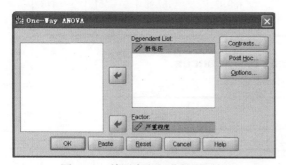

图 8-51 单因素方差分析对话框

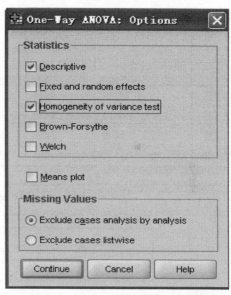

图 8-52 单变量分析的选项对话框

Statistics 栏中选择输出 Descriptive 和 Homogeneity of variance test(方差齐性检验)。

3)如果欲做多个样本均数间两两比较,可点击该对话框的 Post Hoc...钮打开 One-Way ANOVA:Post Hoc Multiple Comparisons 对话框(图 8-53),这时可见在 Tests 框中有多种比较方法可供选择。

均值多重比较的对话框:①方差齐次性时(Equal variance assumed),该矩形框中的选择方法有 LSD、Bonferroni、Sidak、Scheffe、R-E-G-WF、S-N-K、R-E-G-WQ 等;②方差不具有齐次性时(Eual variance not assumed),检验各均数间是否有差异的方法有四种可供选择:Tamhane's T2、Dunnett's T3、Games-Howell、Dunnett's C。

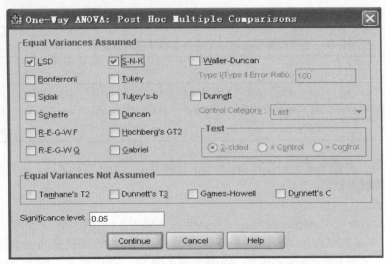

图 8-53 方差分析的 Post Hoc...对话框

本例选用 LSD 和 S-N-K 点击 Continue 钮返回 One-Way ANOVA 对话框。

3. 结果 例 8-11 的 SPSS 输出结果如图 8-54 所示。

Descriptives

舒张压

	N	Mean	Std. Deviation	Std. Error	95% Confidence Interval for Mean		Minimum	Maximum
					Lower Bound	Upper Bound		
轻度	15	129.67	5.473	1.413	126.64	132.70	120	136
中度	15	138.93	4.496	1.161	136.44	141.42	132	150
重度	15	164.40	6.456	1.667	160.82	167.98	151	173
Total	45	144.33	15.804	2.356	139.59	149.08	120	173

Test of Homogeneity of Variances

舒张压

Levene Statistic	df1	df2	Sig.
1.325	2	42	.277

ANOVA

舒张压

	Sum of Squares	df	Mean Square	F	Sig.
Between Groups	9704.133	2	4852.067	158.482	.000
Within Groups	1285.867	42	30.616		
Total	10990.000	44			

Multiple Comparisons

Dependent Variable: 舒张压

	(I) 严重程度	(J) 严重程度	Mean Difference (I-J)	Std. Error	Sig.	95% Confidence Interval	
						Lower Bound	Upper Bound
LSD	轻度	中度	-9.267*	2.020	.000	-13.34	-5.19
		重度	-34.733*	2.020	.000	-38.81	-30.66
	中度	轻度	9.267*	2.020	.000	5.19	13.34
		重度	-25.467*	2.020	.000	-29.54	-21.39
	重度	轻度	34.733*	2.020	.000	30.66	38.81
		中度	25.467*	2.020	.000	21.39	29.54

*The mean difference is significant at the 0.05 level.

Homogeneous Subsets

舒张压

	严重程度	N	Subset for alpha = 0.05		
			1	2	3
Student-Newman-Keuls[a]	轻度	15	129.67		
	中度	15		138.93	
	重度	15			164.40
	Sig.		1.000	1.000	1.000

Means for groups in homogeneous subsets are displayed.
a Uses Harmonic Mean Sample Size = 15.000.

图 8-54　例 8-11 的 SPSS 输出结果

4. 解释

（1）第一个表格是对不同病情的患者舒张压进行统计描述结果，包括例数、均值、标准差、标准误等。

（2）第二个表格是方差齐性检验结果，结果显示，Levene Statistic（方差齐性检验）统计量为 1.325，概率 $P=0.277$，按 $\alpha=0.05$ 的检验水准，差异无统计学意义，可认为所比较的各组间方差是齐的。

（3）第三个表格是方差分析结果：组间的离均差平方和（Sum of Squares，即 SS）、自由度（df）、均方（Means Squares，即 MS）分别为 9704.131、2、4852.067；组内的离均差平方和（Sum of Squares，即 SS）、自由度（df）、均方（Means Squares，即 MS）分别为 1285.867、42、30.616；总的离均差平方和（Sum of Squares，即 SS）和自由度（df）分别为 10990.000 和 44；本例 $F=158.482$，$P<0.001$，按 $\alpha=0.05$ 的检验水准，差异有统计学意义，表明不同病情的患者的舒张压不同。

（4）第四、五个表格是多重比较结果，为了解哪两组之间有差别，需进行两两比较，两种检验方法结果都显示：1 组与 2 组，1 组与 3 组及 2 组与 3 组比较差异均有统计学意义（已用"*"标出）。

（二）随机区组设计的方差分析

例 8-12：30 名头疼患者按照病情分为 10 个区组，每一区组内 3 名患者随机接受标准法或两种新方法治疗，止痛时间见表 8-12，试问三组患者的止痛时间是否相同？

表8-12　30名头疼患者用药后止痛时间（min）

区组	标准方法	新方法一	新方法二
1	8.40	6.90	6.80
2	7.70	6.80	6.40
3	10.10	10.30	10.60
4	9.60	9.40	9.20

续表

区组	标准方法	新方法一	新方法二
5	9.30	8.00	7.60
6	9.10	8.80	8.90
7	9.00	6.10	6.40
8	7.70	7.40	7.30
9	8.10	8.00	8.20
10	5.30	5.10	5.20

1. 数据准备　单击变量窗口，定义变量名：区组、组别（标准方法=1，新方法一=2，新方法二=3）和止痛时间，按顺序输入数据。

2. 统计分析

1）单击 Analyze→General Linear Model→Univariate 项，弹出 Univariate 对话框（设置分析变量），如图 8-55 示，从对话框左侧的变量列表中选止痛时间，点击 ➡ 钮使之进入 Dependent List 框，选区组和组别点击 ➡ 钮使之进入 Fixed Factor（s）框。

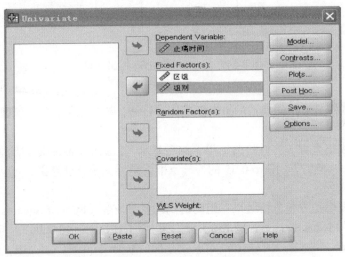

图 8-55　随机区组设计方差分析主对话框

2）点击 Model 钮，弹出 Univariate：Model 对话框（选择分析模型），如图 8-56 所示，在 Specify Model 栏中，指定分析模型类型。

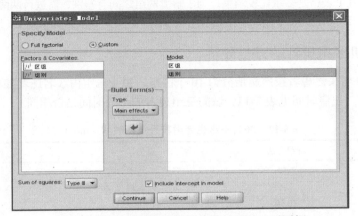

图 8-56　随机区组设计方差分析的 Model 对话框

（1）Full Factorial 选项：此项为系统默认的模型类型。该项选择建立全模型。全模型包括所有因素变量的主效应和所有的交互效应，选择该项后无需进行进一步的操作，即可单击 Continue 按钮返回主对话框。

（2）Custom 选项：建立自定义的分析模型。选择了 Custom 后，原被屏蔽的 Factors & Covariates、Model 和 Build Term（s）栏被激活。在 Factors & Covariates 框中自动列出可以作为因素变量的变量名，这些变量都是由用户在主对话框中定义的，根据表中列出的变量名建立模型。

（3）建立分析模型中的主效应：在 Build Term（s）栏用下拉按钮选中主效应 Main effects，在变量列表栏用鼠标键单击某一个单个的因素变量名，该变量名背景将改变颜色（一般变为蓝色），单击 Build Term（s）栏中的右拉箭头按钮，该变量出现在 Model 框中。一个变量名占一行称为主效应项。欲在模型中包括几个主效应项，就进行几次如上的操作。也可以在标有 F 变量名中标记多个变量同时送到 Model 框中。

（4）建立模型中的交互项：要求在分析模型中包括哪些变量的交互效应，可以通过如下的操作建立交互项。例如，因素变量有 a（F）和 b（F），建立它们之间的相互效应。

（5）Sum of squares 栏分解平方和的选择项：本例在 Specify Model 中点选 Custom，将区组和组别选入 Model，选择 Main effects，并点选 Include intercept in model，点击 Continue 按钮。

3）点击 Post Hoc…钮，弹出 Post Hoc Multiple Comparisons 对话框（选择多重比较）（图 8-57）。

本例选区组和药物点击 ➡ 钮使之进入 Post Hoc Test for 框，在 Equal Vareances Assumed 下点选 LSD，点击 Continue 按钮。

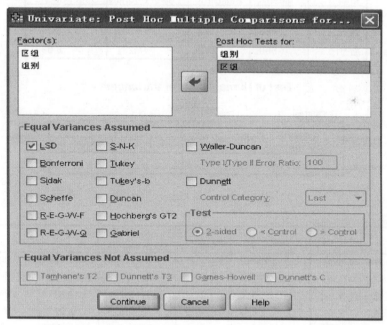

图 8-57　方差分析的 Post Hoc Multiple Comparisons 对话框

4）单击 Options，由于方差分析的前提上方差相等，故应进行方差齐性检验，选中 Homogeneity tests 出现如图 8-58 所示。

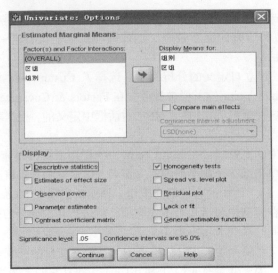

图 8-58 Univariate：Options 对话框

3. 结果 例 8-12 的 SPSS 输出结果如图 8-59 所示。

组别

Dependent Variable:止痛时间

组别	Mean	Std. Error	95% Confidence Interval	
			Lower Bound	Upper Bound
标准方法	8.430	.178	8.057	8.803
新方法一	7.680	.178	7.307	8.053
新方法二	7.660	.178	7.287	8.033

Test of Homogeneity of Variances

止痛时间

Levene Statistic	df1	df2	Sig.
.261	2	27	.772

Tests of Between-Subjects Effects

Dependent Variable:止痛时间

Source	Type III Sum of Squares	df	Mean Square	F	Sig.
Corrected Model	59.666a	11	5.424	17.167	.000
	1883.376	1	1883.376	5960.750	.000
区组	55.814	9	6.202	19.627	.000
组别	3.853	2	1.926	6.097	.010
Error	5.687	18	.316		
Total	1948.730	30			
Corrected Total	65.354	29			

a. R Squared = .913 (Adjusted R Squared = .860)

Multiple Comparisons

止痛时间
LSD

(I) 组别	(J) 组别	Mean Difference (I-J)	Std. Error	Sig.	95% Confidence Interval	
					Lower Bound	Upper Bound
标准方法	新方法一	.7500*	.25138	.008	.2219	1.2781
	新方法二	.7700*	.25138	.007	.2419	1.2981
新方法一	标准方法	-.7500*	.25138	.008	-1.2781	-.2219
	新方法二	.0200	.25138	.937	-.5081	.5481
新方法二	标准方法	-.7700*	.25138	.007	-1.2981	-.2419
	新方法一	-.0200	.25138	.937	-.5481	.5081

Based on observed means.
The error term is Mean Square(Error) = .316.
*The mean difference is significant at the .05 level.

图 8-59 例 8-12 的 SPSS 输出结果

4. 解释

（1）第一个表格是对各组的止痛时间进行统计描述，指标有均值、标准误等。

（2）第二个表格是对数学进行方差齐性检验的结果，可以看出方差齐，无统计学差异。

（3）第三个表格是进行多因素方差分析的主要部分，由于指定建立饱和模型，因此总的离差平方和分为 3 个部分：多个控制变量对观察量的独立作用、交互作用及随机变量的影响。处理组间（group）F=6.097，P=0.010，三种治疗方法的止痛时间有统计差异。

（4）第四个表格是组别变量的均值比较结果，可以看出标准方法与新方法一、新方法二比较的均值差异均有统计学意义。

（郝金奇）

实验五　卡方检验

一、目的要求

（1）掌握四格表资料、配对资料、行×列表资料的卡方检验方法。
（2）熟悉卡方检验频数表资料数据库的建立方法。
（3）了解卡方检验的用途；四个表确切概率法的基本思想及其应用。

二、实例分析与电脑操作

（一）四格表资料的卡方检验

例 8-13：某医院收治 186 例乙型脑炎患者，随机分为两组，分别用同样的方法治疗，但其中一组加一定量的人工牛黄，治疗结果见表 8-13。试问加人工牛黄是否增加该方法的疗效？

表 8-13　加人工牛黄治疗乙型脑炎的效果分析

疗法	治愈	未治愈	合计
不加人工牛黄	26	45	71
加人工牛黄	68	47	115
合计	94	92	186

1. 数据准备 激活 SPSS 的数据编辑窗口，单击窗口左下角的 Variable View（变量视图），定义三个变量：一个变量名为频数；第二个变量名为疗法，在 Values（变量值标签）中用 1 表示不加人工牛黄，2 表示加人工牛黄；第三个变量名为疗效，在 Values 中用 1 表示治愈，2 表示未治愈，SPSS 数据文件格式见图 8-60。

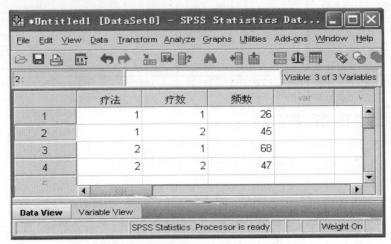

图 8-60 SPSS 的 Variable View 窗口

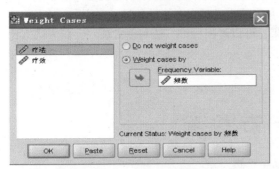

图 8-61 Weigh Cases 对话框

2. 统计分析

（1）频数加权：调用 Weigh Cases 过程实现。选择 Data→Weigh Cases，弹出 Weigh Cases 对话框，选择 Weigh cases by，选中变量"频数"，单击 ➡，将其送入 Frequency Variable（频数变量）框中，如图 8-61 所示，单击 OK。

（2）选择菜单 Analyze→Descriptive Statistics→Crosstabs，弹出 Crosstabs（列联表）主对话框，如图 8-62 所示。

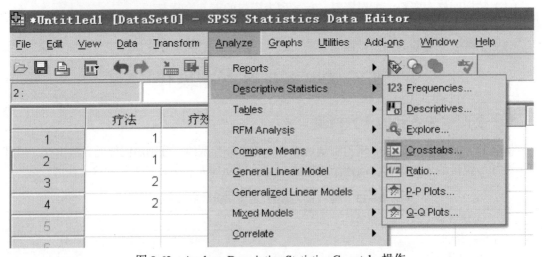

图 8-62 Analyze-Descriptive Statistics-Crosstabs 操作

（3）选择变量"处理方式"，单击第一个 →，将其送入 Ros（s）（行变量）框中；选择变量"疗效"，单击第二个 →，将其送入 Column（s）（列变量）框中；点击右上方的 Statistics，弹出 Statistics（统计量）子对话框，选择 Chi-square（卡方检验），单击 Continue 返回，其他项选择系统默认方式，点击 OK 按钮提交系统运行，如图 8-63 所示。

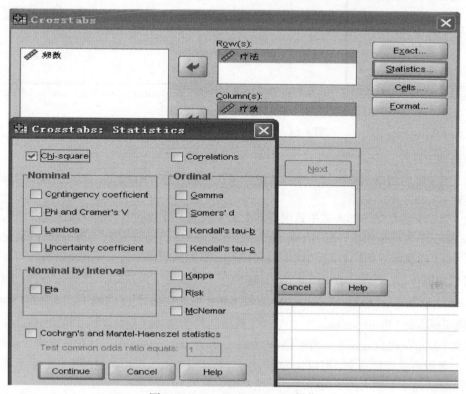

图 8-63　Crosstabs-Statistics 操作

3. 结果　例 8-13 的 SPSS 输出结果如图 8-64 所示。

Case Processing Summary

	Cases					
	Valid		Missing		Total	
	N	Percent	N	Percent	N	Percent
疗法 * 疗效	186	100.0%	0	.0%	186	100.0%

疗法 * 疗效 Crosstabulation

		疗效		Total
		治愈	未治愈	
疗法	不加人工牛黄	26	45	71
	加人工牛黄	68	47	115
	Total	94	92	186

Chi-Square Tests

	Value	df	Asymp. Sig. (2-sided)	Exact Sig. (2-sided)	Exact Sig. (1-sided)
Pearson Chi-Square	8.899[a]	1	.003		
Continuity Correction[b]	8.021	1	.005		
Likelihood Ratio	8.982	1	.003		
Fisher's Exact Test				.004	.002
Linear-by-Linear Association	8.851	1	.003		
N of Valid Cases	186				

a. 0 cells (.0%) have expected count less than 5. The minimum expected count is 35.12.
b. Computed only for a 2×2 table

图 8-64 例 8-13 的 SPSS 输出结果

4. 解释

（1）第一个表格给出样本的几个基本统计量：有效例数（Valid）、缺失例数（Missing）、合计例数（Total）和百分数。

（2）第二个表格是不加人工牛黄组与加人工牛黄组与疗效的四格表资料的情况。

（3）第三个表格是四格表资料卡方检验的结果：表中从左向右依次为检验统计量（Value）、自由度（df）、双侧 P 值[Asymp. Sig.（2-sided）]、双侧确切概率法 P 值[Exact Sig.（2-sided）]和单侧确切概率法 P 值[Exact Sig.（1-sided）]；从上到下依次为未校正 χ^2 检验（Pearson Chi-Square）、校正 χ^2 检验（Continuity Correction）似然比估计 χ^2 检验（Likelihood Ratio）、Fisher 确切概率法（Fishers Exact Test）、线性模型估计 χ^2 检验（Linear-by-Linear Association）、有效例数（N of Valid Cases）。推断结论：本例 χ^2 =8.899，P=0.003，按检验水准，拒绝 H_0，接受 H_1，差异有统计学意义，可以认为不加人工牛黄组与加人工牛黄组的治疗效果不同，加人工牛黄组疗法高于不加人工牛黄疗法，结论同前。

（二）配对卡方检验

例 8-14：某医生现有 84 份胃肠消化病患者的标本，把每份标本分成 2 份，分别用细菌培养法和快速脲酶试验诊断患者幽门螺杆菌的感染情况，结果见表 8-14，试问两种方法的检测结果有无差别？

表8-14 两种方法检测结果

细菌培养法	快速脲酶试验		合计
	+	-	
+	26（a）	22（b）	48
-	9（c）	27（d）	36
合计	35	49	84

配对设计的 χ^2 检验 SPSS 软件实现方法如下。

1. 数据准备 激活 SPSS 的数据编辑窗口，单击窗口左下角的 Variable View（变量视图），定义三个变量：一个变量名为频数；第二个变量名为细菌培养法，在 Values（变量值标签）中用 1 表示阳性，2 表示阴性；第三个变量名快速脲酶试验，在 Values 中用 1 表示阳性，2 表示阴性，SPSS 数据文件格式见图 8-65。

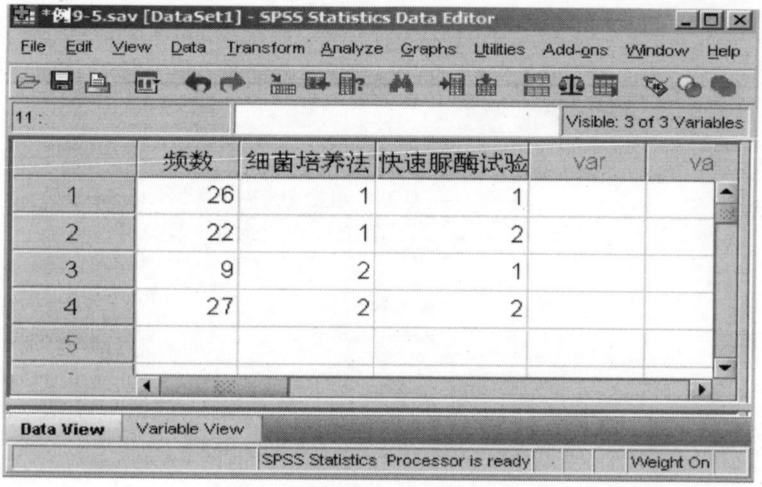

图 8-65 SPSS 的 Data View 窗口

2. 统计分析

（1）频数加权：详细过程见图 8-61。

（2）点击 Analyze→Nonparametric Tests→2-Related Samples，弹出非参数的 Two-Related Samples Tests 主对话框如图 8-66，把左边源变量的细菌培养法和快速脲酶试验作为配对变量，调入右边的 Test Pair（s）List 下的矩形框。激活 Test Type 框中的 McNemar，其他项选择系统默认方式，点击 OK 按钮提交系统运行，如图 8-67 所示。

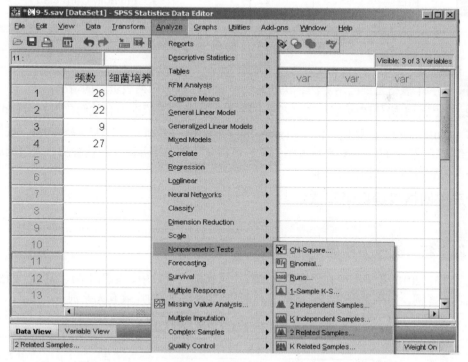

图 8-66 Analyze-Nonparametric Tests-2 Related Samples 操作

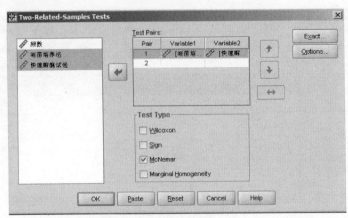

图 8-67 非参数的 "Two-Related Samples Tests" 对话框

3. 结果 例 8-14 的 SPSS 输出结果如图 8-68 所示。

图 8-68 例 8-14 的 SPSS 输出结果

4. 解释

（1）第一个表格是细菌培养法、快速脲酶试验与疗效的四格表资料的情况。

（2）第二个表格是四格表资料 χ^2 检验的结果：从上到下依次为有效例数 N；未校正 χ^2 检验结果（Chi-Square）；双侧 P 值（Asymp. Sig）。结论：本例 $\chi^2=4.645$，$P=0.031$，按检验水准，拒绝 H_0，接受 H_1，差异有统计学意义，可以认为细菌培养法、快速脲酶试验检测患者幽门螺杆菌的感染情况的阳性率不同。

（三）四格表确切概率法

略。

（四）行×列卡方检验

例 8-15：2010 年某医生在研究药物治疗中风疾病的疗效中，采用中药、蒙药、西药治疗中风患者 183 例，结果见表 8-15。试问三种药物对治疗中风的疗效有无差别？

表8-15 三种药物治疗中风的疗效比较

组别	疗效		合计	有效率/%
	有效	无效		
西药	36	25	61	59.0
中药	48	12	60	80.0
蒙药	56	6	62	90.3
合计	140	43	183	76.5

例 8-15 资料 SPSS 软件实现方法如下。

1. 数据准备　激活 SPSS 的数据编辑窗口，单击窗口左下角的 Variable View（变量视图），定义三个变量：第一个变量名为分组，在 Values（变量值标签）中用 1 表西药，2 表示中药，3 表示蒙药；第二个变量名为疗效，在 Values 中用 1 表示有效，2 表示无效；第三个变量名为频数。单击 SPSS 的数据编辑窗口左下角的 Data View（数据视图），按顺序输入相应的数据，如图 8-69 所示。

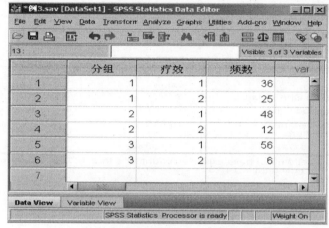

图 8-69　SPSS 的 Data View 窗口

2. 统计分析

（1）频数加权：详细过程见例 8-13。

（2）选择菜单 Analyze→Descriptive Statistics→Crosstabs，弹出 Crosstabs（列联表）主对话框。

（3）选择变量分组，单击第一个 →，将其送入 Ros（s）（行变量）框中；选择变量疗效，单击第二个 →，将其送入 Column（s）（列变量）框中；点击右上方的 Statistics，弹出 Statistics（统计量）子对话框，选择 Chi-square（卡方检验），单击 Continue 返回，其他项选择系统默认方式，点击 OK 按钮提交系统运行，如图 8-70 所示。

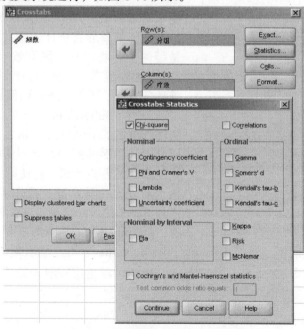

图 8-70　Crosstabs-Statistics 操作

3. 结果 例 8-15 的 SPSS 输出结果如图 8-71 所示。

分组 * 疗效 Crosstabulation

Count

分组		疗效		Total
		有效	无效	
分组	西药	36	25	61
	中药	48	12	60
	蒙药	56	6	62
Total		140	43	183

Chi-Square Tests

	Value	df	Asymp. Sig. (2-sided)
Pearson Chi-Square	17.372[a]	2	.000
Likelihood Ratio	17.507	2	.000
Linear-by-Linear Association	16.643	1	.000
N of Valid Cases	183		

a 0 cells (.0%) have expected count less than 5. The minimum expected count is 14.10.

图 8-71 例 8-15 的 SPSS 输出结果

4. 解释

（1）第一个表格是三种药物与疗效的行×列表，为统计描述表。

（2）第二个表格是行×列表 χ^2 检验的结果。表中从左向右依次为检验统计量（Value）、自由度（df）、双侧 P 值[Asymp. Sig.（2-sided）]；从上到下依次为未校正 χ^2 检验（Pearson Chi-Square）、似然比估计 χ^2 检验（Likelihood Ratio）、线性模型估计 χ^2 检验（Linear-by-Linear Association）、有效例数（N of Valid Cases）。本例未校正 χ^2 检验结果为 χ^2 =17.372，$p<0.0001$，按 α =0.05 水准，拒绝 H_0，接受 H_1，差异有统计学意义，可以认为三种药物治疗中风的有效率不全相同。

多个样本率之间的两两比较：在行×列表 χ^2 检验中，若 $P<0.05$，若拒绝无效假设 H_0，只能做出总的结论，即总的来说 3 个不同药物治疗中风有效率的差异有统计学意义。但是无法确定具体是哪两个药物治疗中风有效率的差异有统计学意义。若想知道哪两个药物治疗中风有效率的差异有统计学意义，还需要进行两两比较，即需要进行行×列分割（Subdividing R×C table）。即对每两个药物疗效的差异做统计分析，然后做出结论。根据研究设计类型的不同，有不同的行×列分割方法。重复多次的假设检验，将使第一类错误 α 扩大，必须重新规定检验水准。操作步骤：行列表分割：打开 SPSS 的 Variable View 窗口，单击变量分组的 Missing 框右半部的省略号，弹出 Missing Values（缺失值）对话框，选择 Discrete missing values（不连续缺失值），并在其下方的格子中输入 3，如图 8-72 所示。进行上述的操作过程是第一组与第二组比较的 χ^2 检验结果，结果解释同前。

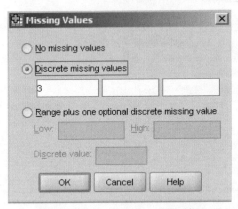

图 8-72 Missing Values 对话框

（五）两个或多个构成比的比较

例 8-16：某医师研究蒙古族与汉族血型的分布情况，随机抽取蒙古族 150 人，汉族 200 人，分别检测其血型，数据整理见表 8-16，请问两民族血型分布有无差异？

表8-16　蒙古族与汉族的血型分布

民族	血型				合计
	A	B	O	AB	
汉族	63	51	64	22	200
蒙古族	58	31	48	13	150
合计	121	82	112	35	350

例 8-16 资料 SPSS 软件实现方法如下。

1. 数据准备　激活 SPSS 的数据编辑窗口，单击窗口左下角的 Variable View（变量视图），定义三个变量：第一个变量名为民族，在 Values（变量值标签）中用 1 表汉族，2 表示蒙古族；第二个变量名为血型，在 Values 中用 1 表示 A 型，2 表示 B 型，3 表示 O 型，4 表示 AB 型；第三个变量名为频数。单击 SPSS 的数据编辑窗口左下角的 Data View（数据视图），按顺序输入相应的数据，如图 8-73 所示。

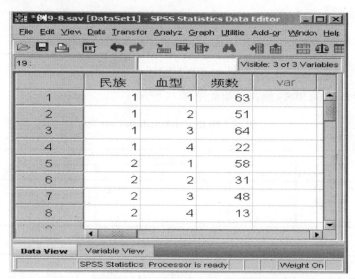

图 8-73　SPSS 的 Data View 窗口

2. 统计分析

（1）频数加权：详细过程见例 8-13。

（2）选择菜单 Analyze→Descriptive Statistics→Crosstabs，弹出 Crosstabs（列联表）主对话框。

（3）选择变量民族，单击第一个 ![→]，将其送入 Ros（s）（行变量）框中；选择变量血型，单击第二个 ![→]，将其送入 Column（s）（列变量）框中；点击右上方的 Statistics，弹出 Statistics（统计量）子对话框，选择 Chi-square（卡方检验），单击 Continue 返回，其他项选择系统默认方式，点击 OK 按钮提交系统运行，如图 8-74 所示。

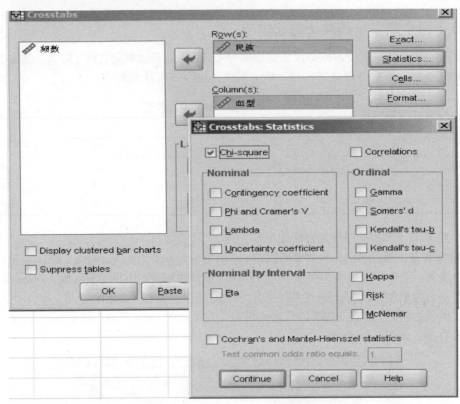

图 8-74　Crosstabs-Statistics 操作

3. 结果　例 8-16 的 SPSS 输出结果如图 8-75 所示。

民族 * 血型 Crosstabulation

Count

		血型				Total
		A	B	O	AB	
民族	汉族	63	51	64	22	200
	蒙族	58	31	48	13	150
Total		121	82	112	35	350

Chi-Square Tests

	Value	df	Asymp. Sig. (2-sided)
Pearson Chi-Square	2.595a	3	.458
Likelihood Ratio	2.601	3	.457
Linear-by-Linear Association	1.156	1	.282
N of Valid Cases	350		

a. 0 cells (.0%) have expected count less than 5. The minimum expected count is 15.00.

图 8-75　例 8-16 的 SPSS 输出结果

4. 解释

（1）第一个表格是民族与血型的行×列表，为统计描述表。

（2）第二个表格是行×列表 χ^2 检验的结果。表中从左向右依次为检验统计量（Value）、自由度（df）、双侧 P 值[Asymp. Sig.（2-sided）]；从上到下依次为未校正 χ^2 检验（Pearson Chi-Square）、似然比估计 χ^2 检验（Likelihood Ratio）、线性模型估计 χ^2 检验（Linear-by-Linear

Association)、有效例数(N of Valid Cases)。本例未校正 χ^2 检验结果为 $\chi^2 =2.595$，$0.25 < P < 0.50$，按 $\alpha = 0.05$ 水准，不拒绝 H_0，差异无统计学意义，尚不能认为蒙族与汉族血型分布的构成不同。

（六）双向无序分类资料的关联性检验

例 8-17：某医生为了研究脱发的中医类型与情绪的关系，收集了 310 名脱发患者的中医类别和情绪类型，结果见表 8-17，试问患者的中医类别和情绪类型有无关系？

表8-17　310脱发患者中医类型与情绪类型情况

中医类型	情绪类型			合计
	抑郁	强迫	焦虑	
肝肾不足	80	48	4	132
气血两虚	53	62	11	126
血热风盛	20	21	11	52
合计	153	131	26	310

例 8-17 双向无序分类资料的关联性检验 SPSS 软件实现方法如下。

1. 数据准备　激活 SPSS 的数据编辑窗口，单击窗口左下角的 Variable View（变量视图），定义三个变量：第一个变量名为中医类型，在 Values（变量值标签）中用 1 表示肝肾不足，2 表示气血两虚，3 表示血热风盛；第二个变量名为情绪的种类，在 Values 中用 1 表示抑郁，2 表示强迫，3 表示焦虑；第三个变量名为频数。如图 8-76 所示。

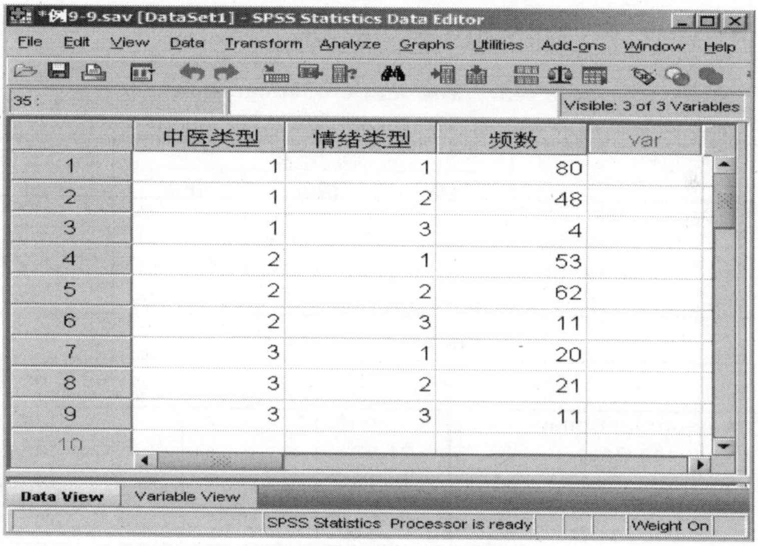

图 8-76　SPSS 的 Data View 窗口

2. 统计分析

（1）频数加权：详细过程见例 8-13。

（2）选择菜单 Analyze→Descriptive Statistics→Crosstabs，弹出 Crosstabs（列联表）主对话框。

（3）选择变量民族，单击第一个 →，将其送入 Ros(s)（行变量）框中；选择变量血型，单击第二个 →，将其送入 Column(s)（列变量）框中；点击右上方的 Statistics，弹出 Statistics（统计量）子对话框，选择 Chi-square（卡方检验）和 Contingency coefficient（列联系数），单击 Continue 返回，其他项选择系统默认方式，点击 OK 按钮提交系统运行，如图 8-77 所示。

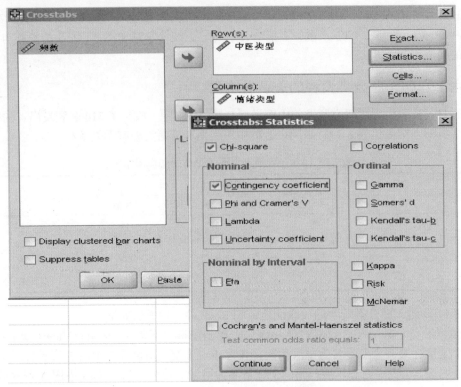

图 8-77　Crosstabs-Statistics 操作

3. 结果　例 8-17 的 SPSS 输出结果如图 8-78 所示。

中医类型 * 情绪类型 Crosstabulation

Count

		情绪类型			Total
		抑郁	强迫	焦虑	
中医类型	肝肾不足	80	48	4	132
	气血两虚	53	62	11	126
	血热风盛	20	21	11	52
Total		153	131	26	310

Chi-Square Tests

	Value	df	Asymp. Sig. (2-sided)
Pearson Chi-Square	23.200[a]	4	.000
Likelihood Ratio	21.578	4	.000
Linear-by-Linear Association	17.451	1	.000
N of Valid Cases	310		

a. 1 cells (11.1%) have expected count less than 5. The minimum expected count is 4.36.

Symmetric Measures

		Value	Approx. Sig.
Nominal by Nominal	Contingency Coefficient	.264	.000
N of Valid Cases		310	

图 8-78　例 8-17 的 SPSS 输出结果

4. 解释

（1）第一个表格是中医类型与情绪类型的行×列表，为统计描述表。

（2）第二个表格是行×列表 χ^2 检验的结果。表中从左向右依次为检验统计量（Value）、自由度（df）、双侧 P 值[Asymp. Sig.（2-sided）]；从上到下依次为未校正 χ^2 检验（Pearson Chi-Square）、似然比估计 χ^2 检验（Likelihood Ratio）、线性模型估计 χ^2 检验（Linear-by-Linear Association）、有效例数（N of Valid Cases）。本例未校正 χ^2 检验结果为 $\chi^2=23.200$，$P<0.001$，按 $\alpha=0.05$ 水准，拒绝 H_0，接受 H_1，差异有统计学意义，可以认为脱发患者的中医类型与情绪类型之间有关联。

（3）第三个表格是说明脱发患者的中医类型与情绪类型之间关联性大小，从结果可以看出本例列联系数（Contingency coefficient）为 0.264，对列联系数进行假设检验的结果 $P<0.05$，所以可以认为脱发患者的中医类型与情绪类型之间有关联性。

（郝金奇）

实验六　基于秩次的非参数检验

一、目的要求

（1）掌握参数检验与非参数检验的概念；秩和检验的基本思想、适用条件和优缺点；配对设计资料、单样本资料、完全随机设计两样本资料的秩和检验方法步骤、适用条件。

（2）熟悉完全随机设计多个样本资料的秩和检验方法步骤、适用条件；随机区组设计资料的秩和检验方法步骤、适用条件。

（3）了解完全随机设计和随机区组设计的多个样本之间的两两比较。

二、实例分析与电脑操作

（一）两组独立样本比较的秩和检验

例 8-18：某医师欲比较卵巢早衰（premature ovary failure，POF）女性与正常女性的左子宫动脉的收缩期峰值流速（peak systolic velocity，PSV），随机选取 11 名 POF 女性及 11 名正常体检女性，采用彩色多普勒超声测定其 PSV 值，结果见表 8-18。试问两组女性 PSV 值有无差别？

表8-18　两组女性PSV值（cm/s）

POF 女性	正常女性
32.4	36.7
28.9	38.9
29.8	40.3
25.9	35.7
30.4	38.6
32.7	41.3
30.4	39.6
29.8	36.7
28.9	41.9
32.4	39.6
36.9	38.4

该资料属于完全随机设计的计量资料。由于两组资料方差不齐，宜选用非参数检验中的 Wilcoxon 秩和检验，目的是推断 POF 女性与正常女性的 PSV 的总体分布是否不同。

操作方法：调用 SPSS 的 2 Independent Samples 过程实现。

1. 数据准备　定义变量：分组（Value 定义：1=POF 组，2=正常女性组）、PSV 值。输入数据，如图 8-79 所示。

2. 统计分析　选择菜单 Analyse→Nonparametric Tests→2 Independent Samples，弹出 Two-Independent-Samples Tests（两独立样本检验）主对话框：①选择变量"PSV 值"，单击第一个 ➡，将其送入 Test Variable List（分析变量列表）框中；②选择变量"分组"，单击第二个 ➡，将其送入 Grouping Variable（分组变量）框中。单击 Define Groups，定义比较组的变量取值为 1 和 2，如图 8-80 所示。单击 OK，输出结果。

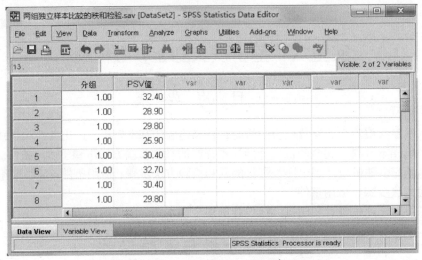

图 8-79　SPSS 的 Data View 窗口

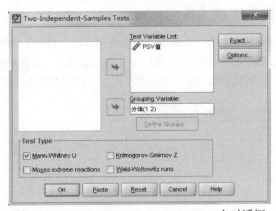

图 8-80　Two-Independent-Samples Test 主对话框

3. 结果　例 8-18 的 SPSS 输出结果如图 8-81 所示。

Ranks

	分组	N	Mean Rank	Sum of Ranks
PSV值	POF组	11	6.27	69.00
	正常女性组	11	16.73	184.00
	Total	22		

```
Test Statistics^b

                        PSV值
Mann-Whitney U          3.000
Wilcoxon W              69.000
Z                       -3.782
Asymp. Sig. (2-tailed)  .000
Exact Sig. [2*(1-tailed .000^a
Sig.)]

a. Not corrected for ties.
b. Grouping Variable: 分组
```

图 8-81 例 8-18 的 SPSS 输出结果

4. 解释

（1）第一个表格为编秩情况列表，默认是从小到大的顺序编秩。本组 POF 组例数为 11 例，平均秩次为 6.27，秩和为 69.00；正常女性组例数为 11 例，平均秩次为 16.73，秩和为 184.00。由此可见，正常女性组的平均秩次高于 POF 组，但是究竟有无统计学意义还要看第二个表格的结果。

（2）第二个表格为两组独立样本比较的秩和检验结果，依次为 Mann-Whitney U 统计量、Wilcoxon W 统计量、Z 值（即常用的 u 值）、双侧 P 值和确切概率法计算的 P 值。近似值和精确概率值都小于给定水平 0.05，可见两种算法得出的结论是一致的，所以拒绝原假设，差异有统计学意义，可认为 POF 组与正常女性组的 PSV 值有差别。

（二）多组独立样本比较的秩和检验

例 8-19：某医院用 3 种不同方法治疗 15 例胰腺癌患者，每种方法各治疗 5 例。治疗后生存月数见表 8-19，请问这 3 种方法对胰腺癌患者的疗效有无差别？

表8-19 3种方法治疗胰腺癌患者的生存月数比较

甲法生存月数	乙法生存月数	丙法生存月数
3	6	2
4	9	3
7	10	5
8	12	7
8	13	8

该资料属于完全随机设计的多组计量资料，由于该资料不服从正态分布，应采用非参数检验的 Kruskal-Wallis 秩和检验即 H 检验，目的是推断多组样本分别代表的总体分布是否相同。

操作方法：调用 SPSS 的 K Independent Samples 过程实现。

1. 数据准备 定义变量：分组（Value 定义：1=甲组，2=乙组，3=丙组）、生存月数。输入数据，如图 8-82 所示。

2. 统计分析 选择菜单 Analyse→Nonparametric Tests→K Independent Samples，弹出 Tests for Several Independent Samples（多个独立样本检验）主对话框：①选择变量"生存月数"，单击第一个 ，将其送入 Test Variable List（分析变量列表）框中；②选择变量"分组"，单击第二个 ，将其送入 Grouping Variable（分组变量）框中。单击 Define Range，定义比较组的变量取值为 1 和 3，如图 8-83 所示。单击 OK，输出结果。

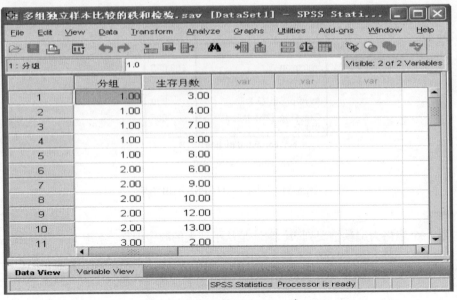

图 8-82　SPSS 的 Data View 窗口

图 8-83　Tests for Several Independent Samples Tests

3. 结果　例 8-19 的 SPSS 输出结果如图 8-84 所示。

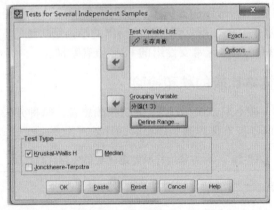

图 8-84　例 8-18 的 SPSS 输出结果

4. 解释

（1）第一个表格为编秩情况列表。本组甲法的例数为 5 例，平均秩次为 6.80，乙法的例数为 5 例，平均秩次为 12.00；丙法的例数为 5 例，平均秩次为 5.20。

（2）第二个表格为 Kruskal-Wallis 的秩和检验结果，$\chi^2(H) = 6.388, \nu = 2, P = 0.041$，按照 $\alpha = 0.05$ 水准，拒绝 H_0，差异有统计学意义，可认为 3 种方法对胰腺癌患者的疗效不全相同，而要确定哪两组之间有差异还需要进行完全随机设计多个样本之间的两两比较。

（三）配对设计资料的符号秩和检验

例 8-20：某医师欲研究依那普利治疗慢性心力衰竭的疗效，随机选取某医院的 10 例患者在其知情同意的情况下进行研究，分别于服用依那普利前后测定超声心动图指标左心室收缩末期容积（left ventricular end-systolic volume，LVESV），结果见表 8-20，问依那普利治疗慢性心力衰竭是否有效。

表8-20　服用依那普利前后患者的LVESV值　　　　　　（单位：ml）

no	服药前	服药后
1	128.98	97.13
2	123.80	93.06
3	123.54	92.80
4	124.29	91.34
5	94.72	78.09
6	116.01	96.81
7	94.00	79.16
8	121.41	102.86
9	87.80	77.25
10	97.28	81.48

该资料属于配对设计的计量资料。由于患者服药前后 LVESV 的差值不服从正态分布，宜选用非参数检验方法，本例可选用配对符号秩和检验，目的是推断配对资料的差值是否来自中位数为零的总体。

操作方法：调用 SPSS 的 2 Related Samples 过程实现。

1. 数据准备

（1）建立数据库：激活 SPSS 的数据编辑窗口，单击窗口左下角的 Variable View（变量视图），定义第一个变量名为服药前，第二个变量名为服药后，如图 8-85 所示。

（2）输入数据：点击数据编辑窗口左下角的 Data View（数据视图），按顺序输入相应的数据，如图 8-86 所示。

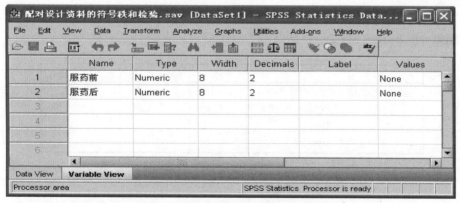

图 8-85　SPSS 的 Variable View 窗口

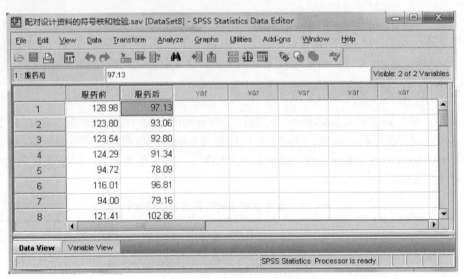

图 8-86　SPSS 的 Data-View 窗口

2. 统计分析　选择菜单 Analyse→Nonparametric Tests→2 Related Samples，弹出 Two-Related-Samples Tests（配对秩和检验）主对话框。依次点击两个成对变量"服药前""服药后"，单击中间的 ➡，将其送入 Test Pairs（分析配对变量列表）框中，如图 8-87 所示。单击 OK，输出结果。

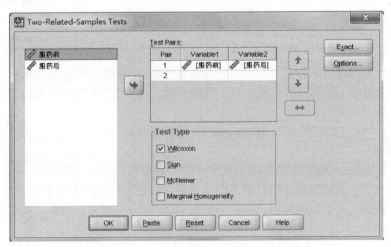

图 8-87　Two-Related-Samples Tests 主对话框

3. 结果　例 8-20 的 SPSS 输出结果如图 8-88 所示。

Ranks

		N	Mean Rank	Sum of Ranks
服药后 - 服药前	Negative Ranks	10[a]	5.50	55.00
	Positive Ranks	0[b]	.00	.00
	Ties	0[c]		
	Total	10		

a. 服药后 < 服药前；b. 服药后 > 服药前；c. 服药后 = 服药前

```
                    Test Statistics^b
                              服药后 - 服药前
    Z                            -2.805^a
    Asymp. Sig. (2-tailed)         .005
    a. Based on positive ranks.
    b. Wilcoxon Signed Ranks Test.
```

图 8-88　例 8-20 的 SPSS 输出结果

4. 解释

（1）第一个表格为编秩情况列表，采用的是服药后-服药前的差值。从左到右依次为对子数（N）、平均秩次（Mean Rank）、秩和（Sum of Ranks）；从上到下依次为负秩（Negative Ranks）、正秩（Positive Ranks）、相持（Ties）、合计（Total）。本例负秩（服药后<服药前）例数是10，平均秩次为5.50，秩和为55.00；正秩（服药后>服药前）例数为0，平均秩次为0.00，秩和为0.00；相持（服药后=服药前）例数为0，由此可见，负秩和较大，服药后的 LVESV 可能低于服药前，具体有无统计学差异还需看第二个表格。

（2）第二个表格为 Wilcoxon 符号秩和检验结果，列出了基于负秩的统计量 Z 值和双侧 P 值[Asymp.Sig.（2-tailed）]。本例 $Z=-2.805$，$P=0.005$，按照 $\alpha=0.05$ 水准，拒绝 H_0，差异有统计学意义，可认为依那普利治疗慢性心力衰竭有效。

（四）随机区组设计资料的秩和检验

例 8-21：欲用学生的综合评分来评价四种教学方式的不同，按照年龄、性别、年级、社会经济地位、学习动机相同和智力水平、学习情况相近作为配伍条件，将4名学生分为一组，共8组，每区组的4名学生随机分到四种不同的教学试验组，经过相同的一段时间后，测得学习成绩的综合评分，见表 8-21，试比较四种教学方式对学生学习成绩的综合评分影响有无不同？

表8-21　不同区组4种教学方式对学生学习综合评分比较

区组编号	教学方式 A	教学方式 B	教学方式 C	教学方式 D
1	8.4	9.6	9.8	11.7
2	11.6	12.7	11.8	12
3	9.4	9.1	10.4	9.8
4	9.8	8.7	9.9	12
5	8.3	8	8.6	8.6
6	8.6	9.8	9.6	10.6
7	8.9	9	10.6	11.4
8	8.3	8.2	8.5	10.8

该资料属于随机区组设计的计量资料。由于四组资料不服从正态分布，宜选用非参数检验方法。

操作方法：调用 SPSS 的 K Related Samples 过程实现。

1. 数据准备

（1）建立数据库：激活 SPSS 的数据编辑窗口，单击窗口左下角的 Variable View（变量视图），定义第一个变量名为教学方式 A，第二个变量名为教学方式 B，第三个变量名为教学方式 C，第四个变量名为教学方式 D，如图 8-89。

（2）输入数据：点击数据编辑窗口左下角的 Data View（数据视图），按顺序输入相应的数据，如图 8-90 所示。

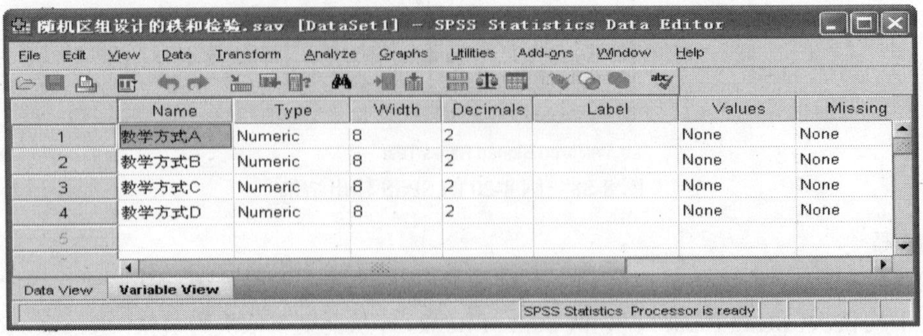

图 8-89　SPSS 的 Data View 窗口

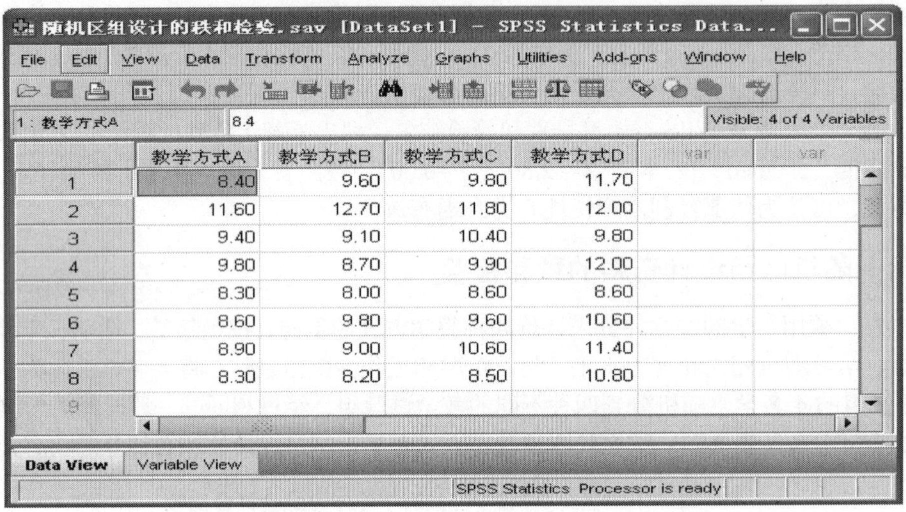

图 8-90　SPSS 的 Data View 窗口

2. 统计分析　选择菜单 Analyse→Nonparametric Tests→K Related Samples，弹出 Test for Several Related Samples（随机区组设计秩和检验）主对话框。依次点击四个区组变量"教学方式 A""教学方式 B"，"教学方式 C"，"教学方式 D"单击中间的，将其送入 Test Variables 框中，如图 8-91 所示。单击 OK，输出结果。

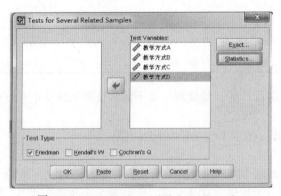

图 8-91　Test for Several Related Samples

3. 结果 例 8-21 的 SPSS 输出结果如图 8-92 所示。

Ranks

	Mean Rank
教学方式A	1.50
教学方式B	1.88
教学方式C	2.94
教学方式D	3.69

Test Statistics[a]

N	8
Chi-Square	14.544
df	3
Asymp. Sig.	.002

a. Friedman Test

图 8-92 例 8-21 的 SPSS 输出结果

4. 解释
（1）第一个表格列出了四个区组的平均秩次。
（2）第二个表格为 Friedman 秩和检验结果，$\chi^2(H) = 15.544, v = 3, P = 0.002$，按照 $\alpha = 0.05$ 水准，所以拒绝 H_0，差异有统计学意义，可认为四种教学方式对学生学习成绩的综合评分的影响不全相同。

（五）完全随机设计的多个样本之间的两两比较

以例 8-19 多组独立样本比较的秩和检验为例，用以说明完全随机设计的多个样本之间的两两比较。

对于本例，要比较 3 种方法对胰腺癌患者的疗效有无差别，需对甲法与乙法、甲法与丙法、乙法与丙法进行比较，即需要比较的次数为 3 次，每两种方法的比较采用前面的两组独立样本比较的秩和检验方法，不同之处是因为增加了比较次数，所以需要降低检验水准（检验水准为原来的检验水准除以比较次数），以减小第 I 类错误。

（六）随机区组设计的多个样本之间的两两比较

以例 8-21 不同区组 4 种教学方式对学生学习综合评分比较为例，说明随机区组设计的多个样本之间的两两比较方法。

要比较 4 种不同的教学方式的教学效果是否不同，同样需要进行两两比较，共需比较 6 次，每两种方法的比较采用前面的配对设计资料的符号秩和检验，唯一不同的地方也需要降低检验水准（检验水准为原来的检验水准除以比较次数），以减小第 I 类错误。

（侯瑞丽）

实验七 相关与回归

一、目的要求

（1）掌握直线相关与回归的基本概念；相关系数的意义、计算步骤及其假设检验；直线回归分析的前提条件、回归系数的意义、建立回归方程的步骤及回归系数的假设检验；简单直线回归方程的应用及注意事项；直线相关与回归的区别与联系。

（2）熟悉偏相关的适用情况。

（3）了解总体均数的可信区间及个体值的容许区间的计算。

二、实例分析与电脑操作

（一）双变量相关分析

例 8-22：在某地一项环境污染调查中，为了研究空气中一氧化碳的浓度与汽车流量的关系，测定了某地交通点在单位时间内过往的汽车数及空气中的一氧化碳的浓度，见表 8-22。据此数据如何判断这两变量间有无关联？

表8-22 空气中的一氧化碳浓度及汽车流量

编号	汽车流量	一氧化碳浓度	编号	汽车流量	一氧化碳浓度
1	1300	0.180	8	1656	0.059
2	1436	0.090	9	1536	0.087
3	948	0.005	10	960	0.039
4	1440	0.011	11	1784	0.222
5	1084	0.003	12	1496	0.145
6	1600	0.120	13	1060	0.029
7	1116	0.039	14	1436	0.099

该资料的汽车流量和一氧化碳浓度都是连续型随机变量，属于双变量正态分布资料，目的是分析汽车流量与一氧化碳浓度之间有无相关关系，应采用 Pearson 直线相关分析。在进行相关与回归分析之前，应先做散点图，初步判断两变量间有无直线相关趋势。

1. 数据准备

（1）建立数据库：激活 SPSS 的数据编辑窗口，单击窗口左下角的 Variable View（变量视图），定义第一个变量名为汽车流量，第二个变量名为一氧化碳浓度，如图 8-93 所示。

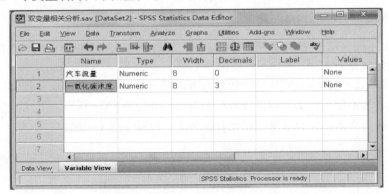

图 8-93 SPSS 的 Variable View 窗口

（2）输入数据：点击数据编辑窗口左下角的 Data View（数据视图），按顺序输入相应的数据，如图 8-94 所示。

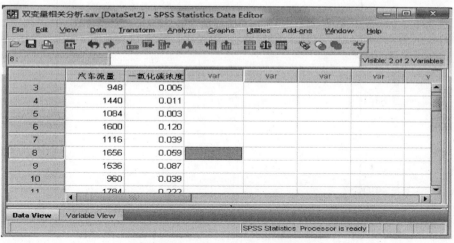

图 8-94　SPSS 的 Data View 窗口

2. 绘制散点图

（1）选择菜单 Graphs→Legacy Dialogs→Scatter/Dot，弹出 Scatter/Dot（散点图/点图）预定义对话框，选择 Simple Scatterplot（简单散点图），如图 8-95 所示。

（2）单击 Define，弹出 Simple Scatterplot（简单散点图）对话框。选择变量"一氧化碳浓度"，单击第一个 ➡，将其送入 Y Axis（Y 轴）框；选择变量"汽车流量"，单击第二个 ➡，将其送入 X Axis（X 轴）框，如图 8-96 所示。单击 OK，输出结果，如图 8-97 所示。

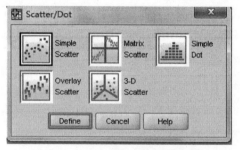

图 8-95　Scatter/Dot 预定义对话框

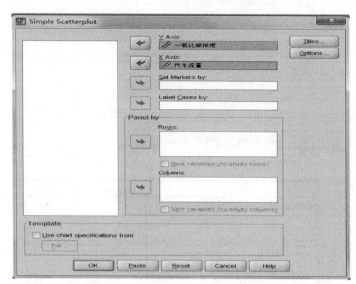

图 8-96　Simple Scatterplot 对话框

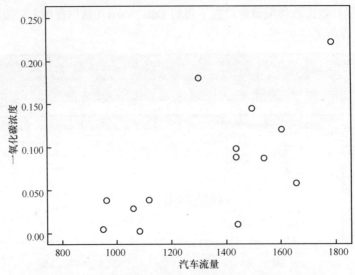

图 8-97　14 个交通点的一氧化碳浓度与汽车流量的散点图

3. 统计分析　选择菜单 Analyze→Correlate→Bivariate，弹出 Bivariate Correlations（双变量相关分析）主对话框，选中变量"一氧化碳浓度"和"汽车流量"，单击中间的 ➡，将其送入 Variables（变量）框中；在 Correlation Coefficients（相关系数）复选框组中选择系统默认的 Pearson（Pearson 相关系数），如图 8-98 所示，单击 OK，输出结果。

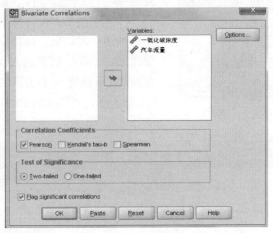

图 8-98　Bivariate Correlations 主对话框

4. 结果　例 8-22 的 SPSS 输出结果如图 8-99 所示。

Correlations

		汽车流量	一氧化碳浓度
汽车流量	Pearson Correlation	1	.668**
	Sig. (2-tailed)		.009
	N	14	14
一氧化碳浓度	Pearson Correlation	.668**	1
	Sig. (2-tailed)	.009	
	N	14	14

**. Correlation is significant at the 0.01 level (2-tailed).

图 8-99　例 8-22 的 SPSS 输出结果

5. 解释

（1）由图 8-97 可见，一氧化碳浓度随汽车流量的增加而增加，可初步判断一氧化碳浓度与汽车流量之间有近似线性关系，提示可以进一步做直线相关与回归分析。

（2）上述 Pearson 直线相关分析结果中，从上到下依次为 Pearson 相关系数（Pearson Correlation）、双侧 P 值[Sig.（2-tailed）]和例数（N），数据区四个格子中的数据呈矩阵形式对称排列。本例一氧化碳浓度与汽车流量的 Pearson 相关系数，$r=0.668$，$P=0.009$，按 $\alpha=0.05$ 水准，拒绝 H_0，接受 H_1，有统计学意义，可认为该地的一氧化碳浓度与汽车流量间存在正相关关系，汽车流量增加，一氧化碳浓度也增加。

（二）偏相关分析

例 8-23：测量某地 29 名 13 岁男童身高 X1（cm）、体重 X2（kg）和肺活量 Y（ml）的数据，见表 8-23，请分析身高与肺活量是否有相关关系。

表8-23　某地29名13岁男童身高、体重、肺活量情况

编号	身高	体重	肺活量	编号	身高	体重	肺活量
1	135.1	32.0	1.75	16	153.0	32.0	1.75
2	139.9	30.4	1.75	17	147.6	40.5	2.00
3	163.6	46.2	2.75	18	157.5	43.3	2.25
4	146.5	33.5	2.50	19	155.1	44.7	2.75
5	156.2	37.1	2.75	20	160.5	37.5	2.00
6	156.4	35.5	2.00	21	143.0	31.5	1.75
7	167.8	41.5	2.75	22	149.9	33.9	2.25
8	149.7	31.0	1.50	23	160.8	40.4	2.75
9	145.0	33.0	2.50	24	159.0	38.5	2.25
10	148.5	37.2	2.25	25	158.2	37.5	2.00
11	165.5	49.5	3.00	26	150.0	36.0	1.75
12	135.0	27.6	1.25	27	144.5	34.7	2.25
13	153.3	41.0	2.75	28	154.6	39.5	2.50
14	152.0	32.0	1.75	29	156.5	32.0	1.75
15	160.5	47.2	2.25				

操作方法：调用 SPSS 的 Correlate 过程实现。

1. 数据准备　建立数据库结构，如图 8-100，输入数据，如图 8-101。

图 8-100　SPSS 的 Variable View 窗口

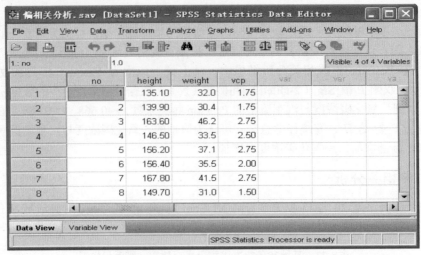

图 8-101　SPSS 的 Data View 窗口

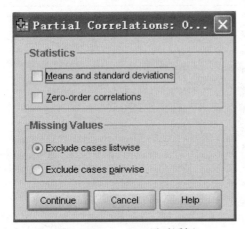

图 8-102　Options 子对话框

2. 统计分析　选择菜单 Analyze→ Correlate → Partial，弹出 Partial Correlations（偏相关分析）主对话框，选中变量"身高"和"肺活量"，单击中间的 →，将其送入 Variables（变量）框中；选中变量"体重"，单击中间的 →，将其送入 Controlling for（控制）框中，若在如图 8-102 所示的 Options 子对话框中选择 Zero-order correlations 复选框，则可以在给出偏相关系数的同时也给出包括协变量在内所有变量两两相关的矩阵，单击 OK，输出结果。

3. 结果　例 8-23 的 SPSS 输出结果如图 8-103 所示。

Correlations

Control Variables			肺活量	身高	体重
-none-[a]	肺活量	Correlation	1.000	.600	.751
		Significance (2-tailed)	.	.001	.000
		df	0	27	27
	身高	Correlation	.600	1.000	.741
		Significance (2-tailed)	.001	.	.000
		df	27	0	27
	体重	Correlation	.751	.741	1.000
		Significance (2-tailed)	.000	.000	.
		df	27	27	0
体重	肺活量	Correlation	1.000	.098	
		Significance (2-tailed)	.	.619	
		df	0	26	
	身高	Correlation	.098	1.000	
		Significance (2-tailed)	.619	.	
		df	26	0	

a. Cells contain zero-order (Pearson) correlations.

图 8-103　例 8-23 的 SPSS 输出结果

4. 解释 当不控制任何变量，仅对身高和肺活量做简单线性相关时，$r=0.600$，$P=0.001$，按照 $\alpha=0.05$ 的水准，拒绝 H_0，接受 H_1，可认为身高和肺活量之间存在相关关系，当校正体重的因素后，身高和肺活量的相关系数为 $r=0.098$，$P=0.619$，按照 $\alpha=0.05$ 的水准，不能拒绝 H_0，即身高和肺活量之间不存在相关关系。在本例中身高和肺活量之间呈正相关是一种假象，这种假象出现的原因是体重这一因素起的作用。

（三）线性回归

例 8-24：以例 8-22 资料，用简单直线回归分析一氧化碳浓度与汽车流量之间的数量关系。

该资料的一氧化碳浓度与汽车流量都是定量变量，属于双变量正态分布资料，从相关分析可知两变量间存在正相关关系，要分析一氧化碳浓度（自变量 X）与汽车流量（应变量 Y）之间的数量关系，应采用简单直线回归分析。

操作方法：调用 SPSS 的 Linear 过程实现。

1. 数据准备 打开文件"双变量相关分析.sav"。

2. 统计分析 选择菜单 Analyze→Regression→Linear，弹出 Linear Regression（直线回归分析）主对话框，选中变量"一氧化碳浓度"，单击第一个 ![arrow]，将其送入 Dependent（应变量）框中；选中变量"汽车流量"，单击第二个 ![arrow]，将其送入 Independent（s）（自变量）框中；在 Method 下拉列表中选择系统默认的 Enter（全回归法），如图 8-104 所示。

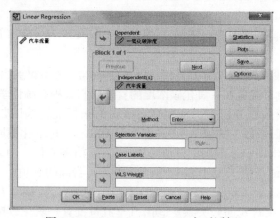

图 8-104　Linear Regression 主对话框

3. 结果 例 8-24 的 SPSS 输出结果如图 8-105 所示。

Variables Entered/Removed[b]

Model	Variables Entered	Variables Removed	Method
1	汽车流量[a]	.	Enter

a. All requested variables entered.
b. Dependent Variable: 一氧化碳浓度

Model Summary

Model	R	R Square	Adjusted R Square	Std. Error of the Estimate
1	.668[a]	.446	.400	.052283

a. Predictors: (Constant), 汽车流量

ANOVA^b

Model		Sum of Squares	df	Mean Square	F	Sig.
1	Regression	.026	1	.026	9.662	.009^a
	Residual	.033	12	.003		
	Total	.059	13			

a. Predictors: (Constant), 汽车流量
b. Dependent Variable: 一氧化碳浓度

Coefficients^a

Model		Unstandardized Coefficients		Standardized Coefficients	t	Sig.
		B	Std. Error	Beta		
1	(Constant)	-.144	.074		-1.957	.074
	汽车流量	.000	.000	.668	3.108	.009

a. Dependent Variable: 一氧化碳浓度

图 8-105　例 8-24 的 SPSS 输出结果

4. 解释

（1）第一个表格为变量引入/剔除模型表，由于只进入了 1 个自变量，故只有模型 1（Model 1）。在模型 1 中，汽车流量为引入变量（Variables Entered），无剔除变量（Variables Removed），引入/剔除方法（Method）为 Enter 法。

（2）第二个表格为模型摘要表，模型 1 的复相关系数 $R=0.668$，决定系数（R Square）$R^2 = 0.446$。

（3）第三个表格为回归方程的方差分析结果，$F=9.662$，$P=0.009$，按 $\alpha = 0.05$ 水准，拒接 H_0，接受 H_1，可认为汽车流量和一氧化碳浓度的直线回归方程有统计学意义。

（4）第四个表格为系数分析表，从左到右依次为未标准化偏回归系数（Unstandardized Coefficients）（简单回归系数）的值（B）和标准误（SE）、标准化偏回归系数（Standardized Coefficients）（简单标准回归系数）的 β 值（Beta）、t 值和 P 值。由表中可见：①回归直线截距 α（常数项 Constant 的值）为 -0.144；回归系数 b（身高的 B 值）为 0.0002。②回归系数的 t 检验结果为 $t=3.108$，$P=0.009$，按 $\alpha = 0.05$ 水准，拒绝 H_0，接受 H_1，可认为该地一氧化碳浓度与汽车流量间存在直线回归关系。③由汽车流量推算一氧化碳浓度的直线回归方程为 $\hat{y} = -0.144 + 0.0002x$。

（侯瑞丽）

实验八　多重线性回归

一、目的要求

（1）掌握多重线性回归分析的基本概念和基本步骤；多重线性回归分析中回归方程的假设检验及评价，偏回归系数的假设检验。

（2）熟悉使用统计软件 SPSS 进行多重线性回归分析，包括菜单选择及结果的解释，数据假设条件的分析。

（3）了解偏回归系数和标准化偏回归系数意义的解释，回归分析方法的选择。

二、实例分析与电脑操作

（一）多重线性回归分析方法

例 8-25：某医院对 30 名慢性阻塞性肺气肿（COPD）患者测定内皮素（ET）、一氧化氮（NO）、动脉血 pH（pH）、应用脉冲多普勒（PWD）检测二尖瓣血流频谱，测量舒张早期血流峰值速度（E）与舒张晚期血流峰值速度（A）的比值（E/A 值）、肺动脉收缩压（PASP），测定结果见表 8-24，试分析肺动脉收缩压与其他 4 项指标有无关系？有何关系？

表8-24　30名COPD患者5项指标测定结果

序号 no	ET X1	NO X2	E/A 值 X3	pH X4	PASP Y
1	173.900	49.450	0.284	7.325	86
2	40.100	37.640	0.939	7.390	36
3	151.800	39.140	0.258	7.380	78
4	102.000	44.480	0.436	7.330	56
5	24.640	37.360	1.516	7.450	60
6	64.000	47.200	0.738	7.350	45
7	156.610	48.600	0.310	7.447	62
8	145.670	49.200	0.338	7.500	48
9	77.200	47.120	0.610	7.350	45
10	69.330	119.370	1.722	7.290	41
11	21.350	53.840	2.522	7.430	35
12	21.350	44.600	2.089	7.379	45
13	26.740	54.870	2.052	7.360	35
14	94.430	36.800	0.390	7.390	40
15	26.230	62.260	2.374	7.386	45
16	41.900	56.100	1.339	7.426	45
17	22.300	44.300	1.987	7.302	45
18	83.750	52.600	0.514	7.424	50
19	91.760	62.200	0.678	7.350	50
20	80.600	45.300	0.562	7.378	60
21	77.300	46.100	0.596	7.314	40
22	29.200	38.300	1.312	7.326	85
23	39.200	44.600	1.138	7.396	65
24	139.700	49.300	0.502	9.388	98
25	128.320	55.100	0.808	7.360	73
26	60.730	57.100	0.940	7.384	45
27	42.100	55.200	1.311	7.430	35
28	97.600	44.900	0.460	7.330	55
29	88.900	56.700	0.638	7.348	50
30	77.300	48.100	0.622	7.382	45

该资料属于多变量的计量资料，目的是分析多种因素对 PASP 的影响，这些因素不是单独

存在的，而是同时对 PASP 有影响，彼此之间也有影响，故应用多重线性回归分析方法进行分析才适合。

操作方法：调用 SPSS 的 Regression 过程实现。

1. 数据准备

（1）建立数据库：激活 SPSS 的数据编辑窗口，单击窗口左下角的 Variable View（变量视图），定义第一个变量名为 number，在 Label 中标签为序号；第二个变量名为 ET，在 Label 中标签为内皮素；第三个变量名为 NO，在 Label 中标签为一氧化氮；第四个变量名为 E/A 值，在 Label 中标签为舒张早晚期血流峰值速度比；第五个变量名为 pH，在 Label 中标签为动脉血 pH；第六个变量名为 PASP，在 Label 中标签为肺动脉收缩压，如图 8-106 所示。选择菜单 File→Save 或 Save as，以"多重线性回归.sav"文件名保存。

（2）输入数据：点击数据编辑窗口左下角的 Data View（数据视图），按顺序输入相应的数据，如图 8-107 所示。

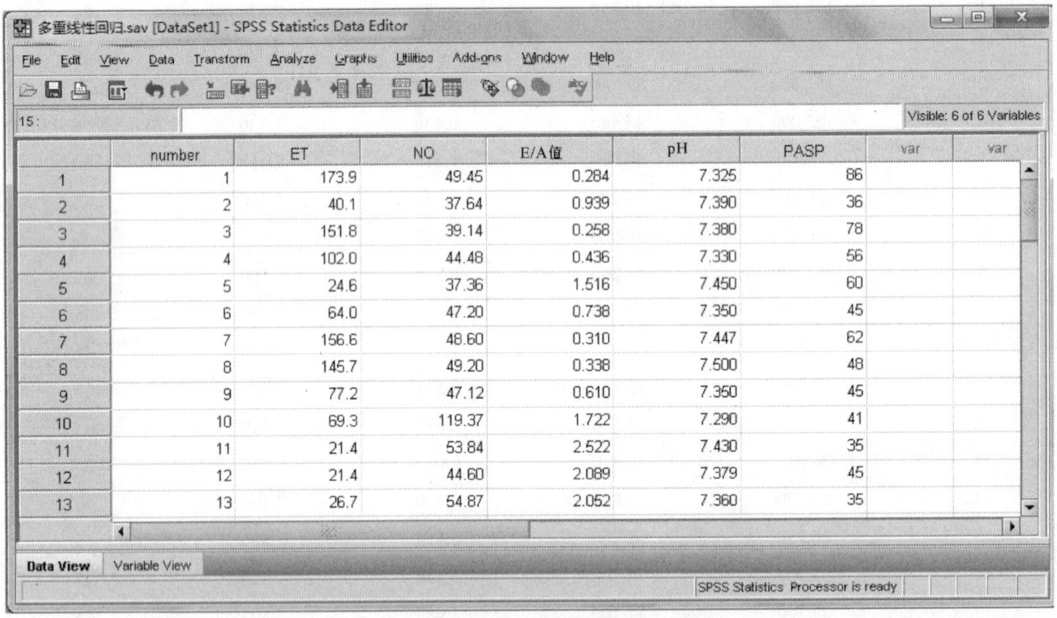

	number	ET	NO	E/A值	pH	PASP	var	var
1	1	173.9	49.45	0.284	7.325	86		
2	2	40.1	37.64	0.939	7.390	36		
3	3	151.8	39.14	0.258	7.380	78		
4	4	102.0	44.48	0.436	7.330	56		
5	5	24.6	37.36	1.516	7.450	60		
6	6	64.0	47.20	0.738	7.350	45		
7	7	156.6	48.60	0.310	7.447	62		
8	8	145.7	49.20	0.338	7.500	48		
9	9	77.2	47.12	0.610	7.350	45		
10	10	69.3	119.37	1.722	7.290	41		
11	11	21.4	53.84	2.522	7.430	35		
12	12	21.4	44.60	2.089	7.379	45		
13	13	26.7	54.87	2.052	7.360	35		

图 8-106　SPSS 的 Variable View 窗口

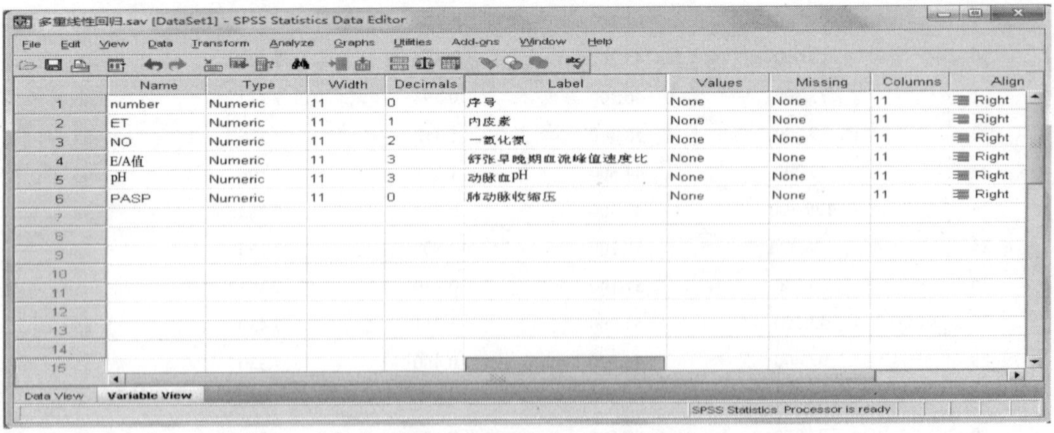

	Name	Type	Width	Decimals	Label	Values	Missing	Columns	Align
1	number	Numeric	11	0	序号	None	None	11	Right
2	ET	Numeric	11	1	内皮素	None	None	11	Right
3	NO	Numeric	11	2	一氧化氮	None	None	11	Right
4	E/A值	Numeric	11	3	舒张早晚期血流峰值速度比	None	None	11	Right
5	pH	Numeric	11	3	动脉血pH	None	None	11	Right
6	PASP	Numeric	11	0	肺动脉收缩压	None	None	11	Right

图 8-107　SPSS 的 Data View 窗口

2. 统计分析

（1）选择菜单 Regression → Linear，弹出 Linear Regression 主对话框：①选择变量"PASP"，单击第一个 ➡，将其送入 Dependent（应变量）框中；②选择变量"ET""NO""E/A 值""pH"单击第二个 ➡，将其送入 Independent（s）（自变量）框中，再单击 OK，输出结果。如图 8-108 所示。

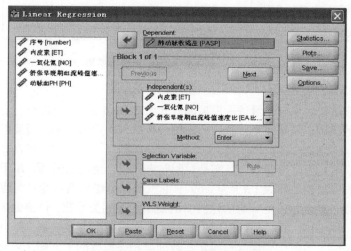

图 8-108　Regression 过程主对话框

3. 结果

例 8-25 的 SPSS 输出结果如图 8-109 所示。

Variables Entered/Removed

Model	Variables Entered	Variables Removed	Method
1	动脉血pH，一氧化氮，内皮素，舒张早晚期血流值速度比[a]		Enter

a. All requested variables entered.

Model Summary

Model	R	R Square	Adjusted R Square	Std. Error of the Estimate
1	.697[a]	.486	.404	12.668

a. Predictors: (Constant), 动脉血pH，一氧化氮，内皮素，舒张早晚期血流峰值速度比

ANOVA[b]

Model		Sum of Squares	df	Mean Square	F	Sig.
1	Regression	3791.985	4	947.996	5.907	.002[a]
	Residual	4011.882	25	160.475		
	Total	7803.867	29			

a. Predictors: (Constant), 动脉血pH，一氧化氮，内皮素，舒张早晚期血流峰值速度比
b. Dependent Variable: 肺动脉收缩压

Coefficients^a

Model		Unstandardized Coefficients		Standardized Coefficients	t	Sig.
		B	Std. Error	Beta		
1	(Constant)	-69.317	49.302		-1.406	.172
	内皮素	.234	.097	.645	2.408	.024
	一氧化氮	-.288	.179	-.258	-1.607	.121
	舒张早晚期血流峰值速度比	5.966	6.645	.244	.898	.378
	动脉血pH	15.235	6.685	.344	2.279	.031

a. Dependent Variable: 肺动脉收缩压

图 8-109　例 8-25 的 SPSS 输出结果

4. 解释

（1）第一个表格给出了自变量进入模型的方式（Method 为 Enter 即强行进入法），此处尚未涉及变量筛选的问题，因此四个自变量都是被强行纳入回归模型的，当然也就不存在删除变量的事情了。

（2）第二个表格是模型摘要表，其实是对回归方程拟合情况的描述，用于衡量多重线性回归模型的优劣，表中复相关系数（R）为 0.697，它反映模型中所有自变量与应变量之间线性回归关系的密切程度，实际上它是 y_i 与估计值 $\hat{y}_i$ 的简单线性相关系数，该值为多大才够好，在不同的研究领域有不同标准，并且用该值评价多重线性回归模型存在缺陷，即当模型中增加的变量没有统计学意义时，该值仍会增大；决定系数即复相关系数的平方即（R Square）为 0.486，它表示应变量 y 的总变异中可由回归模型中自变量解释部分所占的比例，该系数也存在同复相关系数的缺点；校正后的决定系数（Adjusted R Square）为 0.404，该系数是衡量所建模型好坏的重要指标之一，其值越大，模型拟合的越好；剩余标准差（Std. Error of the Estimate）即误差均方 MSE 的算术平方根为 12.668，该系数越小越好。

（3）第三个表格为对模型进行方差分析的结果即对回归模型的假设检验，从左到右依次为变异来源（Model）、离均差平方和（Sum of Squares）、自由度（df）、均方（Mean Square）、F 值、P 值（Sig.），从上到下依次为回归（Regression）、残差（Residual）、总变异（Total），由该表可以看到 F 值为 5.907，P 值为 0.002 小于 0.05，说明至少有一个自变量的回归系数不为 0，该模型有统计学意义。

（4）第四个表格为系数表，从左到右依次为未标化的偏回归系数（B）、未标化的标准误（Std. Error）、标准化的偏回归系数（Beta）、对常数项及各个自变量的偏回归系数进行 t 检验得出的 t 值、P 值，其中常数项仍表示当自变量取值为 0 时，应变量的取值，这里的常数项没有实际意义；从上到下为常数项及各个自变量，根据该表的结果可以看出内皮素和动脉血 pH 所对应的 P 值小于 0.05，具有统计学意义，且内皮素的偏回归系数为 0.645，动脉血 pH 的偏回归系数为 0.344，因此可认为内皮素对肺动脉收缩压的影响比动脉血 pH 的影响大。回归模型为：$\hat{y} = -69.332 + 0.234x_1 + 15.236x_4$。

（二）逐步回归法

例 8-26：采用逐步回归法对例 8-25 进行分析。

1. 操作方法　调用 SPSS，选择菜单 Regression→Linear，弹出 Linear Regression 主对话框：①选择变量"PASP"，单击第一个 ▶，将其送入 Dependent（应变量）框中；②选择变量"ET""NO""E/A 值""pH"单击第二个 ▶，将其送入 Independent（s）（自变量）框中，Method 选择 Stepwise，再单击 OK，输出结果。如图 8-110 所示。

第八章 数据资料的统计分析（SPSS 统计软件在医学中的应用）

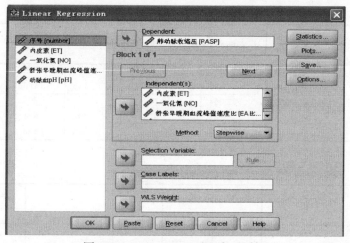

图 8-110　Regression 过程主对话框

2. 结果　例 8-26 的 SPSS 主要输出结果如图 8-111。

Model	Variables Entered	Variables Removed	Method
1	内皮素		Stepwise (Criteria: Probability-of-F-to-enter <= .050, Probability-of-F-to-remove >= .100).
2	动脉血pH		Stepwise (Criteria: Probability-of-F-to-enter <= .050, Probability-of-F-to-remove >= .100).

Model Summary

Model	R	R Square	Adjusted R Square	Std. Error of the Estimate
1	.548[a]	.301	.276	13.961
2	.657[b]	.432	.390	12.813

a. Predictors: (Constant), 内皮素
b. Predictors: (Constant), 内皮素, 动脉血pH

ANOVA[c]

Model		Sum of Squares	df	Mean Square	F	Sig.
1	Regression	2346.331	1	2346.331	12.038	.002[a]
	Residual	5457.536	28	194.912		
	Total	7803.867	29			
2	Regression	3370.955	2	1685.477	10.266	.000[b]
	Residual	4432.912	27	164.182		
	Total	7803.867	29			

a. Predictors: (Constant), 内皮素
b. Predictors: (Constant), 内皮素, 动脉血pH
c. Dependent Variable: 肺动脉收缩压

Coefficients[a]

Model		Unstandardized Coefficients B	Unstandardized Coefficients Std. Error	Standardized Coefficients Beta	t	Sig.
1	(Constant)	38.058	5.071		7.505	.000
	内皮素	.199	.057	.548	3.470	.002
2	(Constant)	-83.054	48.703		-1.705	.100
	内皮素	.163	.055	.448	2.981	.006
	动脉血pH	16.644	6.662	.376	2.498	.019

a. Dependent Variable: 肺动脉收缩压

Excluded Variables[c]

Model		Beta In	t	Sig.	Partial Correlation	Collinearity Statistics Tolerance
1	一氧化氮	-.210[a]	-1.351	.188	-.252	.999
	舒张早晚期血流峰值速度比	.125[a]	.466	.645	.089	.354
	动脉血pH	.376[a]	2.498	.019	.433	.929
2	一氧化氮	-.194[b]	-1.353	.188	-.257	.997
	舒张早晚期血流峰值速度比	.049[b]	.196	.846	.038	.348

a. Predictors in the Model: (Constant), 内皮素
b. Predictors in the Model: (Constant), 内皮素, 动脉血pH
c. Dependent Variable: 肺动脉收缩压

图 8-111　例 8-26 的 SPSS 输出结果

3. 解释

（1）第一个表格给出了 SPSS 在逐步回归过程中拟合的两个步骤中每一步引入模型的变量，最先引入模型的是内皮素，其次是动脉血 pH，引入、剔除变量的标准为系统默认值，分别为 0.05 和 0.10。

（2）第二个表格分别给出了两个模型中应变量与模型中自变量的复相关系数、决定系数、校正决定系数、剩余标准差。

（3）第三个表格为对两个模型回归方程的假设检验，对于 SPSS 默认的引入、剔除自变量的标准而言，这里的结果均应有统计学意义。

（4）第四个表格为各模型的未标准化偏回归系数、标准误、标准化回归系数、t 值、P 值。同样对于 SPSS 默认的引入、剔除自变量的标准而言，这里的结果均应有统计学意义。

（5）第五个表格输出了每一步排除在模型之外的自变量其回归系数估计、偏相关系数、多重共线容许度，这里的偏相关系数是控制模型中所包含的自变量，每一步拟合模型的残差与此时模型之外的自变量的偏相关系数。

（侯瑞丽）

实验九　二分类 Logistic 回归分析

一、目 的 要 求

（1）掌握 logistic 回归参数的意义及其与优势比的关系。
（2）熟悉 logistic 回归模型的基本结构；logistic 回归系数的假设检验和区间估计方法。
（3）了解 logistic 回归参数估计的基本思想。

二、实例分析与电脑操作

例 8-27：为研究冠心病的影响因素，某研究者随机抽取 54 名社区居民进行入户调查，调查各因素的说明见表 8-25。试用非条件 logistic 回归模型进行分析，数据见表 8-26。

表8-25 冠心病患病可能影响因素赋值表

因素	变量名	赋值说明
年龄	x1	<45=1，45~=2，55~=3，65~=4
高血压史	x2	无=1，有=1
吸烟史	x3	不吸烟=0，吸烟=1
高血脂	x4	无=1，有=1
BMI	x5	<24=2，24~=2，26~=3
冠心病	Y	0=未患病，1=患病

表8-26 冠心病相关影响因素调查资料

NO	x1	x2	x3	x4	x5	y	NO	x1	x2	x3	x4	x5	y
1	3	1	1	0	1	0	28	2	0	0	0	2	0
2	2	0	1	0	1	0	29	2	1	1	0	2	1
3	2	1	1	0	1	0	30	3	0	1	1	2	1
4	2	0	1	0	1	0	31	2	0	1	1	1	1
5	3	0	1	0	1	0	32	3	1	1	1	3	1
6	3	0	1	0	2	0	33	2	0	1	0	1	1
7	2	0	0	0	1	0	34	2	0	0	0	1	1
8	3	0	1	1	1	0	35	2	0	1	0	1	1
9	2	0	0	0	1	0	36	2	1	1	1	1	1
10	1	0	1	0	1	0	37	3	1	1	1	1	1
11	1	0	0	0	1	0	38	3	1	1	0	1	1
12	1	0	0	0	2	0	39	3	1	1	1	1	1
13	2	0	0	0	1	0	40	3	0	0	0	1	1
14	4	1	1	0	1	0	41	2	1	1	1	2	1
15	3	0	1	0	1	0	42	3	1	1	0	2	1
16	1	0	1	0	3	0	43	3	1	1	0	1	1
17	2	0	1	0	1	0	44	3	0	1	1	2	1
18	1	0	1	0	1	0	45	4	0	1	1	3	1
19	3	1	1	1	1	0	46	3	1	1	1	3	1
20	2	1	1	1	2	0	47	4	1	1	1	3	1
21	3	1	1	1	1	0	48	3	0	1	0	2	1
22	2	1	0	1	3	0	49	4	0	1	0	2	1
23	2	0	1	1	1	0	50	1	0	1	1	2	1
24	2	0	0	0	1	0	51	2	0	1	0	2	1
25	2	0	0	0	1	0	52	2	1	1	0	2	1
26	2	0	1	1	1	0	53	2	1	1	0	1	1
27	2	0	0	0	1	0	54	3	1	0	1	3	1

操作方法：调用 SPSS 的 Regression 过程实现。

1. 数据准备 建立数据库结构，如图 8-112，输入数据，如图 8-113 所示。

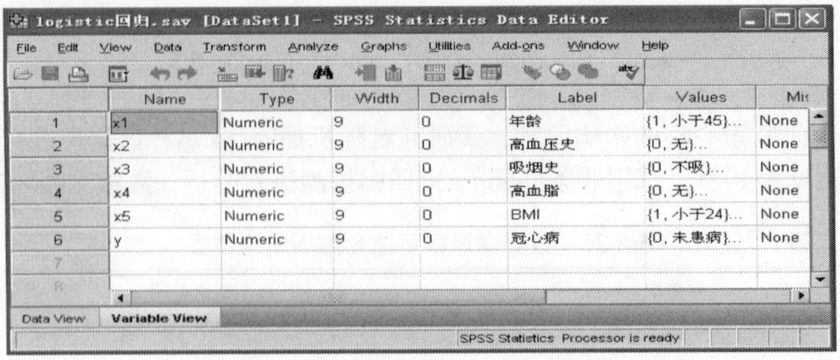

图 8-112 SPSS 的 Variable View 窗口

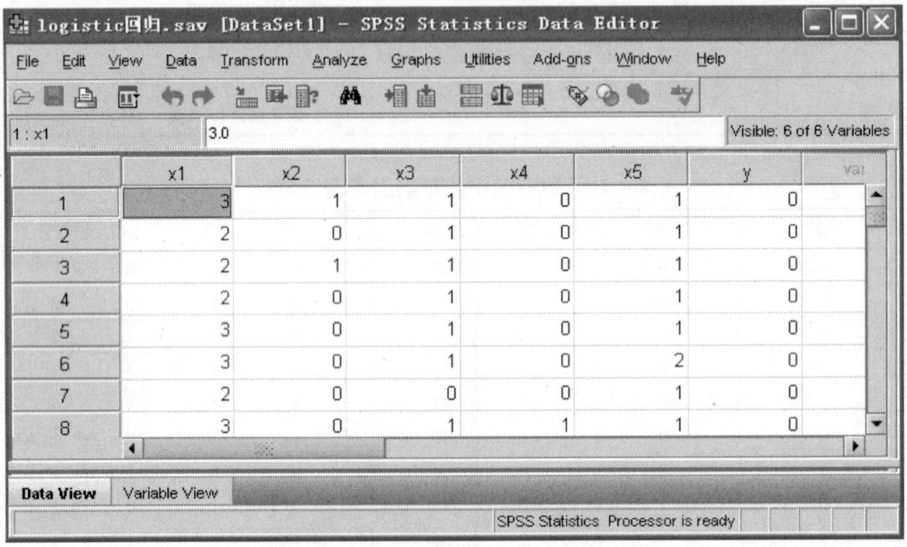

图 8-113 SPSS 的 Data View 窗口

2. 统计分析 选择菜单 Regression → Binary Logistic，弹出 Binary Regression 主对话框：①选择变量"y"，单击第一个 ，将其送入 Dependent（应变量）框中；②选择变量"x1" "x2" "x3" "x4" "x5" 单击第二个 ，将其送入 Covariates（自变量）框中，Method 选取 Enter，如图 8-114 所示，再单击 OK，输出结果。

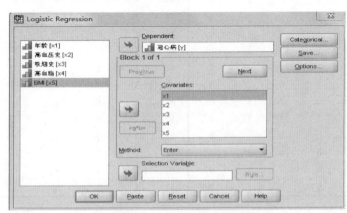

图 8-114 logistic 回归主对话框

3. 结果 例 8-27 的 SPSS 输出结果如图 8-115 所示。

Dependent Variable Encoding

Original Value	Internal Value
未患病	0
患病	1

Classification Table[a,b]

			Predicted		
			冠心病		Percentage Correct
	Observed		未患病	患病	
Step 0	冠心病	未患病	28	0	100.0
		患病	26	0	.0
	Overall Percentage				51.9

a. Constant is included in the model.
b. The cut value is .500

Variables in the Equation

		B	S.E.	Wald	df	Sig.	Exp(B)
Step 0	Constant	-.074	.272	.074	1	.786	.929

Variables not in the Equation

			Score	df	Sig.
Step 0	Variables	x1	5.789	1	.016
		x2	5.968	1	.015
		x3	4.311	1	.038
		x4	7.460	1	.006
		x5	5.244	1	.022
	Overall Statistics		14.611	5	.012

Classification Table[a]

			Predicted		
			冠心病		Percentage Correct
	Observed		未患病	患病	
Step 1	冠心病	未患病	18	10	64.3
		患病	6	20	76.9
	Overall Percentage				70.4

a. The cut value is .500

Variables in the Equation

		B	S.E.	Wald	df	Sig.	Exp(B)
Step 1[a]	x1	.546	.461	1.401	1	.237	1.726
	x2	.576	.696	.684	1	.408	1.779
	x3	1.068	.899	1.412	1	.235	2.909
	x4	1.064	.672	2.511	1	.113	2.898
	x5	.709	.513	1.914	1	.166	2.032
	Constant	-3.915	1.503	6.787	1	.009	.020

a. Variable(s) entered on step 1: x1, x2, x3, x4, x5.

图 8-115　例 8-27 的 SPSS 输出结果

第一个表为因变量的取值水平编码，SPSS 拟合模型时默认取值水平高的为阳性结果，对于本例来讲，拟合的模型是 logit（P｜y=患病）。若不慎在录入数据时将患病、未患病两个水平弄反了，可以通过：①数据处理恢复反应变量赋值水平；②将下面所有的回归系数正负号颠倒；③编程定义拟合的模型以应变量取值水平低的为阳性结果。

Block 0：Beginning Block

第二个表为预测分类结果，首先给出的是模型不含任何自变量，而只有常数项（即无效模型）时的输出结果，当模型中不包含任何自变量时，未患高血压的判断正确率为 100.0%，高血压患者的判断正确率为 0（可见，当模型中不包含任何自变量时，所有观察对象皆被预测为未患病），总的预测准确率为 51.9%。

第三个表给出的是模型不含任何自变量时，模型的常数项估计值（B），标准误（S.E.），Wald χ^2 值（Wald），自由度（df），e 的 β_0 次方[Exp（B）]、其实际意义为总体研究对象患病率与未患病率的比值即 0.929=0.481/0.519。

第四个表输出了当前未引入模型的变量的比分检验结果，其意义为向当前模型中引入某变量时，该变量回归系数是否等于 0 的比分检验结果。

Block 1：Method = Enter

第五个表为现模型对因变量的分类判别效果，对冠心病的发病归属进行判别分类，从预测分类表可以看出，预测准确率由未引入变量时的 51.9% 上升到 70.4%，说明新变量的引入对改善模型预测效果起到了作用。

第六个表为模型的参数估计及检验最重要的一个表格，包括各自变量的偏回归系数及其标准误、Wald χ^2、自由度、P 值及 OR 值。

（侯瑞丽）

第九章 疾病控制与监测

【能力培养目标】 本章节以适应防制疾病实践、科研工作的实际需要、提高解决防病实践的能力为目的。为便于学生更好地复习掌握流行病学的基本原理和方法,深刻理解和熟悉课堂讲授内容,巩固流行病学的基本要点,以及指导与流行病学相关的实践工作,我们编写本章内容作为《流行病学》的配套实验教材。

实验一 疾病的分布

一、实验目的

掌握疾病按时间、地区及人群分布的流行病学描述方法和年龄分布的分析方法;熟悉疾病按时间、地区及人群分布的形式,熟悉移民流行病学的研究原理。

二、实验内容

(一)疾病三间分布描述

1. 疾病时间分布

(1) 2004~2010年某省伤寒和甲型副伤寒发病率,见图9-1所示。

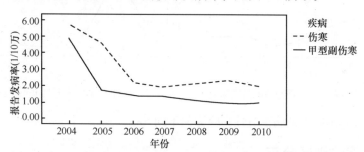

图9-1 2004~2010年某省伤寒与甲型副伤寒发病率变化情况

问题1:请分析伤寒和甲型副伤寒发病率下降的原因?

(2) 某市2007~2011年甲、乙类传染病的发病率、死亡率和病死率见表9-1。

表9-1 某市2007~2011年甲、乙类传染病的发病及死亡率(1/10万)

年份	发病数	死亡数	年平均发病率	年平均死亡率	年平均病死率
2007	18 773	45	174.26	0.42	0.24
2008	19 299	34	159.51	0.28	0.18
2009	18 631	42	154.09	0.35	0.23
2010	15 713	25	128.40	0.20	0.16
2011	15 599	44	123.69	0.35	0.28

问题2：请分析影响该市甲、乙类疾病发病率下降的原因及影响这种趋势的可能因素有哪些？

（3）1952~1972年某市四种恶性肿瘤死亡率的变动趋势如图9-2和图9-3所示。

问题3：图9-2、图9-3两组资料给你什么印象？对于食管癌死亡率来说，病因对人体的作用是在增强、减弱还是持续不变？对其他恶性肿瘤死亡率变化趋势你有何看法？

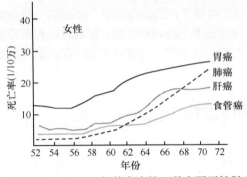

图9-2　1952~1972年某市女性四种主要恶性肿瘤死亡率　　图9-3　1952~1972年某市男性四种主要恶性肿瘤死亡率

2. 季节性

（1）中国（在北半球）、巴西（在南半球）脊髓灰质炎的季节分布如图9-4所示。

问题4：请解释中国和巴西两国脊髓灰质炎季节性不同的原因。

（2）麻疹、脊髓灰质炎、脑膜炎风疹、百日咳季节高峰示意图见图9-5。

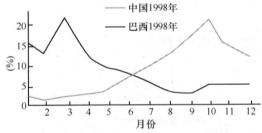
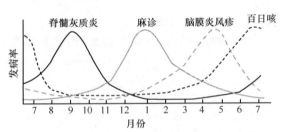

图9-4　中国和巴西脊髓灰质炎病例总数的月别构成比　　图9-5　几种常见急性呼吸道传染病的季节高峰图

问题5：请解释这些传染病季节性高峰为何不同？

（二）疾病的地区分布

（1）某学者报道的5个国家先天性畸形种类及其发生率见表9-2。

表9-2　不同国家先天性畸形种类及发生率比较（1/10万）

国家	无脑儿	脊柱裂	脑积水	腭裂	尿道下裂
中国（成都）	6.8	3.5	6.1	4.5	2.9
日本（16所）	5.2	0.5	7.6	3.1	2.1
美国亚特兰大（人群）	3.0	5.6	9.1	2.6	25.0
北爱尔兰（人群）	17.4	20.3	4.7	9.4	8.4
法国（人群）	1.2	2.9	2.3	1.4	4.3

问题1：各国之间先天性畸形种类的发生率差别可能原因是什么？可能的偏倚是什么？

（2）内蒙古自治区是饮水型地方性氟中毒高发区，主要集中在内蒙古南部和西南部，其发病率为农村多于城市，通过改水可以有效地降低水中氟的含量，下述资料所示水中氟的含量与儿童、成人氟中毒患病率的情况（表9-3，表9-4）。

表9-3　饮水氟含量与儿童氟斑牙的患病率情况比较

组别	饮水含氟量（mg/l）	检查人数	患病人数	患病率（%）
A	0.33±0.07	253	10	3.95
B	0.63±0.12	48	11	22.92
C	1.51±0.27	46	42	91.30
D	2.45±0.29	115	107	93.04

表9-4　饮水氟含量与成人氟骨症的患病率情况比较

组别	饮水含氟量（mg/l）	调查人数	患氟骨症人数	患病率（%）
A	0.50±0.26	46	0	0.00
B	1.50±0.29	47	2	4.26
C	2.41±0.25	46	16	34.78
D	3.31±0.26	24	19	79.17

问题2：先计算儿童氟斑牙的患病率，你认为成人、儿童氟中毒的流行地区与环境中氟含量有关吗？

（3）1989年和2007年我国4个省（自治区）脊髓灰质炎城乡发病率如表9-5所示。

表9-5　1989年和2007年我国4个省（自治区）脊髓灰质炎城乡发病率比较（%）

省（自治区）	服用疫苗前（1989）		服用疫苗后（2007）	
	城市	农村	城市	农村
内蒙古	20.70	10.90	0.05	0.24
青海	28.43	0.21	0.07	0.14
云南	17.31	0.41	0.09	0.28
西藏	20.12	0.22	1.20	1.72

问题3：请解释脊髓灰质炎城乡发病率差别的原因，服用疫苗后脊髓灰质炎城乡发病率情况为什么颠倒过来？

（三）疾病的人群分布

1. 年龄

（1）1957年及1960年某市甲型流感年龄别发病率（图9-6），1957年发病年龄别高峰在10～14岁组，而1960年则在50～60岁组。

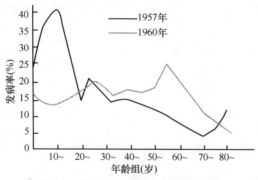

图9-6　某市甲型流感年龄别发病率

问题1：请解释该市1957年和1960年流感发病率的趋势变迁的原因？

（2）某病的病死率与年龄的关系如表9-6（注：假定病例的年龄分布与全国人口的年龄分布相同）。

表9-6　某市某病的年龄别病死率（%）

年龄组（岁）	病例数	死亡数	病死率	年龄组（岁）	病例数	死亡数	病死率
0～	780	45	5.77	14～	5408	10	0.18
1～	695	6	0.86	35～	2743	28	1.02
2～	5432	6	0.11	≥55	1050	41	3.90

问题2：试述病死率的意义。上述资料对该病的防治策略有什么意义？

（四）疾病三间分布综合分析

实例1：为研究锡林浩特市西乌珠穆沁旗居民慢性病的患病情况，对西乌珠穆沁旗居住满5年的18岁及以上居民3528人做了问卷调查及体格检查。结果见表9-7～表9-12。

表9-7　西乌珠穆沁旗不同性别居民主要慢性病的患病情况

疾病	男性（1596人）		女性（1662人）		合计（3258人）	
	患病人数	患病率（%）	患病人数	患病率（%）	患病人数	患病率（%）
高血压	322	20.18	400	24.07	722	22.20
冠心病	77	4.82	142	8.54	219	6.70
脑卒中	32	2.00	20	1.2	52	1.60
糖尿病	41	2.56	44	2.65	85	2.60

表9-8　西乌珠穆沁旗不同年龄组居民主要慢性病现患率（%）

年龄组（岁）	高血压	冠心病	脑卒中	糖尿病
18～	2.68	0.34	0.00	0.50
40～	14.27	1.00	0.29	2.43
50～	37.25	4.40	2.39	8.07
60～	38.80	7.98	4.21	9.76
70～80	66.10	11.02	6.78	7.63

表9-9　西乌珠穆沁旗不同文化程度居民主要慢性病现患率（%）

文化程度	高血压	冠心病	脑卒中	糖尿病
未上学	52.19	25.36	2.92	6.82
小学	29.56	9.23	1.97	2.42
初中	15.93	4.09	1.28	2.04
高中	13.49	1.65	1.93	2.48
大专以上	12.03	2.51	0.50	3.76

表9-10 西乌珠穆沁旗不同职业居民主要慢性病现患率(%)

职业	调查人数	高血压	冠心病	脑卒中	糖尿病
工人	356	23.59	7.58	2.52	3.65
干部	216	26.85	6.94	2.78	5.56
商人	232	13.79	3.02	0.86	5.17
农民	166	25.30	11.45	1.81	2.41
牧民	1766	21.01	6.91	1.13	11.89
家务	453	29.36	6.40	2.65	5.08
学生	67	0.00	0.00	0.00	0.00

表9-11 西乌珠穆沁旗不同民族居民主要慢性病现患率(%)

民族	调查人数	高血压	冠心病	脑卒中	糖尿病
汉族	973	23.02	6.78	3.28	4.52
蒙古族	2241	21.69	6.74	0.89	1.74
其他	41	21.95	0.00	2.44	2.44

表9-12 西乌珠穆沁旗不同社区居民主要慢性病现患率(%)

乡镇	调查人数	高血压	冠心病	脑卒中	糖尿病
巴拉格尔高勒	1024	22.56	5.18	2.05	4.69
吉林高勒	386	19.69	2.07	0.78	1.81
浩勒图	418	24.16	7.18	4.07	2.39
巴音花	634	18.61	6.15	0.47	1.26
高力罕	195	46.67	29.74	2.56	1.53
乌兰哈拉嘎	289	12.11	5.53	0.35	0.69
林业总长	83	43.37	16.86	2.41	7.23
巴音胡硕	229	14.85	0.43	0.00	0.44

问题：请根据以上资料分析西乌珠穆沁旗主要慢性病性别、年龄、文化程度、职业、民族及地区分布特点。

(五)移民和出生队列分析

1. 移民研究

实例2：美国日侨中恶性肿瘤及其他疾病的流行病学研究。

美国和日本的疾病分布存在很大差异。例如，日本动脉硬化性心脏病的死亡率为美国的1/4，但脑血管意外死亡率却是美国的2～3倍；日本胃癌的死亡率是美国的5倍多，但结肠癌死亡率却仅为美国的1/5；在日本，乳腺癌和前列腺癌相当少见，但宫颈癌死亡率却是美国的2倍多。为探讨产生这些疾病分布差异的原因，阐明环境因素和遗传因素在这些疾病发生过程中的作用，Hansel等(1963)研究了1890～1924年间移居美国的日侨在1959～1962年恶性肿瘤和心血管疾病的死亡率，并与日本本土居民和美国白人相应疾病的死亡率进行了比较，结果见表9-13。

表9-13 1959～1962年间日本居民、美籍日侨及美国白人几种疾病死亡率比较
(以日本本土居民为100)

	男性				女性			
	日本居民	美籍日侨		美国白人	日本居民	美籍日侨		美国白人
		非美国出生	美国出生			非美国出生	美国出生	
全部恶性肿瘤	100	128	78	104	100	91	67	113
胃癌	100	73	38	17	100	55	48	18
直肠癌	100	135	129	140	100	79	53	118
肺及支气管癌	100	306	166	316	100	198	129	131
乳腺癌	…	…	…	…	100	166	136	591
宫颈癌	…	…	…	…	100	52	33	48
其它子宫癌	…	…	…	…	100	209	36	303
淋巴肉瘤	100	449	130	336	100	262	200	405
白血病	100	314	146	265	100	167	101	237
冠心病	100	226	165	481	100	196	38	348
高血压	100	142	128	127	100	218	267	163
脑血管意外	100	32	24	37	100	40	43	48

问题1：本例是如何将人群、地区及时间三个因素结合起来研究疾病分布的？其中包括哪些对比？

问题2：移民研究是怎样评价环境因素和遗传因素对疾病发生的作用？根据表中给的资料提出一些具体看法。

问题3：如何对不同地区或人群的患病率进行比较？比较时应注意哪些问题？

2. 出生队列研究

实例3：1950年、1960年和1970年某省进行过3次人口普查，普查中包括了对聋哑人的现患情况的调查，不同年份不同年龄组聋哑患病率见表9-14。

1950年普查时一位调查者注意到10～岁年龄组是聋哑患病的高峰年龄，因此提出在10～岁年龄组存在着致聋哑因子。1960年、1970年调查者注意到各年龄组聋哑患病率不同，高峰年龄组分别为20～岁和30～岁并且认为在这两个年龄组存在致聋哑因子。

问题1：你是否同意这几位调查者的看法？为什么？

问题2：在研究某一时间不同年龄组人群患病率高低的可能原因时，应考虑哪些因素？

表9-14 不同年份不同年龄组聋哑患病情况分析

年龄（岁）	普查时间（年）			年龄（岁）	普查时间（年）		
	1950	1960	1970		1950	1960	1970
0～	1.5	1.6	1.8	40～	3.8	4.6	5.4
10～	11.2	7.6	5.9	50～	6.8	5.7	4.5
20～	7.5	11.6	7.8	60～	8.7	6.3	7.9
30～	4.5	5.3	13.7	70～	6.9	7.8	9.6

实例4：Doege收集了1900～1960年美国结核病的死亡率资料，发现这60年间美国结核病的死亡率由194.1/10万下降至6.1/10万，因结核病而死亡的年龄分布也在不断地变化，表9-15和图9-7为这60年间不同年份结核病年龄别死亡专率的部分横断面资料。

表9-15　1910~1970年某地结核病年龄别死亡专率（1/10万）

年份	年龄组（岁）							
	<1	1~	10~	20~	30~	40~	50~	60~
1910	310.6	100.8	38.0	206.5	291.5	256.0	215.2	240.3
1920	215.5	86.4	28.9	151.6	218.3	214.3	158.7	182.6
1930	105.3	48.2	23.6	130.6	156.3	140.2	134.3	140.3
1940	52.3	26.3	12.3	76.5	105.6	93.2	92.3	90.3
1950	25.3	16.3	6.5	39.2	53.2	59.3	66.2	73.2
1960	8.4	8.5	2.3	11.2	19.0	24.6	38.9	40.6
1970	0.9	0.7	0.3	0.5	2.1	6.0	8.1	10.3

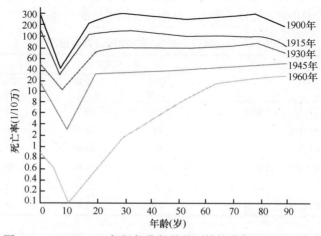

图9-7　1900~1960年间部分年份美国结核病年龄别死亡专率

从图9-7可以看出，从1900年到1960年各年龄组结核病死亡率均明显下降，在年龄分布类型上也有明显变化，婴幼儿死亡率高峰仍然保持，但第二个年龄高峰则有逐渐后移的趋势，第一高峰后死亡率随年龄增加而增加。

图9-7为年龄别死亡专率曲线，每条曲线都是按各年龄组结核病的死亡率连接起来的，包括了不同出生队列的死亡经历。由于结核病死亡率近60年不断下降，年龄曲线的类型有可能受这种长期趋势的影响。

问题3：据表9-15所给的部分资料，绘出1930、1940、1950及1960年的结核病死亡率的横断面年龄别死亡率曲线，然后再在此横断面年龄曲线图上绘出1880、1890、1900、1910、1920、1930、1940及1950年出生者的出生队列年龄别死亡率曲线，比较出生队列年龄曲线和横断面年龄曲线所表示的年龄分布类型有何区别，请分析这种差别产生的可能原因。

问题4：假如结核病死亡率并不存在任何长期变异趋势，那么横断面年龄曲线及出生队列年龄曲线的形状如何？

问题5：出生队列分析主要用于分析哪些疾病？进行此种分析需要哪些必要的资料和条件？

（余艳琴）

实验二 现况研究

一、实验目的

掌握普查和抽样调查的用途及方法选择；了解现况研究的原理、用途、设计的主要内容。

二、实验内容

实例1：为了解城乡儿童家长预防接种知识的知晓情况，评价预防接种宣传效果，提高儿童预防接种率，某市于2007年分层随机抽取了该市5个社区、3个村庄共510名儿童家长（其中市区400名，郊区110名）进行了调查，其中部分结果见表9-16。

表9-16 不同社区家长预防接种知识调查情况

调查内容	城市儿童家长		农村儿童家长	
	知晓人数	知晓率（%）	知晓人数	知晓率（%）
预防接种是否可以预防传染病	392	98.00	90	81.82
国家规划疫苗的种类	295	73.75	28	25.45
什么情况不能接种	356	89.00	69	62.73
儿童1岁以内接种几种疫苗	318	79.50	36	32.73
接种有哪些反应	288	72.00	30	27.27
儿童出生24h内需接种的疫苗	286	71.50	64	58.18

问题1：这是哪种流行病学调查？是描述性的，还是分析性的？本次调查的目的是什么？

问题2：为什么在现况研究中通常只能进行患病率的计算，而不能进行发病率的计算？

实例2：为了解某市女性健康状况，某研究者于2004～2007年对该市18个区县内的企事业单位、城镇社区和农村的已婚妇女进行常规妇科病普查，其中部分结果见表9-17和表9-18。

表9-17 2004～2007年某市妇科病普查结果

年度（年）	普查人数（人）	妇科病检出人数（人）	检出率（%）
2004	215 608	8053	37.35
2005	243 267	94 783	38.96
2006	261 733	103 257	39.45
2007	232 283	891 01	38.36

表9-18 2004～2007年某市前3位常见妇科病患病情况

年度（年）	慢性宫颈炎		乳腺增生		阴道炎	
	患病人数	患病率（%）	患病人数	患病率（%）	患病人数	患病率（%）
2004	42 287	25.14	33 655	15.61	6 833	6.62
2005	57 954	23.82	33 932	13.95	17 364	7.14
2006	60 955	23.29	49 292	18.83	18 896	7.22
2007	94 142	25.61	76 191	20.72	24 139	6.57

问题1：与本实验中的"实例1"比较，本次研究有什么特点？本次研究的目的是什么？

问题2：为什么现况研究一般不能检验病因假设？请结合本实验中"实例1"和"实例2"归纳现况研究的主要用途和特点。

实例3：欲了解某校 8～12 岁学龄儿童超重、肥胖与高血压的关系，某调查者共调查了 1100 名儿童，结果见表 9-19。

表9-19 不同体重儿童高血压患病情况

体重	调查人数	患病人数	患病率（%）
正常	860	55	6.40
超重	130	20	15.38
肥胖	110	50	45.45

问题：本次研究有什么特点？本次研究的目的是什么？能否从本资料中得到病因启示？

实例4：某市疾控中心为了解该市 6～12 岁学龄儿童高血压患病情况，拟进行一次现况研究。该市共有 3 个区和 1 个县，每个区县各 3 所学校共 12 所学校，每所学校均有 6 个年级，每个年级有 8 个班级，每个班级大约有 40 人。该市民为一般居民，由于各区县的经济侧重及教学资源的投入不同，各区县间学校的学生经济生活水平不同，区内各学校学生经济水平接近。已知国内儿童青少年高血压发病率多为 5.4%～19.4%。

问题1：本次调查的目的是什么？预期分析指标有哪些？

问题2：根据你所确定的调查目的，本次调查应采用普查还是抽样调查？如果采用抽样调查，如何抽样？

问题3：根据所选抽样方法，确定本次调查的样本大小。

问题4：本次调查中可能会遇到哪些影响调查质量的因素？应如何控制和评价调查资料的质量？

问题5：制定一份现况研究的设计方案。

现况研究实例分析：第五轮全球艾滋病项目基线资料调查人群抽样框架如下。

（一）包头市三区（东河区、青山区、昆都仑区）基本人口情况

包头市三区人口数为 114.7551 万人，东河区 43.6527 万人，13 个办事处，136 个居民社区（委员会）；青山区 27.9463 万人，8 个办事处，98 个居民社区（委员会）；昆都仑区 43.1561 万人口，13 个办事处，141 个居民社区（委员会）。

（二）本次调查抽样比例及各区抽样人数

按调查人数为 600 人，包头市三区人口数为 114.7551 万人。抽样比为 600/114.7551 万=5.23/万。

东河区抽样人数为：43.6527 万×5.23/万=229 人

青山区抽样人数为：27.9469 万×5.23/万=145 人

昆都仑区抽样人数为：43.1561 万×5.23/万=226 人

（三）抽样方案

抽样方法采取多阶段分层随机结合整群、单纯随机抽样的方法。

第一阶段抽样：分层按比例抽样，以行政区分为 3 层（3 个区），每个区再进行分层。

第二阶段抽样：分层按比例抽样，分层方法根据长期工作在区疾控中心的一线卫生防疫及

街道办事处工作人员根据本区人群平均生活水平分为：好、中、差。

第三阶段抽样：社区内采用单纯随机抽样。

（四）抽样方法

分别将各行政区办事处中生活水平好的社区按人口数由少到多逐一编号，任取一个与编号同位数的随机数，除以社区个数 k，所得余数为 a，则排序中第 a 位对应的社区既是所要抽取的社区，在该社区中进行随机抽样或方便抽样，进行一对一调查。抽样人数以该层社区人口数乘以抽样比得到。其他各层与此类推。

（1）东河区（调查229人）生活水平好的社区41个，人口数140 905，调查人数为140 905万×5.23/万=74人。社区编号为01～41，从随机数字表找随机数为70，除以41余数为29，在排序表中第29位的社区是和平路社区为抽样调查的社区，调查74人。

生活水平中等的社区43个，人口数113 597，调查人数为113 597×5.23/万=60人。社区编号为01～43，从随机数字表找随机数为55，除以43余数为12，在排序表中第12位的社区是南二里半社区为抽样调查的社区，调查60人。

生活水平差的社区52个，人口数182 025，调查人数为182 025×5.23/万=95人。社区编号为01～52，从随机数字表找随机数为89，除以52余数为37，在排序表中第37位的社区是西脑包社区为抽样调查的社区，调查95人。

（2）青山区、昆都仑区的抽样方法及样本量计算同东河区。

表9-20　大众人口抽样一览表

区	水平	人口数	社区数	社区人口数	社区抽样人数	抽样社区	区抽样人数
东河区	好		41	140 905	74	和平路	
	中	436 527	43	113 597	60	南二里半	229
	差		52	182 025	95	西脑包	
青山区	好		31	79 249	41	口岸花园	
	中	279 469	53	167 672	87	幸二	145
	差		14	32 548	17	六合成	
昆都仑区	好		19	84 115	44	乌兰	
	中	431 561	84	218 956	115	208社区	226
	差		38	128 490	67	南排村	
合计		102.302 7	375	1 023 027	600		600

问题1：简述抽样调查的基本原理，优缺点及主要用途。

问题2：结合本实例比较本次抽样设计的优缺点。

（余艳琴）

实验三　筛查及诊断试验的评价

一、实验目的

掌握筛检试验的评价指标及相应计算方法，指标之间的相互关系；掌握阳性结果截断值的选择方法；熟悉筛检的适用条件；了解筛检试验与诊断试验的区别和联系。

二、实验内容

实例1：对某地 35 岁及以上的人，共 20 335 例，用脑血管血流动力学检测进行脑卒中的筛检试验，以 4 年后临床确诊脑卒中发生为金标准，共发生确诊脑卒中 168 例，见表 9-21。

表9-21　脑血管血流动力学检测进行脑卒中筛检试验的结果

脑血管血流动力学试验	4 年后临床确诊脑卒中		合计
	发生	未发生	
阳性	147	6514	6661
阴性	21	13653	13674
合计	168	20167	20335

问题 1：计算脑血管血流动力学试验的灵敏度、特异度、正确指数。
问题 2：分别计算脑血管血流动力学试验的假阳性率和假阴性率。
问题 3：计算脑血管血流动力学试验的筛检阳性率、阳性预测值、阴性预测值。

实例2：某社区的常住人口为 1 万人，在该社区现拟用血糖试验来筛检糖尿病。

（1）假设该社区糖尿病患病率为 3.5%，筛检标准为 ≥180mg/dl，灵敏度为 20.0%，特异度为 98.0%。

（2）假设该社区糖尿病患病率为 3.5%，筛检标准为 ≥130mg/dl，灵敏度为 40.0%，特异度为 97.0%。

（3）假设该社区糖尿病患病率为 5.5%，灵敏度为 40.0%，特异度为 97.0%；

问题 1：以上三种情况血糖试验的阳性预测值、阴性预测值，假阳性率、假阴性率分别是多少？
问题 2：通过本课题的学习，试总结患病率、灵敏度、特异度、阳性预测值、阴性预测值，假阳性率、假阴性率之间的相互关系。
问题 3：如何选择糖尿病筛检试验的截断值？

实例3：采用粪便隐白蛋白试验（OA）和粪便隐血试验（OB）对大肠癌进行联合筛检试验，试验结果见表 9-22。

表9-22　两种方法筛检大肠癌的结果

试验结果		患大肠癌（例）	未患大肠癌（例）
粪便隐白蛋白试验（OA）	粪便隐血试验（OB）		
−	+	19	3
+	−	23	16
+	+	27	2
−	−	6	69
合计		75	90

问题 1：分别计算粪便隐白蛋白试验、粪便隐血试验、串联试验、并联试验的灵敏度和特异度、阳性预测值、阴性预测值。
问题 2：试总结一下采用并联试验和串联试验后灵敏度和特异度的变化。
问题 3：用联合试验筛检大肠癌，你认为应该采用哪种联合试验？为什么？

实例 4：通过检测血清甲胎蛋白（AFP）可以诊断肝癌，共诊断肝癌的灵敏度为 80%，特异度为 90%；某项研究想在一个肝癌的患病率为 10/10 万的人群进行肝癌的筛查。

问题 1：用血清甲胎蛋白作为筛查指标筛查肝癌是否合适？为什么？

问题 2：你认为什么疾病在什么情况下适合进行筛检？

（王　娜）

实验四　病例对照研究

一、实验目的

掌握病例对照研究常用指标的计算及资料基本整理分析方法；熟悉病例对照研究设计的原则和内容。

二、实验内容

20 世纪 60 年代开始，口服避孕药（oral contraceptive，OC）的问世使人们增加了一种有效的计划生育手段，但同时也带来一些不利的不良反应，特别是容易发生动脉及静脉的血栓栓塞，这使得服用口服避孕药的女性发生肺及脑的血栓、栓塞、冠状动脉血栓或心肌梗死的危险性增加。Mann 等利用病例对照研究的方法，在英国进行了一系列的研究，包括口服避孕药与致死性及非致死性心肌梗死的关系，年龄较轻及年龄较大的绝经前女性口服避孕药与心肌梗死的关系，各种心肌梗死易患疾病或因素（如高血压、糖尿病、肥胖、子痫前期、高胆固醇血症及吸烟等）与心肌梗死的关系，和调整这些因素后口服避孕药与心急梗死的关系。借鉴这个研究思路，本实验应用病例对照研究的方法探讨如何进行疾病危险因素的研究（表 9-23）。

表 9-23　成组病例对照研究资料整理表

	暴露	非暴露	合计
病例	a	b	$a+c=n_1$
对照	c	d	$b+d=n_2$
合计	$a+c=m_1$	$b+d=m_2$	$a+b+c+d=t$

实例 1：中老年女性中口服避孕药与非致死性心肌梗死的关系。

（1）研究对象的选择及调查方法：从 England 和 Wales 15 个医院管辖地区中的 2 个地区出院记录中选择 1968~1972 年 45 岁以下的已婚女性中治疗过的心肌梗死患者，共找到 84 名符合 WHO1971 年诊断标准的患者，其中 16 名死于医院，5 名随后死亡。该 21 例患者只能得到有限的资料，因而排除在外。其余 63 名符合诊断标准的患者，年龄 25~44 岁，平均 40.1 岁，依据 WHO 标准 50 名确定为心肌梗死，13 名为可疑心肌梗死。每个心肌梗死患者匹配 3 名对照。对照组在治疗过某种急性内、外科疾病且已经出院的女性中随机选择，并按婚姻状况、年龄（每 5 岁为一年龄组）及住院时间与病例匹配，得到全科医院顾问及全科医师的同意入户访视患者。搬迁及拒绝访视者均邮寄问卷。拒绝调查或不宜调查者，由全科医师提供必要信息。获得到所有患者及 189 名对照中的 174 名的资料。表 9-24 为不同方法调查人数。

表9-24　63名口服避孕药的心肌梗死患者和174名对照患者资料收集方法情况

	口服避孕药人数（%）	对照组人数（%）
访视患者	53（84.1）	134（77.0）
患者完成邮寄问卷	4（6.4）	23（13.2）
全科医生完成邮寄问卷	6（9.5）	17（9.8）
合计	63（100.0）	174（100.0）

（2）结果：心肌梗死（myocardial infarctio，MI）患者和对照患者使用口服避孕药情况见表9-25。

表9-25　心急梗死患者和对照患者使用口服避孕药情况

	口服避孕药人数（%）	对照组人数（%）
从未使用过	35（60.3）	132（79.5）
近期使用	17（29.3）	14（8.4）
只在入院前1个月用过	6（10.3）	20（12.0）
合计	58（100.0）	166（100.0）

问题1：根据上述资料列表计算任何时间曾使用过口服避孕药的比例两组之间有无差别？近期使用口服避孕药与未用过口服避孕药患者之间比较 χ^2 值、OR、OR95%CI，计算结果说明了什么问题？

问题2：依据以上资料能否计算 ARP 及 PARP？

实例2：某医院一项吸烟与膀胱癌的关系的病例对照研究得到如下结果（表9-26）。

表9-26　吸烟与膀胱癌病例对照研究的不同吸烟水平情况

	吸烟量（支/日）				
	0~	1~	10~	20~	合计
病例	24	10	22	54	110
对照	41	20	23	26	110
合计	65	30	45	80	220

OR=

χ^2=

OR95%CI=

总 χ^2=

问题1：请计算不同暴露水平的 OR、χ^2、OR95%CI、总的 χ^2。

问题2：上述计算结果说明了什么问题？并对其进行解释。

实例3：某市做吸烟与肺癌关系调查，采用配对（年龄、民族、职业）方法，其部分结果如表9-27。

表9-27　吸烟与肺癌关系调查的部分整理资料

对子	年龄	民族	职业	吸烟	开始吸烟年龄	吸烟年限	吸烟量	吸烟深浅
1	67/65	汉/汉	工人/工人	是/是	23/25	40/40	18/35	深/深
2	57/59	汉/汉	干部/干部	是/是	21/13	35/46	21/25	深/深

续表

对子	年龄	民族	职业	吸烟	开始吸烟年龄	吸烟年限	吸烟量	吸烟深浅
3	47/54	汉/汉	干部/干部	是/是	19/33	30/22	20/6	深/深
4	70/70	汉/汉	工人/工人	是/否	25/0	44/0	8/0	深/0
5	60/60	汉/汉	干部/干部	是/是	26/19	10/37	10/40	深/深
6	55/55	汉/汉	工人/工人	是/是	28/32	27/23	15/31	浅/深
7	60/61	汉/汉	工人/工人	是/是	30/35	30/25	24/40	深/深
8	50/49	汉/汉	干部/干部	是/是	21/18	27/31	25/30	深/深
9	62/67	汉/汉	工人/工人	否/是	0/13	0/38	0/20	0/深
10	57/62	回/回	干部/干部	是/是	10/24	46/38	53/3	深/浅
11	65/68	汉/汉	干部/干部	是/是	34/22	11/20	20/4	深/浅
12	58/62	汉/汉	工人/工人	是/否	16/0	42/0	20/0	深/0
13	70/69	汉/汉	工人/工人	是/是	30/31	4/8	10/20	浅/浅
14	60/63	汉/汉	工人/工人	是/否	25/0	35/0	15/0	深/0
15	57/62	汉/汉	干部/干部	是/是	16/32	41/31	32/20	深/深
16	44/46	汉/汉	工人/工人	是/是	21/20	23/26	25/26	深/深
17	55/56	汉/汉	干部/干部	是/是	13/18	36/33	20/20	深/深
18	62/66	汉/汉	工人/工人	是/是	13/17	49/6	36/5	深/浅
19	59/64	汉/汉	职员/职员	是/是	20/20	39/40	21/20	深/深
20	69/67	汉/汉	干部/干部	是/是	19/35	40/33	40/10	深/浅
21	64/68	汉/汉	干部/干部	是/否	24/0	34/0	14/0	深/0
22	66/68	汉/汉	干部/干部	是/是	17/23	50/14	20/20	深/浅
23	47/49	汉/汉	工人/工人	否/是	0/20	0/29	0/25	0/深
24	55/59	汉/汉	工人/工人	是/是	15/28	40/5	20/10	深/浅
25	61/66	汉/汉	干部/干部	是/是	20/20	25/46	20/10	深/深
26	62/57	汉/汉	会计/后勤	是/是	28/30	12/25	20/20	深/深
27	47/50	汉/汉	工人/工人	是/是	18/13	29/37	20/20	深/深
28	60/63	汉/汉	工人/工人	是/是	27/26	33/37	20/20	深/浅
29	60/62	汉/汉	工人/工人	是/是	25/24	35/38	10/4	深/浅
30	51/50	汉/汉	干部/干部	是/是	16/15	35/25	15/15	深/深
31	64/61	汉/汉	工人/工人	是/是	15/26	49/24	30/10	深/深
32	79/78	汉/汉	技术/技术	是/是	24/23	55/55	25/15	深/深
33	62/64	汉/汉	工人/工人	是/是	14/34	46/30	20/10	深/深
34	67/66	汉/汉	职员/职员	是/否	16/0	45/0	15/0	深/0
35	68/68	汉/汉	工人/工人	是/否	18/0	49/0	40/0	深/0
36	62/66	汉/汉	工人/工人	是/否	17/0	42/0	20/0	深/0
37	67/67	汉/汉	工人/工人	是/否	16/0	50/0	22/0	深/0
38	64/60	汉/汉	干部/干部	是/否	29/0	35/0	25/0	深/0
39	47/50	汉/汉	干部/干部	否/是	0/29	0/20	0/20	0/深
40	52/55	汉/汉	工人/工人	否/是	0/10	0/42	0/23	0/深
41	55/56	汉/汉	干部/干部	否/否	0/0	0/0	0/0	0/0
42	43/42	汉/汉	工人/工人	是/是	15/30	28/23	55/28	深/深
43	74/70	汉/汉	工人/工人	是/是	20/14	50/54	20/30	深/深

续表

对子	年龄	民族	职业	吸烟	开始吸烟年龄	吸烟年限	吸烟量	吸烟深浅
44	68/68	汉/汉	工人/工人	是/是	20/16	48/52	20/20	深/深
45	34/31	汉/汉	工人/工人	是/是	16/16	18/15	55/20	深/深
46	50/55	汉/汉	工人/工人	是/是	16/36	30/20	45/21	深/浅
47	57/57	汉/汉	工人/工人	是/是	14/20	38/37	10/10	深/浅
48	52/56	汉/汉	工人/工人	是/是	15/30	35/35	22/10	深/浅
49	71/66	汉/汉	工人/工人	是/是	20/22	50/40	20/8	深/浅
50	50/55	汉/汉	职员/职员	否/是	0/13	0/42	0/20	0/深
51	65/65	汉/汉	工人/工人	否/是	0/30	0/40	0/20	0/深
52	72/73	汉/汉	工人/工人	否/是	0/19	0/52	0/20	0/深
53	50/53	汉/汉	工人/工人	否/是	0/30	0/20	0/20	0/浅
54	44/44	汉/汉	工人/工人	是/否	18/0	26/0	40/0	深/0
55	52/56	汉/汉	工人/工人	是/否	20/0	31/0	25/0	深/0
56	70/70	汉/汉	工人/工人	是/否	16/0	50/0	20/0	深/0
57	62/62	汉/汉	工人/工人	是/否	20/0	40/0	14/0	深/0
58	70/73	汉/汉	工人/工人	是/否	19/0	43/0	20/0	深/0
59	31/28	汉/汉	工人/工人	是/否	16/0	15/0	20/0	深/0
60	24/23	汉/汉	工人/工人	是/是	14/21	10/3	20/4	深/浅
61	58/61	汉/汉	工人/工人	是/是	20/23	19/29	20/30	深/深
62	72/75	汉/汉	职员/职员	是/是	18/20	54/55	9/25	深/深
63	62/66	汉/汉	干部/干部	是/是	21/17	41/50	27/10	深/浅
64	56/60	汉/汉	工人/工人	是/是	18/27	34/37	43/10	深/浅
65	62/67	汉/汉	工人/工人	是/是	20/20	42/47	20/10	深/深
66	54/55	汉/汉	干部/干部	是/是	20/23	29/23	25/7	深/浅
67	61/65	汉/汉	干部/干部	是/是	15/16	46/50	35/8	深/浅
68	67/66	汉/汉	工人/工人	是/是	25/20	35/45	20/20	深/深
69	57/61	汉/汉	工人/工人	是/是	17/18	40/43	20/20	深/深
70	65/63	汉/汉	工人/工人	是/是	27/15	33/47	10/10	深/浅
71	62/65	汉/汉	职员/职员	是/否	20/0	40/0	40/0	深/0
72	47/52	汉/汉	工人/工人	是/否	16/0	30/0	36/0	深/0
73	60/63	汉/汉	工人/工人	是/否	30/0	29/0	15/0	深/0
74	63/62	汉/汉	工人/工人	是/否	20/0	43/0	10/0	深/0
75	70/69	汉/汉	工人/工人	是/否	25/0	45/0	15/0	深/0
76	51/51	汉/汉	工人/工人	是/否	26/0	30/0	20/0	深/0
77	78/74	汉/汉	工人/工人	是/否	20/0	58/0	30/0	深/0
78	57/60	汉/汉	干部/干部	是/否	20/0	25/0	16/0	深/0
79	50/50	汉/汉	工人/工人	是/否	15/0	35/0	20/0	深/0
80	52/56	汉/汉	干部/干部	是/否	18/0	44/0	20/0	深/0
81	55/58	汉/汉	工人/工人	是/否	18/0	57/0	30/0	深/0
82	67/70	汉/汉	工人/工人	是/否	20/0	47/0	38/0	深/0
83	85/61	汉/汉	干部/干部	是/否	16/0	46/0	40/0	深/0
84	60/65	汉/汉	干部/干部	是/否	20/0	40/0	38/0	深/0

续表

对子	年龄	民族	职业	吸烟	开始吸烟年龄	吸烟年限	吸烟量	吸烟深浅
85	65/69	汉/汉	工人/工人	是/否	30/0	30/0	10/0	深/0
86	58/58	汉/汉	工人/工人	是/否	20/0	27/0	20/0	深/0
87	62/66	汉/汉	职员/职员	是/否	16/0	45/0	20/0	深/0
88	74/77	汉/汉	职员/职员	否/是	0/45	0/30	0/6	0/浅
89	59/59	回/回	职员/职员	是/是	28/18	35/41	20/20	深/深
90	63/66	汉/汉	工人/工人	是/是	18/27	44/35	40/7	深/浅
91	61/62	汉/汉	工人/工人	是/是	12/20	49/42	30/30	深/深
92	62/58	汉/汉	工人/工人	是/是	12/34	46/28	28/20	深/深
93	59/58	汉/汉	干部/干部	是/是	16/17	42/41	25/30	深/深
94	64/67	汉/汉	售货/售货	是/是	30/24	34/43	15/16	深/深
95	45/50	汉/汉	工人/工人	是/是	17/20	29/30	30/34	深/深
96	61/65	汉/汉	工人/工人	是/是	2/16	40/40	20/15	深/深
97	44/48	回/回	工人/工人	是/是	20/22	24/25	56/20	深/深
98	49/49	汉/汉	工人/工人	是/是	14/20	35/20	40/10	深/浅
99	66/66	汉/汉	工人/工人	是/是	55/12	11/54	3/10	深/深
100	45/45	汉/汉	工人/工人	是/是	16/17	29/27	28/26	深/深
101	28/26	汉/汉	工人/工人	是/是	20/19	5/7	15/15	深/浅
102	56/57	汉/汉	工人/工人	是/是	26/26	35/20	20/15	深/浅
103	60/57	汉/汉	工人/工人	是/是	20/19	39/37	36/20	深/深
104	65/65	汉/汉	工人/工人	是/是	20/25	40/40	50/50	深/深
105	64/67	汉/汉	工人/工人	否/是	0/17	0/50	0/10	0/浅
106	64/66	汉/汉	工人/工人	是/是	14/18	58/48	20/9	深/深
107	65/61	汉/汉	工人/工人	是/是	10/20	53/41	20/12	深/深
108	67/67	汉/汉	工人/工人	是/是	30/20	36/47	30/16	深/深
109	67/71	汉/汉	工人/工人	是/是	25/55	30/10	20/23	深/浅
110	49/54	汉/汉	工人/工人	是/是	12/28	37/22	30/10	深/浅
111	62/64	汉/汉	工人/工人	是/是	25/15	33/49	18/20	深/深
112	45/46	汉/汉	工人/工人	是/是	27/29	18/15	40/20	深/深
113	76/73	汉/汉	干部/干部	是/否	23/0	52/0	25/0	深/0

注：1. 年龄和开始吸烟年龄均为：岁，吸烟量为：支/日。
2. 斜线上数据或结果为病例，斜线下为对照。
3. 吸烟深指肺吸烟，吸烟浅指口腔吸烟。
4. 所有调查的病例与对照均无接触石棉、放射性物质、水泥及锯末的历史。

问题1：上述资料可做哪些分析？

问题2：根据以上资料列出吸烟与否、吸烟深浅与肺癌的关系表格，并计算 χ^2 及 OR 值。

问题3：将上述例子的配对资料模拟成组资料分析，将吸烟量分为4个等级（<10、10～、20～和>30支），计算吸烟量与肺癌关系的有关指标。

实例4：现有435例食管癌患者，451例对照病例进行病例对照研究，病例组中有107例不饮酒患者，对照组有193例不饮酒患者。食管癌的病例组中有309名为吸烟者，食管癌对照组中有208名为吸烟者。

问题1：饮酒者患食管癌的相对危险度是多少？相对危险度的95%可信区间为多少？

问题 2：食管癌与饮酒的联系在统计学上是否有统计学差异？
问题 3：你认为饮酒与食管癌有因果关系吗？
问题 4：吸烟者患食管癌的相对危险度是多少？相对危险度 95%可信限是多少？
问题 5：吸烟与食管癌有无联系？
问题 6：你认为吸烟与食管癌是否为因果关系？
问题 7：在吸烟与食管癌的联系上，饮酒是不是一项混杂因素？为什么？

（刘春芳）

实验五 队列研究

一、实验目的

掌握队列研究的基本概念和研究方法；熟悉队列研究资料分析指标的计算；熟悉队列研究资料的分析方法。

二、实验内容

队列研究是指在一个特定的人群中选择所需的研究对象，根据其目前或者过去某个时期是否暴露于所研究因素，或者暴露于研究因素的不同水平而分成不同的组，由此随访并比较不同组别研究对象的各种预期结果发生情况，从而检验研究因素与所研究的结局是否存在关联。

实例 1：为了解目前我国广泛应用复方口服避孕药与脑卒中发病危险性的关系，于 1997 年 7 月至 2001 年 6 月在山东青岛市莱西县 25 个乡镇，随访并比较 44 410 名使用激素避孕药和 75 530 名使用节育工具妇女的脑卒中发病情况，结果见表 9-28。

表9-28 不同避孕方式妇女出血性脑卒中的发病情况

避孕方法	观察人年	病例数
口服避孕药	128 437.65	51
用节育工具	214 352.62	24

问题 1：上述研究属于何种类型的流行病学研究？
问题 2：用哪些指标描述人群的发病危险？

实例 2：为了证实非职业性环境接触青石棉与恶性肿瘤，特别是肺癌和间皮瘤危险的关系，对大姚县青石棉污染区和作为对照的同省无石棉污染的禄丰县（两县在民族构成、生活习惯、文化教育、地理气候及性别和年龄构成上均具有可比性）进行了既往 9 年的死亡率调查，结果见表 9-29。

表9-29 接触青石棉与各种肿瘤的患病情况

组别	调查人数	观察人年	死亡人数（死亡率，1/10 万人年）				
			全肿瘤	肺癌	间皮瘤	胃癌	肠癌
暴露组	4543	39 430.05	72（182.60）	21（53.26）	7（17.75）	6（15.22）	6（15.22）
非暴露组	5626	48 236.48	60（124.39）	12（24.88）	0	9（18.66）	3（6.222）
合计	10 169	87 666.53	132	33	7	15	9

问题：上述研究属于何种类型的流行病学研究，与本实验中的"实例1"比较有什么区别和联系。

实例3：表9-30是弗明汉心脏病研究中心对血清胆固醇含量与冠心病发病关系的部分资料。研究者首先检测了1045名33～49岁男子的血清胆固醇含量，然后按其水平高低分为5组，随访观察10年后计算各组冠心病10年的累积发病率。

表9-30　33～49岁男子按血清胆固醇水平分组的冠心病10年累计发病率

血清胆固醇（mg/dl）	观察人数	病例数	累计发病率（%）
114～	209	2	0.96
194～	209	11	5.26
214～	209	14	6.70
231～	209	26	12.44
256～	209	32	15.31
合计	1045	85	8.13

问题：上述研究属于何种类型的流行病学研究？与本实验中的"实例1"比较，两者的相同点及区别何在？结合本实验中的"实例2"和"实例3"深刻体会队列研究的基本原理及流行病学中暴露的含义。

实例4：根据本实验中的"实例2"的资料可以得出表9-31。

表9-31　接触青石棉与恶性肿瘤的计量值

肿瘤类别	死亡率（1/10万人年）		U	RR	RR95%CI	AR（1/10万人年）	AR%
	暴露组	对照组					
全肿瘤	182.60	124.39	2.2098*		1.0445～2.0687	56.21	31
肺癌	53.26	24.88	2.1547*				
间皮瘤	17.75	2.07*	2.4176**	>8.57	1.5017～48.9067	>15.68	>88
胃癌	15.22	18.66	0.3875	0.82	0.3005～2.2374	−3.44	−23
肠癌	15.22	6.22	1.3080	2.45	0.6398～0.3825	9	59

注：*$P<0.05$，**$P<0.01$。

问题1：请列出关联强度的RR、AR、AR%及RR95%的可信区间，即表中空格部分。

问题2：请计算反映该研究人群暴露与肺癌发病关联强度的RR、AR、AR%及RR95%的可信区间，并对计算结果进行解释，体会RR与AR的区别和联系，根据上表可得出什么结论？

实例5：弗明汉心脏病研究中心提供了该地区35～44岁男性人群中几种冠心病危险因素的相对危险度（RR）与人群暴露比例（Pe）的资料，请根据表9-32中的数据计算各危险因素的人群归因危险度百分比（PAR%）（又称病因分值），并将计算结果填入"PAR%"项中。

表9-32　弗明汉35～44岁男子中几种冠心病危险因素的RR与PAR%

危险因素	RR	Pe	PAR%
收缩压≥180mmHg	2.8	0.02	
X线上心脏扩大	2.1	0.10	
吸烟	1.9	0.72	

问题1：PAR%与AR%有不同？

问题2：简述RR、Pe与PAR%三者之间的关系，并对你的计算结果进行解释。

实例6：以下数据来源于英国1955年进行的寻找石棉工人肺癌死亡率高于普通人原因的研

究，研究对象是曾经或现在还在从事接触石棉的工作，并且接触时间至少 20 年以上的工人。研究者得到合格研究对象 112 名，研究对象于 1923 年开始进入队列，1952 年结束队列研究，研究结束时 112 名研究对象中有 39 人死亡，均随访查询死亡原因，见表 9-33。

表9-33　同期英格兰和威尔士相同年龄普通男性的死亡率（%）

年代	肺癌	其他呼吸系统疾病和心血管疾病	其他系统疾病	合计
1930	0.3	6.3	7.0	13.6
1937	0.4	6.5	6.6	13.5
1942	0.6	7.6	8.2	16.4
1947	0.7	7.0	6.7	14.4
1952	1.0	7.7	6.0	14.7

问题： 依据以上资料能否提示肺癌可能是石棉接触工人的一种职业危害？为什么？石棉接触工人肺癌死亡比例高于普通人群还有哪些可能原因？

实例 7： 某地 1977 年 1 月 1 日到 1986 年 6 月 30 日对乙型肝炎表面抗原（HBsAg）阳性和阴性两组人群的肝癌发病情况进行了近 10 年的随访观察，结果发现 HBsAg 阳性组发生肝癌 41 例，HBsAg 阴性组发生肝癌 16 例。两组的观察人年数见表 9-34。

表9-34　随访人群观察人年计算表

年份	HBsAg 阳性人群				HBsAg 阴性人群			
	年初人数	不变人数 A	退出人数 B	人年数 A+B/2	年初人数	不变人数 A	退出人数 B	人年数 A+B/2
1977	1195	1193	2	1194.0	5077	5070	7	
1978	1193	1188	5	1190.5	5070	5059	11	
1979	1188	1187	1	1187.5	5059	5055	4	
1980	1187	1176	11	1181.5	5055	5037	18	
1981	1176	1166	10	1171.0	5037	5033	4	5035.0
1982	1166	1153	13	1159.5	5033	5012	21	5022.5
1983	1153	1135	18		5012	4982	30	4997.0
1984	1135	1122	13		4982	4949	33	4965.5
1985	1122	1113	9		4949	4924	25	4936.5
1986	1113	1109	4		4924	4902	22	2456.5
合计	—	—	86		—	—	175	

注：随访截止至 1986 年 6 月 30 日，故 1986 年的人数=（A+B/2）/2。

问题： 请计算出上表空出的人年数，分别计算 HBsAg 阳性和阴性人群肝癌的 RR、AR、AR% 和 PAR%。

（刘春芳）

实验六　实验流行病学

一、实 验 目 的

掌握现场试验研究设计的基本原则和实施步骤；掌握预防接种效果评价指标的计算方法及含义；了解流行病学实验研究的基本概念、主要类型。

二、实验内容

(一)流行病学现场试验研究设计

某研究在河北省 A 县、B 县开展随机对照试验。A 县位于河北省西北部,距北京市区 130 公里,隶属河北省张家口市。B 县地处河北省东北部,居于北京、天津、唐山、承德四城市的结合部,隶属河北省承德市。两地领导支持、群众配合,且既往流感疫苗接种率低、当地疾病预防控制中心有较好的现场组织能力和技术水平。

1. 基础研究 在开展某流感疫苗现场试验前,对 A 县和 B 县流感疫苗接种情况和流感发病情况进行调查。A 县近 3 年流行性感冒发病率分别为 28.88/10 万、19.21/10 万和 12.57/10 万。全县每年接种流感疫苗近 2000 支,每年接种率 59.88/万。B 县的县医院为流感样病例监测哨点医院。2011 年初至 2012 年,全县共监测门诊病例 21 019 例,发现流感样病例 6 例。全县近 2 年开展了流感疫苗接种工作,但接种量较少,2010 年 B 县接种人数达 3600 余人,年接种率 1.11%。

2. 实验设计 以上述研究地区中年龄≥3 岁健康人群为接种对象。

以《药物临床试验质量管理规范》、《疫苗临床试验技术指导原则》及《药品注册管理办法》为依据,参照化药临床样本量不低于 2000 人的要求,实际招募了实验组研究对象 2205 人、对照组 1103 人进行三批次疫苗的安全性和免疫源性研究,实验组对照组样本量之比为 2:1。

采用随机对照双盲试验,将符合入选标准的研究对象按年龄分为儿童组(3~岁)、青少年组(11~岁)、成人 1 组(18~岁)和成人 2 组(55~岁),四个年龄组分别为 844 人、810 人、816 人及 838 人,共 3308 人,其中男、女各半。研究开始前对实验及对照疫苗进行编盲以达到随机化,使研究对象按照编号随机接种实验疫苗或对照疫苗,实验疫苗及对照疫苗接种比例为 2:1,其中实验疫苗分为三个批号,即三个实验组,且数量均等,即实验 1 组、实验 2 组、实验 3 组的研究对象与对照组,四个组的比例为 2:2:2:3。

3. 疫苗和免疫

(1)流感疫苗:某生物制药有限公司生产的三种不同型号的流感疫苗分别为实验 1 疫苗、实验 2 疫苗、实验 3 疫苗。

(2)对照疫苗:为大连某生物制药有限公司生产的重组乙型肝炎疫苗。

每名研究对象按照自身编号接种相应唯一的一剂疫苗。用 75%乙醇消毒左上臂三角肌肉的皮肤,待干后,按产品说明书要求肌内注射研究疫苗或对照疫苗 0.5ml,疫苗使用前需放置到室温并充分摇匀。接种现场应备有应急设备药品和医务人员。揭盲后对照组接种乙肝疫苗的研究对象,按照免疫程序完成剩余针次乙肝疫苗的接种。

4. 样本收集情况 本研究在张家口市 A 县和承德市 B 县进行现场招募研究对象,实验组 2205 人、对照组 1103 人,共入组 3308 人,其中 3087 人完成安全性观察,221 人未完成安全性观察,实验组安全性观察完成率 93.33%,对照组安全性观察完成率 93.29%。采集双份血清 2781 份,采集双份血清完成率 84.07%。

5. 实验室检测 免疫源性指标:血清 HI 抗体三型(H_3N_2 型、H_1N_1 型及 B 型)抗体几何平均滴度(GMT);血清 HI 抗体阳性率,以抗体滴度≥1:10 为抗体阳性界值;血清 HI 抗体阳转率,免疫前血清 HI 抗体≤1:10 者则免疫后应≥1:40 或免疫前血清 HI 抗体≥1:10 者则免疫后 4 倍增长者皆为阳转;血清 HI 抗体有效阳性率,以血清 HI 抗体滴度≥1:40 为有效阳性抗体水平界值。

6. 结果 免疫后 28 日各年龄组 HI 抗体阳转情况见表 9-35。

表9-35 免疫后各年龄组HI抗体阳转人次数及阳转率

分组	抗体型别	阳转人数				阳转率（%）			
		实验1	实验2	实验3	对照	实验1	实验2	实验3	对照
儿童组	H_3N_2	74	69	74	102	49.33	49.64	51.75	46.58
	H_1N_1	77	75	72	105	51.33	53.96	50.35	47.95
	B	89	90	99	131	59.33	64.75	69.23	59.82
青少组	H_3N_2	69	70	73	106	41.07	42.68	43.71	43.98
	H_1N_1	97	92	95	145	57.74	56.1	56.89	60.17
	B	57	55	54	85	33.93	33.54	32.34	35.27
成人1组	H_3N_2	76	84	80	13	49.03	53.85	52.98	5.68
	H_1N_1	131	126	122	34	84.52	80.77	80.79	14.85
	B	71	64	64	45	45.81	41.03	42.38	19.65
成人2组	H_3N_2	64	64	66	95	40.76	40.51	42.04	41.85
	H_1N_1	61	75	76	119	38.85	47.47	48.41	52.42
	B	45	46	46	68	28.66	29.11	29.30	29.96

问题1：在本试验前，对两地居民流感流行情况及流感疫苗接种率进行基础研究有无必要？
问题2：本研究试验现场和对象的选择是否得当？
问题3：是否有必要分析流感疫苗接种组和对照组基线资料的可比性，为什么？
问题4：你认为还有哪些重要结果需要分析？
问题5：你从本研究结果可以得出什么结论？

（二）预防接种效果评价

1. 疫苗效果的评价 疫苗效果评价是在保证疫苗安全无害的前提下，进行免疫学和流行病学效果的评价。评价方法一般采取随机对照现场试验。

实例1： 为了评价某种流感疫苗的保护效果，对1235人接种该流感疫苗，1233名未接种该流感疫苗的研究对象作为对照，在同一观察期内，两组的发病情况如表9-36所示。

表9-36 流感疫苗的保护效果评价

分组	观察人数	发病人数	效果指数	保护率（%）
接种组	1235	25		
对照组	1233	49		

问题1：计算该流感疫苗接种组和对照组的流感发病率，并比较是否有差异？
问题2：计算该流感疫苗的效果指数（IE）和保护率（PR）。

实例2： 为探讨卡介苗、百白破、麻疹、乙肝疫苗接种后的不良反应发生情况，对某省预防接种对象进行了不良反应的观察和统计，结果见表9-37。

表9-37 不同疫苗的不良反应发生率

疫苗	接种人次（万）	不良反应例数	发生率（1/10万）
卡介苗	136.36	7	
百白破	182.78	9	
麻疹	393.44	3	
乙肝	42.16	2	

问题1：计算卡介苗、百白破、麻疹、乙肝疫苗的不良反应发生率，并对结果进行分析。

问题2：疫苗不良反应的主要表现形式有哪些？发生的原因可能是什么？

问题3：如何进行疫苗质量评价？

问题4：试述疫苗评价的重要性。

实例3： 为了解百日咳疫苗对百日咳的预防效果，选取了6个月至6岁之间的1000名婴幼儿进入实验组，注射百日咳疫苗，对照组为1100名同年龄段婴幼儿。从某年元月初开始首次随访，以后每月初随访1次，共3次。在观察期间有部分适龄婴幼儿先后加入观察组，也有部分因各种原因退出观察，构成动态队列，随访资料如表9-38。

表9-38 百日咳疫苗的预防效果现场试验随访结果

月份	月内新加入观察人数		月内退出观察人数		月内百日咳发病人数	
	实验组	对照组	实验组	对照组	实验组	对照组
1	79	66	30	38	4	19
2	45	26	11	41	2	21
3	60	19	8	21	3	24
合计	184	111	49	100	9	64

问题1：计算百日咳疫苗实验组和对照组百日咳发病率，并比较两组发病率的差异，试解释差异的原因。

问题2：试述累积发病率和发病密度的适用范围？

2. 疫苗接种成本效益分析　一种新的疫苗要在人群中普遍推广应用，不仅要安全有效，而且应具有较低的成本和较高的收益。成本效益分析（cost-benefit analysis）就是通过对成本和效益分别进行计算，并进行比较，从宏观角度来综合考察某项预防接种计划的收益。成本效益分析常用的指标及计算方法如下。

净效益（net benefit, NB）=（年直接效益+年间接效益）–年成本投资

效益成本比（benefit cost ratio, BCR）=总效益/总成本

直接 BCR=直接效益/总成本

实例4： 某市1992年出生人口乙肝疫苗接种费用为696.13万元，对该地进行乙肝疫苗免疫策略的成本效益进行分析的结果见表9-39。

表9-39 某市1992年出生人口乙型肝炎疫苗接种取得的
经济效益（万元）及效益成本比（BCR）

患病种类	直接效益	间接效益	总效益	NB	BCR	直接BCR
急性乙肝	583.33	217.38				
慢性乙肝	731.59	1733.78				
乙肝后肝硬化	297.47	981.15				
肝癌	924.40	1070.71				
表面抗原携带	2739.69	0.00				
合计	5276.48	4003.02				

问题：计算接种乙肝疫苗后对于急性乙肝、慢性乙肝、乙肝后肝硬化、肝癌、表面抗原携带的总效益、NB、BCR 和直接 BCR，并分别简述各指标的意义。

3. 预防接种效果评价试验设计

实例5： 国产肾综合征出血热型（HFRS）灭活疫苗从1979年问世以来，在部分地区接种

显示该疫苗是安全有效的。某疾病预防控制中心拟于 1994 年底在某地开展该疫苗的现场试验研究。据以往疫情监测资料显示，当地 HFRS 的发病率为 15/万。据文献报道该疫苗接种组发病率为 2/万。

请拟定一份 HFRS 疫苗效果现场试验考核计划，请思考并回答：

问题 1：试验研究的目的及意义是什么？
问题 2：试验现场选择应遵循哪些原则？
问题 3：如何选择研究人群和研究对象，如何分组？
问题 4：HFRS 疫苗效果评价应选择的指标有哪些？
问题 5：如何做好质量控制？

（王 娜）

实验七 病因不明疾病的调查

一、实 验 目 的

掌握病因评判标准；熟悉不明原因疾病的调查方法；了解流行病学病因研究过程。

二、实 验 内 容

实例 1：1959 年 8 月摩洛哥 Meknes 市及其邻近地区一些城镇，突然发生大量不明原因的麻痹病例。经过流行病学现场调查，对比分析不同人群，不同地区麻痹发病水平，获得以下调查结果。

（1）摩洛哥麻痹暴发的流行病学特点

1）经查明第一批患者发生于 1959 年 8 月 31 日至 9 月 24 日，随后发病例数不断增加。据统计，每日新发病例数为 200～300 人，到 10 月 2 日，已发生 2000 多例患者，而且不断有新病例出现。

2）暴发集中在 Meknes 及其邻近地区的一些城镇，其他地区仅见到少数患者，几乎在近期内全部曾到过 Meknes。

3）分布在 Meknes 的病例均集中分布在最贫穷穆斯林教徒居住的城镇周围各处，除 1 例曾接受穆斯林生活方式的男性患者外，欧洲人、犹太人与较富裕的穆斯林教徒均未见发病者。

4）人群对该病普遍易感，女性成年人发病率最高，其次为男性成年人，年龄较大的儿童发病率最低，当一户有两例患者的发病时间间隔一般在 4～5 日。

5）从 9 月 14 日至 18 日，参加在 Meknes 及其邻近地区庆祝穆罕默德生日的庆祝活动的 25 万人均自带食物，不论在 Meknes 或在离开该城市后，无一例患此病。

6）在本病暴发期间，驻扎在 Meknes 100 名士兵中，有 2 名曾在镇上按传统习惯吃过食物的士兵患病。在 Meknes 监狱中未见有发病者，但有数名犯人在被释放后几日之内患本病。

问题 1：如果你要研究此病，你将从哪些方面着手？请提出你的研究思路。

（2）患者的临床表现：典型病例起病时有腓肠肌疼痛与压痛，继而出现手套、袜子型分布的表浅感觉异常与缺乏，1～2 日后，感觉性障碍可减轻或消失，患者出现行动无力，最初病变涉及足背屈肌与外翻肌，然后侵犯腓肠肌。患者短距离行走时，表现为抬高足部行走步态。

检查发现，膝关节以下所有随意动作丧失，多数病例衰弱无力的部位只出现在膝关节以上，极少数特别严重的病例，大腿肌群，甚至骨盆带均可受到影响，一般在下肢无力数日后出现手的内在肌肉常见有明显无力,肌萎缩不明显,病例不超过 3 日,上肢腱反射通常存在,膝反射一般减弱或消失。无膝反射亢进现象,浅反射正常(足底反射除外),当足趾运动麻痹时,浅反射则消失。

全身性病变不常见,约 1/3 患者有近期腹泻史,有些患者在入院数日内曾有过短期发热和短暂心动过缓。常规检查(包括脑脊液和血液分析)均阴性,上肢运动神经无明显的病变。通过对流行病学调查和临床观察,基本确定该病的主要临床表现是急性末梢神经炎。

问题 2:你能从中得到什么启示?能否下结论?为什么?还需做哪些工作?该疾病的临床表现如何?符合什么系统疾病的临床表现?

(3)麻痹暴发的原因分析

1)初步调查结果

A. 有少数病例是在暴发后 2~3 周才发病;1 例患者在离开 Meknes 长达 14 日之后才发病。

B. 本病只侵犯贫穷者。

C. 多数中毒病例表现为末梢神经炎。

D. 本病呈播散性分布。

E. Meknes 居民的生活方式与其他城镇居民的生活方式无太大差别。

2)深入调查结果

A. 在 Meknes 郊区 Macaulay Omar,病例只发生于一部分人群而不侵犯另一部分人群,说明与日常接触无关。到 Meknes 参加庆祝活动的人未患本病,在当地或回到本国各地自己的家之后,经调查均未发病。

B. Meknes 当地诊疗所的医生在本病暴发期间曾看到像旧机油一样黑的食用油标本。当地有许多患者认为这种食用油是引起本病暴发的原因,有一个家庭先将此食用油烹饪过的食物喂狗,未立即发病,之后人和狗都食用了该食物,几日后人与狗均发病,证实上述食用油可能是本病的病因。

C. 阿拉伯老城镇 Medina(麦地那市)的一个食品商店,调查人员买到了一瓶商标上印有"便宜橄榄油"字样黑色食用油,同时该店和邻近商店出售正常颜色的食用油。此前卫生当局曾调查过食用油的来源,该地区食用油由同一个批发商所供应。根据调查结果,调查人员推测污染食用油的污染物可能是矿物油。

3)卫生研究所对从 Medina 食品店买来的食用油和从暴发区与非暴发区买来的"橄榄油"进行了检测,结果发现黑色食用油中含有磷酸盐、甲苯及含量约为 33%磷酸甲苯酯混合物。磷酸邻甲苯酯对神经系统具有高度毒性作用,20 世纪 30 年代曾在美国曾引起麻痹大暴发。因此可以推断,此次摩洛哥麻痹暴发是由磷酸邻甲苯酯中毒引起的。

问题 3:通过以上发现,是否可以表明该病暴发的病因是中毒?证据是什么?

问题 4:若该病暴发的病因是中毒,推测是哪种食物造成的?证据是什么?

问题 5:当该暴发的疾病病因探明后,根据当时的具体情况应采取什么处理措施?

问题 6:根据暴发疾病的病因制定什么预防措施?

问题 7:根据该疾病暴发案例,试总结疾病暴发的调查步骤和分析方法。

实例 2:20 世纪前半叶,世界上有许多国家肺癌的发病率和死亡率均有增长,有些工业发达国家肺癌的死亡率增长更快。研究者发现,肺癌患者中有不吸烟者。

问题 1:如果你要研究吸烟与肺癌是否有因果关系,你将从哪些方面着手?请提出你的研究思路。

众多学者对肺癌死亡率与吸烟的关系进行了描述性研究,总结部分结果如下。

人间分布:男性肺癌死亡率高出女性数倍。

时间分布:于 20 世纪显著增加。

空间分布:一般城市死亡率高于农村。

有人做了 1900～1950 年某国肺癌死亡率与烟叶、纸烟消费量之间关系的生态学研究。结果见图 9-8。

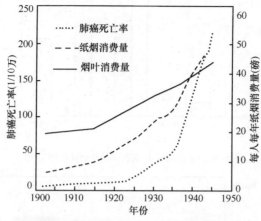

图 9-8　1900～1950 年肺癌死亡率和烟叶、纸烟消耗量的关系（1 磅=0.45kg）

问题 2：从中得到什么启示？能否下结论？为什么？还需做哪些工作？

Doll 和 Hill 曾根据描述性研究提供的线索，进行病例对照研究，结果表明肺癌患者比对照者吸烟多，吸烟量大，以上结果均在其他国家和地区的多次病例对照研究中得到印证，部分结果摘录如表 9-40～表 9-42、图 9-9～图 9-10。

表9-40　肺癌组患者和对照组患者吸烟与不吸烟的比例

性别	分组	调查人数	吸烟人数（%）	不吸烟人数（%）
男	肺癌组	649	647（99.7）	2（0.3）
	对照组	649	622（95.8）	27（4.2）
女	肺癌组	60	41（68.3）	19（31.7）
	对照组	60	28（46.7）	32（53.3）

注：对照组男女不吸烟率均高于肺癌组 $P<0.05$。

表9-41　肺癌患者和对照患者在病前10年内平均每日吸烟量人数分布（%）

性别	分组	总人数	不吸烟人数（%）	平均每日吸烟支数				
				<5	5～	15～	25～	≥50
男	肺癌组	1357	7（0.5）	55（4.0）	489（36.6）	475（54.0）	293（35.0）	38（2.8）
	对照组	1357	61（4.5）	129（9.5）	570（42.0）	431（31.6）	154（11.3）	12（0.9）
女	肺癌组	108	4（37.0）	16（14.8）	24（22.2）	14（13.0）	14（13.0）	0（0.0）
	对照组	108	5（54.6）	25（23.1）	18（16.7）	6（5.6）	0（0.0）	0（0.0）

表9-42　肺癌组患者各年龄组10年内平均每日吸烟量（支）与肺癌每年期望死亡率

性别	分组	调查人数	死亡率（%）					
			不吸烟	<5	5～	15～	25～	≥50
男	25～	61	0.00	0.03	0.13	0.12	0.17	0.52
	45～	539	0.14	0.59	1.35	1.67	2.59	4.74
	65～74	130	0.00	2.38	2.66	3.88	6.95	10.24
女	25～	9	0.01	0.04	0.03	0.13		—
	45～	39	0.09	0.06	0.34	1.19		—
	65～74	13	0.32	0.70	0.59	2.37		—

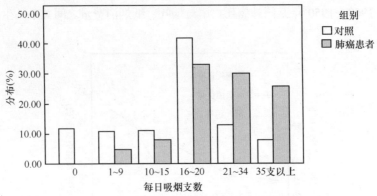

图 9-9　肺癌患者及对照人群吸烟支数分布

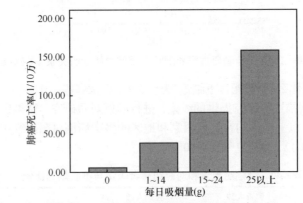

图 9-10　吸烟者及不吸烟者肺癌标化死亡率

问题 3：从上述病例对照研究结果，能得出什么结论？能否据此认为吸烟是肺癌的病因？病例对照研究最主要的缺陷是什么？

大量的队列研究进一步得出了有价值的结果，如 Doll 和 Hill 于 1951 年着手进行前瞻性队列研究，追踪观察 20 年，并进行了多次阶段小结（1954 年、1956 年、1964 年、1976 年）。其中，他们于 1951 年 11 月函访了 59 600 位医生，要求其提供各自吸烟的详细情况，得到 40 701 位医生的满意答复，追踪观察 4 年多，发现吸烟者死亡率为 0.9‰，不吸烟者为 0.07‰，相对危险度为 12.86（0.9/0.07）。每日吸烟 25 支以上者，死亡率为 1.66‰，与不吸烟者相比，相对危险度为 23.71（1.66/0.07）。每日吸烟量在 35 支以上者，死亡率高达千分之 3.15，相对危险度为 45.00（3.15/0.07）。另外一些研究结果摘录如表 9-43。

表9-43　各年龄组每年每1000人口肺癌死亡率（人数）与吸烟量（支）的关系

年龄（岁）	不吸烟	死亡率（%）		
		1～14	15～24	25～
35～44	0.05	0.07	0.00	0.11
45～54	0.00	0.31	0.62	0.75
55～64	0.00	0.48	2.31	3.88
65～74	0.00	2.69	5.16	6.48
75～	0.00	2.68	7.27	16.33
合计	0.07	0.57	1.39	2.27

问题 4：以上资料说明了什么问题？这类研究有哪些的优越性？为了做出更确定的结论，需

进一步做哪些工作?

为了进一步证实纸烟的致癌作用,有些学者将纸烟的烟雾浓缩物涂在动物身上,或作用于其支气管黏膜,或注射至皮下或肺内,均可成功地致癌,使小白鼠吸入纸烟的烟雾也可发生肺癌。但有人对这种实验结果持异议,认为小鼠癌细胞的种类与人肺癌不一样;实验用小白鼠种系本身就容易发生肺癌。此外,从纸烟的烟雾中检出了具有直接致癌作用的 3,4-苯并芘类的煤焦油系致癌化学物质,但在熏烤食品中也含有一定量的 3,4-苯并芘之类致癌物。

问题 5:如何评价实验室研究结果在病因研究中的价值?能否进行人群实验研究?为什么?

Doll 和 Hill 在进行队列研究过程中,长达 20 年的随访观察发现戒烟者肺癌死亡率较持续吸烟者肺癌死亡率低,随着戒烟时间延长,肺癌死亡率也随之下降,速度越来越慢,但肺癌死亡率并不能恢复到不吸烟人群的水平,见图 9-11。

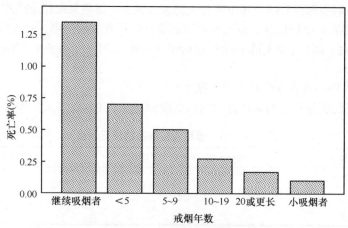

图 9-11 吸烟者戒烟后不同时间的肺癌死亡率(‰)

到 1964 年为止,不同时间、地点和研究对象的 28 项病例对照研究和 7 项队列研究全部都显示出吸烟与肺癌相关。

问题 6:请运用疾病因果评判标准对本课题所提供资料进行综合评价。

(余艳琴)

实验八 流行病学资料分析评价

一、实 验 目 的

掌握血清流行病学资料的分析评价方法。

二、实 验 内 容

实例 1:某市有 100 000 人口,其中男性 45 000 人,女性 55 000 人,某年死亡 1000 人(男 600 人,女 400 人),当年发生肺癌 50 例(男 40 例,女 10 例),其中 40 例死亡(男 36 例,女 4 例)。

问题:请计算粗死亡率、男性死亡率、肺癌病死率、肺癌死亡率。

实例 2:100 人中传染性单核细胞增多症的发生情况如图 9-12 所示,横线代表一例患者的起止时间,竖线代表时间。

问题：请计算 1971 年的发病率、1971 年患病率、1971 年上半年的期间患病率，1971 年下半年的罹患率、1971 年 6 月 30 日的时点患病率，计算该病的病程。

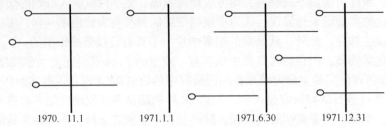

图 9-12　某市传染性单核细胞增多症发生情况

实例 3：为了解病毒性肝炎最易由哪种人群带入家中，以便采取相应措施。1978 年某市防疫站在本市随机抽查一个居民区，发现在家庭病毒性肝炎首发病例中，幼儿园儿童 26 例，小学生 17 例，中学生 4 例，其他人员 15 例。该居民区儿童 1091 人，小学生 1764 人，中学生 1450 人，其他成员 3769 人。

问题：哪组人群易将病毒性肝炎带入家中？

实例 4：某医院保健科曾对麻疹进行流行病学调查见表 9-44。

表9-44　同麻疹患者接触发病情况调查

与患者接触情况	接触人数（1 岁以上易感儿）	发病人数
同室同床	41	41
同室不同床	20	17
同家不同室	21	10

问题：请用家庭二代发病率说明不同接触程度对麻疹发病的影响？

实例 5：一次由食物引起的伤寒流行，共发生 92 例患者，其潜伏期分布如表 9-45。

表9-45　伤寒流行潜伏日数与病例数一般情况

潜伏日数	病例数
3	1
4	16
7	32
9	15
11	7
12	3
15	5
17	3
19	4
21	2
23	1
25	1
27	1
29	1

问题：试计算伤寒的平均潜伏期？你认为应该怎样描述这次伤寒流行的潜伏期？

实例 6：某地区由农村、牧区与矿区三部分组成，为了解该地区居民冠心病的患病情况进行了调查。因为牧区居住分散，所以调查工作只在农村与工矿区进行，赤脚医生组织进行农村的调查，工矿区的职工医院进行矿区的调查，调查结束后完成调查报告，调查报告显示，结果由上述两部分材料汇总而成，在农村的调查报告中有"受检人数共 5439 人，确诊为冠心病者 402 人，总发病率为 7.39%"的描述。在工矿区的报告中有"本矿区调查发现的 120 例冠心病患者均为门诊病例，年龄最小的 22 岁，最大的 74 岁，30～40 岁最多为 80 例，占 2/3，可见冠心病不一定随年龄增长而升高"的描述。

问题：请你对本调查工作及调查报告中的这两句话加以评价。

实例 7：某卫生防疫站为了解蔬菜瓜果与痢疾季节性升高的关系进行调查分析，结果见表 9-46。

表9-46 蔬菜瓜果与痢疾季节性之间的关系

	调查病例数	有生吃瓜果蔬菜史例数	瓜果蔬菜种类			
			西红柿	黄瓜	香瓜	其他蔬菜
例数	334	78	14	40	12	12
%	100.0	23.3	17.9	51.3	15.4	15.4

研究者认为蔬菜瓜果对菌痢季节性升高有一定的作用，在 334 名患者中有 78 名患者与蔬菜瓜果有关，占 23.3%，其中黄瓜和菌痢发病关系看来为密切。

问题 1：你同意他的结论吗？为什么？

问题 2：请你提出要表明吃蔬菜瓜果与菌痢发病关系的必要数据。

实例 8：某沿海地区和边远山区冠心病死亡资料如表 9-47。

表9-47 不同地区冠心病死亡情况

地区	死亡率（1/10 万）	年龄标化死亡率（1/10 万）
沿海地区	316.3	131.4
边远山区	67.4	58.2
沿海区/边远区	4.7	2.3

问题：什么原因造成两地冠心病死亡率和年龄标化死亡率的不同？你认为哪种表达方法是正确的？为什么？

实例 9：某医院检验科为确定该地区健康人血清铁的正常值，采用原子吸收光谱法，对 126 名献血员进行了血清铁测定，所测的正常值范围的离散程度较大。

问题：你对这个结论如何评价？

（刘春芳）

第十章 案例分析

【能力培养目标】 本章节列举了包括职业卫生与职业医学、环境卫生学、营养与食品卫生学等专业的真实典型案例，通过引导学生对相关案例进行分析，能够让学生把所学的理论知识运用于相关的实践活动中，培养学生的自主意识，提高学生对理论知识的理解和运用能力及发现问题、解决问题的能力，使学生进一步明确学习目的，激发学习兴趣，对于培养厚基础、宽专业、高能力的复合型预防医学人才具有重要的作用。

实验一 尘肺X线胸片阅读

【实验目的】 掌握尘肺病的诊断方法；熟悉尘肺病的诊断标准；了解尘肺病的相关知识。

【实验内容】 尘肺病诊断标准的应用；结合案例阐述尘肺病的诊断过程。

【材料与器材】 尘肺病案例，尘肺病X线胸片读片记录表，尘肺病诊断标准片，尘肺病例高千伏X线后前位胸片，3联或5联观片灯（亮度不低于3000CD，亮度差小于15%）。

【案例分析与讨论】 患者，男性，44岁。有粉尘作业史21.5年。工作场所无通风防尘设备。每天工作9~10h。戴海绵或棉纱口罩防护。既往身体健康，无呼吸系统传染病史。无吸烟。2008年1月2日体检，经照胸片被诊断为肺结核，根据接尘史，不排除尘肺，建议半年后复查。2008年3月17日至19日痰检3日未发现抗酸杆菌。PPD（-）。结核抗体（-）。2008年3月31日高千伏后前位胸片见双肺纹理增多、增粗，双肺见少量散在分布小结节状影，大小多在2~3mm，密度稍高且均匀，边缘清楚。双肺门结构清晰。心膈无异常。2008年7月10日再次复查高千伏后前位胸片，肺部病变无变化。现场调查资料显示：2008年6月11日某市某区疾病预防控制中心对该公司工作场所职业病危害因素进行检测结果为：搅拌岗位粉尘时间加权平均浓度（TWA）为4.4mg/m^3，游离二氧化硅含量为2.4%；混料岗位粉尘TWA为3.5mg/m^3，游离二氧化硅含量为2.1%。患者上岗前和在岗期间均未进行职业健康检查。与患者同一车间的20名工人经胸片检查，2人发现尘肺病变的X线改变。

问题：结合上述案例，如何对该患者进行尘肺病的诊断？其依据是什么？

【尘肺X线胸片的阅读】

1. 胸片质量 首先要对患者提供的两张X线胸片进行胸片质量的判定，是否符合尘肺诊断的要求。基本要求：《尘肺病诊断标准》规定，用于尘肺病诊断的X线胸片须采用高千伏摄影技术。

（1）胸片必须包括两侧肺尖和肋膈角，胸锁关节基本对称，肩胛骨阴影不与肺野重叠。

（2）片号、日期及其他标志应置于两肩上方，排列整齐，清晰可见，不与肺野重叠。

（3）照片无伪影、漏光、污染、划痕、水渍及体外物影像。

2. 解剖标志显示

（1）两肺纹理清晰、边缘锐利，并延伸到肺野外带。

（2）心缘及横膈面成像锐利。

（3）两侧胸壁从肺尖至肋膈角显示良好。

（4）气管、隆突及两侧主支气管轮廓可见，并可显示胸椎轮廓。

（5）心后区肺纹理可以显示。

（6）右侧膈顶一般位于第十后肋水平。

3. 吸光度

（1）上中肺野最高密度应为 1.45～1.75。

（2）膈下吸光度小于 0.28。

（3）直接曝光区大于 2.50。

4. 胸片质量分级

（1）一级片（优片）：完全符合胸片质量要求。

（2）二级片（良片）：不完全符合胸片质量要求，但尚未降到三级片。

（3）三级片（差片）：有下列情况之一者，均属三级片，不能用于尘肺的初诊。

1）不完全符合胸片基本要求，其缺陷影响诊断区域面积之和在半个肺区至一个肺区之间。

2）两肺纹理不够清晰锐利或局部肺纹理模糊，其影响诊断区域面积之和在半个肺区至一个肺区之间。

3）两侧肺尖至肋膈角的侧胸壁显示不佳，气管轮廓模糊，心后区肺纹理难以辨认。

4）吸气不足，右侧膈顶位于第八后肋水平。

5）胸片偏黑，上中肺区最高吸光度在 1.85～1.90；或胸片偏白，上中肺区最高吸光度在 1.30～1.40；或灰雾度偏高，膈下吸光度在 0.40～0.50；或直接曝光区吸光度在 2.20～2.30。

（4）四级片（废片）：胸片质量达不到三级片者为四级片，不能用于尘肺诊断。

5. 尘肺 X 线胸片读片过程 在对患者 X 线胸片进行读片诊断过程中，需填写《X 线胸片读片记录》（表 10-1）。

表10-1　X线胸片读片记录

片号	小阴影			小阴影聚集	大阴影		胸膜病变				附加符号	诊断	说明
	形态	总体密集度	病变范围		小于2cm×1cm	大于2cm×1cm	部位	胸膜斑	弥漫增厚	胸膜钙化	心缘蓬乱			
			右	左											
01								左右							

从表 10-1 中可以看出，尘肺 X 线胸片的诊断涉及三个方面的问题：①X 线胸片上显示的阴影形态；②小阴影的密集度；③小阴影的分布范围。解决了上述三个问题，尘肺的诊断就迎刃而解。

（1）阴影形态的确定：对于患者的 X 线胸片需确定胸片显示的阴影形态，首先观察有无大阴影，若有大阴影，根据《尘肺诊断标准》直接进行尘肺诊断。如果该胸片没有大阴影，只有小阴影，就要识别是哪种形态的小阴影。小阴影有两大类六种形态，分别是类圆形小阴影（p、q、r）和不规则形小阴影（s、t、u）。

1）胸片上小阴影几乎全部为同一形态和大小时，则应将小阴影字母分别写在斜线的上面和下面，如 p/p、s/s。

2）胸片上出现两种以上形态和大小的小阴影时，其中一种形态的小阴影较多，另一种较少，则将较多形态的小阴影字母写在斜线的上面，较少的小阴影字母写在斜线下面，如 p/q 、s/p。

3）胸片上两种形态、大小的小阴影在数量上基本相等时（如 p 与 s 或 q 与 t）则应将圆形小阴影作为主要形态的字母符号写在斜线上面，将不规则形小阴影的字母符号写在斜线下面，如 p/s、q/t。

4）胸片上有两种圆形小阴影（p、q）或不规则形小阴影（s、t），它们的数量相近时，可将较大的小阴影字母作为主要形态写在斜线的上面，较小的小阴影字母写在斜线下面，如 q/p、 t/s。例如，上述患者 X 线胸片阴影形态是 p/q。

（2）小阴影的密集度：密集度是指一定范围内小阴影的数量。小阴影密集度的判定应以标准片为准，文字部分只起说明作用。首先判定每个肺区的密集度，然后确定全肺的总体密集度。

1）四大级分级：即 0、1、2、3 级。

0 级：无小阴影或甚少，不足 1 级的下限。

1 级：有一定量的小阴影。

2 级：有多量的小阴影。

3 级：有很多量的小阴影。

2）十二小级分级。

4 大级	0 级			1 级			2 级			3 级		
12 小级	0/-	0/0	0/1	1/0	1/1	1/2	2/1	2/2	2/3	3/2	3/3	3/+

选择与诊断片在小阴影形态上相对应的密集度标准片进行每个肺区小阴影密集度的判定。例如，上述患者的 X 线胸片每个肺区小阴影密集度判定结果如下：

1/0	1/1
1/2	0/1
0/0	0/1

总体密集度是每个肺区密集度中斜线上面最大的数字，如上述患者 X 线胸片小阴影的总体密集度为 1 级。

（3）小阴影分布范围的确定：如果总体密集度为 1 级或 1 级以上（2 级或 3 级）时，判定一个肺区是否应该计算为有小阴影分布的肺区，要求该肺区小阴影的密集度达到 1/0 级或 1/0 级以上，也就是说一个肺区内小阴影密集度没有达到 1/0 级，则该肺区不能计算为有小阴影分布的肺区。

例如：

1/0	1/1
1/2	0/1
0/0	0/1

总体密集度为 1 级，分布范围 3 个肺区。

总结上述 X 线胸片读片过程，患者 X 线胸片读片记录见表 10-2。

表10-2 X线胸片读片记录

片号	小阴影				小阴影聚集	大阴影		胸膜病变				附加符号	诊断	说明
	形态	总体密集度	病变范围			小于2cm×1cm	大于2cm×1cm	部位	胸膜斑	弥漫增厚	胸膜钙化	心缘蓬乱			
			右	左											
01	p/q	1	1/0	1/1				左右						尘肺壹期	
			1/2	0/1											
			0/0	0/1											

6. 尘肺 X 线诊断标准　参见（GBZ70-2009）。

一期尘肺（Ⅰ）：有总体密集度 1 级的小阴影，分布范围至少达到两个肺区。

二期尘肺（Ⅱ）：有总体密集度 2 级的小阴影，分布范围超过 4 个肺区；或有总体密集度 3 级的小阴影，分布范围达到 4 个肺区。

三期尘肺（Ⅲ）：有下列三种表现之一者。
（1）有大阴影出现，其长径不小于20mm，短径不小于10mm。
（2）有总体密集度3级的小阴影，分布范围超过4个肺区并有小阴影聚集。
（3）有总体密集度3级的小阴影，分布范围超过4个肺区并有大阴影。

（程世华）

实验二　职业卫生调查及案例分析

一、职业卫生调查形式

根据调查目的的不同，职业卫生调查可分为职业卫生基本情况调查、专题调查、事故调查三大类。

（一）职业卫生基本情况调查

1. 调查目的　职业卫生基本情况调查是对工矿企业职业卫生基础资料的全面详细调查。目的是建立工矿企业职业卫生档案。《中华人民共和国职业病防治法》规定，用人单位应建立、健全职业卫生档案。

2. 调查内容

（1）基本情况：单位名称、注册类型、行业分类、建成（投产）时间、地址、通讯方式、法人代表、分管负责人、现在岗职工总数、男女职工人数、产品种类、职业有害因素的分布、接触有害因素的人数、职业卫生管理状况、职业卫生人员网络概况等。

（2）主要工作场所的劳动条件：单位总平面示意图，主要车间、工段建筑设计布局是否合理、相邻车间有无相互影响、采光照明、车间微小气候状况是否符合卫生要求等。

（3）主要产品和工艺流程：包括生产工艺流程图、有害因素分布图、原材料清单、技术、工艺清单等。

（4）防护设备及其使用、维修等情况：针对职业性有害因素所采用的建筑设计和职业卫生防护设施的品种和数量，使用、维修等情况。

（5）职业性有害因素及其接触人数：包括有毒有害物质清单、作业岗位清单、劳动者名册、接触职业性有害因素人员名单。

（6）作业环境及接触者健康状况：职业性有害因素环境监测点分布及监测数据，接触职业性有害因素职工健康检查记录，职业病、工作有关疾病和工伤的发生频率和分布情况、职业病人员名单、疑似职业病人员名单、职业禁忌证患者名单。

（7）劳动组织及班次：劳动者和用人单位的关系，每周几个工作日、每日的工作时间、加班情况及在外有无兼职等。

（8）生活福利和医疗卫生服务情况：生活卫生设施中有无浴室、更衣室、休息室、女工卫生室、厕所、医疗室等。

（9）建设项目职业卫生"三同时"情况：建设项目名称、投资规模、项目性质、建设时间、预评价审核、设计审查、竣工验收等。

（10）职业卫生培训情况：培训时间、对象、人数、内容和组织部门等。

（11）职业卫生管理情况：职业卫生管理目标、制度，职业病防治工作计划和年度总结等。

（二）职业卫生专题调查

1. 调查目的　职业卫生专题调查是针对某种特定的职业性有害因素、特殊的职业危害或就其他问题（如早期检测指标筛选、预防措施效果评价和卫生标准研制或验证）等进行有计划、有目的的专项调查研究。目的在于探究职业性有害因素对职业人群健康的影响。职业卫生专项调查常是职业流行病学现况调查研究或队列调查研究。

2. 调查项目　专题调查的项目可视实际需要加以选择。

（1）职业性有害因素与职业人群健康关系的调查：识别、鉴定职业性有害因素的危害性，揭示接触水平-反应关系。

（2）工作有关疾病调查：了解与职业、工作环境或特殊暴露有关疾病的发病率或死亡率，探讨某些职业性有害因素与导致非特异性疾患的高发或加剧的因果关系。

（3）环境监测方法研究：确定测定方法的灵敏度、特异度及质量控制的要求。

（4）生物检测研究：阐明生物监测指标的敏感性、特异性、预示值、符合率以及在早期监测职业性健康损害中的意义。

（5）确定职业接触限值：通过现场流行病学调查结果，制订出初步的推荐接触限值，以保证职业接触人群的健康。

（6）预防措施效果的卫生学评价：对采取预防措施前后的作业环境、职工健康状况进行比较，分析投入效益等。

（三）职业卫生事故调查

1. 调查目的　职业卫生事故调查是对急性职业中毒事故发生的原因和引起中毒的有害物质及事故所致人员损伤情况等进行的现场调查。目的在于尽快有效地抢救患者，预防事故的再次发生。一般属于计划外应急性调查。

2. 调查内容

（1）职业卫生基本情况：重点了解生产工艺过程，生产中使用的原料、中间产品、成品，职业性有害因素接触人数及有关的规章制度等。

（2）事故发生的全过程：包括事故发生前后细节、事故发生时的气象条件、设备运转情况、作业状态、操作规程、防护措施及同类生产的其他作业场所是否发生过类似事故等。

（3）检测生产环境中各种有害因素的浓度或强度：当现场未清理时，应迅速现场采样检测；如现场已遭破坏，必要时采用模拟现场试验估测接触浓度或强度。经皮肤吸收的毒物，应尽可能进行皮肤污染的测定；如有可检测的生物监测指标，应及时采样测定。

二、职业卫生调查步骤

（一）准备阶段

初步了解被调查建设项目或类比企业的行业类型、生产规模、产品种类等基本情况，明确调查目的，组建调查人员，设计调查方案，制定调查表格。

（二）实施调查

与所调查单位有关部门密切联系，做好安排，调查人员按照调查计划的各项要求逐一进行，做好现场记录。在实施调查过程中不能影响生产。

(三)调查总结

调查工作结束后,进行资料整理与统计,汇总调查结果。

三、职业卫生调查优缺点

职业卫生调查法的优点是以现场调查为手段,能够比较真实、客观地获取建设项目的有关信息,准确性较高;缺点是现场调查工作量比较大。

四、注意事项

(1)职业卫生调查的内容应全面,以满足评价工作的需要。调查表的设计应简单明了,方便记录和书写。

(2)所有调查的内容应详实,尽可能量化,做好现场记录,并经被调查单位相关人员确认、签字。现场记录应详细、清晰,按要求进行修改和存档。

(3)职业卫生调查的内容和结论应当准确,真实反映建设项目的实际情况,不能进行修饰和掩盖。

五、职业卫生调查示例

(一)汽车制造业的职业卫生基本情况调查

在了解有关企业的背景情况后,着重了解生产工艺过程及在生产过程中产生或存在的职业性有害因素,并判断职业性有害因素对职业接触者可能产生的不良影响。汽车制造业职业卫生基本情况调查的主要内容如下。

1. 生产过程 汽车制造业的基本生产过程:用铸造、锻造方法制成汽车制造过程所需零件的粗胚;经热处理、机械加工等工序,制成零件成品,进行部件如变速器、发动机、驱动桥等装配后进入总装配;最后分别进行车内装潢,成为整部车。这些生产过程分别由铸造、锻造、热处理、机械加工、油漆及装配车间完成。每个车间又有各自的工艺过程,掌握这些基本生产过程即可找出各个工序存在的职业性有害因素。

2. 主要职业性有害因素(以铸造车间为例)

(1)粉尘:型砂原料为砂、陶土、黏土、煤粉等,均含有一定量的游离二氧化硅,在造型材料配制、铸型、落砂、清理过程中,会有上述粉尘逸散、飞扬。

(2)高温及热辐射:熔铁炉、砂芯干燥炉、熔融的金属及新浇铸的铸件都是混合热源;熔炼和浇铸过程可产生强烈的热辐射。

(3)有害气体:金属熔炼和浇铸过程可产生一氧化碳;制芯和造型中使用的呋喃、酚醛、尿素甲醛、尿烷树脂及石油树脂等有机黏合物,在混合、吹风、撞击、干燥、烘烤作业及浇铸和清壳处理和热分解时,会产生乙烷、乙烯、苯、甲苯、二甲苯、甲醛、酚、萘、多环芳烃等。

(4)噪声、振动:砂型捣固机,清砂用风动工具、铸造时使用的各种锻锤及机械加工中的磨光和抛光等均可产生噪声和振动。

(5)铸造车间存在职业伤害(如工伤、烫伤)和强体力负荷的问题。

3. 环境监测和健康监护 应着重了解粉尘、有机溶剂(如苯、甲苯、二甲苯等)、噪声在作业场所中的浓度、强度,生物监测指标的水平及相关的职业病损的发病情况。

4. 建立职业卫生档案　采用统一表格，进行职业卫生调查，建立"工业企业职业卫生档案"。档案表格应全面并动态反映企业的基本情况、工艺流程、主要职业危害因素、职业健康及防护情况等。

六、职业中毒案例讨论

职业中毒是指在生产过程中接触生产性毒物而引起的中毒。职业中毒的表现形式有急性中毒、慢性中毒、亚急性中毒。

（一）职业中毒案例的分析方法

（1）查明职业中毒事故发生的经过、原因、人员伤亡情况和危害程度。
（2）职业中毒的诊断（中毒性质的认定）。
（3）提出对事故责任人的处罚意见。
（4）提出防范事故再次发生所应采取的改进措施的意见。
（5）形成职业病事故调查处理报告。

（二）职业中毒的诊断依据

1. 职业史　是职业中毒诊断的重要前提。应详细询问患者的职业史，包括现职工种、工龄、接触毒物的种类、生产工艺、操作方法、防护措施、既往工作经历等。

2. 劳动卫生现场调查　是诊断职业中毒的重要依据。了解患者所在岗位的实际接触情况，作业场所空气中毒物浓度，环境卫生状况，防护措施等。

3. 症状与体征　按临床表现判断是否与所接触的毒物的毒作用相符。应注意各种症状发生的时间、顺序及与接触职业性有害因素的关系。

4. 实验室检查结果　对职业中毒的诊断有重要意义。

实例： 患者，男性，36岁，于1989年以来感到头痛、头晕、失眠、记忆力减退、全身乏力、关节疼痛、食欲不振，近2年上述症状加重，并出现经常性脐周、下腹部无固定的绞痛，用手压腹部可使其缓解，于1993年入院。检查结果：神志清楚，体温37.5℃，脉搏72次/分，呼吸20次/分，血压120 mmHg /70mmHg，心肺功能正常，肝脾不大，腹软，脐周有轻微压痛，无反跳痛，四肢痛触觉未见异常，未引出病理反射，血尿常规正常；肝功能、心电图正常。胸部X线片未见异常。

问题1：上述材料中，病史还应补充哪些内容？
问题2：当遇到腹绞痛患者时，应考虑哪些病症？
问题3：引起腹绞痛的常见毒物有哪些？哪些工种可接触到该毒物？

经查问职业史，得知该患者于1986年从事印刷厂的浇板工作，即将熔铅锅中熔融的铅水浇进字模中，浇板时有大量铅蒸汽逸散至车间空气中，工人每日工作8h。疑为慢性铅中毒。

对患者工作场所进行职业卫生调查，测得车间空气中铅的浓度为0.3～0.83mg/m^3，根据患者的职业接触史和临床表现，转至职业病防治院进行诊治。入院检查结果：尿铅（Pb）12.5μmol/L，尿δ-氨基-γ-酮戊酸（ALA）80.5μmol/L，血红细胞游离原卟啉（FEP）3.5mol/L。诊断为慢性铅中毒。

（阴海静）

实验三 环境流行病学调查资料分析——环境砷污染对居民健康影响的调查研究

一、实习目的与要求

根据提供的实际调查资料，学习环境流行病学基本研究方法之一：暴露（剂量）-效应（反应）关系的调查、分析与评价，以评论环境因素对人群健康的影响。

二、实习内容与方法

首先阅读下述调查和分析资料，然后按照指导提纲进行课堂作业和讨论。

资料梗概：某市为一南北向盲状峡谷小盆地，常年风向频率以南风为主，人口约12万。市区西北侧有一锡冶炼厂，下风侧有2个居民区，约13个居民点，该厂以生产精锡为主，主要污染物有砷、铅和氟等。该厂每年排入环境中的砷约9.5t，砷排出量占投入量19%，如以污染面积3km^{2}计算，环境中砷负荷约3.18t/（km^2·年）。据当地卫生部门资料介绍，该市曾数次发生急性、亚急性人畜砷中毒事件，严重影响了该市居民的生活。

为了调查该市环境砷污染对居民健康的影响，研究者做了下列工作：①环境砷暴露状况的研究；②居民健康状况的调查；③环境砷暴露剂量与居民健康效应关系的研究。

调查点选择：研究者将污染源（锡冶炼厂）下风侧A、B两个居民区（共13个居民点）作为污染区，污染区内的居民作为调查对象。以该市以东30km的一农业区居民为对照，该区经济、文化及生活习惯与污染区相近，但无农业及工业性砷污染存在。

（一）环境砷暴露状况的调查

1. 环境中砷污染现状的调查结果 采集污染区和对照区大气、室内空气、水源水、地下水及土壤，分别测定其中砷的含量，其测定结果见表10-3、表10-4。

表10-3 某市污染区和对照区大气、室内空气中砷的含量

调查区	大气（μg/m^3）			室内空气（μg/m^3）		
	日均浓度范围	日均超标率（%）	年均浓度	厨房 秋	卧室 秋	卧室 冬
污染区A	0.1~6.8	30.0	2.3	3.0	2.7	1.2
污染区B	0.0~8.0	20.0	1.2	2.0	1.0	0.9
对照区	0.0~1.0	0.0	0.2	0.0	0.0	0.0

表10-4 某市污染区和对照区水源水、地下水及土壤中的砷含量

调查区	水源水（mg/L）		地下水（mg/L）		土壤（μg/g）	
	最大值	平均值	最大值	平均值	耕作层	深层
污染区A	50.53	21.33	0.003	0.002	221.4	80.70
污染区B	52.37	25.40	0.003	0.002	238.0	95.19
对照区	0.07	0.03	0.005	0.002	26.4	85.43

问题1：请问该市是否存在明显的环境砷污染？若有，那么砷污染的可能是什么？

问题2：污染区和对照区的地下水、深层土壤中砷含量无明显差异，说明什么问题？

2. 居民砷摄入量的调查结果 在距离污染源不同距离的 5 个居民点和对照区，随机抽取 10 户作为砷摄入量调查对象，以户为单位逐日连续调查 5 日，调查其空气、水及各种食物的平均摄入量，同时采集各种食物、水及空气等样品，分别测定其砷的含量，计算不同途径每个标准人每日平均砷摄入量。结果见表10-5。

表10-5 调查区居民砷不同途径摄入量[μg/（d·标准人）]

调查点	总摄入量	食物		饮水		空气	
		摄入量	贡献率（%）	摄入量	贡献率（%）	摄入量	贡献率（%）
污染区 A							
a	526.9**	492.8**		10.0		24.1**	
b	672.3**	612.3**		45.7**		14.3**	
c	359.5*	346.0		6.3		7.2**	
污染区 B							
a	285.3	259.8		13.9**		11.6**	
b	392.6*	371.9		11.5*		9.2**	
对照区	262.7	258.4		4.3		0.0	

*与对照区比较 $P<0.05$；**与对照区比较 $P<0.01$。

问题3：计算居民不同途径砷摄入量对总砷摄入量的贡献率，说明该市环境污染的类型及特点。

3. 人群生物学砷暴露水平的调查 研究者调查了污染区及对照区居民的发砷、尿砷平均水平，测定结果见表 10-6。

表10-6 调查区居民发砷、尿砷测定值

调查区	发砷（μg/g）			尿砷（mg/L）		
	调查人数	范围	中位数	调查人数	范围	中位数
污染区 A	850	0.00~160.35	13.40**	804	0.07~1.65	0.12**
污染区 B	346	1.18~113.59	7.76**	586	0.01~0.60	0.13**
对照区	351	0.00~18.00	0.98	348	0.00~0.27	0.05

**与对照区比较 $P<0.01$。

表10-7 吸烟对污染区居民发砷含量影响

暴露指标	调查人数	发砷超常数	发砷超常率	P
吸烟	174	120	68.97	$u=1.78$
不吸烟	563	346	61.46	$P>0.05$
合计	737	466	63.23	

注：该市发砷正常值为（0.69±0.12）μg/g。

问题4：表 10-6 结果说明了什么问题，采用中位数评判是否合适？

问题5：表 10-7 为污染区 174 名吸烟者和 563 名非吸烟者的发砷超常率，请判断结果，并解释这样做的意义？

（二）居民健康效应的调查

1. 1982~1986年居民死亡原因的回顾性调查结果　见表10-8。

表10-8　调查区居民死亡率、年龄调整死亡率、肿瘤死亡专率肿瘤年龄调整死亡专率（1982~1986年）

调查区	人口数	死亡率（‰）				肿瘤死亡专率（1/10万）			
		死亡数	粗死亡率	期望死亡数	年龄调整死亡率	死亡数	粗死亡率	期望死亡数	年龄调整死亡率
污染区A	9120	37	4.06	40	4.39	11	120.61	7	
污染区B	97 379	558	5.73	559	5.74	52	53.40	110	
对照区	15 841	91	5.74	85	5.37	5	31.56	5	

问题1：计算两个污染区及对照区肿瘤年龄调整死亡率，其结果对研究者的进一步研究目的提供了什么启示？

2. 1983~1987年新生儿畸形调查结果　见表10-9、表10-10。

表10-9　调查区居民新生儿畸形率（1983~1987年）

调查区	新生儿数	畸形儿数	畸形率（‰）	P
污染区A	1461	21	14.37	>0.05
污染区B	151	2	13.25	>0.05
对照区	208	1	4.81	

表10-10　产母砷接触史与畸形儿发生率的关系

砷接触史	调查人数	畸形数	畸形率（‰）
有	92	2	21.74
无	1520	21	13.83

问题2：表10-9、表10-10显示新生儿畸形率在污染区与对照区之间无显著性差异，请解释可能的原因。

3. 产妇及新生儿外周血淋巴细胞姐妹染色体交换（SCE）和微核测定结果　见表10-11。

表10-11　调查区产妇及新生儿SCE及微核率

调查区	产妇		新生儿	
	SCE	微核率（‰）	SCE	微核率（‰）
污染区A	9.47*	1.57	9.01**	1.46
污染区B	8.93	1.77**	9.45**	1.49
对照区	7.23	1.45	5.27	1.32

*与对照区比较 $P<0.05$；**与对照区比较 $P<0.01$。

问题3：根据表10-11结果，说明SCE、微核在判断环境污染对人群的健康效应方面有何意义？表10-11结果有无不当之处？

4. 污染区慢性砷中毒患病情况的调查结果　研究者共调查了污染区无职业砷接触史居民4848人，发现慢性砷中毒患者440例。临床特点多为起病缓、症状轻，患者主要症状有头晕（52.27%）、关节痛（47.68%）、腹胀（17.05%）和腹痛（15.91%）等。主要体征为皮肤病变，有皮肤角化过度（85.99%）、色素沉着症（37.50%）、脱色斑（32.95%）和鼻黏膜充血（16.36%）等。污染区 A 和污染区 B 慢性砷中毒年龄调整患病率分别为 8.73%和 10.74%。患者最小年龄 12 岁，污染区居住年限最短 10 年。

（三）暴露-效应关系

暴露-效应关系是阐明环境因素对人群健康状况影响的基本研究方法之一。暴露水平梯度划分方法很多，研究者从实际出发，以居民点及其土地归属关系作为划分暴露水平及效应水平的单元，以土壤中砷含量、居民人均砷摄入量和人群发砷平均水平为环境及生物学暴露指标，以居民慢性砷中毒年龄调整患病率为健康效应指标，进行回归分析，结果见表10-12。

表10-12 暴露-效应关系分析资料

污染区调查点	距污染源距离（km）	土壤中砷（μg/g）	砷摄入量[μg/（d·标准人）]	发砷平均水平（μg/g）	慢性砷中毒年龄调整患病率（%）
a	1.75	503.8	526.9	7.76	17.35
b	1.25	960.2	672.3	9.09	13.81
c	1.75	822.7		12.80	13.67
d	1.25	72.1		5.00	3.68
e	2.50	591.6	359.5	5.74	4.62
f	4.40	104.4		4.08	5.01
g	2.50	146.4		3.56	9.56
h	3.50	115.7	285.3	3.00	2.55
i	3.25	79.7		2.17	4.02
j	5.50	32.9		2.75	10.20
k	4.75	123.0		4.00	6.17
l	8.00	178.6	392.6	4.50	4.40
m	0.75	221.4		13.40	12.00

问题 1：根据表 10-12 资料，求出慢性砷中毒年龄调整患病率和距污染源距离之间关系的回归方程，并分析结果，计算慢性砷中毒年龄调整患病率为 0 时所对应的距离。此值可作为确定污染源下风侧污染区边缘的参考值。

问题 2：根据表 10-12 资料，求出土壤砷含量与居民慢性砷中毒年龄调整患病率关系的回归方程。计算慢性砷中毒年龄调整患病率为 7%时的土壤砷含量，该值可作为控制砷污染区土壤总砷含量的参考界限值。

问题 3：根据表 10-12 资料，分别求出砷摄入量、发砷平均水平与慢性砷中毒年龄调整患病率之间关系的回归方程，并分析结果。

三、总　　结

拟定一个关于环境砷污染对人群健康影响的流行病学调查研究提纲，同时指出本实习中所提供的材料还存在什么缺陷？

通过本次实习，你对于环境污染对人群健康的流行病学调查有什么体会？

慢性砷中毒目前尚无统一的诊断标准，在本研究中规定的诊断标准为：

（1）生活在砷污染区 10 年以上。

（2）发砷或尿砷含量超过本地正常值上限。

（3）同时伴有下列体征之一者　非暴露部位皮肤有明显的色素减退斑或沉着斑，掌趾足皮肤有角化过度，鼻黏膜有瘢痕、鼻中隔穿孔、皮肤癌及肺癌。

（高红萍）

实验四　食物中毒调查处理与案例分析

【实验目的】　掌握食物中毒的概念及诊断标准，重点掌握食物中毒调查处理工作的内容和方法；熟悉各类食物中毒的原因、潜伏期和临床表现。

【实验步骤】

1. 明确诊断和抢救患者　医生通过询问病史和体检，初步确定是否为食物中毒，可能由何种食物引起，并将情况及时向疾病预防控制中心报告，通知有关食堂、餐馆暂时封存可疑食物，保护好现场。同时，尽早及时就地抢救患者，重点是老人、儿童和重症患者。对已摄入可疑食物而无症状者也应严密观察。

2. 现场调查

（1）中毒情况调查：当地疾病预防控制中心和有关部门接到报案后立即组织人员到现场进行调查，进一步了解发病经过、主要临床表现、发生中毒的地点、单位、时间、中毒人数、重病人数及死亡人数、可疑食物、进食范围及发病趋势、已采取的措施和待解决的问题等。

（2）现场一般卫生情况调查：了解餐具、炊具、用具、设备是否符合卫生要求，炊事人员个人卫生习惯和健康状况，用餐制度等，分析可能引起中毒的原因和条件。

（3）确定中毒食物：①详细了解患者发病前24～48h内进食的各餐食谱，找出可疑食物；②进一步了解可疑食物的来源、运输、储存情况、制作过程及出售中有无污染的可能。

（4）采样检验：对食剩的可疑食物、餐具及用具涂抹物、患者排泄物、炊事人员的手部等进行检验，查明病源。

3. 现场处理　确定食物中毒类型后，针对原因立即对现场进行处理，以防止事件扩大蔓延：①销毁引起中毒的食物；②针对污染原因及时督促改进，有传染病的炊事人员应暂时调离饮食服务工作，制定和完善安全管理制度；③指导现场消毒。

4. 认真贯彻执行食品安全法　加强宣教工作，增强个人意识，严格执行食品安全法和食品卫生标准，搞好食品安全工作。

【案例分析】

1. 事件发生与报告　2012年5月5日早7时许，某市卫生行政部门接到某医院值班医生关于发生疑似食物中毒的电话报告，立即组织该市疾控中心、食品药品监督管理局及卫生监督局人员一起组成联合调查组对事件展开调查。

问题1：各级相关部门如何能做到一旦发生食物中毒便立即组织协调出动？谁是食物中毒的法定报告人？进入现场前的准备工作包括哪些？医院门诊医师在什么样的情况下应考虑疑似爆发食物中毒？在有疑似食物中毒爆发时，医院门诊医师应立即做什么？

2. 现场工作步骤及内容

（1）妥善安置患者：调查组到达现场后，了解到该医院短时间内已接收20名患者，并做妥善处理。医院的救治措施基本符合食物中毒急救常规，于是调查员转向其他工作。

问题2：食物中毒急救处理原则是什么？

（2）现场调查

1）对患者和进食者进行调查：调查员详细询问患者后逐一填写个案调查表。经查，市民张某于5月4日邀请亲朋好友90人在某市某大酒店参加其女12岁生日宴会。宴会始于18时30分，于21时左右结束。当晚23时至次日凌晨5时陆续有进餐者出现腹痛、腹泻、恶心、呕吐、发热等症状，分别到市内各医院就诊。5月5日，调查人员根据宴会主人张某提供的参加宴会亲友名单，分别到多家医院搜集核实病例，进行个案追踪调查，共登记58位发病者。

问题3：如何对调查对象进行追踪？在现场如何尽快判定此次事件是否为食物中毒？现场的初步诊断有何重要性？首发病例在事件中有何重要性？如何结合潜伏期与临床表现做出临床诊断？根据临床诊断你认为本次事件属于哪一类食物中毒？为什么？

2）调查判定致病餐次和可疑食品：调查判定此次发病患者均于5月4日晚在同一地点共同就餐，晚餐由大酒店提供，餐后7h左右出现第一例患者，至5月5日7时陆续发病多人，但发病高峰主要集中在5月5日凌晨4～6h。考虑晚餐为可疑餐次。

5月4日宴会菜谱为，冷菜：五香牛肉、泡椒凤爪、蒜泥肚丝、卤水拼盘；热菜：白灼大虾、广式烤鸭、清蒸桂鱼、姜堰红烧肉、剁椒鱼块、小笼糯米甲鱼、菌王鸡煲、红烧彩豚、酸菜肥牛、酒酿元宵；其他：上汤时蔬、田园小炒、米糕、水果。5月6日调查组进一步了解到，5月4日晚除该宴会外还有8桌64人的散席，其中交叉的菜肴有蒜泥肚丝、广式烤鸭、剁椒鱼块、菌王鸡煲、酸菜肥牛、上汤时蔬、田园小炒。酒店晚餐所使用的原料、调味品及香料等均来自统一厨房。食品加工过程中，厨师、传菜员等均为同一批人，中途无更换。散席客人没有进食卤水拼盘，未发现相似病例。

结合临床症状、实验室检测结果，确定卤水拼盘为可疑食品。

问题4：如何确定可疑餐次、可疑食物？该如何处理事发餐馆的可疑食品？

3）对可疑食品的流行病学调查：可疑食品卤水拼盘的加工制作如下。5月3日将新鲜牛肚、猪舌头、猪耳洗净放入开水中煮制1h后，再洗净放入烧开卤水中卤制2.5h，冷却密封放入4℃冰箱。4日上午10时从冰箱中取出，切片装盘，19时直接上桌。切片刀具和菜板用75%乙醇溶液消毒，密封后保鲜柜存放，4日18时取出使用。加工菜肴使用油、各种调料、香料等均属酒店长期使用，以往并无发生相关中毒事件。当日食品加工过程中酒店厨师无呕吐、腹泻等身体不适。

4）加工现场卫生学调查：调查员对酒店凉菜间、洗碗间等食品加工地点进行卫生学调查，发现该酒店厨房凉菜、红案操作间卫生状况差，凉菜加工间发现苍蝇，各种调味品、油辣椒、猪油、辣椒罐敞放无盖。冰箱中食品存放生熟不分，随意乱放，蔬菜架上可见盛有大量剩饭的饭盘和一只酱鸭与蔬菜混放，剩饭和酱鸭均未加盖；在厨房发现部分过期添加剂，洗碗间发现所有餐具保洁柜门敞开，无保洁设施，柜中餐具堆放凌乱，洗碗巾与已消毒餐具混放；用含氯消毒试纸测试，餐具消毒池消毒液浓度达不到有效浓度；洗碗间排水沟不通畅，有食物残渣，并放置有扫帚。

依据《中华人民共和国食品安全法》，调查组对酒店加工间存放的食品及其原料、食品用工具及用具进行查封。

5）食品从业人员健康状况调查：检查厨房工作人员健康证情况，3名从业人员均持有有效健康证明和卫生知识培训合格证，1名从业人员健康证过期；白案师傅李某手上有一红肿皮疹，中间结痂，周边红肿，但李某否认参加当日宴会食品加工。

问题5：现场流行病学和现场卫生学调查内容都有什么？调查可疑食品加工过程时中应注意哪些环节？

（3）样品采集与检验：5月5日，联合调查组在酒店现场所采集以下样品送实验室进行相关检测分析。餐具样品10个：酒店凉菜间刀具1把、菜板2块（切熟食）、卤菜盘、汤钵、小碗、玻璃杯、筷子、小勺等。食物样品17份：五香牛肉、泡椒凤爪、蒜泥肚丝、卤水拼盘、白灼大虾、广式烤鸭、清蒸桂鱼、姜堰红烧肉、剁椒鱼块、小笼糯米甲鱼、菌王鸡煲、红烧彩豚、酸菜肥牛、酒酿元宵、上汤时蔬、田园小炒、米糕等。采集患者发病时粪便20份，同时采集同一人发病时、发病后2日及15日的血液样本。

样品检测情况：上述 10 个餐具样品按 GB/T4789.3-2010 进行大肠菌群检测，除小碗、筷子、大勺大肠菌群阴性外，其余 7 个样品大肠菌群阳性；上述 17 个食物样品按照国家标准进行大肠菌群和粪大肠菌群计数，以及金黄色葡萄球菌、变形杆菌、沙门菌、蜡样芽胞杆菌、致泻大肠埃希菌等实验分析，结果显示大肠菌群和粪大肠菌群计数均为阳性，并且在卤水拼盘样品中检出奇异变形杆菌。

对上述 20 份患者大便样品进行沙门菌、志贺菌、霍乱弧菌、副溶血弧菌、O157∶H7、空肠弯曲菌、变形杆菌、邻单胞菌和气单胞菌的分离培养及鉴定，均检出奇异变形杆菌，其余病原菌未检出。取患者早期（2~3 日）及恢复期（12~15 日）血清，与从卤水拼盘中分离的变形杆菌进行抗原抗体反应，恢复期的凝集效价升高 4 倍。

问题 6：在食物中毒调查处理过程中，应怎样注意采样时机？如何正确进行采样（包括采样方法、采样样本量等）？对细菌性食物中毒，实验室要做哪些项目检验？

（4）确诊与结论：此次事件中进餐人数为 90 人，中毒人数 58 人，患者有共同就餐史，共同发病史，有相似临床表现：以腹痛、腹泻为主，腹痛呈上腹及脐周绞痛，伴恶心、呕吐，部分患者伴有发冷、发热，体温 37.8~40℃，但多在 39℃以下。潜伏期为 7~20h，发病高峰为 9~11h，患者病程短，症状多数较轻，经补液及氯霉素、庆大霉素等抗生素治疗有效。

酒店食品加工环境存在较多问题，如凉菜间卫生状差，食品生熟不分，冷冻食品加工过程及餐具消毒液浓度不够，10 个餐具样品中有 7 个样品大肠菌群阳性，17 份食物样品大肠菌群计数、粪大肠菌群计数阳性，并且在卤水拼盘检出奇异变形杆菌。通过血清学凝集分型试验确定从卤水拼盘、患者吐泻物及粪便中检出的变形杆菌为同一血清型。

专家组和调查人员经过几次分析讨论，根据流行病学调查及现场卫生学调查情况，结合患者临床表现及实验室检测结果综合分析，按照变形杆菌食物中毒诊断标准认定此次事件为奇异变形杆菌引起的食物中毒，中毒的直接原因为该酒店环境卫生状况差，食品加工和储存未能做到生熟分开，消毒不彻底导致。

问题 7：你认为本案例的确诊依据是否充分？

3. 事件控制与处理

（1）对全部封存的卤水拼盘一律在联合调查组的监督下予以销毁；凡接触的工具、容器等均放在锅内用水煮沸 5min。

（2）经卫生部门裁定，当事者同意，按照《中华人民共和国食品安全法》第一百四十七和一百四十八条规定，该酒店承担患者医药费 4 万元的损害赔偿；市食品卫生监督所依据《中华人民共和国食品安全法》第一百二十六条规定，对该酒店罚款 3 万元，并提出以下建议和措施。

1）食品加工、餐饮业要加强对食品安全法规的学习，增强守法意识，规范经营行为，做好食品加工环节的管理，把好病从口入关。

2）加强餐饮行业监督管理，提高餐饮工作人员的卫生防病意识，做好食品安全工作，防止此类事件的再次发生。

3）加强夏季食品安全工作，预防食物中毒发生。

4）酒店、集体食堂等餐饮经营业，对冰箱、冰柜等易污染环节，要定期清理；食品储存要做到生熟分开；冷藏食品加工、餐具消毒等须按要求规范进行。

（3）撰写食物中毒调查专题总结报告，将本案例的全部材料编号归档，并从中汲取教训。

问题 8：你认为本案例的善后处理是否正确？肇事者承担对受害人的损害赔偿和监督所的罚款处罚，各是什么性质的处理？

4. 事件处理依据及原则　食物中毒调查处理要根据《中华人民共和国突发事件应对法》、《中华人民共和国食品安全法》、《中华人民共和国食品安全法实施条例》、《突发公共卫生事件应急条例》、《国家突发公共卫生事件总体应急预案》、《国家食品安全事故应急预案》

及有关法规、条例和地方法规的要求，做好现场患者急救、中毒原因调查、可疑食物控制和处理，对肇事人员追究法律责任。

食物中毒调查处理的原则要求：一是提高工作方法的科学性，即一切结论、结果都是详实的，有充分的科学依据；二是工作的合法性，即一切调查处理工作都是有法律根据的，要在国家有关法律、法规、条例的规定之内，开展调查处理工作；三是工作的有效性，即切实解决必须回答的问题。

（包　艳）

实验五　食品安全监督管理案例讨论

食品安全监督管理是国家行政监督的重要组成部分，具有行政监督管理和行政处罚两方面的职能。负责食品安全监督工作的部门包括卫生行政、农业行政、质量监督、工商行政管理、食品药品监督管理等部门。

【实验目的】　掌握并能够运用食品安全监督管理理论基础知识处理问题；了解食品安全监督执法的工作流程。

【案例分析】

1. 案情介绍　2011年3月25日，某市卫生行政部门接到举报：某饭店从泔水桶中回收废弃的食用油脂再用于食品加工中，举报者还向执法人员提供了一段长约47s的手机视频，主要内容是该饭店员工将泔水桶中的废弃食用油打出来放入一不锈钢盆中。该饭店经营面积约120m^2，为小型川味餐馆。有关部门接到举报后，立即由该市食品安全委员会办公室、某区食品药品监督管理局、市公安局治安支队相关执法人员组成联合调查小组。3月30日晚8时30分左右，联合调查组对该饭店回收和使用废弃食用油的违法行为进行现场调查取证。

调查人员分为两组开展工作，一组由公安机关带队将3名厨房操作人员带离现场并相互隔离，由食品药品监督执法人员对违法情况做询问笔录；一组在饭店负责人陪同下，由食品药品监督执法人员对该饭店经营场所进行现场检查。

2. 调查与取证

（1）对相关知情人员的询问：经询问，3名厨师承认参与了回收和使用废弃食用油脂的事实。每晚收工前将泔水桶上的浮油捞出，经简单加工后备用，每次回收量在0.5～2.5kg。同时供认此行为主要是受厨师长易某的指使，厨师长虽然当晚未予以承认，但第二天主动到区食品药品监督管理局承认了违法事实，同时也承认是此事的主使。店主王某则始终表示不知情，认定此事系厨师们的个人行为。

问题1：根据案情，执法人员对于可疑的涉案人员要询问哪些问题？

（2）经营场所的现场调查：对该饭店进行现场检查发现：①厨房内有2只塑料桶，分别存放大豆油约10kg，色拉油约15kg，无任何标识；②厨房地面上有一只约15L不锈钢盆，内存放约10kg食用油，呈酱褐色，里面有辣椒等调料；另一只约5L不锈钢盆，存放约0.6kg食用油，呈棕红色，内有少量沉淀物；③厨房入口处有一只约120L蓝色塑料桶，内装满食物残渣，上有一层棕红色浮油。这些器具大部分在举报者的视频中出现过，相互印证。

问题2：试分析现场所发现的几个容器内所盛装的不明液体可能是什么？为了验证所盛不明液体与本案的关联性，执法人员该怎样进行后续的工作？

（3）样品检验结果：现场抽取塑料桶内的色拉油和豆油、大不锈钢盆内的红椒油（加豆酱、辣椒面等制作而成）和小不锈钢盆内的回收油（后经厨师长指认此油为回收油）4份样品进行检验，除色拉油合格外，其他3份样品均不合格，豆油不合格指标有气味、酸价；红椒油不合格指标有透明度、气味和冷冻试验；回收油不合格指标为透明度、气味、水分及挥发物、杂质和冷冻试验。经分析，豆油不合格的原因是其存放时间较长发生酸败所至；红椒油不合格的原因是其在制作中加入豆酱、辣椒面的结果，回收油不合格指标较多，特别是水分及挥发物、杂质超标也有了合理的解释。

问题 3：检测油脂品质的指标有哪些？如何减缓油脂腐败变质？

（4）食用油采购情况调查：对该饭店购油票据进行分析，该饭店主要使用色拉油，2010年 11 月 2 日至 2011 年 3 月 31 日，共购油 150 次 2900kg，日均用油量约 19.2kg，同厨师供述的每日用油量 15~20kg 基本一致，说明回收废弃的食用油使用量不大。豆油是制作特色菜所用，现已基本不用，现存的是 2010 年 9 月购入。

问题 4：是否有必要对饭店的账目进行查实？

（5）违法所得和违法生产经营的食品货值金额的调查：由于该饭店回收废弃食用油脂无记录，使用回收的油脂加工食品也无销售记录，因此，区食品药品监督管理局要求该饭店以书面形式上报回收的废弃食用油数量、使用回收的油脂加工食品销售金额及有关证明材料，该饭店的上报材料称平均每星期一次，约 1kg，9 个月时间合计回收 36kg，根据市场价货值 360 元，该酒店未提供其他证明凭据。

问题 5：如何计算企业和个人的违法所得？判定违法生产经营的法律依据是什么？违法生产经营食品应承担的法律责任包括哪些？

（6）调查取证小结：经对从业人员询问、现场检查、采样检验等该饭店存在以下违法行为：①从 2010 年 7 月至 2011 年 3 月 29 日，在该饭店厨师长易某的指使下，将废弃的食用油从泔水桶中捞出，加工成"老油"36kg；②经检验该饭店储存的豆油不符合 GB2716-2005 的要求，该豆油已发生油脂酸败现象属不合格食用油；③购进的散装食用油无任何标识。

问题 6：上述行为是否是违法行为？如果是违法行为，违反了我们国家的哪项法律的哪些条款？

3. 行政处罚 联合调查组依据《中华人民共和国食品安全法》并经合议对该饭店的违法行为做出以下行政处罚：①回收和使用废弃的食用油脂：没收违法所得 360 元和罚款人民币 8000元整；②使用的食用豆油不符合 GB1535-2003 的要求，为不合格产品：罚款人民币 2000 元整；③购进的散装食用油无任何标识：给予警告。

经分别裁量，合并处罚，给予该饭店：①警告；②没收违法所得 360 元；③罚款人民币10 000 元整的行政处罚。该饭店未提出行政复议也未上诉法院，自动履行了全部处罚内容。

问题 7：本案件调查的关键环节是什么？公安机关在本案件的调查过程中起到了什么样的作用？何种情况下的违法行为要移送公安机关处理？如何计算违法所得与违法生产货值金额？根据本案现场的调查，饭店回收油脂加工制作过程是什么？如何加强餐饮环节食用油脂管理？

（包 艳）

实验六　蛋白质功效比值实验设计

【实验目的】 掌握蛋白质功效比值（PER）的概念及意义；熟悉动物饲料配制的计算方法；了解 PER 实验设计的程序、实验结果计算与分析等。

【实验原理】 蛋白质功效比值（PER）是测定蛋白质生物利用率最常用的方法，是用处于生长阶段中的幼龄动物，在实验期内其体重增加和摄入蛋白质的量的比值来反映蛋白质营养价值的指标，即指在严格规定的条件下，处于生长发育期的幼龄动物每摄取 1g 待测蛋白所增加的体重克数。为使实验结果具有一致性和可比性，常用标化酪蛋白（标准参考蛋白）作为对照组，将测得结果与对照组的 PER 值相比，再用标准情况下酪蛋白的 PER 值 2.5 进行校正，得到被测蛋白质的 PER 值。本方法适用于含氮量高于 1.8%的物质。

【实验程序】

1. 实验动物与分组 要求用同一来源、同一品系、年龄相近、刚断乳（出生 21～28 天）的雄性健康大鼠。

每一种待测样品设一个实验组，另设一个参考（标准）酪蛋白组作为对照组。大鼠按体重随机分组，每组动物不少于 10 只，每组动物数相同。各组动物平均体重组间差不大于 5g，组内个体差不大于 10g。

2. 动物饲料配制 PER 实验用合成饲料。动物饲料配方即饲料中各组分的百分比应为：蛋白质 10%，脂质 8%，混合无机盐 5%，混合维生素 1%，水分 5%，纤维素 1%，玉米淀粉或蔗糖 70%。

在配制饲料前，应先测定样品中各营养素（蛋白质、脂肪、水分、纤维素和灰分）的含量，根据测定结果及实验用合成饲料的配方要求进行饲料配制的计算。各实验组饲料及参考酪蛋白组饲料各种营养素应相等（达到 AOAC 标准），使之相互之间具有可比性。其中蛋白质含量控制在 10%。实验组蛋白质来源为待测样品（即实验时饲料中被测蛋白质是唯一蛋白质来源，占饲料的 10%），而对照组（参考酪蛋白组）的蛋白质来自参考酪蛋白。配制饲料时应将各成分充分混匀。

（1）参考酪蛋白：国外用 ANRC（商品名称）酪蛋白，此物已经标化，其 PER=2.50。如无 ANRC 酪蛋白，也可用经过标化的酪蛋白作为参考蛋白。

（2）混合盐（美国药典，USP）：称取 NaCl 139.3g，取其一部分置乳钵中，加入 0.79gKI，研磨，过 60 目筛，放入棕色瓶中。将余下的 NaCl 及下列成分置乳钵中研磨：①KH_2PO_4 389.0g；②$CaCO_3$ 381.4g；③$MgSO_4$（无水）57.3g；④$FeSO_4·7H_2O$ 27.0g；⑤$MnSO_4·H_2O$ 4.01g；⑥$CuSO_4·5H_2O$ 0.447g；⑦$ZnSO_4·7H_2O$ 0.54g；⑧$CoCl_2·6H_2O$ 0.023g。研匀后过 60 目筛，与已制备的 NaCl-KI 混合，棕色瓶储存备用。

（3）混合维生素：维生素 A（干燥稳定）2000U；维生素 D（干燥稳定）200U；维生素 E（干燥稳定）10U；维生素 K 0.5mg；胆碱 200mg；对氨基苯甲酸 10mg；肌醇 10mg；维生素 B_3 4mg；维生素 B_2 0.8mg；维生素 B_1 0.5mg；泛酸钙 4mg；维生素 B_6 0.5mg；叶酸 0.2mg；生物素 0.04mg；维生素 B_{12} 0.003 mg；加葡萄糖或淀粉至 1000mg。

3. 动物饲养 实验期为 28 天。在此期间，动物单笼饲养，分别喂各组实验饲料及对照组饲料，动物自由摄食及饮水。实验室应保持各种环境条件适宜于大鼠的正常生长发育（实验室室温 22～24℃，相对湿度 50%～65%，室内空气要流通）。在实验期间尽可能保持实验组动物与参考（标准）酪蛋白组动物的全部环境条件一致。动物在实验室适应 3～7 天后才能投入实验使用。

实验期间应记录：

（1）实验开始时每只大鼠的体重（精确至 0.1g）。

（2）每天各只大鼠的饲料摄取量。

（3）定期（最多 4 天）称量每只大鼠的体重。

（4）实验最后一天记录大鼠的体重和摄食量。

【实验结果及评价】

（1）计算每只动物 28 天内体重增长值（g）。

（2）计算每只动物 28 天内蛋白质摄入量（g）。

（3）计算 PER：

直观PER=体重增长值（g）/蛋白质摄入量（g）
相对PER%=直观PER×100/本实验参考酪蛋白PER
校正PER=直观PER×2.5/本实验参考酪蛋白PER
根据各组平均PER值，结合其他蛋白质质量评价指标，对样品的蛋白质质量进行综合评价。

【实例计算】

（1）根据以下实验结果，分别计算出脱脂大豆粉、浓缩大豆蛋白和分离大豆蛋白的直观PER、相对PER及校正PER。PER实验结果见表10-13。

表10-13 PER实验结果

实验材料	动物增重（g）	蛋白质摄入量（g）	直观PER	相对PER	校正PER
脱脂大豆粉	52.3	30.4			
浓缩大豆蛋白	62.3	31.2			
分离大豆蛋白	56.4	42.1			
参考酪蛋白	80.9	31.1			

（2）饲料配制计算：某种食物含蛋白质15%、脂肪5%、碳水化合物71.4%、灰分3%、纤维素0.6%、水分5%。如用PER方法进行生物学评价，按每只大鼠每日需饲料平均20g计算，问实验期内该实验组饲料中各种成分需要的量分别为多少克？写出计算过程及完整的饲料配方。

【思考题】

（1）如何选择实验动物？

（2）如何预算动物饲料用量？

（宫雪鸿）

实验七　营养性疾病案例讨论

【实验目的】　掌握营养性疾病的营养防治方法；熟悉营养与相关性疾病的关系；了解营养性疾病的主要类型、病因及症状。

【实验内容】　营养状况不正常可由不平衡膳食引起，也与遗传、体质及其他疾病或代谢功能异常等有关。一般是膳食与机体两个方面（以一方面为主）综合作用的结果。

（1）摄入不足造成的疾病一般称为营养缺乏性疾病，主要指摄入不足、消化吸收及利用障碍、消耗量增加及饮食单调、偏食等。多见于3岁以下婴幼儿。

（2）摄入过多造成的过营养性疾病一般是由于摄取过多食物或某种营养素、机体对营养的需要减少或发生某种代谢失调等原因引起。

（3）摄入比例失调性疾病。

【案例分析与讨论】

案例1：钙是人体中含量最多的矿物质，在体内参与调节人体各系统、组织、器官的正常生理功能，钙平衡对人体生命的维持、健康的保证都至关重要。从我国进行的几次营养抽样调查结果来看，我国居民长期以来钙的摄入量严重不足。1992年全国第3次营养调查结果显示，我国城乡居民平均每日钙摄入量405.4mg，占我国营养学会推荐的每日膳食中钙供给量（RDA）的49.2%。2004年中国居民营养与健康状况调查显示，全国城乡居民钙摄入量仅为391mg，相当于推荐摄入量的41%。2013年从事骨质疏松研究的非营利组织——国际骨质疏松症基金会公布了一项针对近57万人所做的"中国骨健康常识"调查。报告显示，有53.50%的受访者有膳食平衡的基本观念,注意肉、菜、奶搭配;44.63%的受访者知道牛奶是有效的补钙手段。但《中国居民膳食指南》(2011版)也指出,中国居民膳食不合理现象仍然存在,特别是钙摄取严重不足。我国城乡居民膳食钙摄入量平均为389mg,不及推荐量的1/2。

2002年中国居民营养与健康状况调查,全国31个省132个县23 470户,其中城市7687户,农村15 783户,调查人数为68 962人,膳食调查采用连续3日24h回顾法食物记录数据及称重记账法记录的家庭调味品消费量数据。调查发现:各年龄组钙的摄入量均较低,在各年龄组男性钙的摄入量高于女性,城市人群高于农村人群,大多数人的摄入水平只达到适宜摄入量(AI)的20%~60%,达到AI的人群不足5%,11~13岁年龄的青少年达到AI的人数最少,在1.1%~1.7%之间;中国居民的钙主要来源于蔬菜、豆类及制品、面、米及其制品,分别占35.2%、13.9%、11.2%和9.1%,奶及其制品只占4.3%。所以中国城乡各年龄人群钙的摄入量不足,处于青春发育期的青少年是钙缺乏的重点人群。

2012年,研究人员采用多阶段整群抽样法随机选取9个地区(依据中国地域分布及经济水平,抽取北京、广州、成都、沈阳、苏州、兰州、郑州7个城市和邢台的2个农村)共1806名儿童,通过问卷调查6个月内补充剂使用情况、人口学等相关信息及半定量FFQ膳食调查,发现3~12岁儿童钙补充率为27.5%,维生素D补充率为16.6%,钙及维生素D同时补充率为13.9%。年龄越小、所在地区经济越发达、经常在家吃早餐、每日运动超过1h、父母越认为孩子瘦且饮食营养不均衡、家庭受教育程度越高等钙补充率就越高。

要保持良好的钙营养状况,首先需要关注食补,多食富钙食物及促进钙吸收的食物,对于能够进食多样化平衡膳食的大多数健康人,并不需要服用钙补充剂,对于特殊生理阶段的儿童、孕妇、老人及恢复期或生病期间的患者,合理服用钙补充剂是满足机体钙摄入量需求的重要手段。

问题1:不同年龄及特殊生理病理人群缺钙的主要表现有哪些?

问题2:如何改善中国居民膳食钙摄入不足的状况?

案例2:某女主食过于精细,长期食用精米、精面,并患有肝脏疾病。在妊娠期间出现疲乏、淡漠、食欲差、恶心、忧郁、急躁、沮丧、腿沉麻木和心电图异常。哺乳期间出现下肢倦怠、无力、感觉异常(针刺样、烧灼样疼痛)、肌肉无力、肌肉酸痛(腓肠肌为主)。并发上升性对称性周围神经炎,表现为肢端麻木,先发生在下肢,脚趾麻木且呈袜套状分布。同时伴随有消化道症状,主要表现为食欲不振、恶心、呕吐、腹痛、腹泻。

其婴儿为母乳喂养,3个月时突然发病,初期食欲不振、呕吐、兴奋、心跳快、呼吸急促和困难,严重时身体出现青紫、心脏扩大、心力衰竭和强直性痉挛。

问题1:上述情形是哪种营养素缺乏导致的疾病并分析原因?

问题2:该营养素的参考摄入量及食物来源有哪些?

案例3:20世纪70年代,美国科学家Zingaro和Cooper研究发现人体缺硒是苯丙酮尿症及各种心血管疾病的诱因。我国处于地球低硒带,全国72%国土不同程度缺硒。缺硒是人体克山病、大骨节病和白内障的主要病因。据流行病学调查,克山病分布我国14个省、自治区的贫困地区,大多发生在山区和丘陵。主要易感人群为2~6岁的儿童和育龄妇女。

为研究我国儿童硒缺乏的情况和缺硒对儿童生长发育的影响。2012年研究人员收集了680名2~12岁儿童的基本资料,检测他们体内血硒的含量,根据血硒正常与否分组并观察儿童的生长发育状况和免疫力情况。结果发现:硒缺乏在我国儿童中非常普遍,调查中硒缺乏率达到88.67%,并且缺硒存在于各个年龄段,女孩硒缺乏的情况较男孩严重。硒缺乏的儿童组中身高、体重和智力低于正常水平的例数明显多于血硒水平正常组,出现上呼吸道症状和下消化道症状的例数也都多于血硒水平正常组。

另一方面,过量的硒可引起中毒。中国恩施地区水土中含硒量高,以致生长的植物含有大量硒，居民从膳食中平均每天摄入硒 4.99mg 而发生慢性硒中毒。其中毒症状为头发和指甲脱落，皮肤损伤及神经系统异常，肢端麻木、抽搐等，严重者可致死亡。

问题1：硒的生理功能及其在防治人体疾病方面的作用。

问题2：根据我国的实际情况，制定合理补硒的营养措施。

【思考题】

（1）营养与疾病的关系及膳食指导。

（2）常见营养缺乏病的发生原因、机制及主要体征。

（高　冰）

第十一章　现场调查与评价

【能力培养目标】　为控制疾病及危害的进一步发展，终止疾病的暴发或流行。以公共卫生现场调查工作的方法与评价为核心，强调实用性和创新性，做到理论与实践相结合，组织学生在课堂内完成模拟或者现场进行实践操作，引导学生形成现场工作的思维，培养学生具备现场调查及评价工作的能力。

实验一　现场调查设计方法

一、实验目的

掌握现场调查的基本理论知识；熟悉传染病暴发调查资料分析方法；了解现场调查调查的目的、基本方法和步骤。

二、实验内容

（一）现场调查的基本理论知识

1. 现场调查的目的
（1）控制和预防疾病的进一步蔓延，终止暴发或者流行。
（2）预防疾病暴发。
（3）加强区域监测或建立新的检测系统。
（4）查明病因或寻找病因线索及危险因素，获得更多有关宿主、病因和环境之间相互关系的信息。
（5）提供现场流行病学培训机会。

2. 现场调查的步骤
（1）核实疾病流行或其他公共卫生事件的存在。
（2）建立病例定义（包括流行病学信息、临床信息和针对病因的实验室检测信息），确定本调查所采用的病例诊断标准。
（3）核实病例并计算病例数。
（4）按时间、地点、人群三间分布收集资料和描述资料。
（5）确定高危人群。
（6）建立假设以解释致病的特异暴露因子，并应用适当的统计方法检验假设。
（7）开展专题调查研究，分析、检验并验证假设。
（8）执行控制措施，上报、反馈信息，使现场调查更系统更完善。
（9）撰写书面报告和建议。

以上为现场调查工作的基本步骤，但在现场调查中可以同时完成几项或采用不同的顺序来进行工作。如在传染病暴发流行的现场调查中，为了尽快扑灭疫情，调查开始后不久，应根据常规知识或获得的第一手资料提出简单的控制和预防措施。

3. 现场调查的原则

（1）优先控制的原则：针对不明原因疾病的调查时，最优先的也是贯穿始终的是控制疾病发展。为了有效控制疾病的发展，现场调查与控制并重，在不同阶段，调查和控制侧重有所不同，当流行病学病因不明，特别是在致病因子不明时，应做到控制和调查并重；当流行病学病因查清后，则应立即采取有针对性的控制措施，控制与调查的关系见表11-1。

表11-1　调查与控制的关系

致病因子	流行病学病因	
	未知	已知
未知	调查+++ 控制+	调查+++ 控制+++
已知	调查+++ 控制+	调查+ 控制+++

注：+代表实施的程度。

（2）实事求是的原则：不明原因疾病的调查是一个不断认识、不断完善的过程，在这个过程中，科学工作者必须坚持实事求是的精神，尊重科学。

（3）现场调查与实验室相结合的原则

4. 个案现场调查方法和技术

（1）个案调查：个案流行病学调查是对发生的传染病患者或未明疾病（尚未诊断清楚的）患者及其周围环境所进行的流行病学调查。其目的是查明发病的原因和条件，及时采取措施，防止或控制疫情扩散。

1）拟定调查表：调查表合适与否关系到调查工作的成败。选择调查表应尽量采用已经得到认可的或通用的调查表，如果没有可供选择的调查表，需要自己设计调查表时，则要求自行设计的调查表要完整、简洁、明确、具体。内容应包括如下几部分。

A. 一般项目：包括姓名，性别，年龄，职业，住址，工作单位等。

B. 临床表现：包括发病日期，症状，体征，化验结果等。

C. 流行病学特征：如病前接触史，可能受到感染的日期和地点，可能的传染源、传播途径及易感接触者，预防接种史等。

D. 评价已采用预防控制措施的效果：传染源、传播途径及易感者的控制措施等。

2）调查步骤

A. 从清除疫源地的目的出发，调查的同时要注意收集以下信息：①核实诊断；②确定疫源地的范围；③查明本疫源地内促进或抑制本病传播、蔓延的条件，以及可能的传播途径，以便采取措施有效地控制与消灭疫源地。

B. 从查明查病例发生的原因出发，应查清的问题：①查清引起本病例的传染源；②查清是经过什么具体途径传播的。

C. 调查方法：①询问；②现场观察；③进行必要的检验；④收集其他一切对阐明这次流行有关的材料。

D. 针对以上情况进行总结，提出预防控制措施。

E. 对疫情发展趋势的估计。

（二）一起不明原因疾病的调查

2000年9月至2003年3月间，某集镇上先后发生不明原因的"怪病"8例，其中死亡4

例。由于病因不明，诊断不一，病例间断发生，且死亡率高，在当地居民中引起极大的恐慌。2003 年 6～7 月，该地区卫生部门组织专家进行现场调查。

1. 内容与方法 查组制定相关个案、人群、环境调查表，采取实地勘察、个案调查、人群采访、现场监测等方法，进行有关流行病学、卫生学和临床病例调查。

（1）病例个案调查：对发生"怪病"的 8 例患者（其中 4 例死亡病例）进行了详细的临床和流行病学个案调查；查阅病例的病历资料；调查病例的生活习惯、居住环境、家庭情况、发病及就医经过。

（2）人群与环境调查：搜索人群发病情况（寻找发病人群的基线情况）；实地调查当地的工矿企业和生活水源，调查了解当地近几年的畜间疫情。收集当地人口、自然、经济、传染病、自然疫源性疾病和地方病等方面基础资料。采集病例的生物样品及外环境样品进行检测。

2. 结果

（1）基本情况：发生"怪病"的小镇位于鄂西大山深处，海拔 1383m，属于高寒山区，为原乡政府所在地，距县城 43km，集镇南北长约 300m，东西距离较远。现有常住人口 670 人，土家族、苗族等少数民族人口占总人口的 50%以上。

（2）病例个案调查：8 例病例均存在不同程度的双下肢疼痛、麻木等周围神经损害，脱发，以及中枢神经损伤、视力下降等临床症状。有 2 例病例为好转后复发，其中 1 例在第一次复发后死亡，另 1 例在第二次复发后死亡。

（3）流行病学调查

1）年龄性别分布：8 例病例均为男性，发病年龄为 31～53 岁。

2）时间分布：2000 年发病 2 例、2001 年 1 例、2002 年 3 例、2003 年 2 例；1 月份发病 2 例、2 月份 1 例、6 月份 1 例、9 月份 2 例、10 月份 1 例、11 月份 1 例。发病无明显时间和季节聚集性。

3）职业分布：8 例病例有 3 例为信用社职工，2 例为派出所干警，2 例为烟草收购站职工，1 例无固定职业。发病前经常在派出所和烟草收购站活动。病例均无工矿企业工作经历或其他职业有害因素暴露。

4）居住史：3 例为本乡人，其余 5 例为该县其他乡镇人。在该镇居住时间为 6 个月至 20 年。患者主要居住和工作的信用社、派出所、烟草收购站位于集镇中部。三个单位的职工住房均为三层楼房，相距不足百米，建筑时间超过 10 年。

5）饮食生活习惯：8 例病例均以大米为主食。因工作关系，经常在集镇上的经营性餐馆（共有 5 家）就餐，无固定就餐餐馆，患者间无明显共同就餐史。病例发病前有 6 例吸烟，1 例无吸烟史，1 例已戒烟 10 年。6 例病例有饮酒嗜好，饮酒来源为当地产玉米酒和市售瓶装白酒。

（4）人群与环境调查：该集镇近 400 名居民，除已报告 8 例病例外，未发现当地有其他类似病例。

1）居民生活习惯：当地居民以大米为主食（产自鹤峰县其他乡镇），兼以本地出产的玉米、土豆、红薯等，喜食熏肉、干腌菜。食盐为市场袋装加碘盐。生活习惯与该县其他地区居民无明显差异。

2）水源：当地居民水源为蓄水量为 1000 吨的敞口蓄水池，引自山上泉水，未作净化消毒处理，经管网输送至镇内，为居民生活饮用水源。

3）燃料：镇上居民家庭燃料主要为液化石油气；3 个企业和 5 家餐馆用煤来自其他县市。

4）工业企业：集镇内有小作坊式酒厂 2 家（兴建于 20 世纪 80 年代和 2001 年），酒厂以当地玉米为原料，以发酵方式生产散装玉米酒，主要供应本乡及附近居民。集镇有一家猪鬃加工厂，于 2000 年建厂，其生产工艺流程未使用任何化学添加剂。该乡境内原有硫磺矿厂和煤矿厂各一座，目前煤矿已关闭。除此集镇周围无其他工矿企业。

5）畜间疫情情况：经访问兽医和居民，近几年未发现牲畜可疑中毒及死亡情况。

（5）传染病、自然疫源性疾病、地方病调查

1）传染病与自然疫源性疾病发病情况：该镇所在县 1999～2002 年共有乙类传染病 12 种，2548 例，年发病率为 177.5/10 万～408.0/10 万。以病毒性肝炎、肺结核、痢疾、淋病和梅毒发病为主。

2）地方病发病情况：①地方性氟中毒：1984 年全县调查 8～15 岁儿童 21 655 人，氟斑牙患病率为 64.75%；16 岁以上氟骨症患病率为 1.92%。病例所在乡镇儿童氟斑牙患病率为 56.72%，无氟骨症。②碘缺乏病：1982 年普查全县人群甲状腺肿患病率为 13.0%，其中病例所在乡镇患病率为 9.7%；全县地方性克汀病 133 例，病例所在乡镇 4 例。③地方性硒中毒：据调查，病例所在县有高硒环境，但病例所在乡镇无石煤，无高硒环境。

（6）现场及实验室检测

1）病例居住环境及其他外环境放射线检测：病例居住场所 8 处、病例工作场所 6 处、中营集镇其他外环境 5 处进行 γ 射线检测，辐射强度为 0.08～0.20μGy/h，未发现放射性指标超标。

2）实验室检测：2003 年 6 月 11 日，调查组采集了 4 例存活病例及 3 例对照的头发、全血、尿等生物标本，进行铊、砷、硒、铅、镉、汞等重金属及微量元素检测。结果显示，在一例发病患者的尿液中检出金属元素"铊"，含量为 0.22mg/L，其他未见异常。在 2003 年 7 月 1 日，再次采集最后一例发病病例的尿样进行铊元素分析，结果显示"铊"含量为 0.08mg/L。

3. 结论 根据以上情况综合分析，可确认 8 例患者发病原因是"铊中毒"。

三、思 考 题

2009 年 7 月 11 日，某县 CDC 接到县医院肠道门诊电话，该医院当日突然出现大量腹泻患者，疑为感染性腹泻，且可能与一家办婚宴有关。

经县 CDC 调查，确与婚宴有关，对所有进食婚宴的 245 名人员进行个案调查，进食汇总一览表如下。

问题 1：作为一名值班工作人员，你应当在前往现场开展调查前做哪些准备工作？

问题 2：请你根据上表推测引起腹泻最可能的食物是什么？请说明理由。

问题 3：结合本次疫情，说明调查报告如何书写，有哪些要点？

表11-2 不同食用者食用不同食物的患病情况

食物	食用者			未食用者			RR 值
	病人数	总人数	罹患率（%）	病人数	总人数	罹患率（%）	
娃娃菜	65	122	53.28	54	123	43.90	1.21
凉拌牛肉	99	186	53.23	21	59	35.59	1.50
面条	85	159	53.46	35	86	40.70	1.31
米饭	76	139	54.68	44	106	41.51	1.32
清蒸鲈鱼	96	183	52.46	23	62	37.10	1.41
红烧鸡	80	153	52.29	40	92	43.48	1.20
糖醋里脊	78	159	49.06	41	86	47.67	1.03
变蛋	47	88	53.41	73	157	46.50	1.15
松仁玉米	102	203	50.25	18	42	42.86	1.17
芥末三丝	42	74	56.76	78	171	45.61	1.24
肉丸	115	204	56.37	5	41	12.20	4.62

（余艳琴）

实验二 传染病爆发调查

一、实验目的

掌握传染病爆发调查资料分析方法，能够提出可能的爆发原因及控制建议；熟悉传染病爆发调查的基本方法和步骤；了解传染病爆发后如何开展现场调查工作。

二、实验内容

以上海甲型肝炎爆发调查为例如下。

（一）概况

1988年1月19日，上海市急性病毒性肝炎疫情骤然上升，数日内发病数成倍增长，至3月18日，共发生急性病毒性肝炎292 301例，平均罹患率40.82‰，为常年发病率的12倍。死亡11例，病死率为3.76/10万。

该市肝炎每年春季为发病高峰期，一般2月开始疫情上升，3月最高，4月开始逐渐下降。本次肝炎发病时间比往年约提前1个半月，而且日最高发病数比以往流行年高峰日病例数高53倍。

病例多半起病急骤，一般先有发热、乏力，继而有食欲不振、厌油、恶心、呕吐、腹胀、腹泻等症状，最后出现尿色加深，皮肤黏膜黄染。肝大占85.4%。

本次流行的病例黄疸型占90%，血清谷丙转氨酶＞1000U占92.4%，抗-HAV-IgM阳性率为95.5%，发病1周内粪便HAV-Ag检出率为68.2%。

问题1：如果1月底你被派去现场调查处理该起疫情，应首先做好哪些工作？

问题2：病例确诊后，还需开展哪些调查？

（二）流行特征

1. 流行地区 本次流行主要限于该市12个市区，占全市发病总数的94.9%，各区疫情上升和流行曲线几近一致。

2. 流行时间 对292301例患者按发病日统计分析，可见12个区同时于1月14日发病数上升，2月1日达顶峰，疫情上升曲线呈锯齿形，基本上由3个流行高峰构成，顶峰分别在1月20日、1月25日和2月1日，流行波持续30天，自2月2日起疫情迅速下降。

3. 发病年龄、性别和职业分布 本次流行以20~29岁罹患率最高（83.02‰），其次是30~39岁（79.24‰），两者合计占病例数的83.46%，以50岁及以上者为最低，发病数占总病例数的0.26%~0.58%。职业分布以工人最多（占70.63%），职员次之（占8.5%）。性别发病率男女之比为1.26∶1。

4. 病例在家庭中的分布 11%的家庭有2人或以上同时发病。

问题3：从上述流行特征中你能找出哪些可疑因素？请提出初步的暴发原因假设，下一步你准备对哪些因素进行重点调查？

（三）暴发原因

1. 水源性 对供应12个市区的自来水厂，1987年1~12月4354份管网水和出厂水样的水质检查，按国家要求的浊度、细菌总数、大肠杆菌三项指标进行分析比较，均符合卫生指标。

不同水厂供水范围与地区罹患率无明显差别。市区居民普遍无饮生水的习惯。市区各大专院校的学生和各兵种的指战员均饮用上述水厂的自来水，但其罹患率与往年相仿，明显低于市区居民。远离市区的工业区不用上述水厂的自来水，由该地区自行供水，其甲肝罹患率（3.8‰）明显高于周围郊县，但与市区发病无差异。

问题4：根据上述调查，你认为此次爆发是否可能为水型暴发流行，理由是什么？

2. 食物性 1208对病例配对资料显示，病例组在发病前2~6周有各种可疑食物史，与对照组比较可见病例组平均食用毛蚶率（88.2%）远高于对照组（41.8%），两组差异有统计学意义。本次流行前该市区居民食毛蚶人数估计226万，食毛蚶人群罹患率为119.20‰，未食毛蚶人群罹患率为52.0‰，RR为23.06。

分析人群在1987年12月和1988年1月食毛蚶的时间分布，可见食毛蚶高峰日分别为12月20日、25日和1月1日，各与本次流行的3个高峰日，即1月20日、25日和2月1日，正好间隔一个甲型肝炎常见的潜伏期（30天）。

据120对1:2匹配病例对照研究结果表明：罹患甲型肝炎与接触肝炎患者、外出用餐、注射或输血、服用某些药物等传播途径无关，而与生食毛蚶存在联系（OR=23.20；χ^2=69.22，$P<0.0001$）。

进行抽样调查，某区共调查居民1649人，甲型肝炎罹患率为57.6‰，有生食毛蚶史的居民甲肝罹患率为158.6‰，未曾食毛蚶者甲肝罹患率仅为6.4‰，二者差异有统计学意义（$P<0.0001$）。调查人群中生食毛蚶百分比为33.66%。

甲肝罹患率的高低与食毛蚶量的关系见表11-3，随着食用毛蚶量的增加，患甲肝的危险性也随之加大。

表11-3 食毛蚶量与甲型肝炎发病关系

食毛蚶量（只）	调查人数	病例数	罹患率（‰）	RR
0	1094	7	6.4	1.00
1~	150	9	60.0	9.38
10~	258	43	166.7	26.05
30~	147	36	244.9	38.27
合计	1649	95	57.6	

注：χ^2=202.52，$P<0.0001$。

甲肝罹患率与食毛蚶的不同方式的关系见表11-4。调查中87%的居民用开水泡一下毛蚶即食用，这部分人患甲肝的危险性为不食者的26倍。用酱油或酒腌一下，几乎完全生食毛蚶的人患甲肝的危险性最大，为不食者的57倍。不同食毛蚶方式的甲肝罹患率差异具有极显著意义。

表11-4 食毛蚶的不同方式与甲型肝炎发病的关系

方式	调查人数	病例数	罹患率（‰）	RR
不食	1094	7	6.4	1.00
煮食	62	4	64.5	10.07
泡食	482	80	166.0	25.94
腌食	11	4	363.6	56.81
合计	1649	95	57.6	

注：χ^2=176.13，$P<0.0001$。

问题5：根据上述调查结果，你能否确认生食毛蚶是本次甲型肝炎暴发流行的主要原因？

理由是什么？还需要开展哪些方面的调查工作？

毛蚶传播甲型肝炎的病原学证据如下：流行期间，从毛蚶产地采集的毛蚶用细胞培养法分离到 HAV。检测该市流行前市售毛蚶，应用核酸分子杂交技术从 7 份毛蚶样品中检出 1 份 HAV-RNA 阳性。另外，将毛蚶鳃和消化腺的粗制悬液与甲肝患者恢复期血清孵育后在电镜下观察，发现形态大小一致的病毒样颗粒，直径为 27nm，与甲肝患者粪便样品中所见病毒样颗粒相似。

上述结果证明产地毛蚶在海底已受到甲肝病毒污染，而不是运输过程中受污染，直至 1988 年 3 月下旬从毛蚶产地直接捕捞的毛蚶体内仍有甲肝病毒的污染。

3. 人群易感性　从抽样的 1649 名居民中采血 470 份，检测抗-HA 和抗-HA-IgM，结果显示人群对甲肝的易感性随年龄增长而降低，人群甲肝易感性平均为 30.21%。未食毛蚶的易感者甲肝感染率为 5.41%。易感者食毛蚶后感染率高达 38.24%，相对危险度为 7.07。

（四）毛蚶的来源及其可能污染的原因

本次流行的毛蚶来源于启东吕泗港，自 1987 年 12 月 9 日至 1988 年 1 月 3 日止，从水产批发部集体采购共计 4 批总量为 34 127kg，以 1 月初批量最多。自 1987 年 12 月中旬，个体户的毛蚶大量流入市场。1988 年 1 月 4 日起市政府下令禁止采购和销售毛蚶。

1987 年是江苏启东县肝炎流行年，发病率为 16.12‰，1988 年 3 月 10 日止，该县共发病 5542 例，是该省肝炎发病率最高的县。当地居民的粪便未经粪便无害化处理，厕所条件差，可能粪便直接入水，运河上大量船只也可直接使粪便排入水或渔民排便入水等造成污染。

国内发生 3 次由贝类引起的甲型肝炎暴发流行。1978 年浙江宁波发生一起食用泥蚶引起甲肝暴发。1982 年末，1983 年初上海地区因食用毛蚶引起甲肝暴发。本次为国内第三次由食用贝类引起的大规模甲肝暴发流行，实属空前。

贝类由于借滤水进行呼吸和摄食，每小时可滤水 5～40L，能将水体中各种颗粒性物质截留于鳃和消化腺中，在肝内集聚，这种积聚能力称为富集。据报道毛蚶可浓缩甲肝病毒数百甚至上千倍，储存 6 周以上。

从几次甲肝流行事件说明，渔业和环境保护部门应加强贝类的饲养和卫生管理。首先应加强毛蚶捕捞区水体的卫生管理；采购货源应集体经营，事先掌握当地疫情，把好卫生质量关；注意运输、销售过程中免受污染。卫生行政部门应制定毛蚶及其他贝类养殖场的卫生要求和卫生法规，贝类卫生标准及卫生管理措施，开展贝类水产品中甲肝病毒监测方法的研究。教育群众改变生食毛蚶的习惯，研究安全可口的毛蚶烹调方法及灭活甲肝病毒的消毒方法。

问题 6：从这次甲肝暴发流行中你能总结出哪些重要教训？今后如何防止类似事件的发生并积极应对？

（王　娜）

实验三　儿童生长发育测量

一、实　验　目　的

掌握人体形态、生理功能、体成分测量方法及其注意事项；熟悉有关器械的使用和校准方法；了解常用的青春期性发育检查方法。

二、实 验 内 容

（一）形态测量

形态测量主要应用体质测量学方法进行。

1. 身高 是立位时颅顶点到地面的垂直高度，生长发育最具代表性的指标之一。

（1）器材：通常使用立柱式身高计或身高坐高计。使用前检查身高计是否放置平稳；滑测板与立柱是否垂直；并用标准钢卷尺校正刻度尺，误差不得超过±0.2%。

（2）方法：受试者脱鞋帽，穿内衣裤，立正姿势站在底板上，两手自然下垂，足跟靠拢，足尖分开约45º；足跟、臀部、肩胛部三点紧靠立柱，躯干自然挺直；头部保持眼耳水平位，两眼平视前方。测试者立于右侧，轻移滑测板向下，直到与头顶点接触，读数并记录。测量误差不得超过±0.5cm。

2. 体重 是人体总的质量，综合反映骨骼、肌肉、体内脂肪及内脏重量，在一定程度上反映营养状况。

（1）器材：杠杆式体重秤。水平放置，使用前调节零点；用标准砝码校准体重计准确度（50kg）和灵敏度（体重±0.1kg）。也可使用高质量的电子秤，准确度和灵敏度校准同上，不得使用弹簧秤。

（2）方法：受试者排空大小便，穿短内裤（女孩穿小背心），赤足轻轻踏上秤台，直立于正中或坐于底板上，手不乱动或接触其他物体。调整砝码至杠杆平衡，记下读数至最小刻度，测量误差不超过±0.1kg。

3. 胸围 表示胸腔容积、胸背肌发育和呼吸器官的发育程度。

（1）器材：带毫米（mm）刻度胸围尺，使用前用钢尺校正，误差不超过±0.2%。

（2）方法：受试者裸上体安静站立，两臂下垂，均匀平静呼吸。测量者面对受试者，将带尺上缘经背侧两肩胛下角下缘绕至胸前两乳头的中心点上缘测量。乳房已开始发育的少女，以胸前锁骨中线第4肋处为测量点。在受试者呼气末而吸气开始前读数记录，为平静状态下胸围。再嘱受试者做最大深吸气，终末测吸气胸围；稍停再嘱其做最大深呼气，终末测其呼气胸围；两者之差为呼吸差。胸围测试误差不得超过±1cm。

4. 肩宽和骨盆宽

（1）器材：测径规，误差不得超过±0.5cm。

（2）方法：肩宽为左右肩峰点间的直线距离。受试者取直立位，姿势同测胸围。测量者在受试者正后方，用两食指沿肩胛骨向外摸到肩峰外侧缘中点，用测径规测量读数。骨盆宽为左右髂嵴点间的直线距离。使用仪器、受试者和测量者位置同肩宽测量。用食指摸到受试者两髂嵴外缘最宽处，用测径规测量读数。两项指标的测试误差都不得超过±0.5cm。

5. 皮褶厚度 是反映人体成分中脂肪定量的客观指标之一，常用以推算全身体脂含量，判断营养状况，评价体成分。

（1）器材：皮褶厚度计。使用前调整零点，校正压力，将仪器臂钳两个接触点间的压力调整至 $10g/mm^2$ 范围内。

（2）方法：测量者右手持皮褶厚度计，张开两臂，用左手拇指、食指将测试皮肤和皮下组织捏紧提起（拇指、食指间保持3cm距离），将皮褶厚度计在距离手指捏起部位附近处钳入约1cm，放开活动把柄，读数并记录。测试误差不得超过5%。常用测试部位有：①肱三头肌部，肩峰点与桡骨点连线中点、肱三头肌的肌腹上；②肩胛下角部，肩胛下角下端约1cm处，皮褶方向与脊柱成40º角；③腹部，锁骨中线与脐水平线交叉处水平位；④大腿部，腹股沟中点与髂骨顶连线中点和下肢长轴平行的皮褶处。

（二）生理功能测量

1. 肺活量 指一次尽力深吸气后能呼出的最大气量（ml），反映肺容量及呼吸肌力量。

（1）器材：常用回转式肺活量计。用前检查有无漏气、漏水，然后盛满与室温相近的清洁水至标志线。校正时用带有准确刻度的量瓶（最小刻度＜20ml）连接于吹嘴橡皮管上（不得漏气），按 1000、2000……5000ml 顺序导入空气，记录读数，反复 3 次取均值，再计算差值，误差应在±50ml 内。

（2）方法：在已充满水的肺活量计内插入水内温度计，测温度后移动肺活量计读数指针至相应温度值处为零点。使用一次性吹口。受试者直立，先做扩胸动作，然后尽力深吸气，吸满后憋住气，向肺活量计口嘴内以中等速度尽力呼气至不能再呼气为止。每人测 3 次，单位毫升（ml），选最大值记录。

（3）注意事项：①测前向受试者扼要说明测试方法及要领，对第一个受试者先做示范；②注意受试者吸气、呼气是否充分，呼气时不能漏气或第二次吸气；允许弯腰呼气，但呼气开始后不得再吸气；③测前检查回转筒是否恢复原位；④放气时不要使水溢出；⑤需经常观察温度游标指示器的读数与水温是否一致。

2. 握力 反映上肢肌肉的力量。

（1）器材：指针式蹬型握力计。调节内外蹬距离以适应受试者手大小。

（2）方法：测前先调整握力计握距，指针拨至零点。测量时嘱受试者直立，手持握力计，双足分开半步；手臂自然下垂，握力计距身侧 10cm 左右，勿与身体和衣物相触，也不可臂靠腰部或其他物件；握紧把柄至不能再用力为止，记录读数（kg）。左右手都测，各重复 3 次，记录最大值。

3. 背肌力 反映腰背部及上、下肢大部分肌肉力量。

（1）器材：指针式背肌力计。

（2）方法：先校正背肌力计。受试者先做腹部活动，双脚立于脚踏盘上，躯干前倾 30º，两臂及两腿伸直，调节链条长短使把柄高度到膝盖水平，将指针拨至零点。受试者双手紧握把柄，用最大力量向上牵拉至不能再用力，记录读数，反复 3 次，记录最大值。

（3）注意事项：牵拉时宜以中等速度徐徐提起，动作不能过慢或过猛。腰背痛、疝和女生月经期禁止测量。

4. 血压

（1）器材：水银柱血压计或电子血压计，理想的测量工具是水银柱血压计。

（2）方法：选择适宜宽度、型号袖带。血压计用前校正零点。受试者一律坐位，右上臂充分暴露，调节椅子高度，使上臂与心脏处同一水平。血压计平放，捆扎袖带要平整，松紧适宜。测试者用手触及肱动脉搏动位置后放置听诊器。向气囊内充气使水银柱上升，直到脉搏声消失，继续加气 4kPa 左右，然后开阀慢慢排气。充气、放气速度应均匀，不宜过快，一般速度为 0.4kPa/s 左右。听到第一个清晰的脉跳声时记录为收缩压。对舒张压的记录尚未统一。目前多以声音消失为舒张压（消音点）。若声音持续不消失，则以变音点为舒张压，即在听到收缩压后继续放气过程中，辨别当脉跳声由高调变为低沉的低音调时，作为舒张压（变音点）记录。为获得较恒定的血压读数，应连续测 3 次，以其中最接近的两次读数的均值作为受试者的血压值。

（3）注意事项：测前 2h 内不做剧烈活动；测前 15min 内静坐休息；对年幼儿童测量前应先耐心解释，以免因哭闹、紧张、情绪紧张等原因而使血压升高；上衣袖口不应压迫上臂；袖口过紧，宜脱去衣袖；室温过高、过低，茶、咖啡和某些药物可影响血压，测试时应尽量避免这些因素。

5. 脉率 脉率为单位时间内测得的脉搏次数（次/分），是反映心血管功能的重要指标；因年龄、性别、健康状况和锻炼水平而不同，个体间有很大差异。

（1）器材：秒表，误差不超过 0.2s/min。

（2）方法：测前 15min 嘱受试者休息，然后右前臂平放于桌面，掌心向上。测试者用示、中、无名指指端置于受试者的腕部桡动脉上，施适当压力，可感到动脉搏动。连续测量 3 个 10s 的脉搏数，直到其中 2 次相同而与另 1 次仅差一次（处安静状态）时，测量 30s 脉搏数再乘 2，记录为脉率。

（3）注意事项：脉率易因体力活动或随情绪而波动，故测前 2h 内不得从事剧烈活动。

（三）体成分测量

测定体成分，可较准确分析人体各器官、组织的物质组成。常用的体成分测量方法有两种。

1. 皮褶厚度法

（1）原理：皮褶厚度法以测量皮褶厚度为基础，间接估测体脂含量。皮褶厚度与全身脂肪含量的相关性较高，是在人体测量基础上推算体成分的最常用方法，适用于大样本人群调查。目前应用最多的是以肱三头肌、肩胛下角两处皮褶厚度为指标，进而推算体成分。

（2）器材：皮褶厚度计。

（3）测试方法：受试者自然站立，充分暴露被测部位。测试者右手持皮褶卡钳，准确掌握测试部位（肱三头肌和肩胛下角部），按上述形态测量 5 的技术要求捏提皮肤，测皮褶厚度，读数记录。每项指标测 3 次，取 2 次相近值或均值，以毫米（mm）为单位，精确到小数点后 1 位。

（4）结果分析：利用上述两项皮褶厚度指标之和 X，按性别-年龄组回归公式计算体密度（D），再根据 Brozek 公式估算体成分。表 11-5 为日本学者长岭晋吉（1982）创建的公式，适用于亚裔人群。

表11-5 不同性别、年龄儿童少年体密度长岭晋吉修正公式

年龄组（岁）	男性	女性
7～11	D=1.0879−0.00151X	D=1.0749−0.00142X
12～14	D=0.0868−0.00133X	D=1.0888−0.00153X
15～18	D=1.0977−0.00146X	D=1.0931−0.0060X
19～20	D=0.0913−0.00116X	D=1.0897−0.00133X

注：D 为体密度；X 为肱三头肌与肩胛下角部皮褶厚度之和（mm）。

根据体密度推算体脂百分率 BF（%）的 Brozek 公式为：

$$BF(\%)=(4.570/D-4.412)\times 100\% \qquad (11-1)$$

表 11-6 是我国学者用两处皮褶厚度之和建立的人群回归公式，不需先计算体密度，即可利用 X 直接计算体脂率（BF%），应用更方便。

表11-6 我国儿童少年皮褶厚度估计体脂回归公式

作者	适用对象	回归公式
姚兴家等（1993）	男 7～12 岁	BF（%）=6.9314+0.4284X
	女 7～12 岁	BF（%）=7.8960+0.4577X
元田恒等（1984）	男 7～9 岁	BF（%）=5.7303+0.9196X
	男 10～12 岁	BF（%）=9.0870+0.6616X
	男 13～15 岁	BF（%）=4.8942+0.5496X
	男 16～18 岁	BF（%）=3.6836+0.4097X
	女 7～9 岁	BF（%）=5.7490+1.0075X
	女 10～12 岁	BF（%）=11.2657+0.5311X
	女 13～15 岁	BF（%）=10.8048+0.3614X
	女 16～18 岁	BF（%）=8.4724+0.4249X

注：D 为体密度；X 为肱三头肌与肩胛下角部皮褶厚度之和（mm）。

获得 BF（%）后，进一步计算其他体成分指标，如：

$$瘦体重 FFM (kg) = 体重(kg) \times (1 - BF\%) \quad (11-2)$$

$$脂肪重量 FM (kg) = 体重(kg) \times - FFM(kg) \quad (11-3)$$

2. 生物电阻抗法（bioelectrical impedance analysis，BIA） 是目前公认的估测体成分的有效方法之一，简便快速，成本低廉，无创伤性，易被受试者接受。由该法建立的体成分正常值已通过水下称重法等金标准标定，能较真实地反映全身脂肪含量。

（1）原理：设人体为圆柱体，由脂肪和瘦体重（FFM）组成，两者的导电性不同。FFM 组织越多，含水量越高，导电性越强，电阻抗越小；相反，越肥胖（脂肪组织越多），电阻抗越大，导电性越差。所以，可通过测量身体导电性（电阻抗程度）间接估测体脂率（%）。

（2）测试器材：BIA 分析仪。

（3）测试方法：受试者空腹或餐后 2h 测量，避免剧烈运动，穿棉质内衣。测试步骤：①受试者放松平躺，下肢分开。②将电极分别置于受试者手背面、第 3 指关节下、腕关节处尺-桡粗隆连线、足背面、第 3 趾关节下、踝关节处胫腓粗隆连线等处。③导入 800μA、500kHz 的微（安全）电流，用 BIA 分析仪从远端闭路 E_1、E_2 测量电压降，获得生物电阻抗值（R），连测 3 次，取最小 R 值和相应电容抗（C）。每批测试前以 500Ω 标准电阻校正。

（4）结果分析：根据电阻抗（R）和电容抗（C）推算 FFM。王京钟（2008）用该法创建我国 7～18 岁生物电阻抗估测 FFM 回归公式，见表 11-7。

表11-7 两类体重儿童少年BIA估测瘦体重多元回归估测公式（王京钟，2008）

样本	瘦体重（FFM）量（kg）
体重正常组	0.406Wt+2.918 sex+0.315H^2/z+0.843
超重、肥胖组	0.358Wt+1.571sex+0.358H^2/z+0.603
总人群	0.290Wt+2.222sex+0.427H^2/z+1.547

注：Wt 为体重（kg）；sex 男=1 女=0；H^2/z 为生物电阻抗指数$(m^2/\Omega) = (R^2+C^2)0.5$。

（5）注意事项：实验结果易受不同体位、体温、饮食、饮水量、运动等因素影响，应事先严格控制这些环境条件。电导率还易受体型、骨骼重量（如专业运动员、重度肥胖者）等因素影响,对这些特殊个体可以其他测试方法对结果进行验证。

(四)青春期性发育检查

性发育包括生殖器官形态变化、功能发育、第二性征发育。调查性发育应在知情同意基础上进行。常用调查和检查方法如下。

1. 月经初潮与首次遗精年龄调查

(1) 现状调查法:在了解被调查者准确年龄基础上,询问是否来月经或遗精,回答只需"是"或"否"。对象包括所有年龄组(全部未来潮或未遗精、全部已来潮或已遗精两端)。通常男、女孩分别从10岁、8岁组起询问,直到18岁。得出各年龄组的来潮或遗精人数后,用概率单位回归法计算各年龄组月经来潮或首次遗精发生率,计算半数月经初潮或首次遗精年龄及其95%可信区间。方法简便、可靠,结果接近实际初潮或首次遗精年龄,最常用。

(2) 前瞻性调查:适用于未发生初潮/首次遗精人群。对选定人群作定期追踪观察,通常每3~6个月一次,记录初潮/首次遗精的发生年龄,直至全部对象都发生初潮/遗精。该方法所得资料可靠、精确,但观察时间较长。

(3) 回顾性调查:要求被调查者回答是否已来月经或遗精;已发生者继续回答初潮或首次遗精发生时间。本法缺点是回忆者年龄越大,回顾偏移率越高。用于正发生初潮或遗精人群时,可因各年龄样本量变异而使结果偏移(低年龄人数偏多,可使初潮或遗精平均年龄偏低,反之偏高);用于大多已发生初潮或遗精人群时,因回忆时间晚于实际发生时间而导致回顾平均年龄偏大。该调查法费时费力,不易获得准确结果。

2. 男女性发育 女性性发育顺序大致是乳房开始发育→阴毛开始发育→腋毛开始发育→月经初潮。乳房、阴毛和腋毛发育水平都可分为五期(表11-8、表11-9)。

表11-8 女孩乳房发育分期

分期	表现
I	发育前期,仅有乳头突出
II	乳腺萌出期,乳头隆起,乳房和乳晕呈单个小丘状隆起,乳晕增大
III	乳房、乳晕进一步增大,两者仍在同一丘状水平面上,乳晕色素增深
IV	乳头和乳晕突出于乳房丘面上,形成第二个小丘
V	成熟期,乳房更大,乳晕与乳房又在同一丘面上

表11-9 男女孩阴毛和腋毛发育分期

分期	男女孩阴毛发育	男女孩腋毛发育
I	无阴毛	无腋毛
II	大阴唇(阴茎根)出现淡色绒毛性细毛	腋窝外侧出现软、短而稀疏的细毛
III	阴毛增粗色增深,开始卷曲,范围向耻骨合扩展	腋窝外侧毛较密,色较深,开始卷曲并向中心部扩展
IV	似成人,但范围较小,毛稀疏	似成人,但范围较小,毛稀疏
V	阴毛呈倒三角形或菱形分布,毛浓密,达成人水平	毛密而长,分布在腋窝中心及后部

男性性发育的形态指标有性器官(睾丸、阴囊、阴茎)和第二性征等,个体差异很大。发育开始年龄的大体顺序是:睾丸→阴囊皮肤改变→阴茎增大→阴毛→腋毛→胡须→变声→喉结。男性外生殖器发育分五期(表11-10)。

表11-10 男孩生殖器发育分期

分期	表现
G1	青春期前,睾丸、阴囊和奶茎仍是儿童早期的大小和比例
G2	阴囊和睾丸增大,阴囊皮肤变红,纹理改变,阴茎无变化或变化很小
G3	主要是阴茎长度增大,睾丸和阴囊进一步增大
G4	阴茎头发育增粗,阴茎增大,睾丸和阴囊继续增大,阴囊皮肤颜色加深
G5	生殖器大小和形状达成人水平

三、思 考 题

（1）儿童少年生长发育测量包括哪些方面？
（2）试述常用人体形态、生理功能测量方法。

（张利霞）

实验四 骨 龄 评 价

一、实 验 目 的

掌握李果珍"骨龄百分计数法"评定骨龄的方法；熟悉图谱法评定骨龄的方法；了解手腕骨骨龄的实际应用。

二、实 验 原 理

手、腕骨包括数量较多、不同形状的骨骼，且在生长发育期间逐步演进，各种标志界限分明，对全身骨骼有良好代表性，同时易于摄片，故国内外多采用该部位制订骨龄评价标准。李果珍"骨龄百分计数法"是根据桡骨骺、尺骨骺、头状骨、钩骨、三角骨、第1掌骨骺、第2掌骨近端、第2～5掌骨骺、近排指骨骺、中排指骨骺等10种骨的不同成熟程度，经比较划分成不同分期计分；再通过计算各骨、各期的骨龄发育指数，求得男1～22岁、女1～20岁的平均骨龄发育指数（表11-11，表11-12）。

表11-11 1～22岁男性各年龄骨龄发育指数

年龄（岁）	1	2	3	4	5	6	7	8	9	10	11
85%下限	0.3	2.8	5.9	9.6	13.6	17.9	22.6	27.7	33.0	38.7	44.6
平均指数	1.0	4.6	8.9	13.6	18.7	24.0	29.5	35.4	41.5	47.8	54.2
85%上限	2.0	7.4	13.2	19.1	25.4	31.7	38.0	44.6	51.2	58.0	64.6
年龄（岁）	12	13	14	15	16	17	18	19	20	21	22
85%下限	50.8	57.0	63.8	70.7	77.8	83.7	88.0	91.0	93.1	94.7	96.0
平均指数	61.0	67.7	74.5	81.8	88.3	92.7	95.2	96.9	97.8	98.6	99.0
85%上限	71.5	78.2	85.2	92.0	96.0	98.1	99.2	100	100	100	100

表11-12　1~20岁女性各年龄骨龄发育指数

年龄（岁）	1	2	3	4	5	6	7	8	9	10
85%下限	1.0	3.5	6.7	10.6	15.3	20.7	26.4	32.9	39.9	47.5
平均指数	2.7	6.8	11.4	16.7	22.5	28.9	35.6	42.8	50.2	57.8
85%上限	4.6	10.4	16.5	23.2	30.3	37.7	45.0	52.8	60.6	68.8
年龄（岁）	11	12	13	14	15	16	17	18	19	20
85%下限	55.2	63.8	72.5	82.0	90.0	94.3	96.7	98.0	98.8	99.2
平均指数	65.7	73.9	82.5	91.0	96.0	98.2	99.1	99.7	99.8	100
85%上限	76.8	85.1	92.1	96.6	99.1	100	100	100	100	100

10种骨发育指标（图11-1）的分期与评分依据如下。

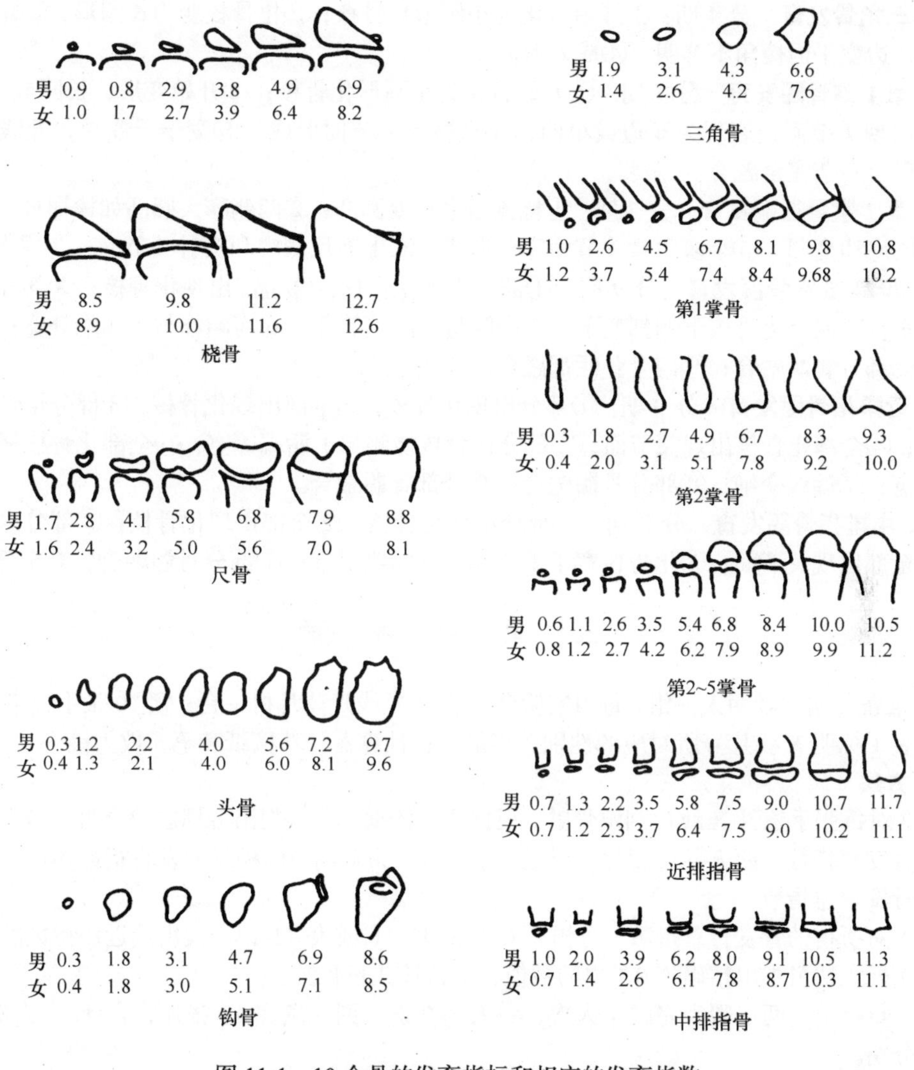

桡骨
男 0.9　0.8　2.9　3.8　4.9　6.9
女 1.0　1.7　2.7　3.9　6.4　8.2

男 8.5　9.8　11.2　12.7
女 8.9　10.0　11.6　12.6

尺骨
男 1.7　2.8　4.1　5.8　6.8　7.9　8.8
女 1.6　2.4　3.2　5.0　5.6　7.0　8.1

头骨
男 0.3　1.2　2.2　4.0　5.6　7.2　9.7
女 0.4　1.3　2.1　4.0　6.0　8.1　9.6

钩骨
男 0.3　1.8　3.1　4.7　6.9　8.6
女 0.4　1.8　3.0　5.1　7.1　8.5

三角骨
男 1.9　3.1　4.3　6.6
女 1.4　2.6　4.2　7.6

第1掌骨
男 1.0　2.6　4.5　6.7　8.1　9.8　10.8
女 1.2　3.7　5.4　7.4　8.4　9.68　10.2

第2掌骨
男 0.3　1.8　2.7　4.9　6.7　8.3　9.3
女 0.4　2.0　3.1　5.1　7.8　9.2　10.0

第2~5掌骨
男 0.6　1.1　2.6　3.5　5.4　6.8　8.4　10.0　10.5
女 0.8　1.2　2.7　4.2　6.2　7.9　8.9　9.9　11.2

近排指骨
男 0.7　1.3　2.2　3.5　5.8　7.5　9.0　10.7　11.7
女 0.7　1.2　2.3　3.7　6.4　7.5　9.0　10.2　11.1

中排指骨
男 1.0　2.0　3.9　6.2　8.0　9.1　10.5　11.3
女 0.7　1.4　2.6　6.1　7.8　8.7　10.3　11.1

图11-1　10个骨的发育指标和相应的发育指数

1. 桡骨骺发育　分10期：①开始骨化，表现为圆形或卵圆形化骨核，横径小于干骺端的1/2；②化骨核初步变形，表现为拇侧大而圆，尺侧小而尖；③开始出现关节面，掌侧边缘致密或出现双边；④桡骨结节出现，桡侧圆头向掌侧凸出，使化骨核变为三角形；⑤干侧边变平，角变方；⑥达成人形，但骺板厚薄不均；⑦骺板厚薄一致，仍较厚；⑧骺板变薄但仍完整；⑨部分融合；⑩完全融合。

2. 尺骨骺发育　分 7 期：①开始骨化为扁形化骨核，偶尔茎突先骨化表现为偏于尺侧的小圆形化骨核；②掌侧分化出尺骨小头和茎突；③干侧分化，边变平，横径大于干骺端的 1/2；④基本成人形并等于或宽于干骺端；⑤骺板变薄；⑥部分融合；⑦完全融合。

3. 头骨发育　分 7 期：①开始骨化为圆形化骨核；②化骨核初步变形，由圆变为长圆；③出现一个关节面，边变平；④出现 2 个关节面，即与钩、第 2 掌骨或第 3 掌骨的关节面中的任何两个；⑤3 个关节面全出现；⑥基本成人形但较小，与周围骨的间隙稍宽；⑦完全成人形。

4. 钩骨发育　分 6 期：①开始骨化为小圆形化骨核；②化骨核变形，由圆形变为三角形；③出现 2 个关节面；④出现 3 个关节面；⑤各关节面全部形成，上缘表现为双边样马鞍形；⑥出现钩状突，完成发育。

5. 三角骨发育　分 4 期：①开始骨化为小圆形化骨核；②化骨核变为长圆形；③开始出现关节面，边变平但棱角不鲜明；④成人形。

6. 第 1 掌骨骺发育　分 7 期：①开始骨化为小圆形化骨核；②开始变形，长圆或半圆形；③开始出现关节面，表现为双边或小凹；④马鞍形关节面形成；⑤宽于干骺端，骺线变细；⑥部分融合；⑦完全融合。

7. 第 2 掌骨近端发育　分 7 期：①桡侧由平直变圆凸；②两侧膨大圆凸如棒槌样；③底边变平；④底边变凹；⑤小多角骨关节面完全形成；⑥出现尺侧突和头骨关节面；⑦成人形。

8. 第 2～5 掌骨骺发育　分 9 期：①部分出现化骨核；②全部出现化骨核；③部分化骨核干侧变平；④四个化骨核干侧都变平；⑤桡侧与干骺端等宽；⑥两侧都与干骺端等宽；⑦骺线变细；⑧部分骨骺融合；⑨四个骨骺都融合。

9. 近排指骨骺发育　分 9 期：①部分出现化骨核；②全部出现化骨核；③部分化骨核出现关节面；④全部化骨核出现关节面；⑤部分化骨核桡侧与干骺端等宽；⑥全部化骨核桡侧与干骺端等宽；⑦骺线变细；⑧部分骨骺融合；⑨全部骨骺融合。

10. 中排指骨骺发育　分 8 期：①部分出现化骨核；②全部出现化骨核；③部分出现关节面；④全部出现关节面；⑤化骨核宽于干骺端；⑥骺线变细；⑦部分骨骺融合；⑧全部融合。

三、实 验 步 骤

1. 准备　实习者两人一组，每组实验台上放置 X 线片读片机一台；领 10 张手腕骨 X 线片及一张表（标明 X 线片号所对应的性别、年龄）；计算器，草稿纸和笔，放大镜。

2. 方法

（1）对每张手腕骨 X 线片判定骨龄。根据评分依据，分别判出各标志符合哪一分期，按性别记下骨发育指数。两人各自读片、记录，不商量。最后将 10 种骨的发育指数相加，得出该儿童的骨发育总指数。

（2）对所得的骨发育总指数，分男、女查表 11-11 或表 11-12，找出接近该指数的骨龄估计值，用插入法可求出精确到 0.1 岁的数值，即得该儿童骨龄。

（3）重复上述两步骤为完成 1 人次，每人读 2 遍。两人读完 10 张片，合计 40 人次、400 个发育分期。

3. 读片效果准确度检验　收集读片结果，做读片效果准确度检验：①两人相互比较；②与"正确"评价结果比较。"正确"评价结果由教师准备，即富有读片经验者的评价结果。统计 4 遍读片中骨龄判断误差和骨发育分期误差情况。若 95% 以上结果相差 12 个月内，骨发育分期

误差最多 $1\frac{1}{2}$ 期，视为合格。若超出该限度，说明未完全掌握判断要领。①误差过大，提示评价者间的误差太大；②误差过大，提示与真实结果有较大差异；都应继续读片训练，直到判定允许误差符合要求，再进行有效的骨龄判定。

四、结果讨论

可围绕以下议题讨论，对深入理解骨龄的发育变化、正确应用发育年龄有很大帮助。

1. 骨发育过程的形态变化及组合 形态变化可分为 5 类：①化骨核出现与变形；②关节面出现与形成；③骨突出现，如桡骨结节、尺骨茎突、钩骨勾突等；④骨骺长大，用骨骺和干骺端比例判断骨骺发育大小；⑤骺板出现、骺线逐步变细，部分和完全融合。除第 1 掌骨外的 4 个掌、指骨的发育，第 2、3 掌骨在先，第 4、5 掌骨在后。

通常在各骨发育的开始和接近成熟阶段，分期标志较单纯，易掌握。中间阶段较复杂，因发育顺序可出现不同组合。例如，头骨最初是个小圆形化骨核，接着变为长圆形，这两期顺序恒定；下一步出现关节面时，最先出现的可以是与钩骨相邻的，也可以是与第 2 掌骨的关节面；出现 2 或 3 个关节面时的组合更多样化，故读片判别分期应全面考虑。此外，读片判定骨龄时，常遇到儿童小指中节骨短小且伴有锥形骨骺的正常变异。此时中排指骨骨骺的发育分期由第 2、3、4 指的中排指骨确定。

2. 注意事项 骨龄片的质量显著影响读片准确性。因此，拍摄骨龄片一定要严格规范：①手腕骨拍片一律用左手，投照后前位，片内应包括中指末端及尺桡骨远端干骺部位。②焦片距 80～100cm，铅字号准确标明拍片日期及片号。③为使腕骨间的影像减少重叠，摆位置时手部可稍向尺侧偏斜约 15°，或 X 线管球中心线从第三掌骨中部射入。④拍片者和被试者应做好个人防护。⑤为使 X 线片有良好清晰度和影像浓淡对比，要求冲洗 X 线片时显影要适中，定影要定透，水洗要充分，这样晾干后的胶片才能长期保存，不至变黄。

五、思考题

（1）判定骨骼成熟程度为什么以手腕部最为理想？
（2）为什么手腕部拍片一律用左手？

（张利霞）

实验五 心理行为测量与评价

一、实验目的

掌握心理测验的概念；熟悉几种常用的心理行为测验；了解心理测验的分类、原则和技术要求。

二、实验内容

（一）心理测验概述

1. 心理测验的概念 心理测验是一种使心理现象数量化的心理学技术。一般采用量表形式，以分数或等级对人的心理-行为变化进行客观、标准化的测量、分析和描述。

2. 心理测验的类型 心理测验按测验目的、性质、方法和测试形式的不同，分以下不同类型。

（1）按测验目的分

1）智力测验：测量智力，如比奈-西蒙量表（Binet-Simon scale）、韦克斯勒量表（Wechsler Scale）、瑞文联合测验（combined Raven's test，CRT）、绘人测验等。

2）人格测验：测定个性品质，如明尼苏达多项人格调查表（Minnesota Multiphasic Personality Inventory，MMPI）、艾森克人格问卷（Eysenck Personality Questionaire，EPQ）、16项人格特征量表（16PF）等。

3）神经心理测验：研究脑与行为的关系，测量脑损伤引起的心理变化，如 H-R 成套神经心理测验、视觉保持测验、利脑测验、触觉辨别测验等。

4）特种技能测验：检测人的音乐、机械操作、绘画、书写等特殊能力。

5）适应性行为评定：评定心理社会适应能力，如社会成就量表、智残评定量表、儿童行为量表等。

（2）按测验性质分

1）言语测验：以言语提出刺激，受试者用言语反应。大部分心理测验属于此类。

2）非言语测验：也称操作测验，用操作或语言提出刺激，受试者用操作反应。

3）言语-操作混合测验：结合上述两类测试内容，韦克斯勒智力量表属于此类。

（3）按测验方法分

1）问卷：文字问答形式，反应态度和行为。

2）作业测验：以图形或符号形式，让受试者做出特定反应。

3）投射测验：用无结构、无固定意义的测试题，通过受试者的反应，考察其人格特征和品质，如罗夏墨迹测验、主题统觉测验等。

（4）按测验方式分

1）个体测验：测试者与受试者面对面进行，诊断性测验多属此类。

2）团体测验：测试者同时对多人进行测试，以班级等团体为对象的教育心理学测量多以该方式进行。

3. 实施心理测验的原则

（1）根据目的选择测验：任何心理测验都有特定的目的和适用范围，有相应信度、效度，应根据实际需要慎重考虑选用何种测验。盲目滥用会给本人、家庭、学校、社会造成不良影响。

（2）与受试者建立友好信任关系：若不能取得受试者的信任，营造温馨和谐的环境，会使受试者（尤其儿童）无法做出真实反应，致测试结果不准确。

（3）正确解释测验结果：所有测验结果都有相对性。对此应具体分析，恰当解释。儿童少年正在旺盛生长，其神经系统发育有很大的伸缩性和代偿性，不能单凭一两次测试就轻易下定论。

（4）资格认定和职业道德：心理测验是严肃而科学的工作。测验者应具备本科以上专业学历，接受严格训练，经考核获得相应资格才能开展该项工作。应严格遵守职业道德，尊重儿童少年的正当权利，公正、有据报告测验结果，不以测验为名行不正之风。

（5）保密：测试结果涉及受试者权益和隐私，未经许可不能随便向他人或单位公布。测验工具、程序、记录纸、指导语等应有专人保管，不随意泄露。测试前不能让受试者知道内容，或进行专门练习，以免影响结果的真实性。

4. 实施心理测验的技术要求

（1）测试场所：房间不宜太大，墙壁四周无装饰物，光线明亮柔和，安静，桌椅高低适宜。测试者与受试者面对面或相邻而坐，测试开始后避免他人进出。

（2）主试人：首先与受试者建立友好信任关系，根据其年龄、性别、性格和当时情绪及时调整交流方式。为消除其紧张情绪，可从日常生活开始提问，待其平静后再测试。测试中保持充分耐心，随时对他/她表示关心、友好和尊重。对方有抵触情绪或轻易放弃时，要鼓励其建立信心，不能有藐视性表示。严格按测验要求（如指导语、时间、记分、观察记录等）进行。要善于观察、记录受试者的行为表现和情绪状态，注意力集中程度，对指导语是否理解，有无影响测试的外来因素等。观察要仔细，又不能干扰测验过程。应巧妙地回答儿童提出的问题，保持中性态度，不给予肯定或否定回答。例如，可说"这是不准说答案的呀"，"方法很多，各人有各人的做法"等。

（3）受试者：年龄越小，注意力集中时间和耐心越有限。可视实际情况允许适当休息、喝水、走动等。为保持小儿良好动机，适时加以鼓励，可结合操作，以自然流露方式赞扬："不错"，"加油"，"这题很难，你再大一点才能学会"等。不能每道题都用同一口气称赞；同样的赞语不能保持对小儿的鼓励作用。测验应保持一定速度和流畅性，既不能无视提问，又要控制谈话时间。较大年龄儿童测试时，尽量避免家长、老师在旁；小年龄者可允许父母亲一人在旁，但要告诫其不给孩子任何暗示或指导。

（二）几种常用的心理测验

1. 韦克斯勒智力量表 简称韦氏智力量表，由美国心理学家韦克斯勒编制，是进行临床智力评估和个别施测的工具，是世界上被公认的最具权威性的个人智力测验工具之一。由三套量表组成：韦氏成人智力量表（WAIS），适用于16岁以上成人；韦氏儿童智力量表（WISC），适用于6~16岁儿童少年；韦氏学龄前及学龄初儿童智力量表（WPPIS），适用于3~6.5岁儿童。

韦氏智力量表在世界各地有多个翻译版和修订本。我国儿少卫生领域多使用林传鼎等（1979）根据韦氏儿童智力量表修订版（WISC-R，1973），调整部分内容和顺序，并实现中文标准化的"韦氏儿童智力量表中国修订版"（WISC-CR），用言语智商、操作智商、总智商作为智力衡量指标。1986年，龚耀先主持全国标准化常模修订，对量表内容做进一步调整修改，制定出城、乡两套版本的测评工具。2006年经美国培生测评公司授权，由张厚粲主持，在韦氏儿童智力量表第3版基础上进行韦氏儿童智力量表第4版（WISC-Ⅳ）的修订，2008年完成。第4版的内容比旧版本更完善，操作更简便、测评更精确。

韦氏儿童智力量表第4版共有14个分测验，可导出5个合成分数，即总智商、言语理解指数、知觉推理指数、工作记忆指数和加工速度指数。14个分测验分别被确定为核心分测验或补充分测验，后者提供认知、智力功能方面的更宽泛样本，并可作为核心分测验的替代测验使用。各指数所含核心分测验、补充分测验项目等，见表11-13。

表11-13 各指数包含的核心分测验和补充分测验项目情况

合成指数	核心分测验	补充分测验
总智商		
言语理解指数	类同、词汇、理解	常识
知觉推理指数	积木、图画概念、矩阵推理	填图
工作记忆指数	背数、字母-数字排序	算术
加工速度指数	译码、符号检索	划消

核心分测验中，类同、词汇、理解构成言语理解指数；积木、图画概念、矩阵推理构成知觉推理指数；背数、字母-数字排序构成工作记忆指数；译码、符号检索构成加工速度指数。补充分测验中，常识补充言语理解指数；填图补充知觉推理指数；算术补充工作记忆指数；划消补充加工速度指数。量表中各分测验的题目按难度递增，顺序排列；每个分测验的施测，都

有与年龄相对应的起始点。测试中按顺序将各分测验题目展示给受试儿,当其连续得0分的题目数达到指定数量时,停止测验。对有时间限制的分测验要严格记录受试儿完成回答的时间,对快速而准确的回答有速度加分。完成核心分测验的全部测试需65~80min。测试中,先根据记分标准记录原始分,再按受试儿年龄换算成量表分,进而计算总智商和各指数分值(均用IQ表示)。根据各指数分值可判定出受试儿各指数水平的差异;通过各分测验分值确定受试儿的强项和弱项,进而全面分析其各方面的发展水平及能力。相关解释应由专业心理工作者进行。

韦氏智力量表测出的智商(IQ)平均值为100分,标准差为15分。可分下列等级:≥130,非常优秀;120~129,优秀;110~119,中上;90~109,中等;80~89,中下;70~79,临界;≤69,智力低下。

2. 症状自评量表(symptom checklist 90, SCL-90) 又名90项症状清单,现版本由Derogatis于在1973年编制,在国外应用甚广,20世纪80年代引入中国,最初由王征宇翻译成中文(1984),后经金华、吴文源等主持的全国协作组在国内13个地区采样并制定了常模。2002年刘恒等又对中学生群体进行了大规模的测评。可评定14岁以上人群的心理状况。

SCL-90共有90个项目,包含有较广泛的精神症状学内容,从感觉、情感、思维、意识、行为直至生活习惯、人际关系、饮食睡眠等均有涉及,并采用9个因子分别反映9个方面的心理症状情况。该量表具有容量大、反映症状丰富、更能准确刻画被试的自觉症状等特点。它的每一个项目均采取5级评分制。①没有:自觉无该项症状(问题),记1分。②轻度:自觉有该项症状,但对受检者并无实际影响或影响轻微,记2分。③中等:自觉有该项症状,对受检者有一定影响,记3分。④偏重:自觉常有该项症状,对受检者有相当程度的影响,记4分。⑤严重:自觉该症状的频度和强度都十分严重,对受检者的影响严重,记5分。"影响"包括症状所致的痛苦和烦恼,也包括症状造成的心理社会功能损害。作为自评量表,"轻、中、重"的具体涵义由自评者自己去体会,不必做硬性规定。

9个因子的含义及所包含项目如下。

(1)躯体化:包括1、4、12、27、40、42、48、49、52、53、56和58,共12项。该因子主要反映主观的身体不适感。

(2)强迫症状:包括3、9、10、28、38、45、46、51、55和65,共10项,反映临床上的强迫症状群。

(3)人际关系敏感:包括6、21、34、36、37、41、61、69和73,共9项。主要指某些个人不自在感和自卑感,尤其是在与他人相比较时更突出。

(4)抑郁:包括5、14、15、20、22、26、29、30、31、32、54、71和79,共13项。反映与临床上抑郁症状群相联系的广泛的概念。

(5)焦虑:包括2、17、23、33、39、57、72、78、80和86,共10项。指在临床上明显与焦虑症状群相联系的精神症状及体验。

(6)敌对:包括11、24、63、67、74和81,共6项。主要从思维,情感及行为三方面来反映敌对表现。

(7)恐怖:包括13、25、47、50、70、75和82,共7项。它与传统的恐怖状态或广场恐怖所反映的内容基本一致。

(8)偏执:包括8、18、43、68、76和83,共6项。主要是指猜疑和关系妄想等。

(9)精神病性:包括7、16、35、62、77、84、85、87、88和90,共10项。其中有幻听、思维播散、被洞悉感等反映精神分裂样症状项目。

此外,还有19、44、59、60、64、66及89共7项,未能归入上述因子,它们主要反映饮食及睡眠情况。在有些资料分析中,将之归为因子10"其他"。

SCL-90 的统计指标最常用的是总分和因子分。总分即 90 个项目单项分之和。因子分即组成某一因子的各项总分除以组成某一因子的项目数。总分反映病情严重程度,总分变化反映病情演变。反映自我感觉不佳项目范围及其程度的阳性项目及阳性均分,也可在一定程度上代表其严重性。每一因子反映受检者某一方面的症状情况,通过因子分可以了解受检者的症状分布特点,并可作轮廓图分析。

附:症状自评量表(SCL-90)

注意:以下表格中列出了有些人可能会有的问题,请仔细阅读每一条,然后根据最近 1 周以内下述情况影响您的实际感觉,在 5 个方格中选择一格划"√"。

题目	没有	很轻	中等	偏重	严重

(1) 头痛

(2) 神经过敏,心中不踏实

(3) 头脑中有不必要的想法或字句盘旋

(4) 头昏或昏倒

(5) 对异性的兴趣减退

(6) 对旁人责备求全

(7) 感到别人能控制你的思想

(8) 责怪别人制造麻烦

(9) 忘性大

(10) 担心自己的衣饰整齐及仪态的端正

(11) 容易烦恼和激动

(12) 胸痛

(13) 害怕空旷的场所或街道

(14) 感到自己的精力下降,活动减慢

(15) 想结束自己的生命

(16) 听到旁人听不到的声音

(17) 发抖

(18) 感到大多数人都不可信任

(19) 胃口不好

(20) 容易哭泣

(21) 同异性相处时感到害羞,不自在

(22) 感到受骗,中了圈套或有人想抓住你

(23) 无缘无故地突然感到害怕

(24) 自己不能控制地在发脾气

(25) 怕单独出门

(26) 经常责怪自己

(27) 腰痛

(28) 感到难以完成任务

(29) 感到孤独

(30) 感到苦闷

(31) 过分担忧

续表

题目	没有	很轻	中等	偏重	严重
（32）对事物不感兴趣					
（33）感到害怕					
（34）感情容易受到伤害					
（35）旁人能知道你的私下想法					
（36）感到别人不理解你、不同情你					
（37）感到人们对你不友好、不喜欢你					
（38）做事必须做得很慢以保证做得正确					
（39）心跳得很厉害					
（40）恶心或胃部不舒服					
（41）感到比不上他人					
（42）肌肉酸痛					
（43）感到有人在监视你、谈论你					
（44）难以入睡					
（45）做事必须反复检查					
（46）难以做出决定					
（47）怕乘电车、公共汽车、地铁或火车					
（48）呼吸有困难					
（49）一阵阵发冷或发热					
（50）因害怕而避开某些东西、场合、活动					
（51）脑子变空了					
（52）身体发麻或刺痛					
（53）喉咙有梗塞感					
（54）感到前途没有希望					
（55）不能集中注意					
（56）感到身体的某一部分软弱无力					
（57）感到紧张或容易紧张					
（58）感到手或脚发重					
（59）想到死亡的事					
（60）吃得太多					
（61）别人看着你或谈论你时感到不自在					
（62）有一些不属于你自己的想法					
（63）有想打人或伤害他人的冲动					
（64）醒得太早					
（65）必须反复洗手、点数目、触摸某些东西					
（66）睡得不稳不深					
（67）有想摔坏或破坏东西的冲动					
（68）有一些别人没有的想法或念头					
（69）感到对别人神经过敏					
（70）在商店电影院等人多的地方不自在					
（71）感到任何事情都很困难					
（72）一阵阵恐惧或惊恐					
（73）感到在公共场合吃东西很不舒服					

题目	没有	很轻	中等	偏重	严重
（74）经常与人争论					
（75）单独一人时神经很紧张					
（76）别人对你的成绩没做出恰当的评价					
（77）即使和别人在一起也感到孤单					
（78）感到坐立不安、心神不定					
（79）感到自己没有什么价值					
（80）熟悉的东西变成陌生或不像是真的					
（81）大叫或摔东西					
（82）害怕会在公共场合昏倒					
（83）感到别人想占你的便宜					
（84）为一些有关"性"的想法而很苦恼					
（85）认为应该为自己的过错而受到惩罚					
（86）感到要赶快把事情做完					
（87）感到自己的身体有严重问题					
（88）从未感到和其他人很亲近					
（89）感到自己有罪					
（90）感到自己的脑子有毛病					

三、思 考 题

（1）什么是心理测验？实施心理测验有哪些要求？

（2）简述韦氏儿童智力量表第4版组成、实施、评分等。

（张利霞）

实验六　学习疲劳测定方法

一、实 验 目 的

掌握学习疲劳测定的几种常用方法；熟悉学习疲劳测定的仪器和工具；了解学习疲劳测定的原理。

二、实 验 内 容

（一）短时记忆量测定

1. 原理　根据大脑对信息编码、储存、提取流程，可把记忆分为瞬间记忆、短时记忆和长时记忆。其中，短时记忆的测量应用最广泛，也最简便；其常用测试的形式有数字记忆广度法、空间位置记忆广度法、再现记忆广度法；常用测试的方法有图形再认、视觉记忆、词汇记忆（最常用）等。此外，还有以上测量内容组成的各种成套记忆测验。当脑力工作能力下降而出现疲劳时，大脑皮质对信息的编码、储存能力将下降，表现为短时记忆量减少、记忆时间缩短。

2. 方法 将 20 个在概念上无关联、笔画数相近、受试者认识的词汇，以 2s 一个单词的速度连续显示，要求受试者立即在 1min 内默写出所记住的词（不要求按显示顺序）。

3. 评价 通过计算默对率（式 11-4）评价短时记忆效果。若工作后默对率下降，表示疲劳已出现，但不能区分是早期疲劳还是显著疲劳。也可计算全体受试者中的疲劳发生率或平均默对率，作为集体评价指标。

$$默对率（\%）=\frac{默写正确的字数}{显示总字数}\times100\% \quad (11\text{-}4)$$

（二）明视持久度测定

1. 原理 当大脑皮质兴奋性降低时，注意力不集中，视觉分析功能恶化，眼睛能清晰分辨细小对象的能力减弱。在眼睛注视细小对象的过程中，明视时间减少，不能明视的时间增加，明视持久度降低。

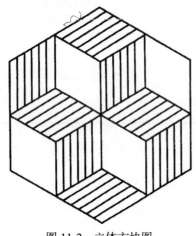

图 11-2 立体方块图

2. 方法 使用立体方块图（图 11-2）。该图是在白色背景上呈"品"字形排列的三个立体方块图，方块每边长 1cm。在规定时间（3min）内注视立体方块图，规定呈正"品"字形时为明视，呈倒"品"字形时为非明视。明视时间占注视总时间的百分比称明视持久度。测试基本条件是：室内照度恒定；立体方块图表面照度在 100~150lx，均匀无暗区；立体方块图置于与受试者眼睛高度齐平前方 30~40cm 处。操作时，受试者手持一个可断续计时的秒表，在规定注视总时间内，记录看到方块呈正"品"字的时间，即明视时间。

3. 评价 测试完毕后，根据式 11-5 计算明视持久度。若工作后明视持久度较工作前下降，且超过基线值的 10%，提示大脑皮质工作能力下降，疲劳出现，但不能区分是早期疲劳还是显著疲劳。

$$明视持久度=\frac{明视时间（s）}{注视总时间（s）}\times100\% \quad (11\text{-}5)$$

（三）闪光融合临界频率测定

1. 原理 当闪烁光的闪烁频率逐渐增大到一定程度时，人的眼睛便会感觉为融合光。从闪光感觉到融合感觉（或相反）变化瞬间的闪烁频率，即闪光融合临界频率。此临界频率值的大小与人的大脑工作能力密切相关。大脑工作能力降低，则视觉分析功能较差，闪光融合临界频率值减小。

2. 方法 闪光融合频率仪（亮点闪烁仪）由观察筒和频率指示器（主试机）两部分组成。操作过程如下。

（1）将受试者的观察筒和主试机连接起来，接通电源。将背景光强度、亮点强度、亮黑比（亮点强度/背景光强度）、亮点颜色都选择固定在所需位置，测亮点闪烁的临界频率。主试和受试者对亮点的颜色选择需一致。

（2）嘱受试者双眼紧贴观察筒，观察位于视觉中央的亮点。

（3）受试者开始观察时看不到亮点闪烁，通过自己转动频率旋钮，到刚见到亮点闪烁时立即停止转动，向主试报告；主试记下此时显示的闪烁频率。若开始能见到亮点闪烁，则将频率调快到刚看起来不闪烁（融和）时立即停止转动，记录该频率。在融合点附近反复测 3 次，取平均值。

（4）若要检测亮点在不同颜色时的闪烁临界频率，主试转动光点颜色旋钮，选定一种颜色，并告诉被受试者该颜色；受试者同时转动选色旋钮，选定同一颜色，然后开始测试。

3. 评价 若工作后的临界频率值较工作前减少，提示已出现疲劳，但不能区分是早期疲劳还是显著疲劳。

（四）剂量作业试验（校数法）

1. 原理 在限定的时间内让受试者完成指定的作业，根据其完成作业的数量和产生的错误，判断高级神经功能状态。将单位时间内完成的作业量作为工作速度指标，主要反映脑皮质的兴奋过程；将完成作业过程中产生的错误率，作为工作正确性指标，主要反映脑皮质的内抑制过程。疲劳时高级神经活动出现障碍，完成作业的速度减慢而错误增加。所以，可根据2次（如课前和课后）的测定结果，判断是否有疲劳出现。

2. 方法 在规定时间内（2min）删除所指定的数字（图11-3）。要求从左向右，逐行逐字查看，不得跳行、漏行；遇见指定数字就删，一旦发现错删，允许在数字下面画一横线以示纠正；查阅数字越多而错漏数越少，表明脑工作能力越好，不要只重速度，轻视准确性。听到"预备"口令（同时测试者将要删数字如"2"写上黑板）时，立即开始查阅并删除2，听到"停"时立即停止，并在该处数字右侧划一休止符"‖"；漏查一行算一个错，该行阅字数、应删数都不计入。

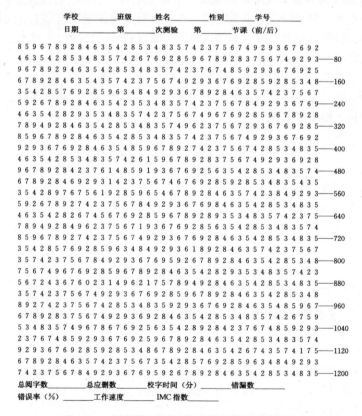

图11-3 剂量作业测定表（安菲莫夫校字法）

校数法分简单法和带抑制条件法两种。简单法只要求删除某一指定数字，如"2"；带抑制条件法则要求被试者在规定时间内删除某一特定条件时指定的数字，如要求删除"3"后面的"2"，此时数字"3"为抑制条件，除"3"外其余数字后的"2"都不能删。

3. 评价 测试完毕后，分别按式11-6、11-7、11-8计算阅字速度、错误率和脑力工作能力指数（IMC）等指标。

$$工作速度 = \frac{阅字数（个）}{阅读时间（分钟）} \tag{11-6}$$

$$错误率（\%）= \frac{错漏数}{阅字数} \times 100\% \tag{11-7}$$

$$脑力工作能力指数（IMC）= 工作速度 \times \frac{应删数 - 错漏数}{应删数} \tag{11-8}$$

根据受试者工作前后测试结果的变化，可评价脑力工作能力状况的变化：Ⅰ，良好，工作后阅字速度↑而错误率↓。Ⅱ，不变，工作后两指标均无变化。Ⅲ，早期疲劳，工作后阅字速度↓，或错误率↑。Ⅳ，显著疲劳，工作后阅字速度↓，同时错误率↑。

（五）视觉运动反应时测定

1. 原理 从机体接受刺激到产生反应的间隔时间，称为反应时。其过程是：先利用光刺激，同时结合语言指示，形成手指按压的条件反射；在此基础上测量从光刺激信号出现到手指出现按压动作之间的时间。疲劳时，大脑皮质细胞功能下降，条件反射活动也受影响，表现为反应时延长，反应量减少，反应错误增多。

2. 方法 仪器为视觉运动反应时测定仪，由刺激信号显示器、按压反应器、记录分析器、结果输出四部分组成。测定时，要求受试者将右手食指放在按压反应器上，注意力集中，眼睛注视信号显示器，看到某颜色光时立刻按压电键，而看到另一种颜色光时不按压。测定有简单和复杂两种，前者只有阳性信号；后者既有阳性又有阴性信号。

3. 评价 根据工作前后两次测定平均反应时的长短、错误反应率的大小来评价。若两项指标均无恶化，提示脑工作能力状况良好，未出现疲劳；若其中一项指标恶化，提示早期疲劳；若两项指标均恶化，提示显著疲劳。

三、思 考 题

（1）常用的学习疲劳测定方法有哪些？
（2）哪几种方法能区分疲劳的不同阶段？怎么区分？

（张利霞）

实验七　膳食调查与评价

【实验目的】 掌握膳食评价标准，并提出适当的改进意见；熟悉膳食计算的一般步骤和方法；了解膳食调查的目的，意义和方法。

【实验方法】
（1）回顾膳食调查的方法包括称重法、记账法、询问法和化学分析法。
（2）应用回顾法记录过去3日或1周内摄取的各种食物的种类和数量。
（3）膳食计算评价标准的确定。
1）能量需要量的确定：根据生理特点、劳动强度等求出每人每日（一昼夜）能量需要量。
2）各营养素需要量的确定：能量营养素适宜供能比、RNI/AI。
3）膳食评价与建议：DRIs。

【计算步骤及评价】

1. 填写进食量登记表（表11-14）　即记录每日进食的主、副食种类和数量（指原材料的可食部分）及餐次，并记录零食的量。

表11-14 进食量登记表（g）

姓名　性别　　　　编号　　　　　地址　　　　联系电话　　　　职业

星期	早餐		中餐		晚餐	
	主食名称/重量	副食名称/重量	主食名称/重量	副食名称/重量	主食名称/重量	副食名称/重量
日						
一						
二						

2. 计算热量和营养素的膳食供给量

（1）可利用学生回顾的进食量登记表（表11-14）或给定的食谱进行计算。

（2）填写主要食物摄入量计算表（表11-15），计算平均每人每日摄入食物量。

表11-15　主要食物摄入量计算表

类别	食物名称	每日每种食品共计（g）			总计（g）	平均每人每日摄食量（g）
		周日	周一	周二		
谷及薯类						
豆类						
动物性食品						
水果类						
蔬菜类						
纯能量食物						
其他						

（3）查食物成分表，计算每人每日各种营养素和热量摄入量（表11-16）。

表11-16　食物营养成分计算表

类别	食物名称	重量（g）	蛋白质（g）	脂肪（g）	糖类（g）	热量（kcal）	钙（mg）	铁（mg）	视黄醇当量（μgRE）	维生素B_1（mg）	维生素B_2（mg）	维生素C（mg）
谷及薯类												
小计												
豆类												
小计												
动物性食品												
小计												
水果类												
小计												
蔬菜类												
小计												
纯能量食物												

续表

类别	食物名称	重量(g)	蛋白质(g)	脂肪(g)	糖类(g)	热量(kcal)	钙(mg)	铁(mg)	视黄醇当量(μgRE)	维生素B$_1$(mg)	维生素B$_2$(mg)	维生素C(mg)
小计												
其他												
小计												
合计												

注:1)小计:是按食物类别汇总各类营养素和热能的摄入量。
2)合计:是将全天的热能和营养素摄入量计算出来并填入总计栏中。
3)在食物成分表中查找各种食物的能量及营养素应注意所调查食物是生重还是熟重,尽量采用与你所调查的食物相近的食物成分表中的内容进行换算。

(4)评价各类食物供热量比(表11-17),评价热量及各种营养素摄入情况(表11-18),热量营养素来源分布(表11-19)及蛋白质来源分布(表11-20)是否合理。根据计算及分析结果,评价摄入量是否合理、是否满足机体需要,提出合理可行的改进措施。

1)能量的食物来源见表11-17。

表11-17 各类食物供热量比

类别	摄入量(g)	供热量(kcal)	占总热量(%)
谷及薯类			
豆类			
动物性食品			
纯能量食品			
其他			
合计			

2)热量及各种营养素与推荐的供给量标准的比较见表11-18。

表11-18 营养素摄入量与参考摄入量比较

	蛋白质(g)	热量(kcal)	钙(mg)	铁(mg)	视黄醇当量(μgRE)	维生素B$_1$(mg)	维生素B$_2$(mg)	维生素C(mg)
平均摄入量								
参考摄入量								
比较(%)								

注:保留2位小数。

3)三大营养素产热百分比见表11-19。

表11-19 热量营养素来源分布

类别	平均摄入量(g)	供热量(kcal)	占总摄入热量(%)	标准(%)
蛋白质				
脂肪				
糖类				
合计				

4) 蛋白质来源百分比见表 11-20。

表 11-20　蛋白质来源分布

类别	摄入量（g）	供蛋白质量（g）	占总蛋白质摄入量（%）
谷及薯类			
豆类			
动物性食品			
其他			
合计			

5) 一日三餐热量分配见表 11-21。

表 11-21　一日三餐热量分配比

餐次	热量（kcal）	占总热量百分比（%）	推荐值（%）
早餐			30
中餐			40
晚餐			30
合计			100

【思考题】

（1）营养学上常用的膳食调查方法有几种？各有何优缺点？

（2）调查结束后，需要我们从哪些方面着手对调查资料进行整理和评价？

（3）根据膳食调查结果，请指出膳食供给存在的主要问题，并提出具体的改善膳食供给的有效措施。

（戈　娜）

实验八　慢性病（高血压）饮食治疗食谱设计

【实验目的】　掌握慢性病（高血压）的食谱编制程序；掌握如何确定每人每日营养素的需要量和食谱编制的方法；了解食谱编制的目的和原则。

【食谱编制原则】

1. 保证营养平衡　按照《中国居民膳食指南》的要求，膳食应满足人体需要的能量、蛋白质、脂肪及各种矿物质和维生素。不仅品种要多样，而且数量要充足，膳食既要能满足就餐者需要又要防止过量。

各营养素之间的比例要适宜。膳食中能量来源及其在各餐中的分配比例要合理。要保证膳食蛋白质中优质蛋白质占适宜的比例。要以植物油作为油脂的主要来源，同时还要保证糖类的摄入。各种矿物质之间也要配比适当。

食物的搭配要合理。注意呈酸性食物与呈碱性食物的搭配、主食与副食、杂粮与精粮、荤与素等食物的平衡搭配。

膳食制度要合理。一般应该定时定量进餐，成人一日三餐。

2. 照顾饮食习惯，注意饭菜的口味　在可能的情况下，既要使膳食多样化，又要照顾就餐者的膳食习惯。注重烹调方法，达到色香味美、质地宜人、形状优雅。

3. 考虑市场供应情况，兼顾经济条件　主要是熟悉市场可供选择的原料，并了解其营养特点。既要使食谱符合营养要求，又要使进餐者在经济上有承受能力，才会使食谱有实际意义。

【编制方法】 食谱编制的方法主要有两种：营养成分计算法和食物交换份法，本次实验采用前者。

【编制步骤】

1. 确定用餐对象一日的能量供给量 进餐者一日三餐的能量供给量可参照推荐摄入量（RNI），根据用餐对象的劳动强度、年龄、性别等确定。

例如：25岁办公室男性职员，按表11-22可知其每日所需能量供给量标准为2400kcal（10.03MJ）。

表11-22 中国成人膳食能量推荐摄入量

年龄（岁）	RNI（MJ/d）		RNI（kcal/d）	
	男	女	男	女
18～				
轻体力活动	10.03	8.80	2400	2100
中体力活动	11.29	9.62	2700	2300
重体力活动	13.38	11.30	3200	2700
孕妇				
4～6个月		+0.84		+200
7～9个月		+0.84		+200
乳母		+2.09		+500
50～				
轻体力活动	9.62	8.00	2300	1900
中体力活动	10.87	8.36	2600	2000
重体力活动	13.00	9.20	3100	2200
60～				
轻体力活动	7.94	7.53	1900	1800
中体力活动	9.20	8.36	2200	2000
70～				
轻体力活动	7.94	7.10	1900	1800
中体力活动	8.00	8.80	2100	1900
80～	7.74	7.10	1900	1700

2. 计算能量营养素一日应提供的能量 为达到平衡膳食的目的，三种能量营养素提供的能量占总能量的比例应适宜，一般蛋白质占10%～15%，脂肪占20%～30%，糖类55%～60%。

例如：已知某人每日能量需要量为2400kcal，若三种能量营养素所占总能量的比例分别为蛋白质12%，脂肪占25%，则三种能量营养素应提供的能量分别为：

蛋白质　　　2400kcal×12%=288kcal
脂肪　　　　2400kcal×25%=600kcal
糖类　　　　2400kcal×(1-12%-25%)=1512kcal

3. 计算能量营养素的每日需要量 根据每种能量营养素的生热系数，计算出三种能量营养素的需要量：

蛋白质　　　288kcal÷4kcal/g=72.0g
脂肪　　　　600kcal÷9kcal/g=66.7g
糖类　　　　1512kcal÷4kcal/g=378.0g

4. 计算每餐三大能量营养素和能量的需要量 根据三餐的能量分配比例计算出三大能量营养素和能量的每餐需要量。一般三餐能量的适宜分配比为：早餐占30%，午餐占40%，晚餐占30%（表11-23）。

表11-23　每餐三大能量营养素和能量的需要量

	早餐	中餐	晚餐
蛋白质（g）	72.0×30%=21.6	72.0×40%=28.8	72.0×30%=21.6
脂肪（g）	66.7×30%=20.01	66.7×40%=26.68	66.7×30%=20.01
糖类（g）	378.0×30%=113.4	378.0×40%=151.2	378.0×30%=113.4
能量（kcal）	21.6×4+20.01×9+113.4×4 =720.09	28.8×4+26.68×9+151.2×4 =960.12	21.6×4+20.01×9+113.4×4 =720.09

5. 主、副食品种和数量的确定

（1）主食品种、数量的确定：由于粮谷类是糖类的主要来源，因此主食的品种、数量主要根据各类主食原料中糖类的含量确定。

例1：已知某中等体力活动者的早餐中应含糖类108.2g，如果本餐只吃面包一种主食，试确定所需要面包的质量。

解：查表得知，面包中糖类含量为53.2%，则

所需面包质量=108.2g÷53.2%=203.4g。

例2：午餐应含糖类144.31g，要求以米饭、馒头(富强粉)为主食，并分别提供50%的糖类，试确定米饭、富强粉的质量。

解：查表得知，大米含糖类77.6%，富强粉含糖类75.8%，则

所需大米质量=144.31g×50%÷77.6%=93.0g；

所需富强粉的质量=144.31g×50%÷75.8%=95.2g。

（2）副食品种、数量的确定：应在已确定主食用量的基础上，依据副食应提供的蛋白质质量确定。

例如：已知午餐应含蛋白质36.05g，猪肉（脊背）中蛋白质的含量为21.3%、牛肉（前腱）为18.4%、鸡腿肉为17.2%、鸡胸脯肉为19.1%；豆腐（南）为6.8%、豆腐（北）为11.1%、豆腐干（熏）为15.8%、素虾（炸）为27.6%。假设以馒头（富强粉）、米饭（大米）为主食，所需质量分别为90g、100g。若只选择一种动物性食品和一种豆制品，请分别计算各自的质量。

解：1）查表得知，富强粉含蛋白质9.5%，大米含蛋白质8.0%，则

主食中蛋白质含量=90g×9.5% +100g×8.0%=16.55g。

2）副食中蛋白质含量=36.05g–16.55g=19.5g。

3）副食中蛋白质的2/3应由动物性食物供给，1/3应由豆制品供给，因此

动物性食物应含蛋白质质量=19.5g×66.7%=13.0g；

豆制品应含蛋白质质量=19.5g×33.3%=6.5g。

4）猪肉（脊背）、牛肉（前腱）、鸡腿肉、鸡胸脯肉分别为

猪肉（脊背）质量=13.0g÷21.3%=61.0g；

牛肉（前腱）质量=13.0g÷18.4g%=70.7g；

鸡腿肉质量=13.0g÷17.2% =75.6g；

鸡胸脯肉质量=13.0g÷19.1%=68.1g。

5）豆腐（南）、豆腐（北）、豆腐干（熏）、素虾（炸）分别为

豆腐（南）质量=6.5g÷6.8%=95g；

豆腐（北）质量=6.5g÷11.1%=58g；

豆腐干（熏）质量=6.5g÷15.8%=41g；

素虾（炸）质量=6.5g÷27.6%=23g。

6. 确定纯能量食物的量 油脂的摄入应以植物油为主,因此以植物油作为纯能量食物的来源。由食物成分表可知每日摄入各类食物提供的脂肪含量,将需要的脂肪总含量减去食物提供的脂肪量即为每日植物油供应量。

最后要确定蔬菜的品种和数量,可根据不同季节市场的蔬菜供应情况、经济条件及与副食配菜的需要来确定。

7. 食谱 以计算出来的主、副食量为基础,粗配一日食谱,见表11-24。

表11-24 25岁办公室男性职员一日食谱

餐次	饭菜名称	食物名称	重量(g)	蛋白质(g)	脂肪(g)	碳水化合物(g)	能量(kcal)
早餐	馒头	小麦标准粉	100	11.2	1.5	71.5	344.0
	牛奶	纯鲜牛奶	250	7.5	8.0	8.5	135.0
		白糖	10	—	—	9.9	39.6
	鸡蛋	红皮鸡蛋	50	5.6	4.9	0.6	68.6
	水果	苹果	100	0.2	0.2	9.3	39.5
	小计			24.5	14.6	99.8	626.7
午餐	米饭	大米	150	11.1	1.2	115.8	519.0
	青椒肉丝	青椒	100	0.8	0.2	3.3	18.0
		猪肉	50	6.6	18.5	1.2	197.6
		色拉油	5	—	5.0	—	44.9
	番茄	番茄	100	0.9	0.2	3.4	18.4
	蛋花汤	鸡蛋	50	5.6	4.9	0.6	68.6
		色拉油	5	—	5.0	—	44.9
	水果	梨	150	0.5	0.1	8.2	36.0
	小计			25.5	35.1	132.5	947.3
晚餐	米饭	大米	150	11.1	1.2	115.8	519.0
	青笋	莴笋	100	0.6	0.1	1.4	8.7
	炒鸡丁	鸡肉	50	9.7	4.7	0.7	84.0
		色拉油	5	—	5.0	—	44.9
	小白菜	小白菜	100	1.2	0.2	1.3	12.2
	豆腐汤	豆腐	50	2.5	1.0	1.5	25.0
	零食	酸奶	250	6.3	6.8	23.3	180.0
	小计			31.4	19.0	144.0	873.8
	合计			81.4	68.7	376.3	2447.8

8. 食谱的评价与调整 根据以上步骤设计出食谱后,要与 DRIs 比较,以确定所编制的食谱是否合理、可行。根据食谱的制订原则,食谱的评价应该包括以下几个方面。

(1)食谱中食物种类是否齐全,是否做到了食物种类多样化,食物数量是否充足?

(2)全天能量和各种营养素的摄入量是否适宜?与中国营养学会制定的"中国居民膳食中营养素参考摄入量"中同年龄同性别人群的摄入水平比较,进行评价。

(3)三餐能量分配是否合理,特别是早餐是否保证了能量和蛋白质的供应量?

(4)优质蛋白质占总蛋白质的比例是否恰当?

(5)三种能量营养素(蛋白质、脂肪、糖类)的供能比例是否适宜?

(6)计算出动物性及豆类蛋白质占总蛋白的比例。

9. 编排一周食谱 一日食谱确定后,可根据进餐者饮食习惯、当地食物供应情况等因素在同类食物中更换品种和烹调方法，编排一周食谱。

【思考题】 某高血压患者，男性，46 岁，病程 5 年，身高 175cm，体重 80kg，职业为教师，口服降压药治疗。请为其制定一日的食谱。

附：高血压患者饮食注意事项

（1）控制能量、避免高糖、高脂肪过量摄入，控制体重，避免肥胖，将体重减轻 5%～10%。每日摄入的能量应以标准体重计算，且膳食脂肪控制在占总能量的 25% 以下，避免高糖的摄入。

（2）减少或限制钠的摄入：每日食盐的摄入量低于 6g。

（3）适当增加钾和钙的摄入：蔬菜和水果是钾的最好来源，奶和奶制品是钙的主要来源，每 100ml 牛奶约含 100mg 左右的钙。

（4）限制饮酒：建议高血压患者不宜饮酒，应限制酒量在 25g/d 以下，必要时完全戒酒。

（戈 娜）

实验九 高校学生食堂 HACCP 设计

【实验目的】 掌握 HACCP 的概念、意义和目的；熟悉高校学生食堂管理的思路、方法和相关法律；了解 HACCP 体系在食品制造及食品卫生管理领域应用的原理和方法。

【实验原理】

1. 进行危害分析 拟定工艺中各工序的流程图，确定与食品生产各阶段有关的潜在危害性及其程度，鉴定并列出各有关危害，同时规定具体有效的控制措施。

2. 确定关键控制点 使用判断树鉴别各工序中的关键控制点。

3. 建立控制限值 即指定为保证各关键控制点处于控制之下而必须达到的安全目标水平和极限。

4. 建立关键点监控措施 通过有计划的测试或观察，以保证关键控制点处于被控制状态，其中测试或观察要有具体记录。

5. 确立纠偏措施 当监控过程中发现某一特定关键控制点超出控制范围时应采取纠偏措施。

6. 建立 HACCP 计划档案及保管制度 HACCP 具体方案在实施中，都要求做到例行的、规定的各种记录，同时还要求建立有关这些原理及应用的所有操作程序和纪律的档案制度。

7. 建立验证程序 审核 HACCP 计划的准确性，包括适当的补充试验和总结，以确证 HACCP 是否在正常运转，确保计划准确执行。

【实验步骤】

1. 学生食堂加工流程的确定 学生食堂每日的菜肴基本分为主食、荤菜、素菜和汤；食堂菜肴涉及的食品原料包括肉、禽、鱼、豆制品、蛋、蔬菜、米、面、油、调味品等几十种；基本的烹调方法为炒、炖、蒸、煮、炸。

根据中餐加工的基本程序，制定出学生食堂各种食品的基本加工制作流程图：原料采购→储存→粗加工→半成品制备→烹调热加工→备餐→出售。

2. 进行危害因素分析 学生食堂食品加工过程的危害因素包括三个方面：物理性污染物、化学性污染物和生物性污染物。

（1）由物理性污染物引起的危害：食材原辅材料由于受到新鲜度、生产加工温度、储存时间等物理因素的影响，所引起的污染。例如鲤鱼在捕捞、储存、运输过程中因环境及其他原因混入渔用单丝、木块、水草等杂质。在加工过程（如人工摘头、去内脏、拣选、清洗等）中要求去除上述可能存在的物理杂质。

（2）由化学性污染物引起的危害：蔬菜应无腐烂变质和农药残留；粮油、调味料、肉蛋、鱼贝类等应进行重点检测和监督并达到国家标准；原料采购渠道多，涉及供货单位广，高危险食品多，如乳品、卤味、凉拌菜等，均属于高度危险性食品，需进行分析使用。要严格检查对原料进行化肥残留、重金属残留、农药残留等检验的报告单，原料中是否含有有毒有害的化学物质，这些物质都必须严格控制，否则会危害人体健康。

（3）由生物性污染物引起的危害：食材常见的生物性污染情况如在购买时腐烂变质或者含有寄生虫体；食材粗加工时无荤素独立池，造成清洗交叉污染；蔬菜清洗过程中未有效清除生物性物质如害虫、毛发等；反复冷冻和解冻食品未去除腐烂部分；隔餐食品草率加热等。食材原辅材料中微生物的大量繁殖，易使食材原辅材料腐败变质，不但影响成品的外观和口感，也会对人体健康有较大的潜在危害。此外，环境、操作人员、工器具、容器等清洗消毒不彻底，都会造成食材中微生物大量繁殖。

3. 学生食堂的关键控制点的确定

（1）食材原辅材料采购与加工：学校食堂的关键控制点之一是主要原料和调料采购渠道、生熟食品及半成品存放、凉菜加工、豆浆制作、原料加工等，针对这些重点安全控制点制定管理制度，确保食品卫生安全。首先，要分别对原料基地进行调查，并对原料定期查看供货商提供的原料的药物残留、重金属残留检验报告等。其次，对供方进行评定，选择那些信誉好、产品质量稳定、储存运输条件相对好并有资质的供货方。按合同规定或采购物资要求，选择符合要求的原辅材料，并对其按进货验收程序或相应的购销合同进行检验。凡不合格者，严格按纠偏程序处理。

在食品原料方面，把好原料和储存关。在食品加工方面，在原料洗涤过程中，荤素强调分池洗涤浸泡。在切配过程中，要再次检查卫生质量并注意蔬菜、肉类、水产品原料分堆切配，防止相互污染；禁止使用反复解冻食品，有发现腐烂变质食品要废去；熟食品必须专刀、专板、专人用消毒后的用具切配。科学烹调，不能贪图鲜嫩爽口，鱼肉制品必须烧熟煮透不带血丝，蔬菜必须遵循"一洗、二浸、三烫、四炒"的原则；油炸制品必须控制油温，确保熟透。

（2）餐具杀菌消毒程序：餐具及时彻底的杀菌消毒处理也是学校食堂的关键控制点之一。餐具消毒主要以蒸汽为主，煮沸和化学消毒为辅。要求消毒人员严格按操作规程对餐具、用具及容器消毒，并详细记录温度、浓度和时间及各类餐具、用具及容器的品种和数量，由检测人员每餐前检查。对于保洁设施不全的餐具、用具，每次使用前必须重新消毒。以确保杀菌符合要求。卫生监督人员每日对消毒效果进行采样监测。杀菌程序一旦发生偏差，及时按照杀菌纠偏程序进行纠偏，产品分开堆放且做好标识，并由专门的评审小组评审处置。

（3）从业人员健康：学校食堂从业人员的健康和业务水平，直接决定了其从事该项工作的能力。食品卫生监督检验部门和学校都应高度重视高校饮食从业人员的营养卫生及业务知识的教育工作。定期对所有参加饮食工作的人员，针对具体情况，强化培训食品卫生知识、个人卫生知识及预防食品中毒的知识，并随时抽查、考试各岗位从业人员。对饮食从业人员上岗资格进行严格审查，无相关的职业资格和健康证不能上岗。

（4）时间间隔：学校食堂中学生的就餐时间相对较长，尤其在高校食堂更甚。这就要求食品监管员严格监控每餐供应食品的质量。时间过长的食物应考虑重新加工或撤下餐台。保证饭菜质量和价格稳定，确保一日三餐正常供应。保证所售食品安全、卫生，杜绝食物中毒发生。

根据高校食堂加工流程，对各个步骤进行危害分析，填写表11-25。

表11-25 高校食堂加工过程危险分析表

加工流程	存在的危害	显著危害是/否	显著危害的判断依据	控制措施	关键控制点是/否
原料采购					
入库储存					
拣选清洗					
半成品制备					
烹调热加工					
备餐					
售餐					
炊、餐具消毒					

4. 进行关键点控制 制定每个关键控制点的关键限值、监控程序、纠偏措施、文件记录和验证系统，填写表 11-26。

表11-26 高校食堂卫生管理HACCP工作计划表

关键控制点	显著危害	关键限值	监控			纠偏措施	记录	验证
			方法	频率	人员			
原料采购								
入库储存								
拣选清洗								
半成品制备								
烹调热加工								
备餐								
售餐								
炊、餐具消毒								

【思考题】
（1）将 HACCP 应用于学校食堂管理系统有何现实意义？
（2）试分析在高校食堂实施 HACCP 应注意哪些问题？

（刘洪元 包 艳）

实验十 突发公共卫生事件的现场处置

一、实习目的

掌握突发公共卫生事件的定义、分级及现场处置；熟悉突发公共卫生事件的应急管理；了解突发公共卫生事件的分类。

二、实习内容

国务院 2003 年颁布的《突发公共卫生事件应急条例》中明确规定，突发公共卫生事件是指突然发生的、造成或者可能造成社会公众健康严重损害的重大传染病疫情、群体性不明原因疾病、重大食物中毒、职业中毒及其他严重影响公众健康的事件。突发公共卫生事件应急管理是指在突发公共卫生事件发生前、发生中、发生后的各个阶段，采取相应的监测、预警、物资储备等应急准备，以及现场处置等措施，及时预防引发突发公共卫生事件的潜在因素、控制已发生的突发公共卫生事件，同时，对突发公共卫生事件实施紧急的医疗救治，以减少其对社会、政治、经济、人民群众健康和生命安全的危害。

突发公共卫生事件现场处置坚持控制优先、流行病学调查和实验室检测相结合的原则，采取边抢救、边调查、边核实、边处理的方式，以有效措施控制事态发展。

（一）常规现场处置程序

1. 早期处置

（1）初步确认与报告：及时组织医疗卫生机构对事件进行初步核实、确认，在采取必要处置措施的同时，按要求向本级人民政府和上级卫生行政部门报告。

（2）现场处置工作组：按照分级负责的原则，根据事件性质和应对需求，按照应急预案要求，现场指挥部下设各专业工作组，包括现场流调与处置组、医疗救治组、检验检测组、信息组、消毒杀虫组、后勤保障组等，各组指定工作组组长。

（3）指派专家工作组：卫生行政部门可根据需要，组织不同专业领域的专家组赴现场指导处置工作，专家组应按照统一指挥的原则，指定专家工作组组长，在现场开展技术指导工作。

（4）提供后勤保障：各级政府应为现场工作人员提供必要的经费、交通工具、设备及意外伤害保险等。根据事件发展和应对需要，适时调集、调整人员和物资，协调有关部门开展现场处置，提供后勤保障。

2. 医疗救援 根据分级救治与合理转运相结合的原则，对伤病员进行检伤、分类、分级、分区急救处理和转运。危险化学品、核和辐射事件的伤员应及时转运到专业医疗机构救治。

医疗救援人员要注重自身安全与防护，不做任何不科学的冒险救治，避免造成更多人员伤亡。

3. 现场调查 开展现场流行病学调查、核实事件，确定病例定义，搜索和鉴别病例，收集、整理事件相关信息，确定事件高危地区和波及人群范围，对事态进行分析，提出、实施和不断补充完善控制措施，并对现场调查工作进行评估。

4. 样本采集与检测 专业机构拟定标本采集监测计划，协调各级各类医疗机构及有关单位配合、协助采集相关标本，开展现场快速检测和实验室检测。在标本采集、运输、储存和检测过程中严格遵循生物安全的原则，做好个人防护，防止交叉污染和污染源的扩散。

5. 防控措施 拟订现场控制方案后，根据事件和流行病学调查结果，有针对性采取现场应急控制措施。在事发现场和可能波及的区域开展主动监测，必要时启动日报告、零报告制度；及时通报情况，争取当地有关部门配合和支持控制措施的落实；对控制措施落实情况开展督导检查；对控制效果进行评价，及时调整控制方案。当事件得到有效控制时，根据专家组提出的事件处置终止建议，及时终止控制措施。

（二）突发公共卫生事件处置要点

1. 传染性疾病疫情的现场处置 公共卫生事件传染性疾病疫情的现场处置除了要注意一般特点外，还要把握它本身的特点，即三个环节的控制。

（1）积极组织救治患者，隔离传染源。

（2）追踪密切接触者，根据需要分别进行隔离、留言、医学观察和健康随访。

（3）根据疫情规模和危害程度，确定疫点、划分疫区。

(4）采取消杀灭等卫生处理方法，切断传播途径。
(5）根据疾病的特点，采取预防接种或预防服药，宣传教育等方法保护易感人群。

2. 其他公共卫生事件的现场处置
(1）组织有关医疗机构紧急救治患者，组织人员检伤分类。
(2）对可能暴露者进行医学观察。
(3）进行现场卫生学处理。
(4）采取相应控制措施。
(5）开展健康教育及心理干预。
(6）协调做好相关监测等工作。

案例1：人感染高致病性禽流感疫情。

1. 背景 在香港发现人类也会感染禽流感之后，此病症引起世界卫生组织高度关注。2003年年底开始动物禽流感（H_5N_1）疫情从亚洲国家开始迅速向世界其他地区蔓延，人感染高致病性禽流感病例在多个国家不断出现；至2005年5月21日青海省候鸟发生禽流感疫情，我国大陆已发生多起动物禽流感疫情，但未发现人感染病例。

2. 病例发现与报告 2005年10月18日11时，湖南省湘潭市妇幼保健院向所在地湘潭市岳塘区疾病预防控制中心电话报告称：该院16日9时、17日18时左右，先后收治2例诊断分别为"重症肺炎"和"支气管肺炎"的贺家姐弟患者（分别于10月8日、10月10日发病）。姐姐贺某16日转入湖南省儿童医院后于17日8时死亡；18日晚22时将弟弟贺某某转日湖南省儿童医院。湖南省儿童医院逐级向市、省级疾控中心、卫生行政部门报告，并逐级排查、处理。19日18时，湖南省儿童医院通过传染病疫情网络直报系统将贺某某以"不明原因肺炎"病例向卫生部报告。

10月18日下午15:30分，湘潭县防治高致病性禽流感指挥部办公室接到该县射埠镇疫情报告，射埠镇湾塘村和平组刘立秋家死亡鸡42羽、鸭360羽，县指挥部办公室当即派技术人员赶赴现场。调查发现，和平组共有养禽户15户，存笼家禽687羽，其中鸡293羽、鸭394羽；家禽发病的有13户，共发病死亡家禽545羽，其中鸡182羽、鸭363羽。经初步诊断，怀疑为禽流感，立即上报疫情。

3. 患者信息 贺某（姐姐），女，12岁，汉族，湖南省湘潭县射埠镇湾塘村和平组人。10月8日无明显诱因开始发热、咽痛；10月12日到镇卫生院一门诊就医，体温39℃；13日入住镇中心卫生院，体温40.4℃，WBC $5.8×10^9/L$，N 0.62，L 0.38，予抗感染等住院治疗2天，体温下降至37.2℃，拟诊"重症肺炎"；15日，出现腹痛、腹泻，大便呈黑褐色稀便，4～5次/日，精神反应差，气促明显；16日，病情加重入湘潭市妇幼保健院；16日12时，转入湖南省儿童医院；17日8时，死亡。贺某某（弟弟），男，9岁，汉族，湖南省湘潭县射埠镇湾塘村和平组人。10月10日，发热、轻咳，镇卫生院一门诊就医，服药2日症状好转，未继续治疗；15日，再次出现发热、咳嗽，继续在该门诊治疗；17日，症状不见好转，因其姐已病故，患儿家长直接将其送湘潭市妇幼保健院进行救治，体温39℃，WBC $4.6×10^9/L$，N 0.48，L 0.44，支原体抗体IgM阴性，胸片显示：右肺尖区、左锁骨下区见片状模糊阴影，双下肺少许斑点影，给予头孢他啶、阿奇霉素、鱼腥草抗感染、补液等治疗。

4. 诊断依据 2004年7月颁布的《全国不明原因肺炎病例监测实施方案（试行）》规定，"发生不明原因肺炎死亡病例即为SARS或人感染高致病性禽流感的预警病例，接诊的医疗机构应及时向属地县、区CDC进行报告"。不明原因肺炎病例定义为"同时具备以下4条、不能做出明确诊断的肺炎病例：①发热（≥38℃）；②具有肺炎或急性呼吸窘迫综合征（ARDS）的影像学特征；③发病早期白细胞总数降低或正常，或淋巴细胞分类计数减少；④经抗生素规范治疗 3~5 日，病情无明显改善。"

5. 疫情确认　10 月 19 日，湘潭县动物防疫监督站将采集的病料送湖南省兽医总站诊断中心检测。10 月 21 日省兽医总站诊断为 H_5 亚型高致病性禽流感疑似病例。22 日，派专人将病料送哈尔滨兽医研究所国家禽流感参考实验室进行确诊。10 月 25 日，国家禽流感参考实验室确诊为 H5N1 亚型禽流感。10 月 26 日，农业部确认并公布了该起疫情。经中国疾病预防控制中心病毒病预防控制所进行检测，对 10 月 18 日和 11 月 1 日采集的贺某某血清标本的中和抗体，结果抗体滴度分别为 <1 : 20 和 1 : 160，呈四倍以上增高，经与 WHO 专家讨论，11 月 11 日，卫生部确诊湘潭县射埠镇发生 1 例人感染高致病性禽流感病例，这是我国内地首例人感染高致病性禽流感确诊病例。患者贺某某经湖南省儿童医院积极救治，于 11 月 12 日痊愈出院。

6. 疫情处置　接到疫情报告后，湖南省委、省政府、湘潭市和湘潭县党委政府及有关单位紧急动员，立即投入到疫情处置工作中。紧急行动，全面组织部署扑疫工作；启动应急预案，全力开展扑疫。成立了禽流感应急处置指挥部，下设扑疫消毒组、防疫排查组、技术指导组、检疫封堵组、宣传组、医学监测组、维护稳定组、后勤保障组共 8 个工作组，全力以赴开展扑疫工作；严格封锁，果断处置疫情。设立 5 个封锁哨卡，对疫区进行严格封锁；关闭疫区周围 10km 范围内的所有家禽及其产品交易市场，禁止活禽进出、禽类产品和其他可疑污染物运出；对疫区内家禽全部扑杀，共扑杀并无害化处理家禽 2487 羽；对可能污染的场地及环境进行了全面消毒；对受威胁区所有存笼家禽开展紧急免疫；开展医学监测，严防人员感染；进行疫情排查和监测，消除隐患。

7. 疫区解除封锁　11 月 12 日，距湘潭县疫区内最后一只家禽扑杀已达到 21 日，经监测未发现新的疫情。按照农业部《高致病性禽流感疫区封锁解除规范》的要求，对湘潭县射埠镇高致病性禽流感疫区进行了现场考核验收，并在受威胁区采集存笼家禽血样 119 份，进行紧急免疫效果检测。根据现场验收和实验室检测结果，联合验收组认为，湘潭县疫区符合有关解除封锁的规定。经湖南省防治重大动物疫病指挥部报请全国总指挥部批准后，11 月 15 日正式解除疫区封锁。

8. 其他　及时做好善后、总结工作。

案例 2：安徽泗县疫苗接种引起的群体性心因性反应事件。

1. 背景　2005 年 6 月 16~17 日，安徽泗县大庄镇防保所擅自组织 21 名乡村医生，组成 8 个接种组，在该镇 17 所小学和 2 所中学进行了甲肝疫苗接种工作，接种 2444 人。

2. 病例报告　6 月 18 日 17 时 15 分，安徽宿州市卫生局接泗县卫生局电话和传真称，6 月 17 日晚 23 时 15 分泗县疾控中心街道疫苗接种异常反应报告，17 日 8 时 30 分~10 时 30 分，泗县大庄镇防保所对本镇水流小学的 105 名学生进行甲肝疫苗预防接种，26 名小学生接种后出现头昏、胸闷、恶心、乏力、肢体麻木等症状。

3. 患者信息　首例刘某某，女，12 岁，接种前健康状况良好，无发热及急性传染病，无接种禁忌证。6 月 17 日 10 时接种甲肝疫苗，接种后 2~3min 出现头晕、胸闷、恶心、面色苍白、出冷汗、手足麻木等症状，接种人员让其休息，并予注射肾上腺素，但症状未见好转，即送镇卫生院治疗，在送镇卫生院途中曾呕吐 1 次。经专家会诊断为"疑似心肌炎"。

之后陆续出现病例。6 月 19 日宿州市卫生局组织三甲医院的专家对病例进行联合会诊，临床诊断为"甲肝疫苗接种后过敏反应"。292 例病例的临床表现，患者主要症状为胸闷、头晕、头痛、乏力、四肢麻木、发热等，多数患者症状相似，且无明显的阳性体征。随着水流小学学生接种甲肝疫苗后生病的消息传播开来，该镇其他学校接种疫苗的学生也出现不适，病例数不断上升。

李某,女,6岁,泗县达庄镇水流村小学学前班儿童。6月17日上午注射甲肝疫苗后,出现头晕、胸闷,6月20日转到泗县中医院治疗。入院后对症治疗2天后,患儿不适症状消失,6月22日20时,患儿由家长带领外出,在院外小商铺购买食物食用,6月23日4时30分患儿出现发热,11时出现腹泻、色黄、稀水样。大便镜检WBC(+)、RBC少许,出现抽搐、高热,拟诊急性重症菌痢,13时患儿转入县医院传染科治疗,13时10分患儿呼吸停止,经抢救无效,14时死亡。

4. 病例分布特征
(1)时间分布:6月16日接种甲肝疫苗,6月17日接种人数最多。
(2)性别分布:男生54.1%,女生45.9%,性别比为1:18。
(3)年龄分布:最小1岁,最大16岁,多为5~13岁,9~12岁最多。
(4)学校、年级分布:水流小学接种学生住院最多,住院率63.5%,出现症状的主要为学前班至小学五年级的学生,以四年级学生最多,初一和初二年级学生较少。

5. 疫苗相关信息 此次接种的甲肝疫苗为某公司生产,该公司系国内生产甲肝疫苗的正规企业,与达庄镇使用的同一批号疫苗已发至全国其他地方使用,但未接到不良反应报告。疫苗是密封的,即使在运输过程温度为达到2~8℃,但容器中置有冰块,运输时间短,可能影响疫苗的效价,但不会影响疫苗其他添加剂的稳定性,不会增加不良反应的发生率。7月11日中国药品生物制品检定所对疫苗的检验报告称:"三个批次疫苗经检定,外观、无菌试验、鉴别试验、牛血清蛋白残留量、异常毒性试验五个项目均符合规定"。

6. 判定依据 根据国务院颁布的《疫苗流通与预防接种管理条例》规定,任何群体性接种必须经过县级以上人民政府批准才能实施,经政府批准的群体性接种与接种一类疫苗一样应实行免费。

7. 疫情确认 达庄镇甲肝疫苗接种部分患者血清心肌酶指标有不同程度升高。一般心肌酶升高伴有临床客观证据才有意义,但本次在绝大部分血清心肌酶升高的儿童,并无心功能、心律、心电图、超声心动图异常等心肌受损的客观证据。调查该镇学生中,接种甲肝疫苗出现症状的、未出现症状的和未接种疫苗的学生均有一定比例出现血清心肌酶增高,三组人群各项指标均值都无显著性差异、各项指标异常比例也无显著性差异。由此可见,血清心肌酶升高与接种甲肝疫苗无关。

绝大多数患者表现相似的自述症状,无明显客观体征;患者年龄多为9~12岁,存在地区聚集性;首例患者具有明显"扳机"作用,随后其他接种对象的反应增多,出现反应的强化因素包括学校、政府、媒体过度关注,出现偶合死亡病例等;接种者中存在少数偶合或原发疾病。这些特征符合群体性心因性反应。

6月23日,专家组将患儿李某的直接死因初步定为"重症感染导致呼吸衰竭";6月29日上午,卫生部高强一行在宿州市召开的关于泗县疫苗事件新闻发布会,强调"尽管此次事件由甲肝疫苗接种引起,但并不属于甲肝疫苗反应,患儿出现的血清心肌酶谱增高等现象与甲肝疫苗接种无关。"

8. 疫情处置、善后 群体性心因性反应事件是比较常见的一类突发公共卫生事件,由于常常发生于学龄前儿童和在校学生中间,学生家长、老师和社会各界的关注,处理起来更加困难。根据事件性质注意不同专业专家的协调配置,包括卫生行政管理、公共卫生、流行病学、临床医学、检验等各学科,针对群体性卫生事件应特别选派心理专家。本次参与的专家组过多,专家们沟通不够,未取得一致前随意向外公布调查结果,这也是应该吸取的教训。

6月23日晚,县政府与李某的父母达成补偿9万元的协议;6月24日,县政府宣布对入院患儿给予免费治疗的决定,并每人每日给予20元的生活补贴。

泗县达庄镇卫生院擅自在学校开展集体接种甲肝疫苗，属于违法行为。11月21日，法院以滥用职权罪分别判处被告泗县达庄镇防保所所长侯某某、达庄镇医院院长周某某、防疫员周某某二年、二年、一年六个月有期徒刑。

三、思 考 题

2005年6月，安徽泗县疫苗接种引起的反应事件（案例2）中：
（1）你认为该事件属于什么事件？事件分级？
（2）如果指派你到现场，你需要做哪些准备工作？
（3）如果指派你到现场，到达现场你首先考虑做哪些工作？

（曲 琳）

第十二章　地方病及地方"特色病"检测技术

【能力培养目标】　本章以内蒙古地区常见的地方病砷中毒和布鲁氏菌病为例,介绍地方病的调查、防治与质量控制技术,通过实践教学,可以使学生了解内蒙地区常见的地方病及相关的检测技术和研究方法,培养学生提出问题、分析问题、解决问题的能力和创新的思维及专业基本技能和实践能力。

第一节　砷及砷化物的检测分析技术

砷及其化合物的检测分析是开展调查、防治研究及采取防治措施等监测中必不可少的基础工作。实际工作中,最常见的样品为水样和尿样。

1976年夏,长春地质学院的20多名学生在老师的带领下,到赤峰市克什克腾旗穆希嘎乡进行实习勘探,第二天早晨起床后几乎所有师生都出现了头昏、发热、呕吐、呼吸困难等症状,有人甚至出现了休克。赤峰市医院的医生在救治过程中发现,这些师生的患病与饮水、饮食有关。经赤峰市卫生防疫站调查发现,长春地质学院师生野餐宿营的白音敖包村附近的山泉水中,砷的含量超过国家规定标准48倍,这些师生出现的症状系亚急性砷中毒所致。

1988年3月,巴彦淖尔盟杭锦后旗的一名患者到内蒙古医学院第一附属医院皮肤科门诊就诊。患者右手拇指上长着一块肿物,双掌部位角化过度,全身布满了异常色素沉着"织"成的"花纹"。病理检查证实拇指上的肿物为鳞状细胞癌,患者手掌角化及躯干色素性皮损虽经各种化验检查,该院皮肤科医生多次会诊,甚至将照片、病情及病理片寄到北京各大医院请著名专家会诊,但都一直未能查明病因。在内蒙古地方病防治研究所专业人员的协助下经过一年的调查查明,巴彦淖尔盟杭锦后旗是地方性砷中毒病区,该患者由于长期饮用高砷水而导致皮肤癌的发生。经检测,患者家压把井水中砷含量为0.808mg/L,患者所在村中的压把井水多数超过国家标准的5倍以上。

1990年春节前后,呼和浩特市医疗扶贫队在呼和浩特市土默特左旗枳棘梁村发现几位前来就诊的患皮肤病的村民具有完全相似的体征:青铜色的躯干皮肤布满了色素沉着与脱失的斑点;手掌和脚掌老茧重重,到处是角化的硬结。随后,呼和浩特市卫生防疫站环境卫生科的专业技术人员对枳棘梁村1325名常住人口展开了健康调查,对全村所有井水及患者的发样、尿样进行了卫生学检测,最终确定这些患者是慢性砷中毒。被确诊的70多名慢性砷中毒患者平均饮用的生活用水中砷的含量都在0.12~0.95mg/L,超出国家规定标准的2.4~19倍。

一、生活饮用水砷标准检验方法

【实验目的】　掌握生活饮用水及其水源水中砷的测定方法及其原理。

(一)氢化物原子荧光法

【实验原理】　在酸性条件下,三价砷与硼氢化钠反应生成砷化氢,由载气(氩气)带入石英原子化器,受热分解为原子态砷。在特制砷空心阴极灯的照射下,基态砷原子被激发至高能态,在去活化回到基态时,发射出特征波长的荧光,在一定的浓度范围内,其荧光强度与砷含量成正比,与标准系列比较定量。

【仪器和试剂】

1. 仪器与器皿　原子荧光光度计；砷空心阴极灯；10ml 比色管。

2. 试剂

（1）氢氧化钠溶液（2g/L）：称取 1.0g 氢氧化钠溶于纯水中，稀释至 500ml。

（2）硼氢化钠溶液（20g/L）：称取硼氢化钠（$NaBH_4$）10.0g 溶于 500ml 氢氧化钠溶液（2g/L）中，混匀。

（3）浓盐酸（ρ_{20}=1.19g/ml），优级纯。

（4）盐酸溶液（5∶95）：取 5ml 盐酸，缓慢加入 95ml 水中，混匀。

（5）硫脲-维生素 C 溶液：称取 10.0g 硫脲加约 80ml 纯水，加热溶解，冷却后加入 10.0g 维生素 C，稀释至 100ml。

（6）砷标准储备液[ρ（As）=0.1mg/ml]：称取 0.1320g 经 105℃干燥 2h 的三氧化二砷（As_2O_3）置于 50 ml 烧杯中加入 10ml 氢氧化钠（40g/L）使之溶解，加 5ml 浓盐酸溶液，转入 1000ml 容量瓶中，用纯水定容至刻度，混匀。

（7）砷标准中间液[ρ（As）=1.0μg/ml]：吸取 5.00 ml 砷标准储备液于 500ml 容量瓶中，用纯水定容至刻度。

（8）砷标准使用液[ρ（As）=0.10μg/ml]：吸取 10.0ml 砷标准中间溶液于 100ml 容量瓶中，用纯水定容至刻度。

【实验步骤】

（1）取 10ml 水样于 10ml 比色管中。

（2）标准系列的配制：分别吸取砷标准使用溶液 0.00、0.10ml、0.30ml、0.50ml、0.70ml、1.00ml、2.00ml 于 10ml 比色管中，用纯水定容至刻度，使砷的浓度分别为 0.0、1.0μg/L、3.0μg/L、5.0μg/L、7.0μg/L、10.0μg/L、20.0μg/L。

（3）分别向水样、空白及标准溶液管中加入 1ml 浓盐酸、1.0ml 硫脲-维生素 C 溶液，混匀。

（4）仪器工作条件：砷灯电流：45mA；负高压：305V；原子化器高度：8.5mm；载气流量：500ml/min；屏蔽气流量：100ml/min；进样体积：0.5ml；载流：盐酸溶液（5∶95）。

（5）测定：开机，设定仪器最佳条件，点燃原子化器炉丝，稳定 30min 后开始测定，绘制标准曲线、计算回归方程（Y＝aX+b）。

（6）结果计算：以所测得样品的荧光强度，从标准曲线或回归方程中查的样品溶液中砷的浓度（μg/L）。本法最低检测质量为 0.5ng，若取 0.5ml 水样测定，则最低检测质量浓度为 1.0μg/L。

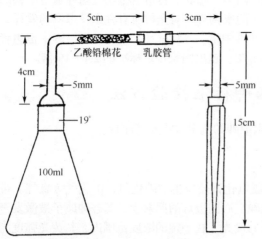

图 12-1　砷化氢发生器装置图

（二）二乙氨基二硫代甲酸银分光光度法

【实验原理】　锌与酸作用产生新生态氢。在碘化钾和氯化亚锡存在下，使五价砷还原为三价砷。三价砷与新生态氢生成砷化氢气体。通过用乙酸铅棉花去除硫化氢的干扰，然后与溶于三乙醇胺-三氯甲烷中的二乙氨基二硫代甲酸银作用，生成棕红色的胶态银，比色定量。

【仪器和试剂】

1. 仪器与器皿　砷化氢发生器（图 12-1）；分光光度计。

2.试剂

（1）三氯甲烷。

（2）无砷锌粒。

（3）硫酸溶液（1∶1）。

（4）碘化钾溶液（150g/L）：称取 15g 碘化钾，溶于纯水中并稀释至 100ml，储于棕色瓶内。

（5）氯化亚锡溶液（400g/L）：称取 40g 氯化亚锡（$SnCl_2 \cdot 2H_2O$），溶于 40ml 浓盐酸（ρ_{20}=1.19 g/L）中，加纯水稀释至 100ml，投入数粒金属锡粒。

（6）乙酸铅棉花：将脱脂棉浸入乙酸铅溶液（100g/L）中，2h 后取出，让其自然干燥。

（7）吸收溶液：称取 0.25g 二乙氨基二硫代甲酸银（$C_5H_{10}NS_2 \cdot Ag$），研碎后用少量三氯甲烷溶解，加入 1.0ml 三乙醇胺[$N(CH_2CH_2OH)_3$]，再用三氯甲烷稀释至 100ml。必要时，静置，过滤至棕色瓶中，储存于冰箱中。本试剂溶液中二乙氨基二硫代甲酸银浓度以 2.0~2.5g/L 为宜，浓度过低将影响测定的灵敏度及重现性。溶解性不好的试剂应更换。实验室制备的试剂具有很好的溶解度。制备方法：分别溶解 1.7g 硝酸银、2.3g 二乙氨基二硫代甲酸钠于 100ml 纯水中，冷却到 20℃以下，缓慢搅拌混合，过滤生成的柠檬黄色银盐沉淀，用冷的纯水沉淀洗涤数次，置于干燥器中，避光保存。

（8）砷标准储备溶液[ρ（As）=1mg/ml]：称取 0.6600g 经 105℃干燥 2h 的三氧化二砷（As_2O_3），溶于 5ml 氢氧化钠溶液（200g/L）中。用酚酞作指示剂，以硫酸溶液（1∶17）中和到中性后，再加入 15ml 硫酸溶液（1∶17），转入 500 ml 容量瓶，加纯水至刻度。

（9）砷标准使用溶液[ρ（As）=1μg/ml]：吸取砷标准储备溶液 10.00ml，置于 100ml 容量瓶中，加纯水至刻度，混匀。临用时，吸取此溶液 10.00ml，置于 1000ml 容量瓶中，加纯水至刻度，混匀。

【实验步骤】

（1）吸取 50.0ml 水样，置于砷化氢发生瓶中。

（2）另取砷化氢发生瓶 8 个，分别加入砷标准使用溶液 0.00、0.50ml、1.00ml、2.00ml、3.00ml、5.00ml、7.00ml 和 10.00ml，各加纯水至 50ml。

（3）向水样和标准系列中各加 4ml 硫酸溶液（1∶1），2.5ml 碘化钾溶液（150g/L）及 2ml 氯化亚锡溶液（400g/L），混匀，放置 15min。

（4）于各吸收管中分别加入 5.0ml 吸收溶液，插入塞有处理过的乙酸铅棉花的导气管。迅速向各发生瓶中倾入预先称好的 5g 无砷锌粒，立即塞紧瓶塞，勿使漏气。在室温（低于 15℃ 时可置于 25℃温水浴中）反应 1h，最后用三氯甲烷将吸收液体积补足到 5.0ml。在 1h 内于 515nm 波长，用 1cm 比色皿，以三氯甲烷为参比，测定吸光度。

注：颗粒大小不同的锌粒在反应中所需酸量不同，一般为 4~10ml，需在使用前用标准溶液进行预试验，以选择适宜的酸量。

（5）绘制工作曲线，从曲线上查出水样管中砷的质量。

（6）结果计算：水样中砷（以 As 计）的质量浓度计算式为

$$\rho(As) = \frac{m}{V} \qquad (12-1)$$

式中：ρ(As) 为水样中砷（以 As 计）的质量浓度，单位为毫克每升（mg/L）；m 为从工作曲线上查得的水样管中砷（以 As 计）的质量，单位为微克（μg）；V 为水样体积，单位为毫升（ml）。

本法最低检测质量为 0.5μg。若取 50ml 水样测定，则最低检测质量浓度为 0.01mg/L。

【注意事项】 钴、镍、汞、银、铂、铬和钼可干扰砷化氢的发生，但饮用水中这些离子通常存在的量不产生干扰。水中锑的含量超过 0.1mg/L 时对测定有干扰。用本方法测定砷的水样不宜用硝酸保存。

二、尿砷的检测

二乙基二硫代氨基甲酸银-三乙醇胺分光光度测定方法

【实验目的】 掌握正常人和接触砷化物人群尿中砷的分光光度测定方法;熟悉尿样前处理方法。

【实验原理】 尿样经硫酸-硝酸-高氯酸消化后,在碘化钾和酸性氯化亚锡存在下,使五价砷还原成三价砷,然后与新生态氢反应,生成砷化氢气体,该气体吸收于二乙基二硫代氨基甲酸银(DDC-Ag)-三乙醇胺的三氯甲烷溶液中,生成红色络合物,比色定量。

【仪器和试剂】

1. 仪器与器皿 砷化氢发生装置(图12-1);分光光度计;10mm 比色杯;100ml 聚乙烯瓶或玻璃瓶;尿比重计。

2. 试剂

(1) 实验用水:蒸馏水。

(2) 浓硫酸,ρ_{20}=1.84g/ml。

(3) 浓硝酸,ρ_{20}=1.42g/ml。

(4) 高氯酸,ρ_{20}=1.67g/ml。

(5) 硫酸溶液(1:1)。

(6) 三氯甲烷。

(7) 无砷锌粒,10~20 目,蜂窝状。

(8) 饱和草酸铵溶液。

(9) 碘化钾溶液,150g/L。

(10) 氯化亚锡溶液:溶解 40g 氯化亚锡($SnCl_2 \cdot 2H_2O$)于 40ml 盐酸(ρ_{20}=1.19g/ml)中,用水稀释至 100 ml。

(11) 乙酸铅棉花:将脱脂棉浸入乙酸铅溶液(100g/L)中,沥干后烘干备用。

(12) 二乙基二硫代氨基甲酸银-三乙醇胺三氯甲烷吸收液:溶解 0.25g 二乙基二硫代氨基甲酸银于约 20ml 三氯甲烷中,加 1ml 三乙醇胺,再用三氯甲烷稀释至 100ml,放置过夜,过滤,保存于棕色瓶中。

(13) 砷标准溶液:溶解 1.3200g 三氧化二砷(As_2O_3,预先在 105℃烘干 2h)于 5ml 氢氧化钠溶液(200g/L)中,用水稀释至 1000ml,此溶液 1ml=1mgAs^{3+}。临用前,将上述标准液稀释成 1ml=0.01mgAs^{3+}的标准溶液。

(14) 质控样:用加标的模拟尿、接触者混合尿或加标的正常人混合尿作质控样。

本标准所用试剂除另有说明者外,均为分析纯试剂。

【实验步骤】

1. 采样、运输和保存 用洁净的塑料瓶或玻璃瓶收取接触砷化物人群尿样 100 ml。尿样在 4℃冰箱中可保存 2 周。

2. 样品处理 取 25ml 尿样(比重为 1.010~1.030)于三角烧瓶中,加 2ml 浓硫酸和 3ml 浓硝酸,加热至液体出现棕黄色,冷却后加 1ml 浓硝酸和 0.5ml 高氯酸(ρ_{20}=1.67g/ml)加热至冒白烟,溶液应无色透明,否则补加硝酸,继续加热处理。冷却后,加 2ml 水和 4ml 饱和草酸铵溶液,加热至冒白烟,持续数分钟,但不得蒸干。放冷。

3. 标准曲线的绘制

(1) 取 6 个 150ml 三角烧瓶,按表 12-1 配制标准系列溶液。

表12-1 砷标准系列溶液的配制

管号	0	1	2	3	4	5
砷标准溶液（ml）	0	0.10	0.30	0.50	1.00	1.50
水（ml）	30	29.90	29.70	29.50	29.00	28.50
砷含量（μg）	0	1	3	5	10	15

（2）加 2ml 碘化钾溶液（150g/L），混匀，放置 5min，再加 1ml 氯化亚锡溶液，混匀后放置 15min，然后加 4g 无砷锌粒，立即塞上装有乙酸铅棉花的导气管，使产生的砷化氢气体通入盛有 5ml 二乙基二硫代氨基甲酸银-三乙醇胺三氯甲烷吸收液的离心管中，反应 45min 后，取下离心管，用三氯甲烷补足至 5ml。于 520nm 处测其吸光度。以砷含量为横坐标，吸光度为纵坐标，绘制标准曲线。

（3）样品测定：样品经消化处理后放冷，加 30ml 水，3ml 硫酸溶液（1:1），然后按（2）条操作，测定吸光度，在标准曲线上查出砷含量。在测定前后及每测定 10 个样品后，测定一次质控样。

4. 结果计算

（1）按式（12-2）计算尿样换算成标准比重（1.020）下的浓度校正系数（k）。

$$k = \frac{1.020 - 1.000}{实际比重 - 1.000} \tag{12-2}$$

（2）按式（12-3）计算尿中砷的浓度。

$$X = \frac{m}{V} \times K \tag{12-3}$$

式中：X 为尿中砷的浓度，mg/L；m 为由标准曲线查得的砷含量，μg；V 为分析时所取尿样体积，ml。

【注意事项】

（1）本法最低检测浓度为 0.025 mg/L；测定范围 1~15μg。

（2）取样容器要经 1:9 硝酸溶液浸泡 12h，以去除离子干扰及防止污染。

（3）金属锌的表面积与砷的还原效果有很大关系，锌粒较锌片和锌粉为好，粒度 10~20 目时反应平稳。

（4）反应适应的酸度范围较宽，含 H_2SO_4 0.75~1.6mol/L，均可，但在 1.25mol/L 时结果最佳。

（5）锑对砷测定的干扰较明显，当锑的量高于 50μg 时，结果明显增高；Cr^{6+} 高于 30μg 时，会产生负干扰，但一般不会存在这么高的浓度。

（6）尿样消化时，温度应保持无泡沫溢出或液体溅到瓶壁现象，并防止炭化。

（7）质控样用标准尿样或加标模拟尿时可考察准确度和精密度。

（夏雅娟）

第二节 布氏菌病的调查与防治技术

布氏菌病（Brucellosis）是由布氏菌引起的人畜共患的传染性疾病，世界动物卫生组织（OIE）将其列为 B 类动物疫病，《中华人民共和国传染病防治法》将其列为乙类传染病，《中华人民共和国动物防疫法》将其列为二类动物疫病。布氏菌感染性和致病力强，可经污染的食物、饮水、空气甚至皮肤接触感染人和动物，导致发热、关节炎、神经精神症状及孕畜流产等临床表现。布氏菌病在中国是严重的公共卫生问题之一，预防和控制人畜布氏菌病成为一项迫在眉睫的重要工作。

一、布氏菌病调查

（一）布氏菌病流行病学

1. 储存宿主及传染源　布氏菌的储存宿主很多，已知有六十多种动物（家畜、家禽、野生动物、驯化动物）可以作为布氏菌储存宿主。布病往往先在家畜或野生动物中传播，随后波及人类，是人畜共患的传染病。

疫畜是布氏菌病的主要传染源，我国大部分地区羊是主要传染源；有些地方牛是主要传染源；南方有的省份，猪是主要传染源；鹿和犬是次要传染源。

2. 传播途径及传播因子　布氏菌可以通过体表皮肤黏膜、消化道和呼吸道等侵入机体。人的感染途径与职业、饮食、生产生活习惯有关。

含有布氏菌的各种污染物及食品均可成为传播因子，主要有病畜流产物，病畜的乳、肉、内脏，被布氏菌污染的皮毛、水、土壤、尘埃等。

3. 易感人群　人群对布氏菌普遍易感。高发人群与传染源和传播因子密切接触的机会、程度有关。布氏菌病患者可重复感染布氏菌病。

4. 分布

（1）职业：有明显的职业性，凡与病畜、染菌畜产品接触多者发病率高。牧民、兽医、皮毛和乳肉加工人员感染率比一般人高。

（2）性别：人对布氏菌易感，无性别差异，主要取决于接触机会。

（3）年龄：一岁以上各年龄组均有感染发病报道。由于青壮年是主要劳动力，接触病畜频繁，因而感染率比其他年龄组高。

（4）季节：一年四季各月均可发病。羊种布氏菌流行区有明显的季节性高峰。我国北方牧区人间发病高峰在 4~5 月。夏季剪羊毛和乳制品增多，也可出现一个小的发病高峰。猪种菌和牛种菌流行区，发病季节性不明显。

（5）地区：一般情况下，牧区感染率高于农区，农区高于城镇。牧区牲畜多，人与之接触频繁，感染机会多。牧区草原辽阔，居住分散，因此患者分布广，很少集中暴发和流行。在农区或半农半牧区，以农业生产为主，兼有少量牲畜，感染机会相对减少，但由于居住较密集，发病易呈点状暴发。城市患者多集中在一些皮毛乳肉加工企业或城郊养畜户。

5. 不同疫区流行特点　由于传染源的种类、病原菌的种型、毒力和人群免疫水平不同，表现不同的流行病学特点。

（1）羊种布氏菌疫区：羊种布氏菌疫区的主要传染源是病羊。羊种布氏菌各生物型对人、畜均有较强的侵袭力和致病力，易引起人、畜间布氏菌病暴发和流行，疫情重。大多出现典型的临床症状和体征。

（2）牛种布氏菌疫区：牛种布氏菌疫区的主要传染源是病牛。牛种布氏菌生物型较多，毒力不一，有的菌株毒力接近羊种菌强毒株。就总体而言，牛种菌毒力较弱，但有较强的侵袭力，即使是弱毒株，也可使牛发生暴发性流产或不孕，严重影响畜牧业发展。但对人致病较轻，感染率高而发病率低，呈散发性，临床症状和体征多不典型。病程短，后遗症少。

（3）猪种布氏菌疫区：猪种布氏菌疫区主要传染源是病猪。通常由猪 1 型和猪 3 型布氏菌致病，毒力介于羊种菌和牛种菌之间。同一生物型菌株，既有强毒株，也有弱毒株。猪种菌对猪致病力强。对羊、牛致病力较低。对人致病力比牛种菌强，但也是感染率高，发病率低，除少数病例病情较重外，大多数无急性期临床表现。

（4）犬种布氏菌疫区：犬种布氏菌疫区主要传染源是病犬。犬种菌除了侵犯犬，引起犬流产外，也可使猫、牛、猪、兔、梅花鹿、鼠等动物感染，产生抗犬种布氏菌抗体。人也可被感染，但症状较轻。

（5）混合型布氏菌疫区：两种或两种以上布氏菌同时在一个疫区存在，这与羊、牛在一个牧场放牧或圈舍临近有关。由于彼此接触密切，菌种可以发生转移，羊种菌转移到牛多见，也有羊种菌转移到猪；猪种菌、牛种菌也可以转移到羊。混合型疫区流行特点取决于当地存在的主要菌种。

（二）布氏菌病临床表现

布氏菌病的临床症状多种多样，病情的差别也很大。潜伏期一般为1~3周，平均2周，最短仅3日，最长可达1年。

1. 主要症状

（1）发热：是布氏菌病最常见的临床表现之一，发热多在午后或晚上开始，可见于各期患者，热型不一、变化多样，也有典型的波状热型，多数为低热和不规则热型。发热常伴有寒战等症状。布氏菌病患者在高热时神志清醒，痛苦也较少，但体温下降时自觉症状恶化，这种高热与病况相矛盾的现象为布氏菌病所特有。

（2）多汗：也是布氏菌病患者的主要症状之一，尤其急性期患者，出汗相当严重，体温下降时更为明显，常可湿透衣裤，使患者感到紧张、烦躁，甚至影响睡眠。

（3）骨关节和肌肉疼痛：骨关节和肌肉疼痛也是布氏菌病最常见的症状，大关节多见，常呈游走性疼痛。有的慢性期患者，关节强直，活动受限。

（4）乏力：这一症状几乎为全部患者所具有，尤以慢性期患者为甚。

（5）头痛：为急性期的常见症状之一。慢性期患者在疲乏无力的同时，也经常伴有头痛。个别头痛剧烈者常伴有脑膜刺激症状。当大脑皮质功能降低时，往往反应迟钝，记忆力减退。部分患者可有眼眶内疼痛和眼球胀痛等。

（6）其他症状：心悸、神经痛、食欲不振、腹泻、便秘等。

2. 主要体征 急性期患者可出现各种各样的充血性皮疹，多数患者淋巴结、肝、脾和睾丸肿大，少数患者可出现黄疸；慢性期患者多表现为骨关节系统损害。

3. 临床分期

（1）急性期：发病3个月以内，凡有高热和有明显其他症状、体征（包括慢性期患者急性发作），并出现较高滴度的血清学反应者。

（2）亚急性期：发病在3~6个月，凡有低热和有其他症状、体征（即有慢性炎症），并出现血清学阳性反应或皮肤变态反应阳性者。

（3）慢性期：发病6个月以上，体温正常，有布氏菌病症状、体征，并出现血清学阳性反应或皮肤变态反应阳性者。

（4）残余期：体温正常，症状、体征较固定或功能障碍往往因气候变化，劳累过度而加重者。

（三）布氏菌病诊断的特异性实验室检查技术

1. 特异性血清学检查 原理：凝集反应的原理学说之一是抗原和抗体之间具有特异性化学亲和力，当它们比例合适时，则构成万字格状的大复合物，肉眼可以看到凝集现象；抗原过多或抗体过多，则复合物不够大，肉眼看不见。学说之二是抗原抗体都是含有特异性极性基的蛋白质胶体物质，与水有很强的亲和力，当所有的胶体粒子带有同样的电荷时，互相排斥，胶体稳定不易发生凝集。抗原抗体反应时，它们相对应的极性基能互相吸附，这些极性基互相吸附后则不能再和水分子结合，因而失去亲水性质，此时在电解质（一般用生理盐水）的作用下，失去电荷互相黏附，呈现肉眼可见的凝集反应。

（1）平板凝集试验（PAT）

1）器材及试剂：清洁无油脂玻璃板；平板凝集抗原；生理盐水；被检血清；已知阴性和阳性血清；0.2ml 吸管或微量加样器；混合棒或牙签；玻璃笔；酒精灯。

2）操作方法

A. 备方形洁净的玻璃板，划成 30 个方格，共 6 列，每格约为 2.0cm×2.0cm 左右，在左起第一列各格上标明被检血清号码。

B. 用 0.2ml 吸管按下列剂量加被检血清于任何一行的各格中：第一格 0.08ml，第二格 0.04ml，第三格 0.02ml，第四格 0.01ml，最后一列加 1 滴被检血清作为血清对照。

C. 加平板凝集抗原 0.03ml 于各血清格中，最后一列加生理盐水 0.03ml，用混合棒或牙签混合，由血清量最小的格混起，每份血清用一根牙签混合即可，用后烧毁。

D. 混匀后将玻璃板置于酒精灯火焰或凝集反应箱上，均匀加温，使其达到 30℃左右，5min 内记录反应结果。

E. 每批试验须做抗原对照，即取 0.03ml 的抗原与等量的生理盐水混合；阴、阳性血清对照，方法同正式试验。

F. 结果判定：首先检查血清和抗原对照，血清对照应该是完全透明无絮状物，而抗原对照必须是均匀混浊，无任何颗粒。被检血清按下列标准用加号记录反应强度。

++++：液体完全透明，出现大的凝集片或粒状凝集物，100%凝集。

+++：液体几乎完全透明，有明显的凝集颗粒物，75%凝集。

++：液体不甚透明，有可见的凝集颗粒，50%凝集。

+：液体混浊，只有微量细小的凝集颗粒，25%凝集。

—：液体均匀混浊，没有任何凝集颗粒。

G. 平板凝集反应与试管凝集反应的关系：0.08ml 血清量出现凝集相当于试管法 1∶25 的血清稀释度，0.04ml 相当于 1∶50，0.02ml 相当于 1∶100，0.01ml 相当于 1∶200。

3）判定：人血清 0.02ml 出现"++"及以上凝集程度判为阳性，0.04ml 出现"++"及以上凝集程度判为可疑。

（2）虎红平板凝集试验（RBPT）

1）器材及试剂：清洁脱脂玻片；0.1ml 吸管或微量加样器；混合棒或牙签；虎红平板凝集抗原；被检血清。

2）操作方法：在玻片上加 0.03ml 被检血清，然后加入虎红平板抗原 0.03ml，摇匀或用牙签混匀，在 5min 内判定结果。

3）结果判定：判定凝集程度（"—"至"++++"）同平板凝集反应；亦可只分为出现凝集反应为（+）阳性，否则（—）阴性两类。

（3）试管凝集试验（SAT）

1）器材及试剂：试管凝集抗原，被检血清，0.5%的苯酚生理盐水，吸管，凝集试管，试管架和 37℃温箱等。

2）操作方法

A. 每份血清取 9 支小试管，放于试管架上。

B. 被检血清的稀释：每份血清用 9 支小试管（口径 8~10mm），第一管加入 2.3ml 苯酚生理盐水，第二管不加，第三~九支管各加 0.5ml，用 1ml 吸管吸取被检血清 0.2ml，加入第一管中，混匀。混匀后，以该吸管吸取第一管中血清加入第二、第三管各 0.5ml，以该吸管将第三管混匀，并吸取 0.5ml 加入第四管，混匀。从第四管吸取 0.5ml 加入第五管，以此类推到第八管吸 0.5ml 弃掉。如此稀释后，从第二管到第八管血清稀释度分别为 1∶12.5、1∶25、1∶50、1∶100、1∶200、1∶400、1∶800。

C. 加入抗原：先以 0.5%苯酚生理盐水将抗原原液作适当稀释（一般是作 1∶10 稀释）。稀释后的抗原加入各稀释的血清管（第一管不加，作为血清对照），每管加 0.5ml，混匀。加入抗原后，第二管至第八管每管总量 1ml，血清稀释度从第二管至第八管分别为 1∶25、1∶50、1∶100、1∶200…1∶1600，另用吸管从第一管再吸出 0.5ml，剩 1ml。

D. 对照：阴性血清对照，血清稀释后加抗原（与被检血清对照相似）。阳性血清对照，其血清稀释到原有滴度，再加抗原。第一管为血清对照，最后一管为抗原对照。

E. 判定比浊管制备：每次试验须配制比浊管作为判定的依据。配制方法是：取本次试验用的抗原稀释液 5～10 ml，加入等量的 0.5%碳酸盐水作倍比稀释，按表 12-2 配制比浊管。

表12-2　比浊管配制

管号	抗原稀释液（ml）	苯酚盐水（ml）	清亮度	标记
1	0.00	1.00	100%	++++
2	0.25	0.75	75%	+++
3	0.50	0.50	50%	++
4	0.75	0.25	25%	+
5	1.00	0.00	0	—

F. 全部试验管，对照管及比浊管充分振荡后置 37℃温箱中 20～22h，取出后放室温 2h，然后以比浊管为标准判定结果。

3）结果判定

A. 血清对照为清亮透明无沉淀，抗原对照为均匀混浊。在两种对照管都成立的情况下，才可判定试验管，否则应重做。

B. 记录结果：根据各管中上层液体的清亮度记录结果。特别是 50%清亮度（++）对判定结果关系较大，一定要与比浊管对比判定。

++++：菌体呈伞状沉淀或块状颗粒状沉淀，液体完全透明，呈 100%清亮。

+++：菌体呈伞状沉淀，液体近于完全透明，呈 75%清亮。

++：菌体呈较薄伞状沉淀，液体略微透明，呈 50%清亮。

+：管底有微量凝集或不很明显的伞状沉淀，液体 25%清亮。

—：无凝集，液体不清亮。

每份血清滴度以出现"++"及以上凝集现象的最高血清稀释度为被检血清的效价。

4）注意事项

A. 受检血清应新鲜、无溶血、无污染，存放血清温度不能超过 10℃，采血后应于 3～4 日进行检查，否则放置时间过长可能会导致血清效价降低。

B. 遵守操作规程，所用的器材要清洁、干燥，试剂的加量要准确，放入温箱的温度和时间要按要求，否则影响结果。每份血清和抗原均要有对照。

C. 做凝集反应时，有个别血清会出现前带现象，即稀释度低的血清管内（或血清量多的格）不发生凝集，而稀释度高的血清管内（或血清量少的格）出现凝集。如果某血清在平板凝集反应中出现了前带现象，那么做试管反应时应多做几个管，多采用几个稀释度。

D. 氯化钠的含量增高对血清反应有明显的影响，盐的浓度越高，反应的灵敏度提高，因此在兽医界为了克服凝集试验中阻抑抗体的干扰，对羊血清采用高渗盐水做凝集试验，一般浓度在10%，一般人血清不能用高渗盐水。

2. 皮内变态反应试验（SHT） 原理：布氏菌的抗原进入机体后，通过不同机制使机体致敏，当再次遇到相同抗原时，引起各种类型的超出正常的反应——变态反应，据此可以确定机体是否感染布氏菌。

（1）器材及试剂：布氏菌素；75%乙醇棉球；1ml注射器；皮内注射针头；测量尺。

（2）操作方法

1）于被检者前臂内侧前1/3处，用乙醇棉球消毒后，晾干，皮内注射0.1ml布氏菌素，在注射后24h和48h做两次观察。

2）两次观察，以反应最强的结果为准，注射局部出现充血，浸润为2.0cm×2.0cm及以上（或以反应面积≥4.0cm^2）判为阳性。

（3）注意事项

1）观察结果的时间是24h、48h两次为宜。因为有的患者在24h反应达高峰，48h开始减弱，有的30～36h达高峰。注射后6h出现红肿，24h又消失，并非为第Ⅳ型迟发变态反应，可以判定为阴性。

2）切勿注入皮下，以免影响结果或出现假阴性。

3）记录结果时注意浸润范围，不能只记录红肿的面积，必要时要用手触摸。

4）对疑似或已诊断为慢性布氏菌病患者注射后易引起局部反应，甚至在接种部位发生水疱或坏死，有的引起类似布氏菌病的全身反应，且激发的临床症状迟迟不退，应慎用该方法。

（4）临床意义及评价：该方法敏感性较好，呈阳性反应的人只表示感染过布氏菌，不能做患者的最后判定。人从发病20～25日即可出现阳性，临床症状消失后能维持数年甚至长达20年，因此常用于慢性期患者的诊断和追溯诊断。一般来说，出现下列情况对诊断有帮助。

1）在慢性布氏菌病中，当其他试验均为阴性，皮内变态反应可能是感染的唯一客观指标。

2）当几次皮试均为阴性时，就可排除布氏菌病。

3）在布氏菌病发病率低的地方，阳性反应可能有诊断意义。

4）多数情况下，没有临床表现的如牛种菌引起的无症状患者或隐性感染者可以出现阳性反应，因此该方法用于流行病学调查，以了解感染率。但要注意，接种过布氏菌苗的人，皮试可阳性。

二、布氏菌病防治

（一）布氏菌病诊断与鉴别诊断

1. 诊断依据

（1）流行病学史：发病前患者与家畜或畜产品、布氏菌培养物有密切接触史，或生活在疫区的居民，或与菌苗生产、使用和研究有密切关系者。

（2）临床症状和体征

1）出现持续数日乃至数周发热（包括低热），多汗、乏力，肌肉和关节疼痛等。

2）多数患者淋巴结、肝、脾和睾丸肿大，少数患者可出现各种各样的充血性皮疹和黄疸；慢性期患者多表现为骨关节系统损害。

(3）实验室检查

1）实验室初筛：平板凝集试验（PAT）、虎红平板凝集试验（RBPT）或皮肤过敏试验阳性或可疑。

2）确证血清学检查：试管凝集试验（SAT）滴度为 1∶100^{++}及以上（或病程一年以上者 SAT 滴度为 1∶50^{++}及以上，或对半年内有布氏菌苗接种史者，SAT 滴度虽达 1∶100^{++}及以上，过 2～4 周后应再检查，滴度升高 4 倍及以上）。①补体结合试验（CFT）滴度 1∶10^{++}及以上；②抗人免疫球蛋白试验（Coomb's）滴度 1∶400^{++}及以上。

3）分离细菌：从患者血液、骨髓、其他体液及排泄物等任一种培养物中分离到布氏菌。

2. 诊断标准

（1）疑似病例：有流行病学接触史和临床症状，实验室初筛阳性。

（2）确诊病例：疑似病例经确证血清学检查阳性者。

（3）隐性感染：有流行病学接触史，确证血清学检查阳性，但没有临床症状者。

3. 鉴别诊断

（1）风湿热：布氏菌病与风湿热相同处是发热及游走性关节痛，但风湿热可见特殊的心脏改变、风湿性结节及红斑，少见肝脾肿大、睾丸炎、乳腺炎及神经系统损害。实验室所见白细胞中性核增多，红细胞沉降率加速更为明显，抗链球菌溶血素"O"实验为阳性，布氏菌病特异性检查呈阴性。此外，水杨酸制剂对风湿热有明显疗效，而用于布氏菌病时只能暂时缓解疼痛。

（2）伤寒、副伤寒：伤寒、副伤寒患者的持续发热、肝脾肿大，以及实验室检查白细胞减少、淋巴细胞增多等表现，酷似布氏菌病。该病与布氏菌病的主要区别：多为高热，常有典型的体温曲线；严重者出现神经系统症状，如表情淡漠、听力减退、嗜睡、谵语等；相对脉缓；皮肤可见蔷薇疹；多有消化系统症状，血清肥达反应阳性，滴度逐渐增高；伤寒菌培养阳性。布氏菌病特异性实验室检查为阴性。

（3）肺、淋巴结核：因为布氏菌病患者可见长期微热、多汗，容易急躁，实验室检查白细胞减少，淋巴球增多，红细胞沉降率稍快，中度贫血等，所以易误诊为肺结核。但肺结核患者全身中毒表现比较严重，明显消瘦，颜面苍白，两颊潮红，红细胞沉降率加快更为明显，咳嗽、痰中带血，痰内可查到结核杆菌。胸部 X 线检查有特异性改变。淋巴结结核和布氏菌病患者虽然都可以发生淋巴结肿大，但淋巴结结核患者除具有全身中毒症状外，其淋巴结多粘连成块，破溃流脓形成瘘管及瘢痕。

（4）风湿性关节炎：慢性布氏菌病和风湿性关节炎均是关节疼痛严重，反复发作、阴天加剧，而且布氏菌病患者又可合并有风湿性关节炎，两者的鉴别要点：风湿性关节炎患者多有风湿热的病史，关节腔少见积液，一般不发生关节畸形，小关节病变多见，心脏有特殊改变，红细胞沉降率快，中性粒细胞增多，血清中抗链球菌溶血素"O"滴定度可增高，布氏菌病特异性实验室检查阴性，服用抗风湿药有效。

（二）人间布氏菌病治疗

布氏菌病是一种传染-变态反应性疾病，因此尽快消灭病原体才能收到良好的疗效。所以，应该早期诊断，在急性期按照规定全程治疗，急性期主要是应用特效的抗生素疗法，慢性期要采用中、西医结合方法治疗。

1. 治疗原则 早期、规范、足量、联合用药，中蒙西医结合。

2. 治疗方法

（1）急性期治疗

1）抗生素治疗：选择使用针对革兰染色阴性细菌的能进入细胞内的抗生素，包括利福霉素类、四环素类、氨基糖苷类、喹诺酮类、头孢菌素类（推荐使用第三、第四代头孢菌素）、磺胺类等，一般两种以上抗生素联合使用。建议静脉滴注用药时间为 14 日左右，重症患者可适当延长静脉用药时间。口服用药 21 日为一疗程，用药时间一般为 2～4 个疗程。

2）对中毒症状严重的、有睾丸炎、附睾炎者，可配合使用激素。注意应用激素以短期使用为宜，停药时应逐渐减量。

3）治疗期间可适当选择免疫调节剂，如雷公藤多苷片、左旋咪唑等，调节免疫功能到正常水平。

（2）慢性期治疗：慢性布氏菌病病情复杂，通常采用中蒙西医结合治疗。

慢性布氏菌病多采用利福霉素类抗生素，并用四环素类或磺胺类，一般以口服为主，21 日为一个疗程，治疗时间一般为 4～6 个疗程。配合中药进行治疗。

1）中药治疗：通过对慢性布氏菌病分型辨治，大致分为虚证型、血淤型、痹症型和湿热型。治疗原则：扶正固本，活血化瘀，蠲痹活络及清热利湿等。

连续口服西药半年以上而症状表现为轻微疲软、疼痛、燥热等症者，或稍加受累后出现轻微症状者，可单纯采取中蒙药调治。

2）蒙药治疗：布氏菌病蒙语称作"贺日呼乌布钦"，蒙医将慢性布氏菌病分为关节性、白脉性、内脏性、肌肉性贺日呼乌布钦。治疗原则是扶正固本，活血化瘀，清热利湿。推荐使用的方剂包括二十五味驴血丸、十八味金诃子汤、如意珍宝丸、二十一味儿茶丸、那如三味丸、十五位乳鹏丸、二十三味冰片丸、嘎日迪塔布丸等。

慢性布氏菌病急性发作，慢性布氏菌病患者出现发热、多汗、关节疼痛等急性期症状，血清抗体滴度较高，参照急性期布氏菌病治疗。

急慢性期患者在治疗前、中、后均应开展肝功能检查，监测药物对肝功能的损害及影响，便于运用护肝药物增强肝脏的保护。

3. 疗效判定

（1）治愈

1）临床症状、体征消失：体温正常，肌肉关节疼痛消失，无头痛、神经痛、无肝、脾、淋巴结肿大，睾丸疼痛、肿胀消失等。

2）体力和劳动能力恢复。

（2）好转

1）主要临床症状和体征明显改善：体温基本正常，其他部分临床症状、体征消失或明显改善。

2）体力和劳动能力较治疗前提高。

注：布氏菌病血清学检验结果不作为疗效判定标准。

（三）布氏菌病诊断治疗流程

布氏菌病诊断治疗流程见图 12-2。

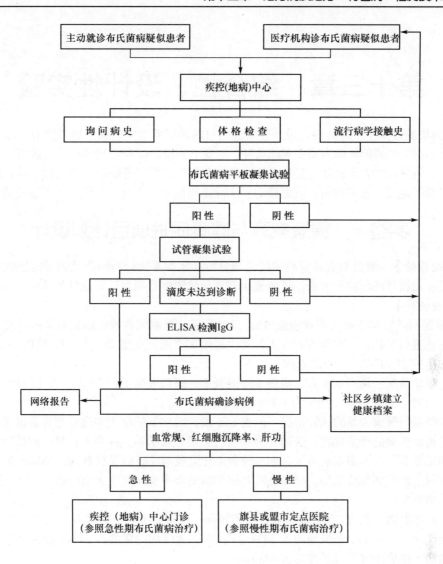

图 12-2 布氏菌病诊断治疗流程

(夏雅娟)

第十三章　综合性、设计性实验

【能力培养目标】　综合性、设计性实验的目的是培养学生的独立思考能力、综合设计能力，充分发挥学生的创新能力和主观能动性。本章节所设的综合性和设计性实验指导学生从文献查阅、资料分析、方案设计、实验实施以及综合报告的撰写等综合能力进行培养，最终达到提高学生学习能力、分析和解决问题能力、实际工作能力、沟通协作能力和创新能力的目标。

实验一　健康教育与健康促进项目计划设计

【实验目的】　通过对背景资料的讨论与分析，掌握系统分析问题及撰写健康教育与健康促进项目计划设计的思路与方法。了解健康教育与健康促进项目计划设计的要点。

【背景资料】

1. 某医科院校学生吸烟现状调查报告　2012年，采取问卷调查形式对某医科院校部分学生吸烟现状进行了调查。共调查655人，其中男生372人，女生283人，最小18岁，最大27岁，平均年龄21.01岁。调查结果如下。

（1）吸烟状况：调查655人，吸烟（每天吸烟，每周吸烟）者70人，占10.68%。吸烟率男生为17.47%（65/372），女生为1.77%（5/283）。

（2）吸烟与健康关系的认知情况：调查655人，约91%的学生知道吸烟有害健康，61%的学生知道被动吸烟的严重危害，赞同在公共场所禁烟，表示不允许别人在自己面前吸烟；89%的学生知道吸烟与气管炎发病有关，84%的学生知道吸烟与肺癌发病有关，58%的学生知道吸烟可导致冠心病发病危险增加。65%的男生和95%的女生支持建立无烟校园。30%的吸烟学生表示有戒烟愿望。

（3）吸烟原因：调查70名吸烟者，出于好奇、好玩而吸第一支烟者占72%；因为社交需要接受同伴或朋友递烟引起吸烟的占54%；模仿并认为吸烟时髦的占24%。因为学习或心理压力大、烦恼，抽烟能解压或提神的占63%。

（4）吸烟场所：据调查，吸烟的学生中有50%在宿舍吸烟，20%在餐厅吸烟，10%在教学楼、图书馆内吸烟，20%在其他公共场所吸烟。

（5）环境对吸烟的影响：本次调查发现，该学校没有控烟的规章制度，没有禁烟标识，虽然《大学生守则》中禁止学生吸烟，但贯彻不彻底，没有检查和监督。学校超市和商店普遍存在烟草销售或促销现象。调查655人中，48%的学生在广告牌、电视上经常看到变相烟草广告；90%的学生见过学校领导、教师在学校公共场所吸烟。有关资料显示，该校男教师吸烟率为15%。

2. 中国"公共卫生控烟能力建设"有关无烟校园建设的相关内容

（1）目标：①如何成功创建无烟校园；②如何评估无烟政策，提高师生员工的遵守率。

（2）背景：在中国每天由于吸烟而死亡的人数达3000人。二手烟可以导致严重的疾病，年轻人是更大的受害者。二手烟的问题无法通过空调、洁净空气和远离吸烟者等方法得到根治。医学证据已说明吸烟和二手烟对人体健康是有害的，学习和教育的集中场所应做到无烟。

我国政府2003年签署了《世界卫生组织烟草控制框架公约》，是160个缔约国之一，这项国际条约包括了各缔约国对实施无烟环境的承诺。目前我国主要的卫生职能部门充分支持室内环境100%无烟。很多国家和城市已经进行了无烟公共场所的立法，在我国有银川、杭州和广州等城市。

（3）无烟校园定义：无烟校园有不同层次的定义，最基本的要求是室内禁止吸烟，在指定区域内的所有大楼内、办公室、实验室、教室、厕所、楼道和大厅等均禁止吸烟。理想的情况是在室外也能禁止吸烟，若做不到这一点，则可指定吸烟区，将可吸烟范围限制在室外某些点。无烟校园区域可以是整个大学，也可以是综合大学的医学园区。

（4）无烟校园的好处：无烟校园可以带来安全和清洁的环境，降低环境清洁维护成本，降低火灾风险，保护师生员工和来访者的健康。大学是年轻人接受教育的重要场所，应率先垂范。无烟校园将鼓励学生形成健康的生活方式，医科院校和医院应成为全社会控烟的带头者。

【实验步骤】

（1）背景资料阅读与分析。

（2）小组讨论。

（3）参考健康教育与健康促进项目计划的撰写资料，编写《某医科院校创建无烟校园健康教育工作的项目计划书》，若条件具备，可采用 PPT 格式。

附：健康教育项目计划书的撰写内容及格式

健康教育项目计划名称：＿＿＿＿＿＿＿＿＿＿＿＿＿＿＿＿＿＿＿＿＿＿＿

主要研究者姓名：＿＿＿＿＿＿＿＿＿＿＿＿＿职称：＿＿＿＿＿＿＿＿＿＿＿

工作单位：＿＿＿＿＿＿＿＿＿＿＿＿＿＿＿＿联系方式：＿＿＿＿＿＿＿＿＿

计划内容如下：

1）摘要：用简洁扼要的文字概括计划的整体内容，包括设计与执行本计划的必要性、可行性，要达到的目标，主要研究方法，研究的目标人群，整个计划执行的时间，资料收集和分析方法。

2）引言：明确地陈述计划目的和有关理论基础，概括所提出计划有关的科学知识，目前的现状，目标人群存在的问题与诉求。

资料来源主要有 4 种：①社会诊断资料。②流行病学诊断资料。③本人或本单位在这一领域中曾做过的工作：包括在这个领域中做过哪些研究，取得哪些经验，有什么新发现，从而说明对这项研究具有一定的基础。对没有发表过的资料应做详细阐述，如进行过预研究也加以说明。④文献和其他现有资料的综述：引证及综述迄今为止对这一问题研究的进展，主要目的是对所研究的题目内容做关键性的评价，并借鉴他人经验、发展创新的方法，为本研究提供依据。文献回顾不要求面面俱到，主要陈述涉及本课题有关的理论、概念和方法。对不同的概念、观点和方法应加以详细描述。

3）问题的提出与必要性的评估：评估研究地区开展本计划的必要性，即研究目的的说明，可根据调查资料或政府提供的数据，说明本计划有何特点，较以往所进行的同类研究有何特殊性。该问题与当地卫生目标的关联性（生物医学、行为科学和卫生体系的开发），研究结果的适用领域。

4）总目标和具体目标：总目标是指在执行该项健康促进计划后预期应达到理想的影响和效果。通常是长远的、广义的和比较笼统的，不要求提出可测量的指标，有时目标可能永远达不到，但它给计划指明了努力方向。例如，在我国消除吸烟，以降低慢性病的发病率和死亡率；预防与控制慢性肺部疾病。

具体目标是指在执行该项计划后，目标人群所能达到的具体效益。具体目标是明确的可测量的。具体目标应回答："对谁，在多长时间内，实现什么变化，变化程度如何？"表达目标时通常用"增加"多少？"降低"多少？而不用"改善"之类的词。例如，本计划执行 1 年后，20 岁以上男性的吸烟率从现在的 69% 降低到 50%。

除计划目标和行为目标外，还可有教育目标和政策目标等。

5)方法:包括研究内容的选择,研究策略的选择,研究场所的选择,目标人群的确定;对照组的使用;干预活动组织网络与人员队伍建设;研究工具,测量指标;资料收集和统计方法的简短陈述;以及工作的各个程序。整个工作计划和日程安排应与计划目标符合逻辑地进行。

现场研究应注意以下准则:①指出研究范围并描述地理、气候、人群的社会文化背景,确定研究对象方法,样本大小,如何选择样本;②确定实验区和对照区的条件;③资料收集的详细方法,包括调查表的设计、实验室检验方法、资料记录分析方法;④计划和准备阶段,包括基线资料的调查、物资设备的购置、组织和后勤;⑤教育干预方法包括教育资料和宣传品的制作;⑥提出在计划实施中执行工作程序的每一步骤,说明每一步骤将在何时开始和何时完成。

6)计划评价:贯穿整个计划及实施的全过程,并非待计划完成之后再考虑评价问题,因此在计划内就应该有明确的评价内容、评价指标、评价方法和评价时间。一般计划评价应包括以下三个层次的评价。①过程评价:包括计划实施活动的内容、指标的检测,其中有组织领导落实情况、教育方法、传播渠道、宣传资料的设计、选择及预试验等方面的质量和效果;每次活动群众参与的数量和接受程度等。②近期效果评价:主要评定知、信、行的改变及政策、法规的制定。应有明确的内容和指标。中期效果评价主要评定行为和环境的改变。③远期效果(结局)评价:主要评定有关发病率、死亡率的下降及生活质量的提高,经济效益与社会效益。

7)预算:估算计划的总预算通常以年为单位,主要分为两类:人头费用、设备和供应费用。

8)参考资料。

(张利霞)

实验二 教室环境的卫生调查与评价

【实验目的】 掌握教室采光照明卫生指标的测量方法、仪器使用及课桌椅的测量方法;熟悉教室卫生调查的内容及教室采光照明的评价方法;了解课桌椅的评价方法。

【实验内容】

1. 一般情况 ①学校名称、年级、班级、学生人数;教室位置(楼层),形状、门窗朝向、门窗数及配置等;教室的长、宽及净高;人均面积和容积。②黑板材料、颜色及反光情况;黑板的长、宽,黑板下缘距讲台面及讲台距地面的高度。③前排课桌前缘距黑板的距离,水平视角和垂直视角,最后一排课桌后沿与黑板的水平距离等。④教室通风换气和采暖设备情况;室内空气中 CO_2 含量及微小气候检测结果等。

2. 自然采光 ①教室主要采光窗的朝向,采光方式(单侧或双侧、左侧或右侧)。②窗台高度,窗上缘至天棚距离,窗上缘至地面高度,窗间墙宽,窗与前、后墙距离,窗玻璃或透光面积,玻璃清洁情况,窗外遮挡情况(树木、建筑物和间距)。③墙壁、天棚颜色及反射系数,墙裙高度和颜色。有无纱窗和窗帘。④室深系数、玻地面积比、投射角与开角。⑤课桌面和黑板面照度(最大、最小、平均),照度均匀度(最小照度/平均照度)。⑥教室课桌面采光系数最低值(注明测定时间及天气情况)。

3. 人工照明 ①教室灯具种类、数量及配置情况(纵向或横向排列、灯间距、灯墙距、悬挂高度,黑板局部照明设置)。②每盏灯功率及总功率,平均每平方米功率。③灯管使用情况,是否需要清拭或更换。④课桌面、黑板面照度(最大、最小、平均)及照度均匀度;黑板、课桌面反射系数等。

4. 课桌椅 ①课桌椅型式(单人或双人,连式或分离式)、颜色、材料及数量。②课桌长、宽,桌面(平面、斜坡,能否翻转)。③课桌椅排列情况,桌列间距,桌墙间距(与侧墙、后墙);屉箱设置情况(封闭、揭盖),桌下空区及踏板。④各具桌高、椅高、桌椅高差及就座学生的身高（号数）。

【实验方法】

1. 采光照明卫生指标测量方法及评价

（1）室深系数：室深系数是窗上缘距地面高与室进深之比，不应小于1：2。单侧采光时，用卷尺测量教室的宽（室进深）和窗上缘距地面高。例如，测得某教室窗上缘距地面高2.9m，室宽6.6m，则室深系数=2.9/6.6=1/2.3，故该教室的室深系数不符合采光卫生标准。

（2）玻地面积比：用卷尺测量并计算教室直接透光的窗和门玻璃面积。它与地面积之比即玻地面积比，不应小于1：6。例如，某教室透光玻璃总面积8.5m²，地面积54.0m²，则玻地面积比=8.5/54.0=1/6.4，故该教室的玻地面积比不符合采光卫生标准。审查学校建筑设计图纸时，往往只能算出窗洞面积而不易计算玻璃面积。而教室窗框、窗棂可占全窗户面积的30%~35%，木窗框甚至达50%左右。窗户越小，木框遮光面积越大。此时可取近似值，即木窗、钢窗实际透光面积分别占窗洞面积65%和80%。

（3）投射角和开角：投射角指室内工作面（课桌面）一点到窗侧所引水平线与该点到窗上缘（或窗外遮挡物顶部）间连线的夹角，不应小于20°~22°。开角指课桌面测定点到对面遮挡物（如建筑物）顶点连线与该测定点到教室窗上缘连线之间的夹角，不应小于4°~5°。一般选择室内离窗最远排的座位，先用卷尺测距离，再以三角函数法计算角度数，所得数据即为教室投射角和开角的最小值。

先测投射角。从欲测点O引出甲、乙两线，甲线通过窗上缘相交于A点，乙线为从O点引向窗侧的水平线，与窗玻璃或墙相交于B点，∠AOB即为投射角（图13-1）。用卷尺分别测量AB和BO线长度，按三角正切法，求∠AOB值。假设AB=2.6m，BO=5.5m，则$\tan\angle AOB = \dfrac{AB}{BO} = \dfrac{2.6}{5.5} = 0.47$。

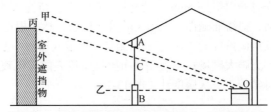

图13-1 教室的投射角和开角测量（三角函数法）

查三角函数正切表，∠AOB为25°，即该教室课桌面上的最小投射角为25°，符合采光卫生标准。接着测开角，从O点向窗外最近建筑物（或遮挡物）顶部方向引丙线，与窗玻璃相交于C点，∠AOC即为开角。测量CB线的长度，按三角函数正切法，先求∠COB值；∠AOB与∠COB值相减即得开角（∠AOC）值。假设CB=2.0m，BO=5.5m，则$\tan\angle COB = \dfrac{CB}{BO} = \dfrac{2.0}{5.5} = 0.36$。

查表三角函数正切表，∠COB为20°，所以∠AOC=∠AOB−∠COB=25°−20°=5°，即该教室课桌面上最小开角为5°，符合采光卫生标准。

（4）采光系数：指室内工作面（课桌面或黑板面）一点的照度与同时间开阔天空散射光（全阴天）水平照度的比值，如式（13-1）所示，最低值不应低于1.5%。对全年阴天数在200天以上、晨8时云量7级以上地区，课桌面采光系数最低值不应低于2%。

$$采光系数 = \dfrac{室内照度}{室外照度} \times 100\% \qquad (13\text{-}1)$$

测量时关掉人工照明，选择光线最差的桌面测量室内照度，同时测室外照度。若仅有一台照度计，可在测定室内照度前后各测一次室外照度，取两者均值为室外照度值，以减少室外照度迅速变化所造成的误差。

（5）照度

1）选定照度测点：按相关标准（GB 5699-85，GB 5700-85）要求选定教室照度测量点。室内工作面测点高度一般为0.7m高的水平面，小学可适当降低。通道可取距地面15cm高的水平面。教室内照度测量的水平布点有以下3种方法。①纵横线交叉布点（图13-2）：测自然采光的室内照度时，先从采光窗和窗间墙的中点画几条平行横线，再按室宽在分别距内、外墙各50cm处的横线段内，画4等分纵向平行直线，取各纵横交叉处的30或25个点（最后排5点不测）测量。测人工照明的照度时，按室内灯的布置分别在灯下、灯间画若干条纵、横向平行线，取各纵横交叉处的数十个点为人工照明测点。②等距布点：室内画纵、横向平行线各若干条，每条平行线间隔1m（大阶梯教室取2~4m）；以这些纵横交叉处形成的数十个点作为采光照明测点。③自行选点：根据课桌椅的配置情况，选取均匀分布的9、12、16或20个点。测量黑板面照度时，可在黑板中横线上取左、中、右3点，左右各距黑板有效边缘30cm；或在上下左右各距黑板边缘10cm，横向均匀分布取5点，纵向取3点（共15点）为测点。只要测到的课桌面、黑板面的最低照度值达到标准，就可认为整个教室的自然采光或人工照明是合格的。

2）照度计使用步骤：①校正"0"点，熟悉电流表读数范围和方法。如已加滤光罩，应将测量值乘100得实测照度值。②接通光电系统电源，将光电池加滤光罩后放在欲测位置，打开电流表开关，待指针稳定后读数。若电流计指针不动或偏转小，可能是测量处照度不足，可摘掉滤光罩再测。③测量完毕，将电流表开关拨回"关"处，取下插头，光电池盖上滤光罩后妥当放置。

3）照度计使用注意事项：测量前将照度计的接收器曝光2min后再开始；测人工照明时，先打开白炽灯5min（荧光灯15min），待光源的光输出稳定后再测；各测点取2~3次读数均值，提高准确性；先用大的量程档数，然后根据指示值大小逐步下调至适当的档数，不允许在某档满量程的1/10范围内测量；携带或运输中避免震动，放置环境要干燥，无腐蚀性气体，周围无强大磁场；不能用湿布擦拭电流表的有机玻璃罩，也不要用力擦拭，以防引起静电效应；每年校正一次照度计（图13-2）。

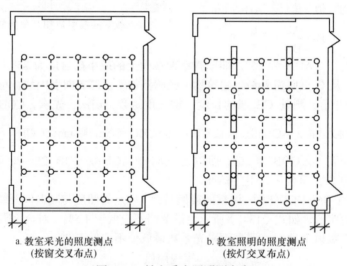

a. 教室采光的照度测点
（按窗交叉布点）

b. 教室照明的照度测点
（按灯交叉布点）

图13-2 教室采光照明测定点

（6）反射系数测量：室内各表面的反射系数可通过测量表面照度和反射照度计算获得。测量应选不受直接光影响的位置。如测墙壁表面反射系数时，以后墙离地面1.2~1.5m高的位置为测量点。测量时先将照度计的接收器贴在被测面上，测出其入射照度E_R；然后将接收器的感光面对准墙壁表面的原位置，逐渐远离墙壁，待照度计值稳定后读取反射照度E_f，按式（13-2）求反射系数ρ。

$$\rho = \frac{E_f}{E_R} \times 100\% \tag{13-2}$$

可在每个被测表面选 3~5 个测点，取其平均值为该测面的反射系数。

2. 课桌椅测量及评价

（1）课桌椅型号鉴定：学校新购置课桌椅出厂前都标明型号和适用身高范围。原有课桌椅应测量桌高、椅高，按"中小学课桌椅尺寸标准"（GB/T3976-2002）对课桌、课椅号及使用者身高范围标注。还应记录课桌椅的型式、结构、颜色及教室内排列情况。在课桌椅调查中，通常用特制专门折尺（鉴定课桌椅的号）测量。该折尺由宽 5~6cm，厚 1~1.2cm 长条木板制成，可折叠，展开后高度为 2m。折尺一端标有与桌高、椅高、桌椅高差尺度相对应的号；测量时可直接读出桌号、椅号和高差号；折尺另一端标有与各号桌椅相适应的身高号（身高范围）。测量时，2 人一组，测量者逐一测量课桌椅并读出桌高、椅高、桌椅高差和就座学生身高号数，记录者将数字顺序填入表格。为获得完备资料，调查应在全体学生就座情况下（如自习时）进行。

（2）课桌椅分配的卫生学评价：通过计算一个班或一个学校的课桌、课椅、桌椅高差合格率进行评价。但单纯用课桌、课椅合格率不能全面了解学生所用的课桌椅是否完全符合卫生要求。桌椅高差合格率才是核心分析指标，如桌、椅型号不配套，桌椅高差变化大，会严重影响学生读写姿势。通过调查与评价，计算各教室中缺少或多余的各号课桌椅数，在班级、学校进行调整。

$$课桌（椅）合格率 = \frac{课桌（椅）合格人数}{全班（校）人数} \times 100\% \tag{13-3}$$

$$课桌椅高差合格率 = \frac{桌椅高差合格人数}{全班人数} \times 100\% \tag{13-4}$$

【思考题】
（1）试述采光照明卫生指标的测量方法。
（2）试述照度计使用注意事项。

（张利霞）

实验三 社区健康教育项目材料制作及干预和评价的案例分析

【实验目的】 通过对背景资料的学习和分析，初步掌握健康教育项目材料的制作程序和使用方法；通过对健康教育项目的案例分析，发现该案例中健康教育项目干预和评价的优点和不足，从而进一步加深对健康教育项目计划实施和结果评价的理解和应用。

【背景资料】 昆明市某社区吸毒人群预防 HIV 感染健康教育干预示范案例介绍（摘要）。

1. 背景和理由

（1）昆明吸毒人群 HIV 感染占全市 HIV 感染的 85%，对吸毒人员干预是 HIV 干预必不可少的重要组成部分。

（2）吸毒人群在戒毒所内仅 3 个月，且从戒毒所或劳教所出来的人员毒品复吸率高，要使他们彻底戒毒或减少 HIV 高危行为仍需在社区继续干预。为预防吸毒人员 HIV 感染，项目组自 2007 年 7 月起在昆明市某社区开设了"吸毒人群预防 HIV 感染干预示范社区"。

2. 组织与活动

（1）成立领导小组、技术指导小组和干预工作组：领导小组由项目办、街道办事处、派出所、省药检所、区疾控中心等参加。技术指导小组由卫生、医疗、药物、戒毒、公安等技术人员参加。干预工作组由项目办、省药检所、医院、地段防保人员、社区行政管理人员参加。分帮教组、家属工作组、信息组、文体活动组等开展工作。

（2）工作流程：寻找吸毒者，对吸毒者宣传，鼓励吸毒者参与社区活动，吸毒人员社区活动（宣传、教育、文艺活动），吸毒人员自我能力提高（戒毒、不共用注射器、使用安全套等）；同时邀请家属积极参与。

（3）活动开展

1）寻找社区吸毒人员：通过派出所和家属寻找，及时掌握社区吸毒人员情况。发现94名，男74人，女20人。年龄最小15岁，最大43岁，平均文化程度为高中毕业，均从戒毒所和劳教所出来，回归社会。通过调查发现他们AIDS防治知识缺乏，对AIDS三种传播途径知识正确知晓率为73%，96%的人认为AIDS是可怕的疾病，71%的人认为自己不会感染AIDS，共用注射器比例20%，安全套使用率13%，对预防AIDS相关政策知晓率不足40%；且社区人群普遍存在对吸毒人员或HIV感染者的歧视心理。

2）社区活动：①每2周举行1次活动，在晚上8～10时。参加人有干预组工作人员、戒吸毒人员及家属。每次准备一个活动主题，如通过看书报、电视，讨论周围发生的事等，由吸毒人员轮流做主持人，其他人协助。还通过讲座、演讲、文艺表演、观看HIV视频（配合医务人员讲解）、知识问答、游戏等方式进行，此外还选择了8名知识掌握得好的戒吸毒人员对新参加活动的吸毒人员开展HIV同伴教育。②组织春游，有登山、游戏、唱歌等。③对社区青少年进行预防HIV宣传。④结合计划生育，免费发放安全套。⑤鼓励吸毒人员自愿进行HIV检测，与卫生部门合作开展免费HIV检测与咨询服务。⑥在社区中开展针具交换。⑦对有吸毒史的HIV感染者和患者，积极动员其参加美沙酮维持治疗。⑧在社区设置HIV防治公益宣传栏，一季一换，并在社区街道办事处摆放供居民自取的HIV宣传材料。⑨开展"世界艾滋病日"、"世界禁毒日"期间的主题宣传活动，组织现场咨询、展板巡展、文艺表演等宣传活动。

3）已开展的主题有：①HIV传播途径。②共用注射器如何传播AIDS？③HIV的预防方法。④如何清洗注射器？⑤安全性行为培训。⑥戒毒过程中出现的反应如何克服？⑦HIV"四免一关怀"政策。

（4）工作效果

1）在社区创造了一个宽松、和谐的环境：以前居民不理解，调查时居民不欢迎，甚至将工作人员拒之门外。随着工作深入，居民能理解。在社区营造了一个自愿、宽松的环境，使戒吸毒人员能像正常人那样学习、活动。学员从怀疑、畏惧社区活动，到自愿、关心。

2）94名戒吸毒人员对HIV传播途径知识从73%上升到100%。无一人发生共用注射器吸毒，安全套使用率达到50%。

3）94人中已有80人戒断。

4）吸引了其他社区的37名戒吸毒人员来社区参加活动。

5）增强了社区开展HIV健康促进能力，为项目持续发展打下基础。

（昆明市某社区预防HIV感染项目办公室）

【实验内容】

（1）针对背景资料的分析，掌握目标人群的需求，确定信息内容和表现形式。按照健康教育材料的制作程序，每人编写一篇适应背景资料中健康教育工作的传播材料（字数控制在500字以内）。

（2）对案例进行全面讨论和分析后，提出该案例中健康教育干预活动存在哪些优势和不足，健康教育活动过程及效果评价的合理性。

【实验步骤】

1. 健康教育材料制作程序 健康教育传播材料是指配合健康教育与健康促进活动使用的印刷材料与声像材料。首先应考虑从现有的传播材料中选择可利用的传播材料，但在现有的信息或材料不充足时，则需要制作新的传播材料。制作传播材料的程序如下。

（1）研究目标人群：应按照目标人群优先需要解决的问题来考虑，专题小组访谈可在短期内收到一定的效果。

（2）策略制定：以最初对项目的评估和要给予目标人群的信息为基础。策略的制定是一个连续的动态过程。包括信息的编制、设计、选择合适的传播渠道、工作机构网络及将信息传给受众的活动。信息的编制包括两个部分：信息内容和信息表现形式的选择。在信息材料制作过程中应考虑以下问题：①目标人群采纳了我们传播材料的建议后能得到哪些益处？②需要增加哪些信息才能使人们相信能得到这些益处？③对于目标人群，哪些能激起情感的语气，更符合其文化特征和价值观？内容和表现形式的选择应齐头并进。对目标人群的需求进行评估，与他们讨论想知道些什么，什么能吸引他们。哪种形象和符号易被接受、哪些人物吸引人。信息的内容一旦被确定，绘画者、漫画家、广播制作人员就需要根据所要采用的传播渠道准备原始材料。

（3）预试验：所谓预试验，就是在信息广泛传播前，征求部分目标人群意见，是使目标人群参与决策的方法。将准备发放的宣传品拿到目标人群中，选择若干人，了解他们是否理解、喜欢这宣传品，可信程度如何，有哪些改进意见。预试验需要弄清以下问题：①材料是否切合主题；②能否吸引人们注意；③包含的信息是否清楚好懂、好记；④目标受众看了后，是否觉得所说问题与自己有关；⑤内容是否为当地的文化所接受；⑥哪种媒体、形式、形象和内容结合起来运用效果最好。预试验可以系统收集目标人群对该讯息的反应，并根据反馈意见对材料进行反复修改。只有经过这些过程，才能正式制作并大面积发放。

2. 健康教育项目干预活动的评价

（1）评价的目的：评价是指根据一定原则或标准评定项目计划和干预活动的价值。评价贯穿于项目始终，基本思路是比较，是管理和改进干预的重要内容。其目的是从所采取的行动中吸取知识和经验，以便改进今后或正在实施的活动。

（2）评价的种类

1）形成评价：对新制订的干预策略、健教材料，通过预试验评价它们在实际条件下的作用，根据评价结果改进干预策略和材料。

2）过程评价：评价所计划的干预策略和活动实施的质量和数量，以便及时发现问题，改进计划干预，保证计划目标的实现。

3）效应评价：又称为近中期效果评价，研究干预对健康相关行为的三类影响因素（倾向、促成、强化因素）的作用及目标人群健康相关行为和环境的变化。

4）结局评价：又称为远期效果评价，即对健康状况和社会经济变化进行评价。社会经济效益的评价亦称为成本-效果、成本-效益分析。

（3）评价种类的选择：评价种类的选择主要取决于对评价的要求和可能性，即研究者（或项目资助者、领导和评价者等）对项目的要求、时间和资源的利用。如研究者（或领导者）想知道，项目是否达到了预期目标及其实用价值；项目专业人员想知道，他们付出的努力取得了什么成果；计划人员想知道，如何利用评价的信息指导决策；项目资助者想知道，其继续投资的依据是什么。时间和资源在很大程度上影响对评价的选择。就慢性病而言，3～5年的干预只可能产生某些早期效果，只能进行过程和效应评价；全面系统的评价需要精密的研究设计，投入大量人力、物力和时间用于测量和观察多种复杂的因素，且持续很长时间（5年以上）。

（张利霞）

实验四　糖尿病患者营养与膳食指导

【实习目的】　掌握如何应用膳食营养指导控制糖尿病患者病情；熟悉糖尿病饮食治疗原则；了解影响糖尿病发生的相关营养因素。

【营养与糖尿病】

1. 能量　能量过剩引起的肥胖是糖尿病的主要诱发因素之一。糖尿病患者因缺乏胰岛素或周围组织对胰岛素不敏感、胰岛受体数目减少，能量代谢也发生紊乱。过高或过低的能量摄入，均对该类患者造成不良后果。故根据糖尿病患者的年龄、性别、生活需求及工作性质等来确定能量供给。

总能量=标准能量供给×标准体重

每日需要能量的估算

$$BMI = \frac{身高(kg)}{体重(m^2)} \quad （正常18.5～23.9） \tag{13-5}$$

（1）标准体重计算：每日总能量是以维持标准体重计算。

$$身高（cm）-105=体重（kg） \tag{13-6}$$

（2）根据不同的体力劳动强度确定每日每千克标准体重所需能量，见表13-1。

表13-1　不同体力劳动强度的能量需要量

劳动强度	举例	所需能量（kcal/kg/d）			
		消瘦	正常	超重	肥胖
卧床		35	25～30	15～20	20～25
轻	办公室职员、教师、售货员、钟表修理工	40	35	30	20～25
中	学生、司机、电工、外科医生	45	40	35	30
重	农民、建筑工、搬运工、伐木工、舞蹈演员	45～55	45	40	35

2. 糖类　糖尿病代谢紊乱的主要代谢标志是血糖，并可引起全身性的代谢紊乱。过去，在糖尿病饮食治疗中，非常强调严格限制糖类的摄入。后来研究发现，适当提高糖类并不增加胰岛素需求，反而还可提高胰岛素的敏感性，对控制病情有利，每日摄入的糖类转化的能量应占总能量的55%～60%，但应以多糖类食物为主，尽量避免使用单、双糖，以防止血糖过高。根据血糖情况，我国目前对糖尿病患者的饮食提倡控制在300g左右，有人认为可为250～450g（根据病情），如果病情严重，可稍多加些脂肪、蛋白质来补充热量，而减少糖的摄入。膳食中的纤维素可以吸收水分，延缓糖类的吸收，改善胰岛素的浓度，而血糖指数低的食物富含膳食纤维，因此糖尿病患者可选择低血糖指数的食物，有效地控制餐后胰岛素和血糖异常，有利于血糖浓度保持稳定（表13-2）。

血糖指数（GI）是指食用含糖类50g的食物和相当量的标准食物（如葡萄糖和白面包）后，2h内体内的血糖水平应答的比值（用百分数来表示）。

$$GI = \frac{某食物在食后2h血糖曲线下面积}{相当含量葡萄糖在食后2h血糖曲线下面积} \tag{13-7}$$

GI值高低判定标准：────55────70────
　　　　　　　　　　低GI　　　中GI　　　　高GI

表13-2 常见食物血糖生成指数表

食物种类	GI	食物种类	GI
荞麦面条	59.3	香蕉	52
荞麦面馒头	66.7	梨	36
大米饭	80.2	苹果	36
白小麦面面包	105.8	柑	43
白小麦面馒头	88.1	葡萄	43
扁豆	18.5	猕猴桃	52
绿豆	27.2	芒果	55
冻豆腐	22.3	菠萝	66
豆腐干	23.7	西瓜	72
炖鲜豆腐	31.9	果糖	23
绿豆挂面	33.4	乳糖	46
黄豆挂面	66.6	蔗糖	65
樱桃	22	蜂蜜	73
李子	24	白糖	83.8
柚子	25	葡萄糖	97
鲜桃	28	麦芽糖	105

3. 脂肪 为了防止或延缓糖尿病的心脑血管并发症，糖尿病患者每日对脂肪日需要量为 0.6～1.0g/kg，占总能量较适宜的比例为 20%～25%。此外，还应注意饱和脂肪酸和不饱和脂肪酸的比例，以限制胆固醇的摄入量在 300mg/d 以下，防止动脉粥样硬化。

4. 蛋白质 糖尿病患者糖异生作用增强，蛋白质消耗增加，易出现负氮平衡。糖尿病患者每日蛋白质需要量 1.0g/kg，约占总供能量的 15%。对于儿童、孕妇、乳母和营养不良者，酌情增至 20%。其中应保证 1/3 来源于高生物价的蛋白质，但对合并肾病者，应注意蛋白质的摄入要适量。

5. 微量营养素 糖尿病患者糖类、脂肪、蛋白质的代谢紊乱会影响人体对微量营养素的需要量，调节维生素和矿物质的平衡有利于糖尿病患者纠正代谢紊乱防治并发症。糖尿病患者尿量多，糖异生旺盛，致使 B 族维生素丢失消耗增加，应注意补充。而维生素 C 可有效预防微血管病变并提高机体抵抗力。此外，三价铬是葡萄糖耐量因子的组成部分。良好的铬营养有助于改善糖尿病患者的糖耐量增强胰岛素敏感性。糖尿病患者易患骨质疏松，因此在糖尿病治疗时应注意补充钙、磷和维生素 D。

6. 膳食纤维 每天进食 20g 以上的膳食纤维，可使血清胆固醇，低密度脂蛋白（LDL）和甘油三酯的水平下降；可溶性膳食纤维可使小肠中糖类的吸收率降低。应给糖尿病患者提供丰富的膳食纤维，其来源以天然食物为佳，建议膳食纤维供给量为 25～35g/d。

7. 饮食分配及餐次安排 每日至少三餐（20%、40%、40%），餐后血糖过高的可以在总量不变的情况下分成 4 餐或 5 餐（按营养素分配）最好少食多餐，主食是每餐不超过 100g。为了减轻胰岛素的负担，使之合理分泌胰岛素，对用胰岛素治疗和易低血糖者更应在三餐中间增添 2～3 餐。如患者在夜间感觉饥饿，可食 25g 煮花生仁或一个鸡蛋，预防上半夜出现低血糖。

8. 其他 戒烟酒，限制单、双糖的摄入，使用人工甜味剂也不宜过多；低盐，植物油限量，选择合理烹调方法。

【思考题】
（1）通过对影响糖尿病发生营养因素分析，请总结出糖尿病饮食指导的原则。
（2）如何确定糖尿病患者全天所需的能量。

（3）某糖尿病患者，男性，40岁，病程3年，身高165cm，体重56kg，职业为公司职员，口服降糖药治疗。计算该患者饮食中所需蛋白质、脂肪、糖类及热量的需求。

（戈　娜）

实验五　小鼠经口急性毒性试验

【实验目的】　通过该试验学习外来化学物急性毒性试验的设计原则，掌握小鼠经口灌胃技术、随机分组方法，掌握 LD_{50} 的计算方法和急性毒性分级标准。通过综合运用毒理学、职业卫生学及统计学等专业基础知识和技能，设计试验方案。并组织实施，培养学生创新思维，锻炼组织、协调与沟通能力。

【实验原理】　选择健康的实验动物，根据体重按随机分组的方法，依据 LD_{50} 计算的设计原理，一般将动物分成4～6个染毒组。一次（或24h内多次）给予受试物后，了解动物的急性毒性反应及其程度，中毒死亡的特征及可能的死亡原因，观察受试物毒性反应与剂量的关系。求出半数致死剂量（LD_{50}），并根据 LD_{50} 值将受试物进行急性毒性分级。

【实验方案】

1. 实验安排

（1）本实验以小组为单位实施，每组4～6人，利用课余时间，根据实验安排和分工，认真查阅文献资料、设计实验方案。

（2）实验小组根据实验方案，组织实施实验研究。

（3）根据实验研究资料，实验小组每个成员根据自己参与实验的内容，整理分析实验研究获得的数据资料，每人撰写1篇研究报告。

（4）实验结束后，总结实验过程中的经验，实验小组每个成员写出自己的心得体会。

2. 实验实施步骤

（1）健康实验动物的选择。

（2）性别辨认。

（3）动物称重、编号及随机分组。

（4）剂量设计：一般以化学物的理化性质、文献资料或预计实验结果为依据，原则上应包括实验动物全死和无动物死亡的剂量组在内，最理想的结果是使 LD_{50} 的上下各有2～3组。

（5）配制受试物。

（6）动物染毒（经口灌胃）。

（7）动物中毒体征和死亡情况观察：观察实验动物接触外来化合物的中毒症状是了解该化合物急性毒性的十分重要的环节，是补充 LD_{50}（LC_{50}）这一参数不足的重要方面。故应详细地观察动物的中毒症状、发生和发展过程及规律，死亡前的症状特征、死亡时间等（表13-3）。这些有助于揭示化合物甚至同类化合物的不同衍生物的急性毒作用特征。

表13-3　急性毒性实验原始记录

受试物名称：　　　　　受试物性状：　　　　　受试物来源：
动物种属品系：　　　　动物来源及合格证号：
染毒途径：　　　　　　室温：　　　　　　　　日期：

剂量组别 (mg/kg)	动物编号	性别	体重(g)	染毒量 (ml)	染毒时间	体征及出现时间	死亡时间	体重记录（g）

实验操作者：　　实验记录者：

（8）结果计算与评价：评价实验结果时，应将 LD_{50} 与观察到的毒性效应相结合分析，LD_{50} 的数值是受试样品急性毒性分级与毒性标志及判定受试物经口染毒引起动物死亡可能性大小的依据。计算 LD_{50} 及 95%可信限可采用多种方法，如改进寇氏法、霍恩法和上下移动法等。引用 LD_{50} 值时一定要注明所用实验动物的种属、性别、染毒方式及时间长短、观察期限。

【参考资料】

1. 实验动物分组　随机区组分组法是实验动物分组常用的一种方法，该方法的目的是每只动物分散到各组的机会是均等的，减少非处理因素影响，以提高组间均衡性。操作步骤如下：①标号、称重；②排序，按体重由小到大；③抽取随机数字；④用组号去除随机数字，除不尽的写余数，除尽的除数做余数，不够除的除数做余数。表13-4 是将 12 只动物随机分为 6 组（A、B、C、D、E、F 组），每组 2 只的分组过程。

表13-4　实验动物随机分组

体重	标记	排序	随机数字	组序	余数	组别
21.0	1	5	03	6	6	F
22.0	2	10	47	5	2	B
20.0	3	6	44	4	4	E
19.3	4	7	76	3	1	A
16.2	5	4	74	2	2	D
18.5	6	3	73	1	1	C
19.0	7	1	36	6	6	F
23.0	8	2	46	5	1	A
24.0	9	8	65	4	1	B
18.3	10	9	03	3	3	E
25.5	11	12	59	2	1	D
25.0	12	11	56	1	1	C

2. 剂量设计

（1）查阅文献：首先了解分析受试化学物的化学结构和其理化性质，依此查阅文献，找出与受试化学物化学结构和理化性质相似的化学物的毒性资料。

（2）预试验：以其 LD_{50}（LC_{50}）值作为受试化学物的预期毒性中值为待测化学物的中间剂量，再上下各推 1~2 个剂量做预试验。预试验通常以较大组距和较少量动物进行预试，一般采用少量动物（6~9 只）进行，组间剂量比值一般以 1∶0.5 或 1∶0.7 作为基础。通过预试验找出动物 0% 和 100% 死亡的剂量，为正式试验作参考。

（3）设计各组的剂量

根据预实验结果计算组距：$i = \dfrac{\log LD100 - \log LD0}{n-1}$　　　　　　（13-8）

各组染毒剂量：LD0--------　　　　A
　　　　　　　LD0+i--------　　　　B
　　　　　　　LD0 +2i--------　　　C
　　　　　　　LD0 +3i--------　　　D
　　　　　　　LD0 +4i--------　　　E

3. 中毒体征观察　观察期一般是 14 天，必要时可延长观察期，尤其是在染毒后 0.5h 和 4h，每天观察并详细记录动物的中毒反应。详细地观察动物的中毒症状、发生和发展过程及规律，死亡前的症状特征、死亡时间等。中毒体征观察至少包括以下内容。

（1）中枢神经系统与躯体感觉和运动系统：体位异常、叫声异常、不安、呆滞、痉挛、抽搐、麻痹、运动失调、对外反应过敏或迟钝等。

（2）自主神经系统：瞳孔扩大或消失、流涎和流汗。

（3）呼吸系统：鼻孔溢液、鼻翼扇动、呼吸徐缓、腹式呼吸、呼吸困难。

（4）消化系统：少食、拒食、腹泻、便秘。

（5）泌尿生殖系统：尿频、失禁、会阴部污秽、分泌物增多。

（6）皮肤和被毛：皮肤充血、发绀、皮疹、被毛蓬松、竖起。

（7）眼：眼睑下垂、眼球突出、充血、角膜混浊。

4. 结果分析与评价 LD_{50} 值是受试物毒性分级和标签标识的依据。计算 LD_{50} 及 95% 可信限可采用多种方法，本教程介绍三种常用的 LD_{50} 测定方法，分别为改进寇氏法、霍恩法、上下移动法。

（1）改进寇氏法：该方法是根据剂量对数与死亡率呈 S 型曲线而设计的。使用此法要求的条件是：每个染毒剂量组动物数量要相同，一般为 10 只；各剂量组组距呈等比级数；至少设计 5 个剂量组；死亡率呈正态分布；最低剂量组死亡率小于 20%；最高剂量组死亡率大于 80%。计算公式如下。

$$m = Xk - i\left(\sum p - 0.5\right) \quad (13\text{-}9)$$

$$Sm = i\sqrt{\sum pq / n} \quad (13\text{-}10)$$

式中：m 为 $\lg LD_{50}$；i 为相邻两组剂量对数之差（小数点后两位）；Xk 为最大剂量的对数值；q 为存活率（$q = 1 - p$）；$\sum p$ 为各剂量组死亡率总和；n 为每组动物数。

（2）霍恩法：又称概率单位法。该方法采用几何级数的 4 个染毒剂量组，各个剂量组动物数相同，一般 4～5 只。剂量系列递增公式为如下，

$$\sqrt[3]{10}: \left.\begin{array}{l} 1.00 \\ 2.15 \\ 4.64 \end{array}\right\} \times 10^2 \quad t\text{可以是}\,0, \pm1, \pm2, \pm3\,\text{等} \quad (13\text{-}11)$$

或

$$\sqrt{10}: \left.\begin{array}{l} 1.00 \\ 2.15 \\ 4.64 \end{array}\right\} \times 10^2 \quad t\text{可以是}\,0, \pm1, \pm2, \pm3\,\text{等} \quad (13\text{-}12)$$

递增公比 $\sqrt{10}$ 的剂量系列间距比 $\sqrt[3]{10}$ 的剂量系列间距大，因此前者的精确度较差，多采用递增公比 $\sqrt[3]{10}$ 的剂量系列。

（3）上下移动法：此法又称序贯法。上下移动法是一个阶梯式的染毒程序，根据受试物的初步资料确定第一只动物接受的剂量，观察 48h，若不死亡，下一只提高一档剂量，若死亡就降一档剂量继续试验，按此序贯进行。但每一只存活动物都需观察至少 14 天。该法需要选择一个较合适的剂量范围，使大部分动物所接受的染毒剂量都在平均致死剂量左右。推荐采用的剂量序列为 1.75mg/kg、5.5mg/kg、17.5mg/kg、55mg/kg、175mg/kg、550mg/kg、2000mg/kg 或 5000mg/kg 体重。上下移动法仅需 6～10 只单性别动物，少于固定剂量方法和急性毒性分级法。此法符合全球动物福利及"3R"原则。

（高艳荣）

实验六 化学物毒理学安全性评价

【实验目的】 掌握化学物毒理学安全性评价的目的、程序及注意事项；熟悉化学物毒理学安全性评价程序的选用原则；了解外源化学物毒理学安全性评价的意义；培养学生查阅文献、提出问题、分析问题和解决问题的能力。

【实验原理】 毒理学安全性评价是利用规定的毒理学程序和方法评价化学物对机体产生的有害效应（损伤、疾病或死亡），并外推和评价在规定条件下化学物暴露对人体和人群的健康是否安全。人类暴露化学物质的方式、途径和程度不同，对其安全性评价的程序和内容也有所侧重。毒理学安全性评价遵循分阶段试验的原则，先安排周期短、费用低、预测价值高的试验。这样可以根据前一阶段的试验结果，判断是否需要进行下一阶段的试验。

【背景资料】 2008年9月，中国暴发三鹿婴幼儿奶粉受污染事件，导致食用了受污染奶粉的婴幼儿产生肾结石病症，其原因是奶粉中含有三聚氰胺，这是一起严重的食品污染事件。

事件起因是很多食用三鹿集团生产的婴幼儿奶粉的婴儿被发现患有肾结石，随后在其奶粉中发现化工原料三聚氰胺。根据我国官方公布的数字，截至2008年9月21日，因使用婴幼儿奶粉而接受门诊治疗咨询且已康复的婴幼儿累计39 965人，正在住院的有12 892人，此前已治愈出院1579人，死亡4人，另截至9月25日，香港有5人、澳门有1人确诊患病。该事件引起各国的高度关注和对乳制品安全的担忧。中国国家质检总局公布对国内的乳制品厂家生产的婴幼儿奶粉的三聚氰胺检验报告后，事件迅速恶化，包括多名乳制品企业在内的22个厂家69批次产品中都检出三聚氰胺。该事件亦重创中国制造商品信誉，多个国家禁止了中国乳制品进口。

问题1：三聚氰胺的毒性作用有哪些？

问题2：化学物毒理学安全性评价应遵循的原则是什么？在对三聚氰胺进行毒理学安全性评价前应进行哪些准备工作？

问题3：化学物的毒理学安全性评价分几个阶段？各阶段分别进行哪些实验？

【实验方案】

（1）根据实验指导老师的分工和安排，每6人为一个课题小组，利用课余时间，认真查阅文献，设计研究方案。

（2）每个课题小组根据研究方案，实施实验研究。

（3）根据查阅的资料和实验研究所获得的数据，课题组每个成员写1篇关于三聚氰胺毒理学安全性评价的研究论文，包括此次实验的认识和体会。

【实验步骤】

1. 毒理试验前的准备工作 在进行毒理学安全性评价前，必须尽可能地收集受试样品的相关资料，包括其化学组成、理化性质、生产工艺和人体可能的暴露途径等方面的资料，以作为试验设计的参考。待测样品要求是定型产品，应一次提供足够试验用的数量。

2. 第一阶段试验项目 包括急性毒性试验和局部毒性试验。主要是测定 LD_{50}、LC_{50} 或其近似值，为其他试验的剂量设计提供参数，根据毒作用的性质、特点推测靶器官，并对受试物的急性毒性进行分级。

第一阶段试验主要有急性经口毒性试验、急性经皮毒性试验和急性经呼吸道毒性试验。在选择染毒途径时，应与人的实际接触途径相符。染毒后观察急性中毒的主要表现。

3. 第二阶段试验项目 包括重复剂量毒性试验、遗传毒性试验和发育毒性试验。试验目的是了解受试物与机体多次暴露后可能造成的潜在危害，并研究受试物是否具有遗传毒性与发育毒性。重复剂量毒性试验主要包括14天和28天重复剂量毒性试验。遗传毒性试验包括原核细胞基因突变试验、真核细胞基因突变和染色体畸变实验、微核实验或骨髓染色体畸变试验等，需要几个试验成组使用，以观察不同的遗传学终点，提高预测遗传危害和致癌危害可靠性。发育毒性试验主要是传统致畸试验。在结束第一、第二阶段的试验后，根据试验结果和受试物用途、人可能的暴露水平，决定是否进行下一阶段的试验。

4. 第三阶段试验项目 包括亚慢性毒性试验、生殖毒性试验和毒动学试验。亚慢性毒性试验是为了确定较长时间内重复暴露受试物所引起的毒效应强度性质、靶器官及可逆性，得到亚慢性暴露的 LOAEL 和 NOAEL，预测对人体健康的危害性，并为慢性毒性试验和致癌试验的剂量设计和指标选择提供参考依据。生殖毒性试验用于观察受试物对生殖过程的有害影响。毒动学试验旨在检测受试物或其代谢物在血液、其他体液及组织器官中浓度随时间的改变，了解其在体内的吸收、分布和消除情况。代谢试验用于检测受试物的代谢产物，相关的代谢酶，以及对外源化学物代谢酶的影响。

5. 第四阶段试验项目 包括慢性毒性试验和致癌试验。慢性毒性试验的目的是检测受试物与机体长期暴露所致的一般毒性作用，确定靶器官，获得慢性暴露的 NOAEL 和 LOAEL。致癌试验检测受试物致癌作用。本阶段的两个试验周期长、耗费的资源多，通常结合进行。

6. 人群暴露资料 将毒理学试验的结果外推到人具有不确定性，而人体暴露试验可直接反映受试物对人体造成的损害作用，具有决定性意义。搜集这方面的资料，可以包括职业暴露人群的监测、对环境污染区居民的调查、对新药的临床试验、对药物毒性的临床观察、对中毒事故的原因追查等。

【注意事项】
（1）毒理学安全性评价是管理毒理学的一部分。在对受试物进行毒理学安全性评价时一定要遵循有关机构的规范或指南，注意试验方法和操作技术的标准化。
（2）对化学物进行安全性评价时，注意毒理学试验方法的局限性。每一项试验都有其自身的特点和观察终点，但都不能反映全部的毒性特征。

（贾玉巧）

实验七　鼠疫疫情监测

【实验目的】　掌握鼠疫疫情监测的实施计划；熟悉鼠疫疫情监测的实施方案；了解鼠疫疫情现场处理的应急措施。

【实验内容】
1. 鼠疫疫情监测实施方案及计划
（1）动物流行病学特点
1）流行范围：动物鼠疫的流行范围，是指一次动物鼠疫从开始到终止时流行的范围。与疫源动物的活动、分布、栖息等生态特点有密切的关系。
2）流行季节特点：有些动物鼠疫的流行有明显的季节特点，这主要由主要宿主动物及其媒介蚤类的生态学特点所决定。季节更替导致外环境变化，是影响宿主和媒介的主要原因。因而，不同种类动物有不同的流行季节特点。
3）流行的周期性和间断性：动物鼠疫年际间的流行表现出时起时伏的变化。一般是间隔数年或数十年出现一次大的流行，可以视为周期性特点。但它是不规则的，间隔时间少则3～5

年，多则 10~20 年或更长，而且每次流行的范围大小不同，地点也不完全一致。

（2）动物鼠疫流行史：首先对该地区以前的动物鼠疫流行情况进行调查和掌握。主要是通过上报疫情的网络平台查阅，或者查阅当地的地方杂志及往年发行的鼠疫流行史、专著、论文等及防疫机构的档案材料进行调查。掌握所调查地区发现病死动物（鼠、旱獭等）种类、数量、时间、地点、所在地理生境及已记载的历史流行的详细情况。

（3）鼠疫自然疫源地调查

1）地理景观调查

地貌调查：高山，海拔高度 3500~5000m，相对高度＞1000m；中山，1000~3500m，相对高度 500~1000m；低山，海拔高度 500~1000m，相对高度 100~500m；丘陵，海拔高度不同，相对高度 50~100m。

植被调查：植被通常按类型、群系组、群系、群丛组、群丛和层片 6 个等级进行分类。

水文、气候、土壤调查：一般去当地相关部门查找，在流行病学中可不作为重点。

鼠疫自然疫源地地理景观地图绘制：进行疫源地调查时，通常应首先绘制调查区 1:10 000 比例尺，一般情况为 10 000km^2。最终绘制此图时，首先到测绘部门购买或索取调查地区的 1:25 000 比例尺的地形图，然后用"方格法"或用缩放尺进行放大，做成 1:10 000 的地形图。同时还应具有如图名、比例尺、图例、经纬线等。

2）宿主调查：主要宿主数量及其变动的调查是宿主调查的重点。

3）鼠密度计算公式

黄鼠和长爪鼠的鼠密度调查：采用单公顷一日弓形夹于不同生境内设置若干块样地，每一样地面积为 1hm^2（100m×100m 或者 50m×50m）。发现新洞口立即补放鼠夹。最大鼠密度计算见式（13-13）。

$$鼠密度（只/hm^2）=一昼捕数（只）/样地面积（hm^2） \qquad (13-13)$$

田鼠数量调查：在监测区内，按各类生境面积 0.2%~0.5% 比例分层抽取样方。每一样方在鼠密度＞100 只/hm^2 时，以 0.25hm^2（50m×50m）为单元；在鼠密度＜100 只/hm^2 时，以 1hm^2（100m×100m）为单元。鼠密度计算见式（13-14）。

$$鼠密度=捕鼠数/样方面积（hm^2） \qquad (13-14)$$

4）媒介昆虫调查：全面掌握疫源地内蚤种组成及其在鼠体的染蚤数量情况。媒介调查的重点是主要宿主的寄生蚤数量动态。

蚤指数调查：鼠体蚤指数计算见下面公式。

$$总蚤指数=获蚤总数/检鼠数 \qquad (13-15)$$
$$分种蚤指数=某一蚤种数/检鼠数 \qquad (13-16)$$
$$鼠体染蚤率=（带蚤鼠数/总鼠数）×100\% \qquad (13-17)$$

鼠洞内（干）蚤指数调查：用探蚤棒每个洞探 3 次，洞干长要在 40cm 以上。在调查区内各种主要生境都要进行探洞，并分别登记有蚤与无蚤洞数，然后计算蚤指数和染蚤率。

$$鼠洞干蚤指数=获蚤总数/探洞总数 \qquad (13-18)$$
$$鼠洞干蚤率=（带蚤洞数/探洞总数）×100\% \qquad (13-19)$$

鼠巢蚤指数调查：有计划地挖掘鼠洞，获取窝巢。当挖到窝巢时，迅速将全部窝巢草和巢内浮土一起装入袋内做好标记，进行检蚤。

计算蚤指数公式：

$$窝巢蚤指数=获得蚤总数/窝数 \qquad (13-20)$$
$$窝巢染蚤率=（带蚤窝巢数/窝数）×100\% \qquad (13-21)$$

5）疫区处理：购置和储备消毒和灭鼠、灭蚤药品，以应对突发疫情。对应急机动装备过期药品和物品更新。发现疫情的地区均要按《鼠疫疫区处理标准》开展疫区处理工作，防止疫情的发生和扩大蔓延。

6）鼠疫防控人员轮训：举办鼠疫防治培训班，培训对象为旗县区鼠疫防治专业人员，培训内容包括疫区处理技术、应急规范、蚤分类和啮齿动物分类及生态学等，提高各级专业人员应对鼠防工作能力。

7）健康教育：要积极采取多种方式加大宣传力度，广泛宣传鼠疫防治知识，使人民群众进一步增强自身保护意识，使疫源地区群众真正落实"三不三报"制度，提高自我保护能力。

8）实验室安全工作：鼠疫监测地区及时配备实验室检测试剂等耗材，保证常规检测工作正常开展。高度重视实验室生物安全工作，防止发生实验室生物安全事故。

各基层疾控中心发现疑似鼠疫疫情时，要将标本和菌株按要求保存，运送时要按生物安全有关规定专人专车护送、加强生物安全。

2. 案例阅读

（1）材料与方法

1）调查样区：根据云南省鼠疫监测类区划分原则，一类区：1970年以来，发生过动物鼠疫、人间鼠疫流行地区，动物血清为鼠疫血凝试验阳性地区。二类区：鼠疫其他诊断方法阳性的地区及近代历史疫区（1938～1969年）。三类区：一、二类以外的历史疫区（1937年以前）；与现疫流行区毗邻的地区；交通要道、国境沿线及重点开发地区。随机抽取6个监测县（区）进行现场监测。

2）鼠密度、蚤指数监测：按照云南省鼠疫监测方案，以乡（镇）为监测单位，对固定点和流动点开展鼠、蚤种类、生物量的定量调查，本次调查固定点监测统一为室内调查，即室内按笼日法选择10～20户，每户布放5～10个笼，连续置笼3昼夜；每天清晨收集捕获到的鼠类，分别装袋，带回实验室进行分类计数。

3）资料收集：核实2010年云南省"全国鼠疫防治'十一五'规划终期评估方案"结果，另外，统一设计鼠疫监测调查表，含县疾病预防控制中心（CDC）鼠疫监测基本情况调查表，县CDC鼠疫监测支出情况调查表，鼠疫实验室及设备调查表和应急装备调查表。

4）鼠密度监测：按照监测方案，共对3个州（市）6个县（区），固定点和流动点不同生境进行了现场监测，结果如表13-5、表13-6。

表13-5　固定点和流动点不同生境鼠密度监测

地点	林地（流动点）				菜园地、农耕地（流动点）				居民区（固定点）			
	样点数	工具	捕获数	捕获率（%）	样点数	工具	捕获数	捕获率（%）	样点数	工具	捕获数	捕获率（%）
云县	3	606	18	2.97	3	616	35	5.68	1	298	15	5.03
永德	2	535	32	5.98	5	1075	178	16.56	1	300	7	2.33
景谷	3	630	19	3.02	5	1260	54	4.29	2	450	8	1.78
宁洱	2	630	33	5.24	4	1048	46	4.39	2	600	10	1.67
渤海	2	669	55	8.22	4	1355	107	7.9	2	600	21	3.5
勐腊	2	660	30	4.55	3	990	46	4.65	2	600	5	0.83
合计	14	3730	187	5.01	24	6344	466	7.35	10	2848	66	2.32

表13-6　固定点和流动点不同生境主要宿主黄胸鼠密度监测

地点	林地（流动点）				菜园地、农耕地（流动点）				居民区（固定点）			
	样点数	工具	捕获数	捕获率(%)	样点数	工具	捕获数	捕获率(%)	样点数	工具	捕获数	捕获率(%)
云县	3	606	13	2.15	3	616	27	4.38	1	298	14	4.7
永德	2	535	10	1.87	5	1075	110	10.23	1	300	7	2.33
景谷	3	630	5	0.79	5	1260	31	2.46	2	450	8	1.78
宁洱	2	630	10	1.59	4	1048	22	2.1	2	600	10	1.67
渤海	2	669	17	2.54	4	1355	39	2.88	2	600	21	3.5
勐腊	2	660	12	1.82	3	990	41	4.14	2	600	5	0.83
合计	14	3730	67	1.8	24	6344	270	4.26	10	2848	65	2.28

（2）鼠疫监测任务评估

1）鼠密度监测：本次现场监测，均由专业人员亲自完成，其监测结果真实反映了当月的实际情况。

2）病原学检测：根据云南省鼠疫监测方案，全年要对监测捕获的鼠及搜集到的病、死鼠做病原学检验，此项任务主要是依靠固定点和流动点监测捕获的宿主动物来完成。

3）血清学检测：各监测单位在完成此项工作时，均采用固定点监测（室内）捕获的宿主动物。

4）主要宿主体外寄生蚤监测：方案要求梳检当地主要宿主（活鼠）不少于20只，监测工具为鼠笼，均由CDC专业人员亲自完成，折算为捕获率就为6.67%，没有一个县能达到，以固定点主要宿主动物平均捕获率2.28%来测算，每月需投放鼠笼877个，梳检活鼠完成存在一定难度，各县（区）解决办法通过增加工作量或通过购买等方式来完成。

问题1：对鼠疫监测地区应该如何计算鼠密度及媒介指数计算？
问题2：鼠疫的潜伏期是多少天？主要传播途径有哪些？鼠疫患者的各型临床症状？
问题3：鼠疫监测地点样方该怎么确定？
问题4：鼠疫监测主要从哪几个方面进行监测？
问题5：对疑似鼠疫现场进行流行病学调查的主要内容有哪些？

（刘春芳）

实验八　肠球菌庆大霉素高水平耐药基因检测

【实验目的】　掌握PCR方法检测肠球菌庆大霉素高水平耐药基因；熟悉庆大霉素高水平耐药肠球菌的修饰酶类型；了解肠球菌对庆大霉素高水平耐药的分子机制。

【实验原理】　近年来抗菌药物的广泛应用，使肠球菌对多种抗菌药物产生耐药，已成为导致医院感染的重要条件致病菌，而在耐药菌株中庆大霉素高水平耐药(HLGR)占了较大的比例。HLGR主要是由 aac(6′)-Ie-aph(2′)-Ia 编码 AAC(6′)-Ie-APH(2′)-Ia 引起。该修饰酶可介导对除链霉素以外的几乎所有临床使用的氨基糖苷类抗生素的抗性，并可使青霉素或糖肽类与氨基糖苷类的协同作用消失。

聚合酶链反应(polymerase chain reaction, PCR)是体外酶促合成特异DNA片段的一种技术。该方法操作简单、灵敏度高，因而在细菌耐药基因研究中得到了广泛应用。PCR反应体系包括：模板DNA；引物；4种dNTP原料；Taq DNA聚合酶。PCR每一个循环由三个步骤组成，即①变性：加热，使模板DNA解离成单链；②退火：降低温度，使引物与模板DNA所需扩增序列结合；③延伸：在适宜温度下，Taq DNA 聚合酶利用 dNTP 使引物端向前延伸，合成与模板碱基序列完全互补的 DNA 链。每一个循环产物可作为下一个循环的模板，因此通过 40 个循环后，目标 DNA 片段可能性扩增可达 2^{40} 倍。

【仪器与试剂】

1. 仪器与器皿 PCR 仪器；电泳槽；电泳仪；移液枪；超净工作台；微波炉；离心机；凝胶成像系统；锥形瓶；移液枪枪头（0.5～10μl；10～100μl；100～1000μl）；PCR 管（200μl）。

2. 试剂 PCR 反应试剂；引物；庆大霉素高水平耐药肠球菌 DNA 样品；DNA 分子标准物；琼脂糖；TAE 缓冲液（pH8.0）；溴酚蓝-甘油指示剂；0.5μg/ml 溴乙啶染液。

【实验步骤】

（1）在 200μl PCR 管中加入下列物质，并混匀。

10×PCR 反应液	5μl
引物 1	0.5μl
引物 2	0.5μl
模板（基因组 DNA＜0.1μg）	2μl
ddH$_2$O	42μl
总体积	50μl

（2）将上述 PCR 反应混合物混匀放入 PCR 仪中，按照如下条件进行扩增。

94℃	5 min	1 个循环
94℃	30 Sec	35 个循环
54℃	30 Sec	
72℃	30 Sec	
72℃	7 min	最后延伸

（3）制胶：称取琼脂糖粉末 0.2g，置于三角瓶中，加入 1×TAE 缓冲液 20ml 配成 1%的浓度，加热使琼脂糖全部融化于缓冲液中，待溶液温度降至 65℃时，加入 5μl 溴乙啶染液立即倒入制胶槽中，插入样品梳。室温放置，待凝胶全部凝结后，轻轻拔出样品梳。将制备的凝胶放入电泳槽中。

（4）加样：取 10μl PCR 产物，加入 3μl 溴酚蓝-甘油指示剂，混匀后小心地加到样品槽中。同时另取一个已知分子质量的标准 DNA 水解液，在同一凝胶板上进行电泳。

（5）电泳：维持恒压 100V 电泳，直到溴酚蓝指示剂移动到凝胶底部，停止电泳。

（6）观察：将凝胶板置于凝胶成像系统下进行观察。DNA 存在的位置呈现橙黄色荧光。

【结果计算与评价】 经 PCR 扩增，获得 aac(6′)-Ie-aph(2″)-Ia 基因片段为 505bp。

【注意事项】

（1）由于溴乙啶有毒，配制和使用溶液时要戴手套，勿将溶液滴洒在台面或地面上。

（2）倒凝胶板时不要太厚，否则影响电泳效果。

【思考题】

（1）庆大霉素高水平耐药肠球菌的修饰酶类型有哪些？

（2）简述 PCR 方法检测肠球菌庆大霉素高水平耐药基因的原理。

（王占黎）

实验九 职业性噪声聋的听力测定

【实验目的】 通过职业噪声聋的听力测定,了解职业噪声聋产生原理,掌握听力计的使用方法及常见听力图的诊断方法。

【实验原理】 人体听觉的产生分为气传导和骨传导,气传导是指外界声波通过人体耳廓经外耳道使鼓膜发生振动,中耳听骨链在鼓膜的振动驱使下发生杠杆作用,使内耳耳蜗内外淋巴液发生振动,使得耳蜗螺旋器毛细胞(听觉细胞)受到刺激,毛细胞把这种机械性刺激转化为神经冲动,沿着听觉神经传导至听觉中枢产生听觉。骨传导是指外界声波通过人体颅骨发生振动,直接引起内耳耳蜗内外淋巴液发生振动,以下发生环节与气传导相同。在正常人体,听觉的产生主要是气传导。

【噪声性耳聋的诊断】

1. 诊断原则 根据明确的职业噪声接触史,有自觉的听力损失或耳鸣的症状,纯音测听为感音性聋,结合历年职业健康检查资料和现场卫生学调查,并排除其他原因所致听觉损害,方可诊断。

2. 观察对象 双耳高频(3000Hz、4000Hz、6000Hz)平均听阈≥40dB(HL)。

3. 诊断及诊断分级

(1)连续噪声作业工龄 3 年以上,纯音测听为感音性聋,听力损失呈高频下降型,根据较好耳语频(500Hz、1000Hz、2000Hz)平均听阈做出诊断分级。

(2)分级标准

1)轻度噪声聋:26~40dB(HL)。

2)中度噪声聋:41~55dB(HL)。

3)重度噪声聋:≥56dB(HL)。

【听力测定】

1. 仪器 SA/204 听力计。

2. 操作方法

(1)准备:听力测定应在隔声室内进行,隔声室本底噪声低于 30dB。听力计应经过校准。测试前向被测试者说明测试要求及注意事项,并进行预试,待反应正确后进行正式测听。听力测定记录如表 13-8。

表13-8 听力记录表

姓名:		性别:		年龄:		工种:		工龄:	年
单位:				测定时间:		年 月 日			

频率	250Hz	500Hz	1KHz	2kHz	3kHz	4kHz	6kHz	8kHz
左耳								
右耳								

(2)听阈测定:采用断续纯音测定听阈,两耳分别进行,如两耳听力接近,一般先测左耳,后侧右耳;如两耳听力相差较大,则应听力较好的一侧。

1)气导听阈测定:通常从 1kHz 纯音开始,调节声音强度,当受试者在某一分贝(dB)值下听到声音信号后,便将信号强度``降低直到听不到为止,然后再以 5dB 为一档上下推动数次,最后确定刚刚听到的声音的听阈值。以后再用同样方法测定 1kHz 以上的高频听力和 1kHz 以下的低频听力。由高频回测低频听力时仍从 1kHz 开始,即重测一次 1kHz 的听力,如前后两次基本一致（或相差不超过 5dB），则表示测试准确，否则需要重复高频听力测试，再依次测试低频部分听力。测完一耳再测另一耳。如果两耳听力相差较大时，则测听力较差耳时应同时对较好耳进行噪声掩蔽。

2）骨导听阈测定：如气导听阈正常，则骨导测听可以免测。如气导听阈不正常，特别是低频听阈明显提高时，需进行骨导测听。测听时将骨导耳机置放于乳突处，其他操作方法同气导测听。

3）掩蔽：交叉听力的问题常用掩蔽噪声传入非测试耳使之不能觉察到测试信号的方法来解决。掩蔽用的声级一般采用 60~70dB。

4）听阈测试记录：一般用"0"表示右耳，"×"表示左耳；实线"＿＿＿"表示气导，虚线"......"表示骨导。

5）测试时间：每人每次测试一般不超过 10min，TTS 测试时间应在停止噪声接触后 2min 内进行；PTS 测定应在停止噪声接触 12h 后进行。

【注意事项】
（1）隔音室本底噪声在 30dB 贝以下。
（2）职业性噪声聋的听力测定应在工人脱离噪声作业环境 12h 后进行。
（3）对于职业噪声聋的诊断要求作业工龄 3 年以上。

【思考题】
职业性噪声聋的诊断原则及诊断分级标准？

（程世华）

实验十　预防肥胖营养教育

【实习目的】　掌握成人肥胖的营养教育方法；熟悉营养教育的步骤；了解营养教育的目的。

【实习步骤】　以成年人肥胖的营养教育为例，阐述营养教育的方法和步骤。

1. 营养教育计划的设计　为了保证营养教育活动达到预期目标，必须制定一个完善、合理和有针对性的营养教育计划，应考虑以下几个方面的因素。

（1）了解教育对象：对待教育对象的目标人群进行简略的调查和评估，应当了解服务对象的特征及在其中存在哪些与营养健康有关的问题，其发病率、患病率、死亡率及对生活质量的影响如何等。

（2）分析产生该营养问题的深层次原因：分析与知识、态度、行为有关的营养健康问题，如是否与知识、态度、行为有明确的因果关系，该行为是否经常发生等。

（3）确定教育计划的目标：包括总体目标与具体目标。

（4）计划将哪些营养相关知识传播给教育对象，关于这些知识，教育对象了解多少。根据与知信行关系的密切程度、行为可改变性、外部条件、死亡率、伤残率、危害性及受累人群数量确定优先项目。

（5）制定传播、教育、干预策略和实施计划：包括确定与分析目标人群、制定干预策略、组织实施人员和实施机构及设计活动日程等。

（6）制订评价计划：包括评价方法、评价指标、实施评价的机构和人员、实施评价的时间及实施结果的使用等。

（7）经费预算：预算应与实际条件相符，并考虑实际需要与客观条件。

问题 1：在成人肥胖营养教育计划的设计中，应重点对哪几方面进行设计？

2. 选择教育途径和资料　根据营养教育设计计划，在调查研究的基础上，明确教育目标和对教育对象特征的认识，选择适宜的交流途径和制作有效的教育材料。为此需要考虑以下两个方面。

（1）营养宣教材料的选择和制作：选择和制作宣教材料之前，有必要对教育对象的特征加以描述。例如，对于本次调查的人群，应知道他们的文化水平、能否阅读印刷材料、是否有电视机或电脑等。此外，是否有现成的、可选用的营养宣教材料？能收集到与预防肥胖相关的营养宣传材料可直接选用；如果收集不到，可依据营养宣教的内容最适合哪种宣传途径如小册子、幻灯、录像带、宣传传单、挂图等，自行设计制作。

（2）根据不同的营养宣教内容选择最佳的交流途径：交流途径的选择应与营养宣教内容相协调。教育途径主要分为面对面方式如家访、演示、上课，大众传播如广播、电视、报纸等，或者联合应用这两种方式。

3. 准备营养教育资料和预实验　根据要求编写相关的营养教育材料，要求内容科学、通俗易懂、图文并茂。为了宣传材料内容准确、合适，在大多数设计工作完成后，需要将准备好的宣传材料进行预实验，以便得到教育对象的反馈意见，进行修改完善。这时需要进行下列工作。

（1）了解教育对象对这些资料的反映，有什么意见和要求，对宣教内容、形式、评价等有何修改意见。

（2）了解教育对象能否接受这些信息，能否记住宣传的要点，是否认可这种宣传方式，一般可采用专题讨论或问卷调查了解有关情况。

（3）根据教育对象的反映，需要对教育资料的形式做出哪些修改。

（4）信息如何推广，材料如何分发，如何追踪执行。

4. 实施营养教育计划　实施营养教育计划，包括制定宣传材料和活动时间表，让每个工作者都明白自己的任务，并通过所确定的传播途径把计划中要宣传的营养内容传播给教育对象。在教育传播的过程中，要观察教育对象对宣传材料有何反映，是否愿意接受还是反对这些新知识。如果有抵触情绪，应尽快查明原因以便及时进行纠正。

问题2：通过开展营养教育活动，你认为应使该人群了解和掌握哪些相关的营养知识？

5. 营养教育计划的评价　在营养教育活动结束时，应对本次活动的结果进行评价，以客观分析项目的执行情况及产生的效果，可通过近期、中期和远期的效果评价说明营养教育的效果，主要围绕以下几个方面的内容进行具体评价。

（1）该计划是否达到了预期目标。

（2）实施营养教育产生了哪些效果。

（3）分析营养教育计划有效果或无效果的原因。

（4）取得了哪些成功的营养教育经验。

6. 撰写营养教育评估报告　撰写评价报告对于本次营养教育活动及将来指导人群营养教育工作的开展都是非常有意义的。根据上述几个方面，以目标人群营养知识、态度、信息和行为的变化为重点，写出营养教育的评价报告。通过上述评价，总结项目成功与否，并将取得的经验总结归纳，以便进一步推广。

问题3：请简要阐述营养教育中的知信行理论。

（戈　娜）

实验十一　儿童少年生长发育资料的综合分析

【实验目的】　掌握常用的几种个体和群体生长发育评价方法；熟悉并运用这些评价方法对某个或某地区儿童少年的生长发育资料进行综合分析。

【实验内容】
1. 个体发育评价

（1）等级评价法：用于评价个体的生长发育水平。等级标准的制定可利用均值标准差法、百分位数法等，划分成五个或更多等级，如表 13-8 所示。

表13-8　生长发育五等级划分

等级	均值标准差法	百分位数法*
上等	$>\bar{x}+2s$	$>P_{97}$
中上等	$>\bar{x}+s \sim \bar{x}+2s$	$>P_{75}$
中等	$\bar{x} \pm s$	$P_{25} \sim P_{75}$
中下等	$<\bar{x}-s \sim \bar{x}-2s$	$<P_{25}$
下等	$<\bar{x}-2s$	$<P_{3}$

注：*也可按$>P_{90}$为上等；$<P_{10}$为下等分类。

1）准备：教师提供一批当地测试的 7 岁（或其他年龄）城市男生（50 人左右）身高的实测值。表 13-9 来自 1985 年和 2010 年全国学生体质健康调研报告，表 13-10 来自 2010 年全国学生体质健康调研报告；前者以均数标准差法、后者以百分位数法表示；均可作为制定不同年龄身高评价"标准"的依据。

表13-9　1985年和2010年中国汉族城市7~19岁男生身高正常值　　（单位：cm）

年龄	1985年身高均值	1985年身高标准差	2010年身高均值	2010年身高标准差
7~	121.38	5.22	126.90	5.82
8~	125.86	5.46	132.15	5.89
9~	130.88	5.71	137.44	6.33
10~	135.49	5.87	142.45	6.85
11~	140.53	6.34	148.14	7.86
12~	145.28	7.26	154.23	8.61
13~	153.66	8.17	161.71	8.21
14~	160.08	7.77	166.99	7.28
15~	164.78	6.76	170.01	6.60
16~	167.67	5.91	171.48	6.25
17~	169.24	5.80	172.24	6.19
18~	169.69	5.80	172.17	6.30

表13-10　2010年中国汉族城市7~19岁男生身高百分位数正常值　　（单位：cm）

年龄（岁）	P_3	P_{25}	P_{50}	P_{75}	P_{97}
7~	116.0	122.8	127.0	130.8	138.0
8~	121.2	128.2	132.1	136.0	143.2
9~	125.3	133.3	137.4	141.7	149.4
10~	130.0	137.8	142.3	147.0	155.7
11~	133.8	142.9	148.0	153.2	163.5
12~	138.8	148.1	154.0	160.2	170.4
13~	145.5	156.2	162.1	167.5	176.0
14~	152.5	162.2	167.2	171.9	180.2
15~	157.3	165.8	170.0	174.5	182.0

年龄（岁）	P₃	P₂₅	P₅₀	P₇₅	P₉₇
16～	159.9	167.4	171.4	175.5	183.2
17～	160.8	168.0	172.1	176.4	184.2
18～	160.0	168.1	172.1	176.5	183.7

2）评价方法：分两步进行。①将上述数据逐个评价身高发育等级。假设某 7 岁城市男生身高 132.5cm。按表 13-9 中 2010 年身高"标准"，处于等级标准 $\bar{x}-s \sim \bar{x}+s$（即 >121.08～132.72cm）范围内，属中等水平。如利用百分位数法，则根据表 13-10，该男孩身高值位于 $P_{75} \sim P_{97}$ 范围内，属中上等水平。②将上述各个体改用表 13-9 中 1985 年"标准"评价，比较分别用 2010 年、1985 年"标准"的评价结果。就此男孩而言，1985 年能达到上等，而 2010 年只为中等。

3）结果分析：通过第一步分析可见，利用两类方法制定的发育等级原理相同，但因所设界值点不同，部分结果存在差异。实际应用前，应通过比较发现这些差异。百分位数法比较灵活，可通过对其进行调整（如将 P_{97} 改换成 P_{95}、P_{90} 等）以提高和前者的一致性。通过第二步分析可见，所用"标准"的发育资料年代不同，结果也不同。原因是我国儿童少年体格发育（以身高为代表）出现迅猛生长的长期趋势，故应及时更新等级评价标准，以便获得较准确的结果。

（2）曲线图法：根据离差法原理，将某地不同性别-年龄组某发育指标的发育等级在坐标纸上制成发育曲线图，作为评价个体发育水平的依据。

1）准备：教师提供若干（50 人左右）学生历年体检（连续若干年）的身高实测值。

实习者制作标准曲线图：可根据表 13-9 提供的 2010 年各年龄男生身高均值、标准差绘制成标准曲线图。在算术坐标纸上以年龄为横坐标（可精确到月），身高（cm）为纵坐标，先描出年龄均值的连线，然后在各年龄身高均值($\bar{x}$)的纵坐标方向，分别用小分规准确向上、向下量取±1、±2 个标准差(s)的格子数，将各年龄的 $1s$、$2s$ 各点连成线，即构成以 $\bar{x}+2s$、$\bar{x}+s$、$\bar{x}$、$\bar{x}-s$、$\bar{x}-2s$ 组成的"五线图"。最后标明纵横坐标的含义和单位、图例和名称。注意在将各点连成线时最好按统计学要求修匀。同理，根据实习表 13-10 提供的各年龄男生身高百分位数，以年龄为横坐标，身高为纵坐标，将各年龄的 P_3、P_{25}、P_{50}、P_{75}、P_{97} 的各点连成线，构成五等级百分位数曲线图。曲线的间隔即发育等级。其他生长发育指标，如体重、坐高等，均可以上述方法绘制标准曲线图。

2）评价方法：评价时利用坐标定位法，把被评价者的身高逐年测量值都标示在同一标准曲线图上，可评价该个体逐年身高发育等级及其动态变化趋势。

3）结果分析：不同个体身高发育动态趋势可归纳为五种，即：一直在某等级区间内平稳变化，跨越发育等级逐步向"好"方向发展的趋势，逐步向"差"方向发展的趋势，先"好"后"坏"的趋势，先"坏"后"好"的趋势。

（3）身高别体重：也称"身高标准体重"，本方法特点是：在小年龄段不考虑年龄、性别、种族等差异，使用单位身高（以 1cm 为单位）时的体重，制定不同身高时的体重参照标准，可筛查出营养不良、低体重、超重、肥胖等，反映儿童少年的现时营养状况。使用简便，所评价的营养水平较准确、灵敏和客观。

1）准备：教师提供若干（50 人左右）学生体检的身高、体重实测值。

表 13-11 来自 1985 年中国学生体质与健康研究，可用于 7～14 岁男生和 7～12 岁女生，作为身高标准体重评价的依据。

2）评价方法：以"标准体重"为 100%，±10% 正常；<90% 标准体重，轻度营养不良；<80% 标准体重，中度营养不良；<70% 标准体重，重度营养不良；>110% 标准体重，超重；>120% 标准体重，肥胖。评价时，先在表 13-11 中找到与该评价个体的相应身高栏，再视其体重所在的百分数等级评价营养状况。如某女孩 10 岁，身高 140.0cm，体重 29.3kg。在表中找到 140.0 栏后，顺各体重栏巡视。因 29.3kg 小于 29.7kg，故评价为轻度营养不良。

3）结果分析："1985 年中国学生身高标准体重"是以我国当时的现状调查资料为基础制定的，有一定的缺陷。目前，针对学龄儿童少年群体超重、肥胖筛查，身高别体重已被 BMI 标准所取代。学龄前儿童营养状况评价和学龄儿童营养不良筛查方面，身高别体重仍继续使用。

表13-11　7~14岁男生和7~12岁女生身高标准体重

身高(cm)	标准体重（kg）	标准体重的%				
		70	80	90	110	120
107	17.7	12.4	14.2	15.9	19.5	21.2
108	17.9	12.5	14.3	16.1	19.7	21.5
109	18.3	12.8	14.6	16.5	20.1	22.0
110	18.5	13.0	14.8	16.7	20.4	22.2
111	18.8	13.2	15.0	16.9	20.7	22.6
112	19.4	13.6	15.5	17.5	21.3	23.3
113	19.6	13.7	15.7	17.6	21.6	23.5
114	19.9	13.9	15.9	17.9	21.9	23.9
115	20.4	14.3	16.3	18.4	22.4	24.5
116	20.6	14.4	16.5	18.5	22.7	24.7
117	21.1	14.8	16.9	19.0	23.2	25.3
118	21.4	15.0	17.1	19.3	23.5	25.7
119	21.9	15.3	17.5	19.7	24.1	26.3
120	22.4	15.7	17.9	20.2	24.6	26.9
121	22.7	15.9	18.2	20.4	25.0	27.2
122	23.2	16.2	18.6	20.9	25.5	27.8
123	23.6	16.5	18.9	21.2	26.0	28.3
124	24.2	16.9	19.4	21.8	26.7	29.0
125	24.6	17.2	19.7	22.1	27.1	29.5
126	25.0	17.5	20.0	22.5	27.5	30.0
127	25.4	17.8	20.0	22.9	27.9	30.5
128	26.0	18.2	20.8	23.4	28.6	31.2
129	26.5	18.6	21.2	23.9	29.2	31.8
130	27.0	18.9	21.6	24.3	29.7	32.4
131	27.7	19.4	22.2	24.9	30.5	33.2
132	28.1	19.7	22.5	25.3	30.9	33.7
133	28.5	20.0	22.8	25.7	31.4	34.2
134	29.6	20.4	23.4	26.3	32.1	35.0
135	29.9	20.9	23.9	26.9	32.9	35.9
136	30.3	21.2	24.2	27.3	33.3	36.4
137	31.1	21.8	24.9	28.0	34.2	37.3
138	31.9	22.3	25.5	28.7	35.1	38.3
139	32.5	22.8	26.0	29.3	35.8	39.0

续表

身高(cm)	标准体重（kg）	标准体重的%				
		70	80	90	110	120
140	33.0	23.1	26.4	29.7	36.3	39.6
141	33.6	23.5	26.9	30.2	37.0	40.3
142	34.4	24.1	27.5	31.0	37.8	41.3
143	35.1	24.6	28.1	31.6	38.6	42.1
144	35.6	24.9	28.5	32.0	39.2	42.7
145	36.4	25.5	29.1	32.8	40.0	43.7
146	36.9	25.8	29.5	33.2	40.6	44.3
147	38.0	26.6	30.4	34.2	41.8	45.6
148	38.8	27.2	31.0	34.9	41.7	46.6
149	39.6	27.7	31.7	35.6	43.6	47.5
150	40.4	28.3	32.3	36.4	44.4	48.5
151	41.4	29.0	33.1	37.3	45.5	49.7
152	42.3	29.6	33.8	38.1	46.5	50.8
153	43.0	30.1	34.4	38.7	47.3	51.6
154	43.8	30.7	35.0	39.4	48.2	52.6
155	44.8	31.4	35.8	40.3	49.3	53.8
156	45.6	31.9	36.5	41.0	50.2	54.7
157	46.0	32.2	36.8	41.4	50.6	55.2
158	46.7	32.7	37.4	42.0	51.4	56.0
159	47.7	33.4	38.2	42.9	52.5	57.2
160	48.7	34.1	39.0	43.8	53.6	58.4
161	49.5	34.7	39.6	44.6	54.5	59.4
162	50.4	35.3	40.3	45.4	55.4	60.5
163	51.0	35.7	40.8	45.9	56.1	61.2
164	52.3	36.6	41.8	47.1	57.5	62.8
165	53.0	37.1	42.4	47.7	58.3	63.6
166	53.5	37.5	42.8	48.2	58.9	64.2
167	54.8	38.4	43.8	49.3	60.3	65.8
168	55.4	38.8	44.3	49.9	60.9	66.5

2. 群体发育评价

（1）发育等级百分比法：在个体等级评价的基础上，分别计算出两组儿童各发育等级所占的百分比，并进行显著性检验。本方法适用于对年龄、性别不同的同指标资料在实验前后，或实验组与对照组间的比较。

1）准备：教师提供资料，如某体育教师欲观察体育锻炼对学生肺活量的影响。在初一选两个班，一为实验班（每天坚持一小时田径基础锻炼），另一为对照班（在体育和其他活动方面都不加干预）。两组除体育活动外，其他条件基本一致，但两班学生的年龄、性别略有差别。对他们分别于2000年（实验前）和一年后进行肺活量测定，并将每个人的测量值与自身的同质标准比较，进行等级评价，结果见表13-12。已知实验前两班肺活量的等级百分比比较结果为：$x^2=3.73$，df=2，$P>0.05$，提示两班肺活量的等级百分比之间无显著性差异，具可比性。一年后再次对两班学生的肺活量进行等级评价并比较。

表13-12　实验班与对照班一年前后肺活量等级比较

比较对象	实验组				对照组			
	中等以上	中等	中等以下	合计	中等以上	中等	中等以下	合计
2000年人数	17	29	4	50	11	37	9	57
%	34.0	58.0	8.0	100	19.3	64.9	15.8	100
2001年人数	25	19	0	44	8	33	15	56
%	56.8	43.2	0	100	14.3	58.9	26.8	100

2）评价方法：计算 x^2，进行显著性检验，比较2001年实验班与对照班肺活量等级状况。

3）结果分析：分析每天一小时的体育锻炼对学生肺活量有无影响作用，进一步分析环境因素对生长发育的影响。

（2）曲线图法：也常用于对群体的发育评价。可用于对同一时期的两个群体比较，分析其发育水平的整体差异；或用于同一群体在不同年代的发育状况比较，解释各指标的生长长期变化；还可将某群体与同年代全国、省级正常值比较，分析该群体的整体发育水平优劣及其变化趋势，发现存在的差异，作为提供干预的依据。

1）准备：利用教师提供的不同年代（如1985年和2010年）全国（表13-9）、某省会汉族城市男生身高发育指标（其他指标也可），在曲线图上画出4条7～18岁身高均值曲线，制作方法同前。

2）评价方法：比较几条曲线相差的高低和距离远近，如全国或某省会已知年龄在25年内的身高增长量，身高达到一定高度提前的年龄；不同年代某省会与全国身高均值的比较。

3）结果分析：某省群体1985～2010年是否出现长期变化，全国平均水平在同25年间是否出现长期变化，某省群体在同期间的长期趋势在幅度上是超过还是落后于全国平均，产生上述变化和差异的原因是什么，可提出哪些干预建议。

（张利霞）

实验十二　空气卫生监测与评价
（点污染源对城市大气质量影响调查）

【实验目的】　掌握大气环境质量评价方法；熟悉城市大气污染源的调查监测方法。

【实验内容】

1. 污染源调查　大气污染源按污染物的排放和污染的形式可分为点源污染、面源污染和线源污染三类。在对大气污染源调查时应根据已设计好的调查表，对不同类型的污染源进行调查，同时收集有关的资料。

（1）点源污染的调查：点源污染指的是由一个工厂或一个（或一组）烟囱排放有害物质影响周围环境。对点污染源的调查主要应包括以下内容：①污染源的地理位置及其受当地常年主导风向影响的情况，污染源与居住区和公共建筑的距离；②污染源的生产性质、生产规模，排放有害物质的车间和工序、生产工艺过程、操作制度、生产设备等；③污染源排放污染物种类、成分、排放量、排放方式、排放规律、排放高度；④污染源的净化处理设备的类型及效果，回收利用情况；⑤污染源的车间内无组织排放有害物质的生产环节，以及由于原料、半成品和成品的堆放、装卸和输送而飞扬散发的有害物质的情况。

（2）面源污染的调查：面源污染指的是由多个点源污染和生活性排放有害物质造成某一区域的污染。对面源污染的调查内容应主要包括以下内容：①该地区地形、地理位置、气象条件；

②城镇规划功能分区情况，工厂等污染源分布、锅炉烟囱分布等；③该地区人口密度、建筑密度、人均居住面积、人口构成；④民用燃料种类和使用量，取暖方式，炊事炉具类型和型号，排烟气方式等；⑤该地区交通干线分布，机动车辆类型种类和流量、使用燃料种类等；⑥当地路面铺设情况和绿化情况等。

（3）线源污染的调查：线源污染是指交通干线对周围环境造成的污染。线源污染应调查该线路上的交通运输工具的种类、流量、使用燃料种类、燃烧情况、废气成分等。

2. 大气样品的采集

（1）采样点的设置原则：采样点的设置应能够反映污染源对周围大气环境质量影响的范围和程度。采样点应包括高、中、低三种不同污染程度的区域，同时还应设置清洁对照点。

（2）采样点的设置方法：可以采用全方位布点法、扇形布点法、单轴布点法。采样起点可以选择烟波着陆点或距污染源最近的居民区，终点设在距污染源较远、受污染程度很轻或接近基础浓度的区域。对于面源污染采样点可采用棋盘格布点的方法。

（3）大气污染监测指标的选择：根据污染源排放特点确定大气污染监测指标。一般情况下应选择该污染源排放的主要污染物。如热电厂（煤烟型污染源）的大气污染至少应选择二氧化硫、PM_{10} 或总悬浮颗粒物（TSP）及二氧化氮。

（4）采样时间的确定：根据污染源排放的特点，结合气象资料确定采样时间。为了获得较为充分的资料至少应在冬季、夏季、春或秋季分别采样 1 次，每次采样应连续 3～5 日，在一日的采样中应包括污染源排放最严重、中等和较轻时间段。

（5）大气样品的采集方法：根据污染物在大气中的浓度采用直接采样法或浓缩采样法。采样仪器可根据实验要求选择小流量气体采样器、小流量可吸入颗粒采样器、大流量颗粒物采样器。采样仪器使用前应进行流量的校准，大气样品采集时应做好现场采样记录。采样记录的内容可参考（表 13-13）。

表13-13　大气样品采集记录表

项目	内容	备注
采样地点		
采样时间		
天气情况	晴　多云　阴　雾　风向　风速　气温　气压	
采样体积		
检测指标		

记录人员签字：

3. 实验室检测方法

（1）大气中二氧化硫的测定：盐酸副玫瑰苯胺比色法。

（2）大气中可吸入颗粒物的测定：小流量采样。

（3）大气中二氧化氮的测定：盐酸萘乙二胺比色法。

其他检测项目可参照国家标准方法。

4. 数据处理及分析方法　对不同采样点监测数据按采样区域进行分组，分别计算各种污染物实测浓度的最大值、最小值、均数与标准差（或根据数据分布情况计算中位数、四分位数间距等统计指标）。参照我国环境空气质量标准（表 13-14）计算超标率、超标指数等指标，比较各监测区域大气污染水平及其变化趋势。不同采样区域监测结果比较可进行单因素方差分析、t 检验或根据数据分布情况进行非参数分析。

表13-14　环境空气质量标准（GB 3095-1996）（摘录）

污染物	取值时间	浓度限值 一级标准	浓度限值 二级标准	浓度单位
SO_2	年平均	20	60	$\mu g/m^3$（标准状态）
SO_2	24小时平均	50	150	
SO_2	1小时平均	150	500	
PM_{10}	年平均	40	70	
PM_{10}	24小时平均	50	150	
NO_2	年平均	40	40	
NO_2	24小时平均	80	80	
NO_2	1小时平均	200	200	

5. 结果与评价

（1）不同采样点大气中 PM_{10}、SO_2、NO_2 的监测结果：见表13-15。

表13-15　大气污染状况监测结果汇总表

采样点编号：

指标	n	$\bar{x} \pm s$	超标数	超标率（%）	超标倍数
PM_{10}					
SO_2					
NO_2					

（2）大气污染指数（API）计算：根据大气污染物监测结果，计算不同采样区域各污染物的分指数及API。并通过API比较不同区域大气质量。目前，我国计算城市大气API的分指数包括 SO_2、NO_2 和 PM_{10} 三种必测参数。

大气某种污染物分指数计算如式（13-22）。

$$I_i = \frac{(C_i - C_{i,j})}{(C_{i,j+1} - C_{i,j})}(I_{i,j+1} - I_{i,j}) + I_{i,j} \quad （13-22）$$

式中，I_i 为第 i 种污染分数值；C_i 为第 i 种污染物的浓度检测值；$I_{i,j}$ 为第 i 种污染物 j 转折点的污染分项指数值；$I_{i,j+1}$ 为第 i 种污染物 $j+1$ 个转折点的污染分项指数值；$C_{i,j}$ 为第 j 转折点 i 种污染物的（对应 $I_{i,j}$）浓度限值；$C_{i,j+1}$ 为第 $j+1$ 个转折点 i 种污染物的（对应 $I_{i,j+1}$）浓度限值。

对于第 i 种污染物的第 j 个折点（$I_{i,j}$，$C_{i,j}$）的分指数值和相应的浓度限值，可查表确定。各种污染物分指数计算后，取最大者为该区域空气污染指数API（表13-16）。

表13-16　大气污染指数对应的污染物浓度限值

污染指数	SO_2（日均值）	NO_2（日均值）	PM_{10}（日均值）	CO（小时值）	O_3（小时均值）
50	0.050	0.080	0.050	5	0.120
100	0.150	0.120	0.150	10	0.200
200	0.800	0.280	0.350	60	0.400
300	1.600	0.565	0.420	90	0.800
400	2.100	0.750	0.500	120	1.000
500	2.620	0.940	0.600	150	1.200

注：API评价标准：0～50为优；50～100为良；101～200为轻度污染；201～300为中度污染；>300为重污染。

根据污染物监测结果，评价污染源对不同区域大气环境质量的影响范围和程度。

6. 注意事项

（1）对污染源调查需全面了解情况，以便判断污染物的种类和污染区域。

（2）现场采样时采样点应设在空旷地点，不受树木或建筑物遮挡和避免局部因素干扰；采集有害气体的采样器放置高度应为 1.5m 左右；采集颗粒物时采样器放置高度为 3~5m。

（3）在大气样品采集时应注意气象因素对测定结果的影响。

（4）为保证监测结果的准确性，应对采样及测定过程实施严格的质量控制措施，如采样仪器的准备及流量校准，空白对照设定及平行样检测等。

7. 实例 某市为重工业城市，在市区的北侧有一焦化厂，主要生产冶金焦炭及煤焦油等化工产品，该厂承担着市区 1/3 的供暖任务，并为市区提供民用和工业用焦炉煤气。该厂始建于 1954 年，70 年代与焦化厂只有一墙之隔的位置建起了居民小区。1988 年，该焦化厂二期工程立项并动工改建，并于 1997 年 5 月在治污设施未完成的情况下即投入生产，新焦炉与老焦炉一起将污染物排放到空气中，造成当地严重的大气污染。

现拟对该焦化厂引起的大气污染状况进行调查，请拟定详细的采样方案并进行污染调查。

（王 丽）

实验十三 地表水污染的调查与评价

【实验目的】 掌握评价地面水污染的方法及水体质量评价的采样原则、基本实验方法；熟悉地表水污染的卫生调查、设计及监测的方法和要求；提高学生评价水体污染综合能力和解决水体污染问题的实际能力，培养学生的团队意识、合作能力及分析问题和解决问题的能力，学会撰写综合实验报告。

【实验内容】

1. 地表水水质调查监测内容

（1）污染源调查：在进行水体污染的调查时，首先要对污染水体的污染源进行详细的调查，以了解本地区工业企业的总体布局及企业的生产和废水排放情况。

（2）水体污染状况的调查：为了解水体的污染状况组织进行的调查，根据其目的不同可分为基础调查、监测性调查、专题调查和应急性调查。

（3）水体污染对居民健康影响的调查 一般采用流行病学的调查方法进行水体污染对居民健康影响的调查。

2. 水样采集方法

（1）制订采样计划：采样计划的内容应包括采样点、采样时间和次数、测定项目和采样数量、采样器的选择与清洗、采样质量保证措施、采样人员分工、采样器材、现场测定项目、交通工具和安全保证等。

（2）采样方法及注意事项：采集表层水样时，可直接用容器或聚乙烯桶进行；采集表层以下各层面的水样时，可用单层采样器采样。

采集样品前采样器需用水样冲洗 3 遍后正式取样。使用聚乙烯塑料桶采样时，应避免水面漂浮物体进入采样桶。采样时，使桶口迎着水流方向浸入水中，水充满桶后，应迅速提出水面。使用单层采样器采样时在架底固定好铅坠，检查采样瓶是否牢靠，带软绳的瓶塞是否合适；采样时一手抓软绳，一手将水瓶慢慢放入水中；到达预定水层时，提拉软绳，使瓶塞打开，待水样灌满采样器后迅速提出水面，倒掉上部一层水，便得到所需的水样。

（3）采样量：水质检验所需的水样量取决于监测项目，应根据各个监测项目的实际情况分别计算，再适当增加20%～30%作为各监测项目的实际采样量。

（4）样品的运输、保存：每份水样采集完毕后都要做好记录，包括样品的详细记录和现场条件的记录。水样从采集到分析的过程中，由于物理的、化学的和生物的作用，会发生各种变化。因此，装有水样的容器必须加以妥善运输和保存，在保存期内尽早完成水样的测定。

3. 实验室检测

（1）检测指标：一般根据水体污染情况、调查目的及监测目标确定。水质常规监测的项目见表13-17。

表13-17　地表水水质监测项目

必测项目	选测项目
水温、pH、浑浊度、色度、总硬度、氨氮、溶解氧、生化需氧量、高锰酸盐指数、电导率、总氮、总磷、挥发酚、汞、砷、氰化物、铬（六价）	化学需氧量、铜、锌、氟化物、硒、氟、阴离子表面活性剂、硫化物、粪大肠菌群、铅、石油类

（2）测定方法：水样检测方法见表13-18。

表13-18　常用地表水的水质指标及检测方法

序号	必测项目	检测方法
1	水温	水温计法或颠倒温度计法
2	pH	比色法或电位法
3	氨氮	纳氏试剂光度法
4	溶解氧（DO）	碘量法或膜电极法
5	化学需氧量（COD）	重铬酸钾法
6	生化需氧量（BOD）	稀释接种法或微生物传感器快速测定法
7	总硬度	乙二胺四乙酸二钠滴定法
8	氟化物	离子选择电极法
9	砷	原子荧光法
10	挥发性酚	4-氨基安替比林光度法
11	汞	冷原子吸收法
12	铬	二苯碳酰二肼分光光度法
13	氰化物	硝酸银滴定法
14	总氮（N）	过硫酸钾氧化紫外分光光度法
15	总磷（P）	钼锑抗分光光度法

4. 数据处理及分析方法　依据不同的检测指标和实验方法，按照标准换算成最终值，再运用Excel或统计软件计算均数和标准差。

根据检测结果，对照相关指标的参考值，评价各指标的超标情况，如超标率（%）、超标倍数等。若有以往或往年的数据，可进行比对，评价水质的变化情况。

5. 结果及评价 按要求将各个指标整理到表格中，内容包括水源水名称、采样时间、采样点、检测指标、分析结果、参考值、超标情况（超标倍数和超标率）、备注（说明）等。根据实验监测结果，依据各检测指标的标准对地表水水质状况进行综合评价。

6. 实习要求 现拟对黄河包头段水质状况进行常规监测，请拟定一份详尽、可行的采样计划，并采集水样进行实验室检测，并对测定结果进行分析和评价。

（白　钢）

参 考 文 献

曹康泰. 2003. 突发公共卫生事件应急条例释义. 北京：中国法制出版社
陈炳卿. 2000. 营养与食品卫生学实习指导. 北京：人民卫生出版社
陈胜可. 2013. SPSS 统计分析从入门到精通. 第 2 版. 北京：清华大学出版社
戴晓阳. 2010. 常用心理评估量表手册. 北京：人民军医出版社
杜强，贾丽艳. 2011. SPSS 统计分析从入门到精通. 北京：人民邮电出版社
杜晓燕. 2007. 卫生化学实验. 北京：人民卫生出版社
段广才. 1992. 流行病学实习指导. 北京：科学出版社
方积乾. 2012. 卫生统计学. 第 7 版. 北京：人民卫生出版社
葛可佑. 2004. 中国营养科学全书（下册）. 北京：人民卫生出版社
何晓青. 1989. 卫生防疫细菌检验. 北京：新华出版社
和彦苓. 2015. 实验室安全与管理. 第 2 版. 北京：人民卫生出版社
黄沛力. 2015. 仪器分析实验. 北京：人民卫生出版社
季成叶. 2007. 儿童少年卫生学. 第 6 版. 北京：人民卫生出版社
季成叶. 2010. 现代儿童少年卫生学. 第 2 版. 北京：人民卫生出版社
季成叶. 2012. 儿童少年卫生学. 第 7 版. 北京：人民卫生出版社
康维钧. 2012. 卫生化学实验. 北京：人民卫生出版社
黎源倩. 2015. 食品理化检验. 第 2 版. 北京：人民卫生出版社
李发美. 2004. 分析化学实验指导. 第 2 版. 北京：人民卫生出版社
李勇. 2005. 营养与食品卫生学. 北京：北京大学医学出版社
李勇，孙长颢. 2007. 营养与食品卫生学实习指导. 第 3 版. 北京：人民卫生出版社
李勇，赵秀娟. 2013. 营养与食品卫生学实习指导. 第 4 版. 北京：人民卫生出版社
刘雄，陈宗道. 2009. 食品质量与安全. 北京：化学工业出版社
刘育京，盛淳颖. 1992. 消毒剂氧氯灵的研究. 中国消毒学杂志，9(1)：1
吕昌银，毋福海. 2006. 空气理化检验
罗家洪，郭秀花. 2012. 医学统计学计算机操作教程. 第 2 版. 北京：科学出版社
让蔚清. 2010. 预防医学实验方法与技能. 北京：人民卫生出版社
司法鉴定技规范. SF/Z JD0107001-2010. 血液中乙醇的测定 顶空气相色谱法
孙长颢. 2012. 营养与食品卫生学. 第 7 版. 北京：人民卫生出版社
孙成均. 2006. 生物材料检验. 第 2 版. 北京：人民卫生出版社
突发公共卫生事件应急条例（国务院令第 376 号）. 2003. 北京：中国法制出版社
王陇德. 2008. 突发公共卫生事件应急管理——理论与实践. 北京：人民卫生出版社
邬春堂. 2013. 职业卫生与职业医学实习指导. 北京：人民卫生出版社
吴坤. 2005. 营养与食品卫生学实习指导. 第 2 版. 北京：人民卫生出版社
杨克敌. 2007. 环境卫生学实习指导，北京：人民卫生出版社
姚志麒. 1994. 环境卫生学. 第 3 版. 北京：人民卫生出版社
叶广俊. 1999. 现代儿童少年卫生学. 北京：人民卫生出版社
郁庆福. 1995. 现代卫生微生物学. 北京：人民卫生出版社
詹思延. 2012. 流行病学. 第 7 版. 北京：人民卫生出版社
张爱珍. 2012. 临床营养学. 第 3 版. 北京：人民卫生出版社
张克荣. 2006. 水质理化检验，北京：人民卫生出版社
张克荣，康维钧，张翼翔，等. 2006. 水质理化检验. 北京：人民卫生出版社
张文彤，钟云飞. 2013. IBM SPSS 数据分析与挖掘实战案例精粹. 北京：清华大学出版社

张文彤. 2004. SPSS 统计分析高级教程. 北京：高等教育出版社
中华人民共和国传染病防治法. 2013（最新修订版）. 北京：中国法制出版社
中华人民共和国国家标准. GB 2762-2012. 食品中污染物限量
中华人民共和国国家标准. GB 2763-2014. 食品中农药最大残留限量
中华人民共和国国家标准. GB 5009.3-2010. 食品安全国家标准 食品中水分的测定
中华人民共和国国家标准. GB 5009.4-2010. 食品安全国家标准 食品中灰分的测定
中华人民共和国国家标准. GB 5009.5-2010. 食品中蛋白质的测定
中华人民共和国国家标准. GB/T 12729.6-2008. 香辛料和调味品水分含量的测定（蒸馏法）
中华人民共和国国家标准. GB/T 14772-2003. 食品中粗脂肪的测定
中华人民共和国国家标准. GB/T 21187-2007. 原子吸收分光光度计
中华人民共和国国家标准. GB/T 22105.3-2008. 土壤中总铅的测定 原子荧光法
中华人民共和国国家标准. GB/T 23495-2009. 食品中苯甲酸、山梨酸和糖精钠的测定 高效液相色谱法
中华人民共和国国家标准. GB/T 26792-2011. 高效液相色谱仪性能鉴定
中华人民共和国国家标准. GB/T 26810-2011. 可见分光光度计
中华人民共和国国家标准. GB/T 5009.11-2003. 食品中总砷和无机砷的测定
中华人民共和国国家标准. GB/T 5009.124-2003. 食品中氨基酸的测定
中华人民共和国国家标准. GB/T 5009.146-2008. 植物性食品中有机氯和拟除虫菊酯类农药多种残留量的测定
中华人民共和国国家标准. GB/T 5009.162-2008. 动物性食品中有机氯和拟除虫菊酯类农药多种残留量的测定
中华人民共和国国家标准. GB/T 5009.17-2003. 食品中总汞和有机汞的测定
中华人民共和国国家标准. GB/T 5009.19-2008. 食品中有机氯农药多组分残留量的测定
中华人民共和国国家标准. GB/T 5009.218-2008. 水果和蔬菜中多种农药残留量的测定
中华人民共和国国家标准. GB/T 5009.33-2010. 食品中亚硝酸盐与硝酸盐的测定分光光度法
中华人民共和国国家标准. GB/T 5009.35-2003. 食品中合成着色剂的测定
中华人民共和国国家标准. GB/T 5009.48-2003. 蒸馏酒与配制酒卫生标准的分析方法
中华人民共和国国家标准. GB/T 5009.6-2003. 食品中脂肪的测定
中华人民共和国国家标准. GB/T 5009.86-2003. 蔬菜、水果及其制品中总抗坏血酸的测定
中华人民共和国国家标准. GB/T 5750.6-2006. 生活饮用水标准检验方法
中华人民共和国国家标准. GB/T 5750.6-2006. 生活饮用水标准检验方法 金属指标
中华人民共和国国家标准. GB/T 6682-2008. 分析实验室用水规格和试验方法
中华人民共和国国家标准. GB/T 8303-2013. 茶 磨碎试样的制备及其干物质含量测定
中华人民共和国国家标准. GB/T 8312-2013. 茶 咖啡碱测定 紫外分光光度法
中华人民共和国国家标准. GB/T 836-2008. 土壤中总汞、总砷的测定 原子荧光光谱法
中华人民共和国国家标准. GB/T5009.7-2008. 食品中还原糖的测定
中华人民共和国国家计量检定规程. JJG 025-1996. 光栅型荧光分光光度计检定规程
中华人民共和国国家计量检定规程. JJG 537-1988. 荧光分光光度计试行检定规程
中华人民共和国国家计量检定规程. JJG 537-2006. 荧光分光光度计检定规程
中华人民共和国国家计量检定规程. JJG 700-1999. 气相色谱仪
中华人民共和国国家职业卫生标准. GBZ/T 160.33-2004. 工作场所空气中有害物质测定硫化物
中华人民共和国国家职业卫生标准. GBZ/T 192.4-2007. 工作场所空气中粉尘测定第 4 部分：游离二氧化硅含量. 2007
中华人民共和国农业行业标准. NY/T 761-2008. 蔬菜和水果中有机磷、有机氯、拟除虫菊酯和氨基甲酸酯类农药多残留的测定
中华人民共和国水利行业标准. SL 327.4-2005. 水质 铅的测定 原子荧光法
中华人民共和国卫生部. 2012. WS/T 367-2012. 医疗机构消毒技术规范
中华人民共和国卫生行业标准. WS/T 112-1999. 职业接触铅及其化合物的生物限值
中华人民共和国卫生行业标准. WS/T 174-1999. 血中铅、镉的石墨炉原子吸收光谱测定方法
中华人民共和国卫生行业标准. WS/T 19-1996. 尿中铅的微分电位溶出测定方法
中华人民共和国卫生行业标准. WS/T 20-1996. 血中铅的石墨炉原子吸收光谱测定方法
中华人民共和国卫生行业标准. WS/T 30-1996. 尿中氟的离子选择电极测定方法

中华人民共和国卫生行业标准. WS/T 53-1996. 尿中马尿酸和甲基马尿酸的高效液相色谱测定法
中华人民共和国卫生行业标准. WS/T 66-1996. 三氯化铁分光光度法测定全血胆碱酯酶活性
中华人民共和国卫生行业标准. WS/T 89-1996. 尿中氟化物的测定 离子选择电极法
中华人民共和国卫生行业标准. WS/T 97-1996. 尿中肌酐分光光度测定方法
邹学贤. 2006. 分析化学实验. 北京：人民卫生出版社